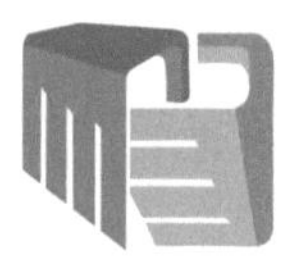

"十二五"职业教育国家规划教材
经全国职业教育教材审定委员会审定

供中职护理、助产专业使用

护理学基础

（第2版）

主　编　周　葵
副主编　陈清波　丁殿波　曹　红
编　者　(按姓氏汉语拼音排序)
曹　红(石河子卫生学校)
陈清波(广西玉林市卫生学校)
狄艳波(黑龙江省林业卫生学校)
丁殿波(黑龙江省林业卫生学校)
范明珍(桂林市卫生学校)
黄丽微(桂林市卫生学校)
杨　君(宁夏平罗县职业教育中心)
尹红梅(惠州卫生职业技术学院)
郁　鑫(朝阳市卫生学校)
赵好聪(内蒙古医科大学)
郑晓云(通化市卫生学校)
周　葵(桂林市卫生学校)

科学出版社
北　京

内 容 简 介

本教材为“十二五”职业教育国家规划教材。全书共分19章,内容涵盖了护理岗位的基本理论、基本知识、基本技能。在教材编写过程中,以中职护理专业的培养目标为依据,紧扣教学大纲,紧密联系工作岗位实际需要和执业资格考试的要求,本着理论知识“必须、够用”的原则,注重专业技能培养。教材编写有机地融入了情境案例、护患沟通模块,将一些新知识、新观点、新方法等用知识拓展的形式纳入其中,以提高学生学习的趣味性、拓展学生的思维、开阔视野。本教材注重思想性、科学性、实用性、先进性、创新性相结合,内容精炼,重点突出,实用性强,符合中职学生的知识发展水平和护理教学规律。

本教材构思新颖、图文并茂,全彩色印刷,可供中职护理、助产专业学生使用。

图书在版编目(CIP)数据

护理学基础/周葵主编.—2版.—北京:科学出版社,2015.6

“十二五”职业教育国家规划教材

ISBN 978-7-03-044585-8

Ⅰ.护…　Ⅱ.周…　Ⅲ.护理学-中等专业学校-教材　Ⅳ.R47

中国版本图书馆CIP数据核字(2015)第124521号

责任编辑:张　茵/责任校对:张怡君

责任印制:徐晓晨/封面设计:范璧合

科学出版社 出版

北京东黄城根北街16号

邮政编码:100717

http://www.sciencep.com

北京虎彩文化传播有限公司 印刷

科学出版社发行　各地新华书店经销

*

2011年4月第　一　版　开本:787×1092　1/16

2016年1月第　二　版　印张:22

2019年8月第十一次印刷　字数:526 000

定价:74.80元

(如有印装质量问题,我社负责调换)

前　言

根据新形势下护理人才的培养需求及卫生职业教育的发展趋势，本教材以中职护理专业的培养目标为依据，紧扣教学大纲，体现“以就业为导向，以能力为本位，以发展技能为核心”的职业教育理念，紧密联系护理工作岗位实际需求和护士执业资格考试的要求，强调护理基本理论、基本知识、基本技能的掌握，注重对学生实践技能的培养。教材编写中力求做到思想性、科学性、实用性、先进性、创新性相结合，贴近大纲、贴近教学、贴近岗位、贴近考试。本教材具有以下特点。

1. 符合教学实际　本教材围绕专业培养目标，在充分审视中职护理专业学生的年龄及知识文化结构的基础上进行编写，本着理论知识“必须、够用”的原则，将《护理概论》和《护理技术》的内容进行了优化整合，将护理学的基本理论与基本技术有机结合，使其融汇于一书。教学内容精炼，层次循序渐进，详略得当，重点突出，实用性强，符合学生的知识发展水平和护理教学规律，充分体现了以“学生为中心”的教材编写理念。

2. 突出技能培养　本教材以人的健康为中心，以护理程序为框架，以整体护理的思想为主线，注重学生专业技能的培养。将“护理程序”的工作方法贯穿于护理操作中，使理论知识和实践技能密切结合。护理技术操作内容按临床工作程序编写，操作实施过程采用表格式叙述，表文简洁清晰、一目了然，方便学生理解和记忆，帮助学生学习和掌握各项操作技术。

3. 贴近护士执业资格考试　本教材编写中以全国护士执业资格考试大纲为框架，正文内容涵盖了护士执业资格考试大纲本科目的考点、知识与技能操作项目，并在自测题中增加模拟护士执业资格考试的题型及题目，便于学生的课后练习，帮助学生提高执业资格考试的能力，提高考试通过率，利于学生就业。

4. 体例创新　本教材编写中有机地融入了情境案例、情境案例问题分析、护患沟通、护考链接、知识拓展等内容；以情境案例的形式引入知识点，提升学生的学习兴趣。护患沟通模块使临床护理情境生动化、场景化，并具有临床真实感，有利于培养学生分析问题及解决问题的能力，同时注重培养学生人际沟通及对实际工作的适应能力。本教材将一些新知识、新观点、新方法等用知识拓展的形式纳入其中，以增强知识的趣味性、拓展学生的思维、开阔视野。

5. 图文并茂　本教材构思新颖、图文并茂。教材中图表丰富，插入了大量护理操作的实景照片，以吸引学生的注意力，增强教材的可读性。教材以全彩色印刷，使教材的品质及内容的表现力得到了进一步提升。

本教材在编写过程中，得到了科学出版社及各编者单位的大力支持，在此表示衷心的感谢！全体编者齐心协力，精诚合作，为本教材的编写付出了辛勤的劳动，但限于学识和能力，难免存在疏漏与不足之处，敬请各位专家、同行和广大师生提出宝贵意见。

编　者

2015年2月

目　录

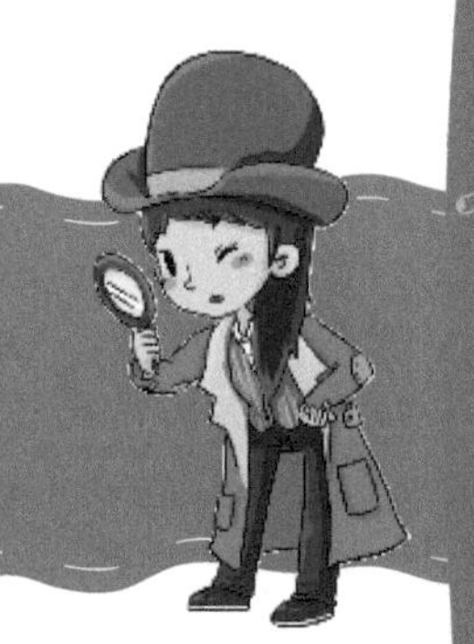

前言

第 1 章　绪论 …………（1）

第 1 节　护理学的发展史 …………（1）

第 2 节　护理学的性质、任务、范畴及工作方式 …………（6）

第 2 章　护理学的基本概念 …………（10）

第 1 节　关于人的概念 …………（10）

第 2 节　关于健康的概念 …………（12）

第 3 节　关于环境的概念 …………（13）

第 4 节　关于护理的概念 …………（14）

第 5 节　关于整体护理的概念 …………（15）

第 3 章　护理程序 …………（18）

第 1 节　护理程序的概述 …………（18）

第 2 节　护理程序的步骤 …………（19）

第 3 节　护理病案的书写 …………（27）

第 4 章　护理安全与防护 …………（36）

第 1 节　护理安全防范 …………（36）

第 2 节　护理职业防护 …………（38）

第 5 章　医院和住院环境 …………（44）

第 1 节　医院 …………（44）

第 2 节　门诊部 …………（46）

第 3 节　病区 …………（49）

第 6 章　病人入院和出院的护理 …………（62）

第 1 节　病人入院的护理 …………（62）

第 2 节　病人出院的护理 …………（64）

第 3 节　运送病人法 …………（65）

第 7 章　卧位与安全的护理 …………（72）

第 1 节　病人的卧位 …………（72）

第 2 节　协助病人更换卧位法 …………（76）

第 3 节　保护具的应用 …………（79）

第 8 章　医院感染的预防与控制 …………（84）

第 1 节　医院感染概述 …………（84）

第 2 节　清洁、消毒、灭菌 …………（86）

第 3 节　无菌技术 …………（91）

第 4 节　隔离技术 …………（101）

第 5 节　消毒供应中心 …………（108）

第 9 章　病人的清洁护理 …………（113）

第 1 节　口腔护理 …………（113）

第 2 节　头发护理 …………（118）

第 3 节　皮肤护理 …………（121）

第 4 节　卧有病人床整理及更换床单法 …………（127）

第 5 节　晨晚间护理 …………（129）

第 10 章　生命体征的评估与护理 …………（136）

第 1 节　体温的评估及护理 …………（136）

第 2 节　脉搏的评估及护理 …………（143）

第 3 节　呼吸的评估与护理 …………（146）

第 4 节　血压的评估与护理 …………（149）

第 11 章　饮食与营养的护理 …………（157）

第 1 节　医院饮食 …………（157）

第 2 节　营养评估与一般饮食的护理 …（159）

第 3 节　特殊饮食护理 …………（162）

第 4 节　出入液量记录 …………（166）

第 12 章　排泄护理 …………（170）

第 1 节　排尿护理 …………（170）

第 2 节　排便护理 …………（179）

第 13 章　给药技术 …………（195）

第 1 节　给药的基本知识 …………（195）

第 2 节　口服给药法 …………（197）

第 3 节　雾化吸入法 …………（200）

第 4 节　注射法 …………（203）

第 5 节　药物过敏试验法 …………（219）

第 14 章　静脉输液和输血技术 …………（230）

第 1 节　静脉输液法 …………（230）

第 2 节　静脉输血法 …………（246）

第 15 章　冷热疗法 …………（258）

第 1 节　冷疗法 …………（258）

第 2 节　热疗法 …………（265）

第 16 章　标本采集法 ……………………… (277)
　第 1 节　标本采集的意义及原则 …… (277)
　第 2 节　各种标本采集法 …………… (278)
第 17 章　危重病人的护理及抢救技术 ……………………………… (291)
　第 1 节　危重病人的支持性护理 …… (291)
　第 2 节　危重病人的抢救技术 ……… (295)
第 18 章　临终病人的护理 ………………… (314)
　第 1 节　临终病人的身心反应及护理 ………………………… (314)
　第 2 节　死亡的概念及分期 ………… (318)
　第 3 节　死亡后的护理 ……………… (319)
第 19 章　医疗护理文件的书写与保管 ……………………………… (324)
　第 1 节　医疗护理文件的重要性及书写和保管要求 …………………… (324)
　第 2 节　医疗护理文件的书写 ……… (326)
参考文献 ……………………………………… (337)
护理学基础教学大纲 ……………………… (338)
自测题参考答案 …………………………… (345)

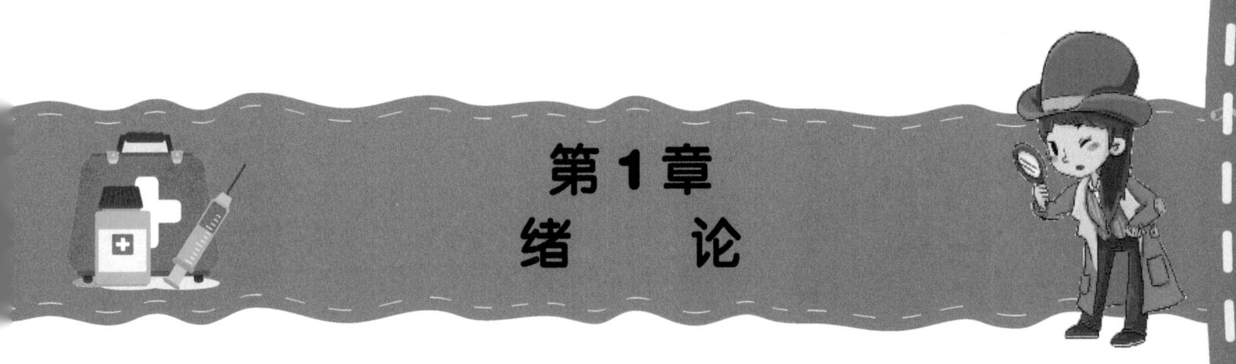

第1章 绪论

第1节 护理学的发展史

护理学的形成和发展与人类社会的发展、人类文明的进步密切相关。不同历史时期,护理专业不断发展及进步以适应当时社会对护理实践的需要。了解护理发展史,有助于提高对护理学本质的认识和理解,明确护理工作的目标和时代所赋予护士的历史责任。

一、护理学的形成与发展

(一)古代护理的孕育

1. 人类早期的护理　地球上自有了人类就有生、老、病、死,也就有了原始医护照顾的萌芽。原始社会,人们在狩猎、采集、与自然灾害抗争的生活中逐渐学会用火制作熟的食物,减少了胃肠道疾病,用溪水冲掉血污,防止伤口恶化等形成了"自我保护式"的医疗照顾。

早期人类为抵御恶劣的生活环境,人们逐渐按血缘关系聚居,形成了以家族为中心的母系氏族社会,妇女担负起照顾家中伤者的责任,形成了原始社会"家庭式"的医护合一的照顾方式。

在原始社会,由于当时人类缺乏对疾病的科学认识,常把疾病看成是灾难,因而出现了迷信和宗教。人们通过祷告、念咒、冷热水浸泡等方法祈求神灵的帮助以减轻病痛,形成了早期"宗教护理"的雏形。在一些文明古国,如中国、埃及、印度、希腊、罗马等,人们经过长期的实践和思考,开始运用止血、包扎、伤口缝合、催眠术等方法处理伤痛和疾病,有了关于疾病预防、治疗、护理等医护活动的记载。

2. 中世纪的护理　中世纪的欧洲,由于政治、经济、宗教的发展,战争频繁,疾病流行,形成对医院和护士的迫切需求,使护理逐渐由"家庭式"自助与互助模式转向了"社会化和组织化服务"。当时欧洲各国建立了数以百计的大小医院,大多医院由教会控制,护理工作主要由修女承担,医院设备简陋,修女缺乏护理知识,护理工作多限于简单的生活照料,病人死亡率高。

3. 文艺复兴时期的护理 文艺复兴时期,医学科学迅速发展,近代医学开始并逐渐演变成为一门独立的专业。但此时护理的发展与医学进步极不相称,是由于当时社会重男轻女,妇女得不到良好的教育,故护理工作不再由充满爱心的修女担任,而主要是由一些家庭贫困的妇女担任。她们没有经过专门的护理训练,也没有护理经验,工作缺乏热情,服务态度恶劣,使护理质量大大下降,护理工作停滞不前长达200年之久,被称为护理史上的黑暗时代。

(二)近代护理学的诞生

19世纪前叶,随着科学的发展、医学的进步,社会对护士的需求增加,护士职责被社会认可。在此背景下,欧洲相继开设了一些护士训练班。1836年德国牧师西奥多·弗里德尔在德国凯塞威尔斯城建立了医院和护士训练所,招收年满18岁、身体健康、品德优良的妇女,给予专门的护理训练。弗罗伦斯·南丁格尔(图1-1)曾在此接受护士训练。

19世纪中叶,南丁格尔首创了科学的护理专业,使护理学逐步迈上了科学的发展轨道,这是护理学发展的一个重要转折点,也是现代护理学的开始。

1. 南丁格尔生平　弗罗伦斯·南丁格尔,英国人,1820年5月12日出生于意大利佛罗伦萨。南

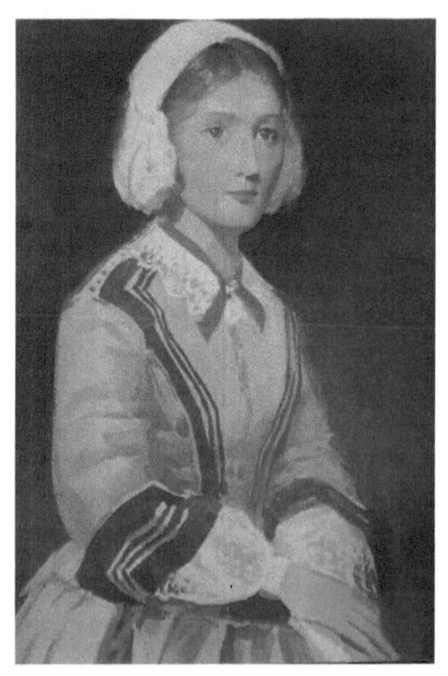
图 1-1 弗罗伦斯·南丁格尔

丁格尔从小就受了良好的家庭教育，精通英、法、德、意、希腊及拉丁语，并擅长数学、哲学等。母亲慈爱的秉性深深影响着她，使她从小就富有爱心，愿意去关心、照顾他人。虽然家庭富有、生活舒适，但南丁格尔内心却认为自己的生活应该更有意义。一直到她决心选择成为一名护士时，才强烈感受到充实的生命意义，她在自己的日记中写道"我听到了上帝在召唤我为人类服务"。

1850 年，她不顾家人的强烈反对和当时社会上鄙视护士的不良风气，冲破重重阻力，毅然前往德国凯塞威尔斯的护士训练所接受 3 个月的短期护士训练，开始了她的护理职业生涯。

1854~1856 年，英、法等国与俄国爆发了克里米亚战争，当时英国的医疗设备及条件非常落后，在前线浴血奋战的战士得不到合理的救治而大批的死亡，伤员的死亡率高达 42%。南丁格尔得知这个消息后主动申请去往战地护理伤员，率领 38 名护士克服重重困难抵达战地医院。她组织护士立即清除垃圾污物，改善医院环境；设法调整饮食，增强伤兵营养；为士兵清洗伤口，消毒物品，更换清洁的衣物；用她自己及募捐到的钱款为士兵购置必需的用物，建立阅览室，活跃生活；她倾听他们的疾苦，亲自帮助伤兵书写家信，满足其思乡的心理需要。每个夜晚，南丁格尔都手持油灯巡视受伤和垂危的士兵，被士兵亲切地誉为"提灯女神"、"克里米亚天使"。在她及所率领护士的共同努力下，伤病员的死亡率由 42% 下降到了 2. 2%。她们的行为及工作业绩，被英国媒体报道后，不仅震动了英国社会各阶层，而且也改变了人们对护理的看法。护士工作的重要性为人们所承认，护理工作从此受到社会的重视。南丁格尔在克里米亚忘我的工作精神及杰出的工作表现，博得了各国公众的赞扬，英国政府及皇室授予了南丁格尔勋章、奖品及奖金以表彰她的贡献。

2. 南丁格尔对护理学的贡献

(1) 创建世界上第一所护士学校：1860 年，南丁格尔在英国的圣托马斯医院创办了世界上第一所正式的护士学校，为现代护理教育奠定了基础。1860~1890 年共培养学生 1005 名，她们遍布欧美各国，弘扬着南丁格尔精神，使护士学校如雨后春笋般纷纷成立，形成具有专业知识、受过专门训练的护士队伍，推动护理事业得以迅速发展，国际上称这个时期为"南丁格尔时代"。

(2) 著书立说指导护理工作：南丁格尔一生撰写了大量的笔记、报告和论著，其中《影响英军健康、效率与医院管理问题摘要》的报告被认为是当时医院管理最有价值的文献；还分别撰写了《医院札记》及《护理札记》，其中《护理札记》被认为是护士必读的经典著作。直至今日她的理念和思想对护理实践仍有其指导意义。

(3) 首创了科学的护理事业：南丁格尔使护理走向科学的专业化轨道，使护理从医护合一的状态中成功地分离出来。她对护理专业及其理论的概括和精辟论述，形成了护理学知识体系的雏形，奠定了近代护理理论基础，确立了护理专业的社会地位和科学地位，推动护理学成为一门独立的科学。

(4) 创立了护理制度：南丁格尔首先提出了护理要采用系统化的管理方式，使护士担负起护理病人的责任；并要适当授权，以充分发挥护士的潜能；要求护理人员必须受过专门的训练。同时在护理组织的设立上，主张"护理人员应由护理人员来管理"，要求每个医院必须设立护理部，由护理部主任负责全院的护理管理工作；制定了关于医院设备及环境方面的管理要求，提高了护理质量和工作效率。

南丁格尔将自己的一生都奉献给了护理事业，终生未婚，1910 年 8 月 13 日逝世，享年 90 岁。1912 年，为了表彰南丁格尔对护理事业的贡献，国际护士会确定以南丁格尔的诞辰日作为国际护士节，即每年的 5 月 12 日为国际护士节。

知识拓展

南丁格尔奖章

南丁格尔奖章是国际护理学界的最高荣誉奖，1912年，在华盛顿举行的第9届红十字国际大会上，正式确定颁发南丁格尔奖章（图1-2），表彰由各国推荐的忠诚于护理事业并为之做出贡献的优秀护士。南丁格尔奖章正面有弗罗伦斯·南丁格尔肖像及“纪念弗罗伦斯·南丁格尔，1820至1910年”的字样；背面周圈刻有“永志人道慈悲之真谛”；中间刻有奖章持有者的姓名和颁奖日期，由红白相间的绶带将奖章与中央饰有红十字的荣誉牌连接在一起。同奖章一道颁发的还有一张羊皮纸印制的证书。我国从1983年开始参加第29届南丁格尔奖，至2013年已经有68名优秀护理工作者获此殊荣。

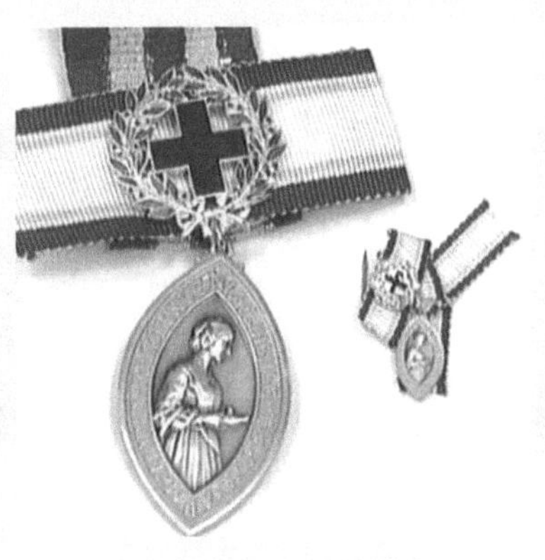

图1-2 南丁格尔奖章

考点：南丁格尔对护理学的贡献

护考链接

南丁格尔对护理事业的贡献下列叙述不正确的一项是 A. 创建了世界上第一所护士学校 B. 撰写著作指导护理工作 C. 首创了科学的护理专业 D. 创立了护理制度 E. 提出了生物-心理-社会的医学模式

解析：1977年美国医学家恩格尔提出了“生物-心理-社会医学模式”。故答案选E。

（三）现代护理学的发展

1. 以疾病为中心的护理阶段　20世纪前叶，自然科学的发展使医学科学逐渐摆脱了宗教和神学的影响，在解释健康与疾病的关系时，认为疾病是由细菌或外伤等引起的机体结构改变和功能异常，认为“健康就是没有疾病”，形成了“以疾病为中心”的医学指导思想。因此，协助医生诊断和治疗疾病成为这一时期护理工作的主要内容。

此阶段护理的特点是：①护理已成为专门的职业，护士从业需经过专业的特殊训练；②护理从属于医疗，护士被看作是医生的助手；③护理关心的只是人体局部病灶，护理工作的主要内容是执行医嘱和完成各项护理技术操作；④护理尚未形成独立的理论体系，因此教育类同于医学教育，课程内容涵盖较少的护理内容。

2. 以病人为中心的护理阶段　20世纪中叶，社会科学及系统科学的发展，促使人们重新认识人类健康与生理、心理、环境的关系。1948年，世界卫生组织（WHO）提出了新的健康定义，进一步扩展了健康，为护理提供了广阔的研究和实践的领域。1955年，美国护理学者莉迪亚·海尔首次提出“护理程序”，使护理工作有了科学的工作方法。1977年，美国医学家恩格尔提出了“生物-心理-社会医学模式”，护理发生了根本性的变革，由“以疾病为中心”转向了“以病人为中心”的发展阶段。

此阶段护理的特点是：①强调护理是一个专业，逐步建立了护理的专业理论基础；②护理人员是健康保健队伍中的专业人员；③护士与医生成为合作伙伴关系；④护理工作的内容是应用护理程序对病人实施身、心、社会等全方位的整体护理，以满足病人的健康需求，护理学逐渐形成了独立的学科理论知识体系，建立了以病人为中心的护理教育和临床实践模式。

3. 以人的健康为中心的护理阶段　随着社会经济的发展和人民生活水平的提高，以病人为中心的护理已不能满足人们的健康需要。疾病谱的变化，促使人们健康观念发生转变。1977年WHO提出：“2000年人人享有卫生保健”的目标，对护理工作的发展产生巨大的推动作用，护理工作向着“以人的健康为中心”的方向迈进。

此阶段护理的特点是：①护理学成为现代科学体系中一门综合自然科学与社会科学的、独立的、为人类健康服务的应用科学；②护士角色多元化，护理工作场所从医院扩展到家庭和社区；③护理工作范畴扩展到对人的生命全过程的护理，护理对象由个体扩展到群体；④护理教育有多层次的教育体制和雄厚的护理理论基础，有良好的科研体系，并有专业自主性。

考点：现代护理学发展的三个阶段

护考链接

在以人的健康为中心的护理发展阶段中下列叙述不正确的一项是 A. 护理学成为一门为人类健康服务的应用科学 B. 护理工作场所从医院扩展到家庭和社区 C. 护理对象由个体扩展到群体 D. 护理从属于医疗，护士是医生的助手 E. 护理工作范畴扩展到对人的生命全过程的护理

解析：在以健康为中心的护理发展阶段，护士的角色多元化，使护士不仅是医生的合作伙伴，还是护理计划的制订者、照顾者、教育者、管理者、咨询者等。故答案选 D。

二、中国护理学发展历程

（一）古代护理

我国传统医学历史悠久，其特点是医、药、护不分，护理寓于医药之中，强调“三分治，七分养”，其中的“养”即为护理。早在殷商时期的甲骨文记载了十几种疾病和处理方法。春秋战国时期医学发展迅速，名医扁鹊总结出“望、闻、问、切”的诊病方法和针灸、汤药、热敷的治病方法。秦汉时期《黄帝内经》阐述了许多生理、病理现象，治疗和护理原则。东汉名医张仲景总结了药物灌肠术、舌下给药法、胸外心脏按压术、人工呼吸和急救护理等医护措施；名医华佗提倡强身健体、预防疾病的方针和措施。唐代杰出医药学家孙思邈著有《千金药方》，提出预防、隔离观点，还首创了细葱管导尿法。宋代名医记载了口腔护理的重要性。明代巨著《本草纲目》的作者李时珍是我国著名医药专家，他在给病人看病时，还给病人煎药、送药、喂药。明清时期记载了蒸汽消毒衣物、焚烧艾叶、喷洒雄黄酒等方法消毒空气。

我国医学把人体看成是统一的有机体，并把人的健康与内在心理状态和外在生活环境紧密联系起来，为我国护理学的产生和发展提供了丰富的理论和技术基础。

（二）近代护理

我国近代护理学的形成和发展，在很大程度上受到西方护理的影响，随西医和宗教的传入开始。

1835 年，美国传教士在广州开设了中国第一所西医医院，2 年后开办护士短训班培训护理人员。

1884 年，美国妇女联合会派到中国的第一位护士麦克尼奇在上海推行“南丁格尔”护理制度。

1888 年，美国人约翰逊在福州成立了我国第一所护士学校。

1900 年，随着外国传教士、医生、护士陆续来到中国，并在各大城市开办了许多教会医院等慈善机构。

1909 年，中华护士会在江西牯岭正式成立（1964 年，更名为中华护理学会）。

1921 年，北京协和医院开办高等护理教育。

1922 年，中华护士会加入国际护士会，成为国际护士会第十一个会员国。

1931 年，开办中央红色护士学校。

1941 年，在延安成立了“中华护士会延安分会”。

1941 年和 1942 年的护士节，毛泽东同志先后题词“护士工作有很大的政治重要性”、“尊重护士，爱护护士”。

1949 年，全国建立护士学校 183 所，有护士 32 800 人。

（三）现代护理

1. 护理教育

（1）中等护理教育：新中国成立后，随着卫生事业的发展，我国护理工作进入了一个崭新的时期。

1950 年国家卫生部召开了第一届全国卫生工作会议，将护理教育进行统一规划，列入中等专业教育之一，并规定了护士学校的招生条件，成立教材编写委员会，出版了 21 本有关的中级护理专业教材，为国家培养了大批中等专业护士，纳入正规教育体系。1966～1976 年"文革"期间，护理教育基本停滞，直到 1979 年，中断的护校才陆续恢复招生。

(2) 高等护理教育：1983 年天津医学院率先在国内开设了五年制本科护理专业，学生毕业后获得学士学位。此后其他院校也开设了四年制或五年制本科护理专业。截至 2003 年底，我国护理有本科院系 133 多所，护理专科教育院校 255 所。

(3) 硕士、博士教育：1992 年北京医科大学开始招收护理硕士研究生。据不完全统计，全国目前已有 20 多个护理学硕士学位授予点。2004 年协和医科大学及第二军医大学分别开始招收护理博士研究生，我国已形成了多层次、多渠道的护理学历教育。

(4) 岗位教育及继续教育：自 1979 年，我国医疗单位陆续开展了对护士进行岗位教育。1987 年国家发布了《关于开展大学后继续教育的暂行规定》。1997 年卫生部继续教育委员会护理学组成立，标志着我国的护理学继续教育正式纳入国家规范化的管理。1997 年中华护理学会制定了护理继续教育的规章制度及学分授予办法，使护理继续教育更加制度化、规范化及标准化。

2. 护理实践　国内外频繁的护理学术交流，逐渐引入新的护理理念和护理理论，以及生物-心理-社会医学模式的转变，使护理工作的内容和范围不断扩大，新的护理技术的发明和应用得到普及。健康观念的更新，使护理工作的范围延伸到社区和家庭，健康教育的普及、家庭护理、社区护理广泛开展，推动了护理实践的创新发展。

3. 护理管理

(1) 建立健全护理指挥系统：国家卫生部医政司设立了护理处，制定了相关政策、法规，负责全国的护士管理；各省、市、自治区、直辖市卫生厅(局)在医政处下设专职护理干部，负责管辖范围的护理管理。300 张以上床位的医院均设立护理部，实行护理三级管理制，300 张床位以下的医院由总护士长负责，实行护理二级管理制。

(2) 建立晋升考核制度：1979 年国务院批准卫生部颁发了《卫生技术人员职称及晋升条例(试行)》，明确规定了护理专业人员的技术职称分为"护士"、"护师"、"主管护师"、"副主任护师"、"主任护师"，使护理专业具有完善的护士晋升考试制度。

(3) 建立护士执业注册制度：1993 年国家卫生部颁发了新中国成立以来第一个关于护士执业和注册的部长令与《中华人民共和国护士管理办法》。1995 年 6 月全国举行了首次护士执业资格考试，必须通过国家护士执业资格考试，合格者方可取得护士执业证书，申请注册。

4. 护理科研　随着护理教育的发展，护理科学研究水平有了较大的提高，护士撰写论文的数量和质量也显著提升。护理期刊相继创刊，护理论著、护理教材相继出版。1993 年中华护理学会第 21 届理事会设立了护理科技进步奖，每两年评选一次，我国护理科研正迈向快速发展的科学轨道。

5. 学术交流　中华护理学会逐步开展了与国际护理学术之间交流，并与许多国家建立了良好护理学术联系，并互派访问学者，相互交流，开阔了视野，活跃了学术氛围，给中国护理事业带来了新的发展契机。

三、中国护理学的发展趋势

1. 护理教育多层次化　护理教育体系进一步完善，建立多层次、多元化的护理教育体系，加速中等护理教育的改革，以高等护理教育为教育主流。大专、本科、硕士、博士及博士后的护理教育将不断的完善和提高。护理课程设置中将更体现"以人为本"的理念及整体护理思想。

2. 护理实践社会化　扩大护理服务范围，积极开展专科护理、社区护理、家庭护理与护理经营机构，创建健康的生活环境，从而改善人类生存条件。

3. 护理工作法制化　随着我国法制化建设的推进，国务院和卫生部相继分别颁布了《护士管理办法》和《医疗事故处理条例》等一系列相关的法律法规，保障病人和医疗机构的合法权益，同时也保障了医护人员的合法权益，维护了医疗秩序，保障了医疗安全，促进了医学科学发展。2008 年 5 月 12 日国务院颁布的《护士条例》正式实施，这是我国第一次为护士的权利和义务进行立法，使护士执业有了法律保障，护理管理进一步纳入法制化轨道。

4. 护理工作国际化 护理领域的国际化交流与合作日益扩大，跨国护理援助和护理合作增多，知识和人才的交流日趋频繁。世界性的护理人力资源匮乏，使中国的护士有机会迈出国门，进入国际市场就业。面对这种国际化发展趋势，21 世纪的护理人才应该是具有国际意识、国际交往能力、国际竞争能力和相应知识与技能的高素质人才。

第 2 节 护理学的性质、任务、范畴及工作方式

情境案例 1-1

病人，男性，66 岁，因“反复心前区闷痛 3 年余，加重并伴气促，冷汗 2 小时”于某日上午 10：30 抬送入院，门诊以“急性心肌梗死”收入院。入院后立即安置于 CCU 病房进行抢救，护士小周遵医嘱 24 小时护理，进行吸氧、止痛、溶栓、抗凝、补充血容量等治疗。一周后病人病情明显好转，能下床轻微活动，无气急胸闷，胸痛缓解。护士嘱病人戒烟戒酒，保持乐观、平和稳定的心情，进行有关饮食、用药、运动、心态及自救等方面的指导，病人自我感觉症状逐渐减轻，与医护人员交流后做好了出院的准备。上述情景中体现了何种护理工作方式？护士在为病人护理时体现了哪些护理工作的内容？从上述情景中体现出护理工作的主要任务是什么？

一、护理学的性质

护理学是一门生命科学中综合自然、社会及人文科学的应用性学科，是医学科学领域中一门独立的学科，是研究有关预防保健与疾病治疗、康复过程中护理理论与技术的科学，具有以下性质。

（一）综合性

护理学以基础医学、临床医学、预防医学、康复医学及相关的社会科学、人文科学等为理论基础的综合性学科。

（二）应用性

护理学是一门应用科学，操作性很强。它通过实施治疗性措施，如注射、灌肠等促进疾病痊愈；通过为个体提供满足基本生理需要的帮助，维持个体正常的生命活动；通过指导个体、群体形成和建立良好的生活习惯，保持和促进健康。

考点：护理学的性质

二、护理学的范畴

护理学属于生命科学，通过护理工作，保护全人类的健康，提高整个人类社会的健康水平。

（一）理论范畴

1. 确定护理学研究的对象、任务、目标 护理学研究的对象、任务、目标随护理学科的发展而不断变化。护理学的主要研究目标是人类健康，服务对象不仅包括病人，也包括健康人；护理学主要任务是应用护理理论、知识、技能进行促进健康、预防疾病、恢复健康、减轻痛苦的护理实践活动，从而为护理对象提供个体性、整体性及连续性的服务。

2. 建立护理学理论体系 20 世纪中叶，护理先驱者开始摸索并发展了一些护理概念框架和理论模式，如奥瑞姆的自理理论、罗伊的适应理论、纽曼的保健系统模式等。随着护理实践新领域的开辟，将会建立和发展更多的护理理论内容，使护理学理论体系日益丰富和完善。

3. 研究护理学与社会发展的关系 主要研究护理学在社会中的作用、地位和价值，研究社会对

护理学的影响及社会发展对护理学的要求等。

4. 形成护理学分支学科及交叉学科　护理学与自然科学、社会科学、人文科学等多学科相互交叉渗透，形成了许多新的综合型、边缘型的交叉学科，如护理心理学、护理美学、护理教育学、护理管理学及老年护理学、社区护理学、急救护理学等一批分支学科，促进了护理学科体系的构建和完善。

（二）实践范畴

护理学实践范畴很广，根据护理工作的内容具体如下。

1. 临床护理　临床护理的对象是病人，其内容包括基础护理、专科护理及诊疗护理技术等。

（1）基础护理：是各专科护理的基础。以护理学的基本理论、基本知识和基本技能为基础，结合病人生理、心理特点和治疗康复的需求，以满足病人的基本需要。

（2）专科护理：以护理学及相关学科理论为基础，结合各专科病人的特点及诊疗要求，为病人提供整体护理，如各专科病人抢救、各种引流管的护理、石膏和夹板的护理、器官移植等的护理。

2. 社区护理　以临床护理的知识和技能为基础，结合社区的特点，对个人、家庭和社区提供促进健康、预防疾病、早期诊断、早期治疗、减少残障等服务，开展家庭护理、健康教育、健康咨询、妇幼保健、预防接种及防疫灭菌等工作，从而提高社区人群的健康水平。

3. 护理管理　运用管理学的理论和方法，对护理人员、技术、设备、时间、信息、财务等要素进行科学的计划、组织、指挥、协调和控制等系统管理，不断地提高护理工作的效率及质量。

4. 护理教育　以护理学和教育学理论为基础，适应现代医学模式的转变和护理学发展的需要，以满足现代护理工作的需求为目标，培养德、智、体、美全面发展的护理人才。护理教育一般化分为基础护理学教育、毕业后护理学教育和继续护理学教育三大类。

5. 护理研究　护理学肩负着科研重任，护理科研是推动护理学科发展，促进护理理论、知识、技能更新的有效措施。护理科研主要是回答和解决护理领域的问题，直接或间接地指导护理实践的过程。护理研究多以人为研究对象，其目的是促进人的健康，减轻病人的痛苦，挽救危重病人生命，包括护理理论、护理新技术和新方法的科学研究等。

三、护理工作方式

护理工作方式有个案护理、功能制护理、小组制护理、责任制护理、系统化整体护理五种方式，各种工作方式可以综合运用。

（一）个案护理

临床上由专人负责实施个体化护理的方式，即一名护理人员负责一位病人全部护理的护理工作方式。适用于抢救危重病人或某些特殊病人和适用于临床教学需要。这种护理方式，护士责任明确，并负责完成其全部护理内容，能掌握病人全面情况，满足病人的各种护理需要。但耗费人力，并且护士只能在班负责，不能实施连续性护理。

（二）功能制护理

以完成医嘱和执行各项常规的基础护理为主要工作内容，依据工作性质机械性地将护理工作分配给护理人员。它是一种流水作业的工作方法，护士分工明确，任务单一，易于组织管理，节省人力。但工作机械，缺少与病人的交流机会，较少考虑病人的心理社会需求，护士较难掌握病人的全面情况，忽略病人身心整体护理。

（三）小组制护理

以小组形式（3~5位护士）对一组病人（10~20位）进行整体护理。组长制订护理计划和措施，小组成员由不同级别的护理人员组成，共同合作完成对病人的护理。这种护理方式能发挥各级护士的作用，发挥团队合作精神，但护士个人责任感相对减弱。

(四)责任制护理

由责任护士和辅助护士按护理程序对病人进行全面、系统和连续的整体护理。从病人入院到出院均由责任护士对病人实行8小时在岗,24小时负责制。由责任护士评估病人情况、制订护理计划和实施护理措施。当责任护士不在岗时,由辅助护士和其他护士按责任护士制订的计划实施护理。这种护理方式,责任明确,能较全面地了解病人情况,但要求对病人24小时负责则难以实现,且文字记录书写任务较多,人员需要也较多。

(五)系统化整体护理

系统化整体护理是在责任制护理基础上对护理方式的进一步丰富和完善。从本质上摒弃了医嘱加常规的被动局面,护士运用评判性思维、创造性思维,科学地确认问题和解决问题。通过全面评估、科学决策、系统实施、和谐沟通、客观评价的主动调控过程,为病人提供优质的护理服务,然而此种工作方式需要较多的护士,并且对护士的知识架构有着较高的要求。

情境案例1-1问题分析

(1)案例中护士小周1人负责病人的全部护理工作,故属于个案护理工作方式。

(2)护士对病人的病情密切观察并进行记录,遵医嘱为其进行吸氧、止痛、溶栓、抗凝、补充血容量等治疗。嘱病人戒烟戒酒,保持乐观、平和稳定的心情,并为其进行有关饮食、用药、运动及自救等方面的指导,体现了基础护理、专科护理、健康教育工作。

(3)主要任务是应用护理理论、知识、技能进行促进健康、预防疾病、恢复健康、减轻痛苦的护理实践活动。

小结

学习护理学的发展史,有助于护士提高对护理学本质的认识和理解,了解护理学发展过程中的经验,从而推动未来护理学的发展。通过对护理学的性质、任务、范畴及工作方式的学习,使护士明确工作内容及职责,更好地满足社会对护理服务的需求,增进人们的健康水平。

熟悉南丁格尔对护理学的贡献、现代护理学三个发展阶段;掌握护理学的性质、任务、范畴和工作方式。

自测题

A_1 型题

1. 世界上第一所护士学校建立在
   A. 意大利的佛罗伦萨　B. 德国的凯塞维尔斯城
   C. 意大利沙弗诺城　D. 英国圣托马斯医院
   E. 俄国的克里米亚
2. 南丁格尔的主要贡献中下列错误的是
   A. 撰写了《护理札记》
   B. 创建世界上第一所护士学校
   C. 撰写了《医院札记》　D. 开创科学的护理事业
   E. 提出新的护理工作方法:护理程序
3. 我国第一所护士学校创办于
   A. 1860年北京　B. 1888年福州
   C. 1909年江西　D. 1921年广州
   E. 1898年天津
4. 我国举行首届护士执业资格考试的时间是
   A. 1954年　B. 1964年
   C. 1982年　D. 1995年
   E. 1990年
5. 下列关于以人的健康为中心的护理阶段的描述错误的一项是
   A. 护理学成为一门人类健康服务的应用科学
   B. 护理工作场所从医院扩展到家庭和社区
   C. 护理对象由个体扩展到群体
   D. 应用护理程序对病人实施身、心、社会等全方位的整体护理
   E. 护理工作范畴扩展到对人的生命全过程的护理
6. 以下哪项不属于护理的任务
   A. 恢复健康　B. 预防疾病
   C. 降低伤残　D. 减轻痛苦
   E. 促进健康
7. 申请护士执业注册的资格是
   A. 获得《中华人民共和国护士执业证书》者
   B. 获得护理专业中专毕业证书者
   C. 获得护理专业大专毕业证书者

D. 获得护理专业本科毕业证书者
E. 参加国家护士执业资格考试者

8. 对护理学理解错误的是
A. 是应用性学科 B. 是综合性学科
C. 有专业知识体系 D. 有理论框架
E. 依附于医学的非独立性学科

9. 护理学研究的对象是
A. 人 B. 生理和病理
C. 社会 D. 心理
E. 病人

A_2 型题

10. 病人,男性,52 岁,肝癌晚期,因“大量呕血”入院,临终前病人剧烈疼痛,护士小王遵遗嘱为其注射一支哌替啶,此项护理的目的是
A. 促进健康 B. 预防疾病
C. 减轻痛苦 D. 恢复健康
E. 治疗疾病

11. 病人,女性,45 岁,因卵巢囊肿需进行手术治疗,护士小李于术前行导尿管留置,引出尿液排空膀胱,以避免手术中误伤,此项护理措施属于
A. 临床护理 B. 护理教育
C. 护理管理 D. 社区护理
E. 护理研究

12. 病人,男性,42 岁,骨髓移植术后第一天,护士长安排护士小李对该病人进行 24 小时监护,此种护理工作方式是
A. 功能制护理 B. 个案护理
C. 小组制护理 D. 责任制护理
E. 系统化整体护理

A_3 型题

(13~15 题共用题干)

病人,男性,65 岁,因“冠心病”入院,虽病情稳定但仍每天进行静脉输液。护士潘某,作为病区的“治疗护士”,负责该病人的静脉输液工作。

13. 请问此种工作方式属于哪种护理工作方式
A. 功能制护理 B. 个案护理
C. 小组制护理 D. 责任制护理
E. 系统化整体护理

14. 此种护理工作方式的优点是
A. 能发挥各级护士的作用 B. 能调动护士积极性
C. 便于与病人沟通 D. 全面了解病人病情
E. 节省人力,易于组织管理

15. 此种护理工作方式的缺点是
A. 护士分工明确
B. 忽视病人身心整体护理
C. 护士工作压力增加
D. 对护士知识架构有较高要求
E. 文字记录任务较多

(郁 鑫)

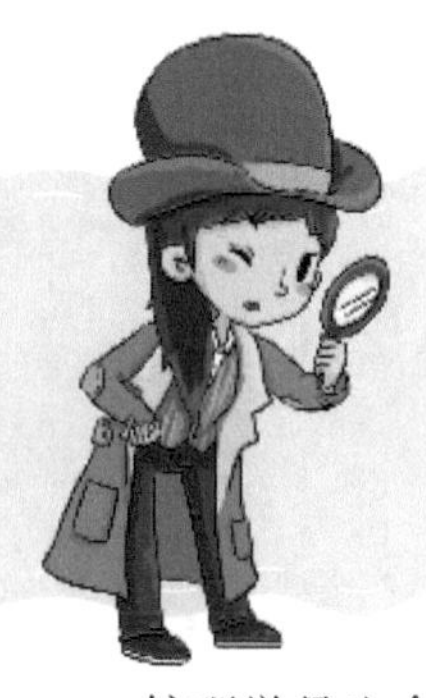

第2章 护理学的基本概念

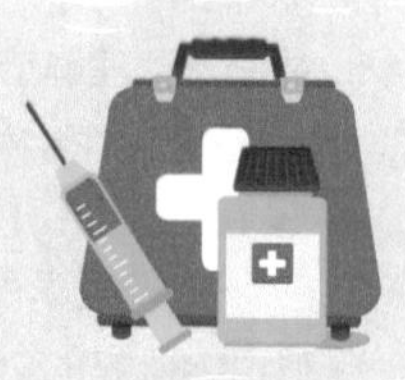

护理学是生命科学领域的一门独立学科,有其自身独特的理论体系。人、环境、健康和护理四个概念构成了护理学基本要素和现代护理理论的基本框架。护理学基本概念的形成,反映了护理知识体系的发展和完善,使护理工作得以科学发展,同时为护理实践、护理教育、护理研究等提供了科学依据。

情境案例 2-1

病人,女性,69 岁,在社区卫生服务中心接受糖尿病知识宣教后,决定到医院检查身体。后来医院的检查结果显示病人的血糖高,需要住院治疗以控制血糖。经过治疗,病人的血糖降到了正常水平。住院期间责任护士小王为她讲解了有关糖尿病的饮食护理等知识,并为她制订出院后的饮食护理计划。出院后,病人遵照执行医院制订的饮食护理计划,血糖一直控制得很理想。随着医学模式和健康观念的转变,护理的服务对象发生了什么样的变化?作为护士应该如何理解健康?

第 1 节 关于人的概念

护理学研究和服务的对象是人。护理学中的人包括个人、家庭、社区和社会四个层面。对人的认识是护理理论与实践的核心和基础,决定了护理工作的性质和任务。

一、人是统一的整体

(一) 人具有双重属性

人首先是一个受生物学规律控制的生物有机体,同时又是一个有思想、有情感、从事创造性劳动、过着社会生活的社会人。因此,人具有双重属性,即生物属性和社会属性,是生理、心理、精神、社会、文化等各个方面相统一的整体。任何一个方面功能的失调都会在一定程度上引起其他方面功能的变化,并对整体造成影响。因此,护士在护理实践中应从护理对象的生理、心理、社会、文化等各方面评估护理对象的健康问题,给予帮助和指导,以取得最佳的护理效果。

(二) 人是一个开放系统

人作为生物系统,其机体内部各系统之间不断地进行各种物质、能量和信息的交换,同时作为生活在自然和社会环境中的一个子系统,又不断地同周围环境进行着物质、能量和信息的交换。护士在帮助护理对象调整内环境的平衡,以适应外环境改变的同时,还应注意环境中其他因素对护理对象的影响,充分发挥人的整体功能帮助其达到最佳健康状态。

二、人的基本需要

人的基本需要是指个体为了维持身心平衡并求得生存、成长与发展,在生理和心理上最低限度的需求。虽然护理服务的对象是不同层面、不同年龄阶段的人,但是所有人都有其最基本的需要。不同层面、不同年龄阶段的人有各自不同的发展特点和任务,基本需要也就不尽相同。护士在提供护理服务时,要根据人的不同年龄发展特点,运用不同方法满足其基本需要,使护理对象处于最佳身心状态。

(一) 人的基本需要

按照美国心理学家马斯洛的人类需要层次论(图 2-1),按其发展的重要性和发生的先后顺序,由低到高分为 5 个层次。人类的基本需要归纳为以下几个方面。

1. 生理的需要　即与维持人的正常生理功能有关的需要，如氧气、食物、水、清洁、睡眠、排泄、避免疼痛等，是人类最基本、最低层次的需要，是其他需要产生的基础，如生理需求得不到满足，人就无法生存或延续，因此必须首先满足。

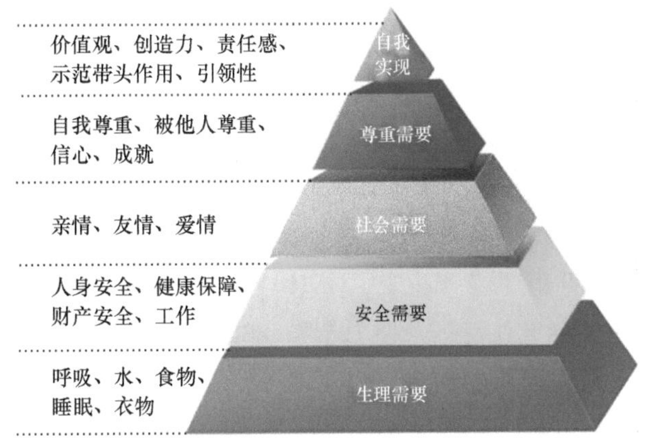

图 2-1　马斯洛人类基本需要层次论示意图

2. 安全的需要　包括生理安全需要和心理安全需要两个方面。前者是指需要一些安全措施以防止身体受到伤害，如躁动病人加床档以防止坠床，行动不便以拐杖辅助行走。后者是指避免心理威胁，避免发生恐惧、害怕、焦虑和忧郁等感觉。护士应采取各种措施帮助病人提高安全感，以认真的态度、娴熟的操作、人文的关怀获得病人的信任和配合，增加病人战胜疾病的信心。

3. 社会的需要(爱与归属的需要)　指被他人或群体接纳、关注和支持的需要，包括得到和给予两个方面。护士应通过建立良好的护患关系，鼓励家属和朋友关心病人，介绍病友交流等满足病人爱与归属的需要。

4. 尊重的需要　指个体对自己的尊严和价值的追求，包括自尊、被尊重和尊重他人。注意使用礼貌用语，听取病人意见，尊重个人习惯和信仰，保护病人隐私，帮助其感受到自我存在的价值。

5. 自我实现的需要　指个体最大限度地发挥潜能，实现理想和抱负的需要。这是在其他需要满足后才出现的需要。护士应鼓励病人表达自身感受，鼓励其根据自身情况，重建人生目标，并通过积极康复和学习，为自我实现创造条件。

(二) 需要层次论在护理工作中的应用

马斯洛的人类需要层次论对护理有重要的指导意义，在护理领域得到广泛应用，对护理实践有指导意义，具体如下。

1. 按照基本需要的层次，识别护理问题的轻重缓急，以便在制订护理计划时妥善地排列先后次序。

2. 系统地收集和评估病人的基本资料，需要层次论可作为护理人员评估病人健康资料的理论框架，根据这个理论，护理人员可有系统地、有条理地收集和整理资料，从而避免资料的遗漏。

3. 能更好地理解病人的言行，预测病人尚未表达的需要，或对可能出现的问题采取预防性措施，以防止问题的发生。

4. 护士从整体角度，识别服务对象未满足的需要，这些未满足的需要正是护士帮助病人需要解决的健康问题。

护士应按照人的基本需要层次排列解决护理问题的优先顺序。通常维持生存的需要应优先考虑满足。护士应把人看作一个整体，考虑各需要之间的联系、影响，激发其自我护理能力，同时根据人的不同年龄和发展特点，运用不同的方法，提供个性化的护理。

考点：马斯洛人类基本需要层次论

护考链接

在马斯洛的五个需要层次理论中，最高需要层次为　A. 爱与归属的需要　B. 尊重的需要　C. 安全的需要　D. 自我实现的需要　E. 生理的需要

解析：马斯洛理论把需要分成生理的需要、安全的需要、社会的需要、尊重的需要和自我实现的需要五类，依次由较低层次到较高层次，故答案选 D。

第2节 关于健康的概念

一、健康的概念

健康是人类共同追求的目标,随着社会的发展、人们生活和知识水平的提高、医学模式的转变和疾病谱的变化等,人们的健康意识不断深化,对健康的本质有了进一步的理解和认识。

(一)健康是一个整体概念

1989年,世界卫生组织(WHO)提出关于健康的新概念:"健康不仅是没有疾病,而且包括躯体健康、心理健康、社会适应良好和道德健康"。WHO将健康的概念由传统的没有疾病、身心健全即是健康的观念,转变到包括生理、心理、社会、道德四个方面内容的整体健康观。从社会学角度和现代医学模式出发,赋予健康新的内涵。这个概念将人视作一个整体,既考虑人的自然属性,又侧重于人的社会属性,促进了生物-心理-社会医学模式的形成和发展,为护理模式的转变提供了依据,同时从关注个体健康扩大到重视群体健康,指出健康不仅是医务工作者的目标,也是国家和社会的目标,表达了人类对健康更高层次的追求。

(二)健康是一个动态的过程

健康是一种相对的稳定状态,是不断变化的。健康和疾病是生命中的连续过程,没有明显的界限。最佳健康状态和死亡是连续统一体的两端,每个人的健康状况都处在这一连续体上的某一点,时刻都在变化之中。因此,护理工作的范围包括健康全过程,即从最佳健康、高度健康、健康良好、正常、健康不良、极劣健康到帮助濒临死亡的人安宁、有尊严的死去(图2-2)。

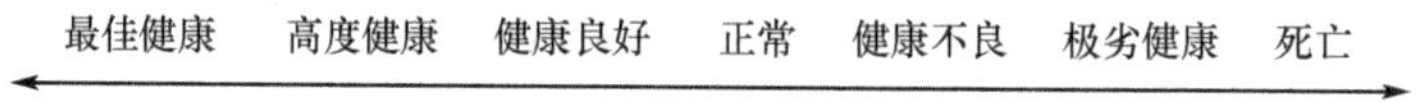

最佳健康　高度健康　健康良好　正常　健康不良　极劣健康　死亡

←――――――――――――――――――――――――――→

图2-2　健康与疾病动态过程图

(三)影响健康状况的因素

健康受多种因素的制约和影响,影响健康的因素有生理因素,如生长、发育水平,遗传和家庭因素等;心理精神方面因素,如情绪、性格等;社会因素,如生活方式、社会背景、经济水平、文化背景等。这些因素都直接影响人们对健康的理解和认识,并进一步影响维持和促进健康所采取的行为和生活方式。因此,帮助人们建立正确健康观念、采取健康的生活方式及科学的健康行为是护理人员的职责。

二、疾病的概念

随着疾病谱的变化和人们对健康的深入了解,使人们对疾病本质的认识和理解逐渐深入和成熟。

(一)疾病的定义

疾病是机体在一定内外因素作用下而引起的某部分的结构形态、代谢和功能的变化,表现为损伤与抗损伤的整体病理过程,是机体内外环境动态平衡的破坏或机体偏离正常状态的过程。

(二)疾病的特征

1. 疾病是人生命活动中与健康相对应的生命现象,是机体的整体反应过程。
2. 疾病是对人体正常生命活动的干扰和破坏,使机体内部各系统之间和机体与外界环境之间的协调发生障碍。
3. 疾病是机体对内外环境适应的失调。
4. 完整的疾病过程,常是身心因素相互作用、相互影响的过程。

三、健康与疾病的关系

健康与疾病是一种共存的、相对的、动态变化的关系,在一定条件下可以相互转化。人的生命活动从开始到结束的过程中，健康状况可能处在健康与疾病的连续体的某一点上，处于不断变化之中，任何时期都包含着健康和疾病。两者之间没有明显界限，存在过渡形式，是动态，而不是绝对。例如，一个早期癌症的病人，可能毫无症状，但疾病已潜伏其体内并在继续发展中。另外，健康与疾病可在个体身上同时并存，即一个人可能在生理、心理、社会的某方面处于低水平健康甚至疾病状态，但在其他方面却是健康的。

知识拓展

亚 健 康

亚健康是一个新的医学概念，机体介于健康与疾病之间的边缘状态，临床检查无明显疾病，但机体各系统的生理功能和代谢过程活力降低，表现为身心疲惫、创造力下降，并伴有自感不适症状时，这种生理状态称为亚健康状态。WHO 称其为“第三状态”。亚健康状态具有动态性和两重性，其结果是回归健康或转向疾病。医务人员应积极采取措施促进其向健康转化。个体也通过自我调控、加强体育锻炼、做好心理调节等，积极促进机体向健康转化。

第 3 节　关于环境的概念

人类赖以生存的周围一切事物称为环境。环境包括内环境和外环境。环境给人类生存和发展提供了一切必要的条件，而人类通过调节自身以适应不断变化的外界环境；同时也不断地改造环境，创造以利于自身生存、发展的环境条件。

一、人的内环境

内环境是人的机体内部因素，由生理环境和心理环境组成。

（一）生理环境

生理环境包括呼吸系统、消化系统、循环系统、泌尿系统、神经系统、内分泌系统等，各系统之间通过神经、体液的调节维持生理处于平衡状态。当一个系统出现问题时，其他系统也会随之发生变化而引起机体整体功能的改变。

（二）心理环境

心理环境是人的心理状态，对健康影响较大。人们在生活中，无时无刻不在接受着来自客观世界的各种刺激，其可引起人的肯定或者否定的心理反应。尤其是当生活出现突发事件或意外挫折时，更会引起强烈的心理反应，如果不能经过心理调节产生新的适应，心理长期处于紧张状态，可使机体免疫功能发生改变，导致某些心身疾病的发生。

二、人的外环境

外环境是可影响机体生命和生长的全部外界因素的总和，由自然环境和社会环境组成。

（一）自然环境

自然环境即生存环境，是人类赖以生存和发展的物质基础，包括空气、阳光、水、土壤等物理环境和动物、植物、微生物等生物环境。在我国工农业生产和人群聚居等对自然施加的额外影响，使人类生存环境改变，环境污染日渐突显，影响着人类的健康，护士有责任和义务通过各种方法和途径宣传保护人类赖以生存的自然环境。

（二）社会环境

社会环境影响个体和群体的心理行为，与人类的精神需要密切相关，包括经济条件、政治法律、人际关系、文化教育、宗教信仰、风俗习惯等。人口过度增长、文化教育滞后、人际关系不和谐、医疗保健服务体系尚不够完善等都可影响人类的健康。

三、健康与环境的关系

人类的一切活动都离不开环境，人类与环境相互依存、相互影响，环境质量的优劣影响着人类的健康。人的内环境和外环境进行着物质与能量的交换和相互作用,人必须不断调整机体的内环境,以适应外环境的变化。随着危及人类生存的现代环境问题的出现,人们开始有意识地改造人类生存的环境,创造出既适应人类生存发展,又与环境协调的空间。协助人们识别环境中的有利因素,并努力为服务对象创造良好的自然和社会环境,帮助服务对象适应环境,从而达到最佳健康状态,是护理人员的重要职责。

第 4 节　关于护理的概念

一、护理概念

自从有了人类,便有了护理活动的萌芽。护理(nursing)一词是由拉丁文"nutricius"演绎而来,原为抚育、保护、照顾幼小等含义。对护理的定义,由于历史背景、社会发展、文化等因素的不同,人们有不同的解释和说明。纵观护理发展历史,其概念和内涵随着其理论研究和临床实践的发展,逐步从简单的"照料、照顾"向纵深方向拓展和延伸。以下为在不同历史阶段的一些代表性的护理定义。

1859 年,南丁格尔指出:"护理应从最小限度地消耗病人的生命力出发,使周围的环境保持舒适、安静、美观、整洁、空气新鲜、阳光充足、温度适宜,此外还要合理地调配饮食。"

1966 年,弗吉尼亚·韩德森指出:"护士的独特功能是协助患病的或健康的人,实施有利于健康、健康的恢复或安详死亡等活动。这些活动,在个人拥有体力、意愿与知识时,是可以独立完成的,护理也就是协助个人尽早不必依靠他人来执行这些活动。"

1973 年,美国护士协会提出:护理实践是直接服务并适应个人、家庭、社会在健康或疾病时的需要。

1980 年美国护士协会将护理定义为:是诊断和处理人类对现存的或潜在的健康问题所产生的反应。

1993 年,我国卫生部颁布的《护士管理办法》中规定:"护士有承担预防保健工作、宣传防病治病知识、进行康复指导、开展健康教育、提供卫生咨询的义务。"

以上是不同时期、不同国家以不同方式阐述的护理概念,从中可以看到护理的对象、任务和目标都发生了变化。护理将人视为一个整体,不仅维护和促进个人健康水平,还面向家庭、社区、人类,为提高全人类的健康发挥应有的作用。

二、护理的内涵

尽管护理在近一百年来发展迅猛,变化颇大,但它所具有的基本内涵,即护理的核心始终未变,主要内容如下。

(一) 护理是一种照顾活动

照顾护理服务对象永远是护理的核心。照顾的形式和方法因护理对象的不同需要而有所不同。如对无自理能力的人,护理人员要照顾他们满足生活的需要;而对有自理能力的人,护理人员可提供必要的健康知识和技能,帮助他们预防疾病、保持健康。

(二) 护理是一种人道主义活动

护士是人道主义忠实的执行者。在护理工作中提倡人道,首先要求护士视每一位护理对象为具有个性特征的、有各种需要的个体,从而尊重个体,注重人性,同时也要求护士对待护理对象一视同仁,积极救死扶伤,为人类的健康服务。

(三) 护理是一种助人活动

护理是帮助人们获得最大限度健康的一种活动,是护士用来与护理对象互动以促进健康的手段,这种帮助性关系是双向的。护士以自己特有的专业知识、技能与技巧提供帮助与服务,满足其特定的需要,与护理对象建立起良好的帮助性关系;同时护士在帮助护理对象时也从中深化了自身专业知识、积累了工作经验,自身也获益良多。

三、护理与健康的关系

护理贯穿于人的生命全过程,通过护理活动,为护理对象创造良好环境,帮助护理对象提高应对和适应能力,以满足多方面需要,促进机体的健康状况向最佳健康方面转化,实现"帮助病人恢复健康,帮助健康人促进健康"的目标。

健康促进是指在人与环境相互作用过程中,采取行动提高生活质量的过程。其目的是发挥健康潜能,促进健康行为,提高健康水平。护理人员在健康促进中扮演着重要的角色。

(一) 开展健康教育

通过宣传栏、海报、小册子、报纸、书籍、广播、录像等媒体发布有关健康的信息,帮助人们树立健康观念、提高做出健康行为选择的能力,如帮助孕妇获得孕产期保健知识,使其主动选择系统保健和住院分娩,促进母婴安全。

(二) 健康危险因子的评价和安适的评估

鼓励护理对象主动参与,对威胁人们健康的危险因子(人的生物学特征、卫生习惯、生活方式、环境等有害因素)进行评价,并进行安适状态的评价(身体健康的评价、健康信念和精神状态的评价等),为制订增强健康状态、减少患慢性病的可能性和控制慢性病严重性等的护理计划提供重要信息,激励人们建立积极的生活方式和行为习惯。

(三) 帮助护理对象矫正不良的生活方式和行为

护士在健康生活方式、行为和态度方面,应成为护理对象参照的角色榜样,使人们形成更健康的生活方式,制订的健康计划应该包括应激处理、营养常识、控制体重、戒烟限酒、运动锻炼和不滥用药物等,帮助护理对象制订适应社会的活动计划,帮助其掌握适应孤独的技能,预防无助或孤独感的出现。

四、基本概念的相互关系

人、环境、健康、护理四个基本概念之间是密切相关、缺一不可、相互关联、相互作用的,对它们的理解决定了护理学的基本概念框架。四个概念的核心是人,人是护理服务的对象,人的健康是护理的中心,人与环境之间进行持续不断的相互作用,以达到促进、维持或恢复健康的目标。护理的任务是创造良好的环境并帮助护理对象适应环境,达到最佳健康状态。

考点:人、健康、环境、护理的概念

情境案例 2-1 问题分析

(1) 护理的对象不是"疾病",不是"病人",而是一个整体的人,它包含各个年龄组的、有不同层次需要的人。

(2) 健康不仅是没有疾病,而且包括躯体健康、心理健康、社会适应良好和道德健康,护士从关注个体健康扩大到重视群体健康。每个人的健康状况都处在这一连续体上的某一点,时刻都在变化之中。因此,护理工作的范围包括健康全过程。

第 5 节　关于整体护理的概念

整体护理的思想是护理学的基本概念框架之一。随着医学模式的转变及健康观的发展,护理从单纯的针对疾病护理扩展到将人视为一个整体,并对其实施全面的整体护理。它是现代护理思想与观念的重大变革,丰富和完善了护理学的理论体系。

一、整体护理的概念

整体护理是以人为中心,以现代护理观为指导,以护理程序为框架,视护理对象为生物、心理、社会多因素构成的开放性的有机整体,以满足其身心需要、恢复健康为目标,实施系统、计划、全面护理的护理思想和护理实践活动。整体护理是现代护理学基本概念的基础,它始终贯穿于研究和发展护理理论及相关护理概念的过程中,也是我们解决复杂的健康问题的指导思想。

二、整体护理的发展背景

(一) 现代医学模式对护理的要求

随着20世纪心理学、社会学的迅速发展及系统论的普遍运用,心理、社会因素与健康和疾病的关系日益受到人们的关注。1977年美国医学家恩格尔提出生物-心理-社会医学模式,将研究对象和服务对象作为一个整体,认为人的健康与生物、心理、环境因素有密切关系,将人视为生物、心理、社会有机整体的观点得以强化。以疾病为中心的护理模式已不能适应新的医学模式的需求,护理程序应运而生。因此,护理指导思想转向以人为中心,重视心理护理和内外环境的调节,强调护患关系的和谐和护理对象的主观能动性的发挥,应用护理程序实施身心整体护理。

(二) 系统论的渗透

系统论促进整体护理理念的形成。系统论的最基本原则是整体性原则。根据系统论的观点,护理的服务对象是人,它把人作为一个开放系统来研究,从整体的角度考虑系统中各部分的相互关系与作用,重视整体与外部环境的关系。因此,系统论的基本观点构成了整体护理的理论核心,促进了整体护理理念的形成。

(三) 现代护理学的发展

现代护理学的发展主要体现在护理学科、护理思想及护理实践的发展上。现代科学交叉综合发展及向护理学的渗透,促进了护理学的学科建设。护理学基本概念的更新,促进了护理思想的变革。护理工作从疾病护理扩展到对人群的健康保健,护理人员从被动执行者转变为独立的决策者。因此,护理学作为一门独立的学科,必然要求有新的思维方式和方法论与其相适应,整体护理成为适应护理发展的必然趋势。

三、整体护理的实践特征

(一) 以现代护理观为指导

现代护理观认为护理是以人的健康为中心的活动,护理对象不仅是病人,而且包括健康的人。护理服务范畴从医院扩展到家庭、社区,为整体护理的开展奠定了实践基础。

(二) 以护理程序为核心

护理程序是科学地确认和解决问题的工作方法。整体护理以护理程序为核心,确保护理人员在工作中,自觉地运用护理程序的科学思维方式和行为方式进行工作,从而促进护理质量的提高。

(三) 主动地实施护理工作

整体护理是护理人员的主动性、积极性和潜能得到充分地发挥。护士以全面评估、科学决策、系统实施、客观评价的主动调控过程开展护理服务,充分显示护理专业的独立性和护士的自身价值。

(四) 体现护患合作的过程

整体护理强调通过健康教育,激发病人及家属的自护潜能,提高自护能力,为护理对象提供参与自身治疗、护理和康复活动的机会,从而促进护患关系良好发展。

考点:整体护理的概念及实践特征

小结

护理学基础是护理专业的入门课程，而护理学的基本概念又是基础之基础，认真学习和深入了解这些基本概念，可以帮助护士提高对护理及护理专业的认识，形成正确的护理哲理，理解护理对象的特征，树立新型的健康观，并愿意为之奋斗。

熟悉人、环境、疾病的概念和护理内涵；掌握健康、护理的概念及健康与疾病、环境、护理之间的关系。

自测题

A_1 型题

1. 以现代护理观为指导，以护理程序为框架，将临床护理与护理管理的各个环节系统化的工作方法为
   A. 个案护理　B. 功能制护理
   C. 整体护理　D. 小组护理
   E. 责任制护理
2. 健康的含义是指
   A. 人体生理功能正常，无躯体疾病
   B. 不但没有躯体疾病，还要有完整的生理、心理状态
   C. 不但没有躯体疾病，还要有完整的心理状态和社会适应良好
   D. 有完整的生理状态和社会适应能力
   E. 不仅没有疾病，还要躯体健康、心理健康、社会适应良好和道德健康
3. 在护理学中有关“人”这一概念的描述，正确的是
   A. 认识一个闭合的系统　B. 人是护理服务的对象
   C. 护理中的人是指临床病人
   D. 人是由生理和心理两部分组成
   E. 在不同发展阶段人都有相同的基本需要
4. 关于健康与疾病的关系，正确的描述是
   A. 健康与疾病是分阶段的过程
   B. 健康与疾病是可以明确分界的
   C. 健康与疾病是一个动态变化的过程
   D. 健康与疾病是生命活动过程中两个静止的点
   E. 健康体现在机体内部各系统的稳定、协调
5. 人的外环境不包括
   A. 生理条件　B. 人际关系
   C. 社会安全　D. 自然条件
   E. 生活方式
6. 护士在护理病人时，应注意建立良好的护患关系、鼓励亲友探视等措施，能更好地满足病人
   A. 自我实现的需要　B. 安全的需要
   C. 生理的需要　D. 尊重的需要
   E. 爱与归属的需要

A_2 型题

7. 某病人因“车祸胸部严重外伤”入院，按照人的基本需要，护士应首先为病人解决的需要是
   A. 安全的需要　B. 生理的需要
   C. 爱与归属的需要　D. 尊重的需要
   E. 自我实现的需要
8. 非典期间，为了更好地预防该传染病，某社区护理人员深入各个家庭，分发过氧乙酸消毒液，并指导浓度配制方法。此项护理工作的目的是
   A. 促进健康　B. 预防疾病
   C. 恢复健康　D. 治疗疾病
   E. 减轻痛苦

（郁　鑫）

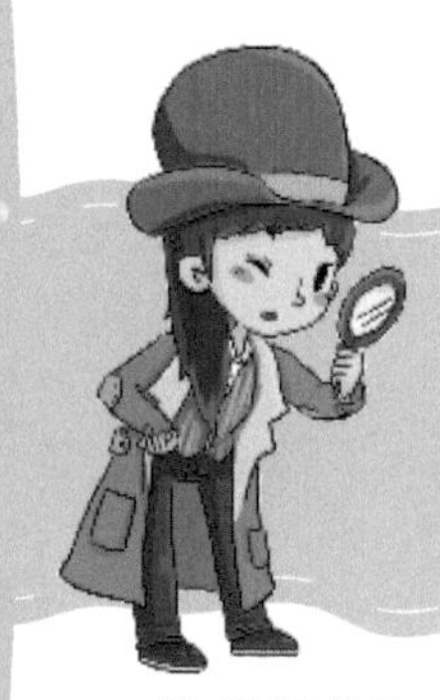

第3章 护理程序

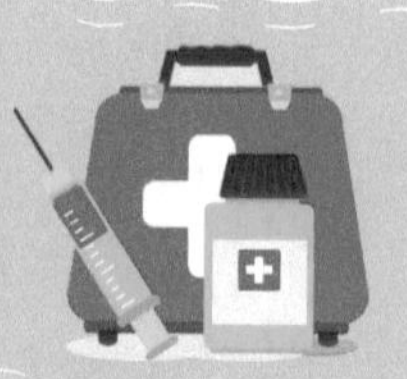

护理程序是一种系统而科学地确认和解决护理对象健康问题的工作过程。它包括全面评估护理对象的健康状况，确定病人的健康问题，制订具体的护理措施，付诸实施，对护理效果进行评价，从而使护士根据不同服务对象的需要提供一系列有计划的、全面的、高质量的整体护理。护理程序将理论与实践相结合，体现了护理工作的独立性、科学性和专业性，对推动护理学科的进步和发展起到了积极的作用。

情境案例 3-1

病人李某，男性，28 岁，因"转移性右下腹疼痛伴固定压痛点"入院。经诊断为急性化脓性阑尾炎，进行了急诊手术。术后第 5 天病人出现发热、刀口疼痛。护理查体：T 39℃，P 86 次/分，R 25 次/分，BP 96/64mmHg，右下腹刀口处发红、肿胀、压痛，无波动感，无腹膜刺激征。病人发生了阑尾炎术后刀口感染。病人因对疾病不了解，担心预后而心情烦躁，睡眠欠佳。请护士根据病人情况，列出病人的主要护理诊断，制订护理目标及主要护理措施，进行护理评价。

第 1 节　护理程序的概述

一、护理程序的概念

护理程序是以促进和恢复护理对象的健康为目标，运用系统方法所进行的一系列有目的的、有计划的护理活动，是一个综合的、动态的、具有决策和反馈功能的过程，对护理对象进行主动的、全面的整体护理，使其达到最佳健康状态。

综合是指护理活动是一个多学科知识的综合体，运用自然、社会、人文等学科的综合知识处理病人健康行为反应的问题。动态是指护理活动中根据病情和健康状况的变化而采取不同的护理措施。决策是指护理计划、措施对病人存在或潜在的健康需要，由护士做出决策。反馈是指采取护理措施后的结果又将决定和影响下一步的护理决策和措施，使护理活动质量得以提高和保证。

护理程序是在吸收多学科理论成果的基础上构建而成的，如需要理论、系统论、压力与适应理论、解决问题论等。这些理论为护理程序提供理论上的支持与解释，同时又分别在护理程序实践过程的不同阶段、不同方面发挥独特的指导作用。

二、护理程序的发展背景

1955 年，美国护理学者莉迪亚·海尔(Lydia Hall)第一次描述了护理是一个按程序进行的工作。1961 年奥兰多(Orlando IJ)撰写了《护士与病人的关系》一书，第一次使用了"护理程序"一词，并提出了三个步骤：病人的行为、护士的反应、护理行动的有效计划。1967 年尤拉(Yura H)和渥斯(Walsh)完成了第一本权威性的《护理程序》教科书，确定护理程序有四个步骤：评估、计划、实施和评价。1973 年，在美国举行的第一次全国护理诊断会议上将护理诊断纳入护理程序，同时，有许多护理专家提出应将护理诊断作为护理程序一个独立的步骤。由此，护理程序发展成目前的五个步骤：评估、诊断、计划、实施、评价。1977 年，美国护理学会发表声明，把护理程序列为护理实践的标准。

20 世纪 80 年代初期，美籍华人学者李式鸾博士将美国的责任制护理制度引入中国，以护理程序为中心的责任制护理开始实行。1994 年经美籍华人学者袁剑云博士介绍，全国部分医院开始试点实施整体护理。1996年全国整体护理协作网正式组建。2001年袁剑云博士在我国介绍以护理程序为框架的临床路径，促进护理程序在我国护理工作中的运用。目前，我国护理人员们正在积极探索符合我国国情的具有中国特色的整体护理实践模式。

三、护理程序的意义

护理程序以现代护理观、系统论及其他学科相关理论为基础，使护士有目的的、有计划的、科学的思考并组织护理工作，适合在任何场所、为任何护理对象实施护理活动，具有重要的实际意义。

（一）对护理专业的意义

护理程序真正体现了护理工作的科学性、专业性和独立性，促进了护理专业的发展；更清晰明确了护理工作的范畴和护士角色的特征，规范了护士的专业行为；对护理教育有指导性的意义，改革了护理教学模式，促进了护理教育与临床实践紧密结合；提高了护理工作效率，加强了护理管理质量，实现了护理工作科学化；引导了科研方向，推进了护理科研的进步。

（二）对护理人员的意义

护理程序的运用，有利于提高护理人员的专业能力，使护士的创造性思维得以显现，有助于护理人员在诊断和处理护理对象健康问题过程中培养创造性思维、评判性思维和决策问题能力等，从而使护理人员更加明确自身的职责，护理工作更全面、更科学。

（三）对护理对象的意义

护理程序是为护理对象服务的，护理对象是护理程序的核心，应用护理程序是使护理对象获得个体化的、持续性连贯的高质量的护理服务，让护理对象也参与护理活动，共同建立良好的护患关系，有利于促进护理对象的康复，增进护理对象的自我护理能力，达到恢复健康或改善健康的目标。

第2节 护理程序的步骤

护理程序由评估、诊断、计划、实施和评价五个步骤组成(图3-1)。五个步骤相互联系、相互影响、环环相扣，周而复始，不可分割，是一个循环往复的过程。

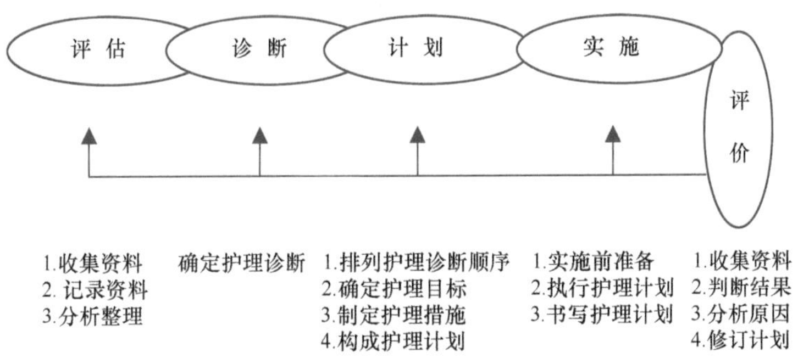

图3-1 护理程序的基本步骤和相互关系

一、护理评估

评估是护理程序的第一步，是整个护理程序的基础阶段。护理评估是护士通过交谈、观察和护理体检等方法，有目的、有计划、系统地、连续地收集、分析、记录护理对象的健康资料的过程，其根本目的是找出护理对象的健康问题。正确有效地评估可为护理程序提供可靠的保证，如果评估不准确，将导致护理诊断、计划错误及预期目标的失败。评估包括收集资料、记录资料、整理和分析资料。

（一）收集资料

1. 收集资料的目的

（1）建立基础资料，即病人的一般资料、过去健康状况、生活状况及自理程度、心理社会状况、护理体检。

（2）为做出正确的护理诊断、制订护理计划、护理评价效果提供依据。

（3）为护理科研积累资料。

2. 资料的来源

（1）直接来源：护理对象为资料的直接来源，即通过护理对象的主诉和护士的观察、体格检查所获得的资料。

（2）间接来源：与护理对象有关的人员，如亲属、朋友、同事等；其他医务人员，如医师、营养师等或其他护理人员；护理对象的个人医疗文件，如病案记录、实验检查报告；医疗和护理的相关文献资料。

3. 资料的种类

（1）主观资料：即病人的主诉，包括护理对象的经历、感觉及他所看到、听到或想到的关于健康状况的主观感觉，如疼痛、麻木、瘙痒，或感到软弱无力等。

（2）客观资料：护理人员通过观察、体格检查或借助医疗仪器和实验室检查结果获得有关护理对象健康状态的资料，如面色发绀、心律失常、血压60/40mmHg、体温39.5℃等。

4. 资料的内容

（1）病人的一般资料：如姓名、性别、出生年月、民族、职业、文化程度、住址、宗教信仰、婚姻及个人爱好等；本次住院的主要原因与要求、入院方式及医疗诊断。

（2）过去健康状况：如患病史、婚育史、药物过敏史及家族史。

（3）生活状况及自理程度：如饮食、睡眠或休息、排泄、活动和清洁卫生等。

（4）护理体检：包括身高、体重、生命体征、意识状态、瞳孔、皮肤、口腔黏膜、四肢活动度、营养状况及身体各系统的阳性体征等。

（5）心理社会状况：开朗或抑郁、多语或沉默；有无恐惧、紧张心理；对疾病有无认识，对治疗有无信心，对护理有何要求，希望达到的健康状况；以及影响病人的其他心理因素，如家庭关系、经济状况、工作环境等。

5. 收集资料的方法　包括观察、护理体检、交谈、阅读。

（1）观察：是指护士在临床实践中，用感官或借助一些辅助器具，如血压计、听诊器、体温计等，有目的地收集病人有关资料的方法。

1）视觉观察：是护士通过视觉观察病情、了解病人一般情况的检查方法，如观察病人的步态、精神状态、呼吸的节律和速率、皮肤黏膜、营养发育状况、四肢活动能力等。

2）触觉观察：是护士通过手的感觉来判断病人某些器官或组织的物理特征的一种检查方法，如脉搏的跳动、皮肤的温度和湿度、器官的形状和大小、肿块的位置及表面性质等。

3）听觉观察：护士通过听觉器官辨别病人的各种声音，如病人语调改变、呼吸的声音、喉部有痰的声音等，护士还可以借助听诊器听到心音、呼吸音及肠鸣音等。

4）嗅觉的观察：是护士通过嗅觉感受器辨别发自病人体表、呼吸道、胃肠道或呕吐物、排泄物等的异常气味，以判断疾病的性质和变化。

病人入院后护士与病人的初次见面就意味着观察的开始，观察是一个连续性的过程，护士必须随时注意观察，机警、敏锐地以适当的方式及时做出反应。

（2）护理体检：是评估中收集客观资料的方法之一。护士运用视诊、触诊、叩诊、听诊等方法，按照身体各系统顺序对病人进行全面的体格检查。其目的是了解病人的健康状况，确定病人的护理诊断,从而制订护理计划。

(3) 交谈:是人与人之间交换意见、观点、情况或感情的过程,是一种特别的人际沟通方式。护士与病人及其家属交谈,其主要目的是了解病人的健康状况。在交谈中,护士应注意运用沟通技巧,关心体贴病人,对敏感性话题注意保护病人隐私,建立相互信任的关系,应注意以下几点。

1) 安排安静、舒适、不受干扰,并有适宜照明的谈话环境。让病人轻松、无压力的陈述自己的内心感受。

2) 向病人解释交谈的目的、交谈所需的时间,让病人有心理准备。

3) 引导病人抓住交谈主题,对病人的陈述和提出的问题,要给予解释和适当的反应,如点头、微笑等。交谈告一段落,可按交谈内容做一小结,并征求病人意见,离开前向病人致谢。

(4) 阅读资料:包括查阅医疗病历、护理记录、实验室及其他检查结果和医疗护理文献等。

考点:主、客观资料的区别

(二) 记录资料

记录应做到及时、真实、完整,避免错别字;主观资料的记录尽量用病人的原话,并加引号;记录时客观资料要使用医学术语准确反映病人情况,避免护士主观判断及使用无法衡量的词语。

护考链接

下列属于病人主观资料的是 A. 心律不齐 B. 口唇发绀 C. 血压升高 D. 眩晕 E. 心动过速

解析:主观资料,即病人的主诉,包括护理对象的经历、感觉及他所看到、听到或想到的关于健康状况的主观感觉。故答案选 D。

(三) 整理和分析资料

1. 整理分类 将收集到的资料进行整理分类,便于从中发现问题,避免重复遗漏。临床上常按马斯洛的基本需要层次论分类。

(1) 生理的需要:生命体征、饮食、睡眠、排泄等。

(2) 安全的需要:对医院环境不熟悉、手术前的恐惧、精神紧张、药物不良反应的担忧等。

(3) 爱与归属的需要:病人害怕孤独,希望亲友探望等。

(4) 尊重与被尊重的需要:如病人希望医护人员能对自己予以重视,听取自己的意见等。

(5) 自我实现的需要:担心住院会影响工作、学习,有病不能实现自己的理想等。

2. 复查核实 将收集到的资料进行整理分类后,检查有无遗漏,及时补充;对有疑点的资料重新调查,以保证资料的完整性及准确性。

3. 筛选材料 将收集的资料加以选择,剔除对健康无意义或无关的部分,便于发现并集中注意需要解决的问题。

4. 分析资料 将整理的资料与正常值进行比较,综合个体差异等全面分析,以找出现存的、潜在的健康问题及相关因素,确定护理诊断。

二、护理诊断

护理诊断是护理程序的第二步,是护士运用评判性思维对收集的健康资料进行分析,从而确定护理对象的健康问题及解决健康问题的具体表现,引起健康问题相关因素的过程。

护理诊断是由北美护理诊断协会(NANDA)在护理诊断会议中不断修订、增补和确认的,有统一的名称。至 2011 年,NANDA 已确定了 201 项护理诊断(见本章后附表)可提供临床护理选择应用。

(一) 护理诊断的概念

护理诊断是关于个人、家庭或社区对现存的或潜在的健康问题及生命过程的反应的一种临床判断,是护士为达到预期结果选择护理措施的基础,这些预期结果应能在护理职责范围内通过采取护理措施达到。

（二）组成部分

北美护理诊断协会（NANDA）确定的护理诊断由四个部分组成：名称、定义、诊断依据及相关因素。

1. 名称　是针对护理对象的健康问题或生命过程反应的概括性描述。根据健康状态分为以下类型。

（1）现存的：指护理对象目前已经存在的健康问题，如“体温过高：与肺部感染有关”。

（2）潜在的：指护理对象目前尚未发生的问题，但因为有危险因素存在，要求护士要有预见性，应采取措施预防其发生。若不采取护理措施，就会在将来发生问题。用“有……的危险”进行描述，如长期卧床的病人存在“有皮肤完整性受损的危险”。

（3）可能的：指有可疑因素存在，但尚无足够依据确认，缺乏资料支持或有关原因不明，需进一步收集资料以确认或排除该护理诊断问题，如“有腹泻的可能：与进食不卫生有关”。

（4）健康的：是个人、家庭或社区从特定的健康水平向更高的健康水平发展的护理诊断，如：“母乳喂养有效”。

2. 定义　是对护理诊断名称的一种清晰的、正确的描述和解释，并以此与其他诊断做鉴别，例如，“压力性尿失禁”定义为个人在腹内压增加时立即无意识的排尿的一种状态。

3. 诊断依据　是做出护理诊断时的临床判断标准，这些判断标准是病人主诉和被检查出的症状、体征、危险因素及有关病史资料。诊断依据分为主要依据和次要依据，前者指证实一个特定诊断所必须存在的症状和体征，是护理诊断成立的必要条件，后者指可能出现的症状和体征，是护理诊断成立的辅助条件。

4. 相关因素　是指影响个体健康状况的直接因素，包括病理生理、心理、治疗、情境、年龄方面因素。

护理诊断的组成举例如下。

名称：腹泻。

定义：个体正常排便形态改变，排便次数增多，大便稀薄不成形或水样便。

诊断依据：

（1）主要依据：便次增多（>3 次/日），大便稀薄不成形、水样便。

（2）次要依据：腹痛，肠鸣音亢进，大便量增多及颜色变化，有里急后重感。

相关因素：

（1）病理生理因素：胃肠道疾病，内分泌代谢性疾病，营养性疾病等。

（2）治疗因素：药物不良反应，管喂饮食等。

（3）情境因素：饮食改变，环境改变，焦虑及应激状态。

（4）年龄因素：婴幼儿生理性腹泻，辅食添加不当；老年人胃肠及括约肌功能减退。

（三）护理诊断的陈述

护理诊断的陈述包括三个要素，即健康问题（problem）、症状与体征（signs and symptoms）、相关因素（etiology），又称 PSE 公式。

1. 三部分陈述　即 PSE 方式，多用于现存的护理诊断。

例如，焦虑：烦躁不安、失眠，与身体健康受到威胁有关。

（P）　（S）　（E）

2. 二部分陈述　即 PE 或 SE 方式，多用于潜在的护理诊断。因危险目前尚未发生，所以没有临床表现。

例如，自理缺陷：与手术创伤和伤口疼痛有关。

（P）　（E）

便秘:与摄入富含纤维食物的量减少有关。
（S）　　　　　　　　（E）

3. 一部分陈述　即P方式,用于健康的护理诊断。

例如,寻求健康的行为。
（P）

（四）书写护理诊断的注意事项

1. 所列护理诊断的名称应简明、准确、规范。用“与……有关”作为连接词,以避免与护理目标、措施、医疗诊断相混淆。

2. 以收集的资料作为诊断依据,一项护理诊断只针对一个问题。

3. 相关因素要描述准确,同一护理诊断的相关因素不同,护理措施也不同。

4. 所列诊断应是护理职责范畴内能够予以解决或部分解决的。

5. 护理诊断的描述应为避免引起法律纠纷的陈述。

6. 应贯彻整体护理的原则,所列出的诊断应包括护理对象的生理、心理及社会各方面现存和潜在的健康问题。

（五）合作性问题

合作性问题是指医生和护士共同合作才能解决的问题,多指由各种原因造成的或可能造成的生理上的并发症。例如,潜在并发症:出血性休克。

严格地讲,合作性问题不属于护理诊断的范畴。对于护理诊断,护士是能够独立做出一定的处理以达到预期护理目标的。而对于合作性问题,其护理的重点在于监测并发症的发生和病情的变化,需与其他医务人员合作解决。

（六）护理诊断与医疗诊断的区别

护理诊断的概念如前所述,而医疗诊断则是用一个特定的疾病名称或专有名词,说明一个疾病或病理变化,在医生的职责范围内进行处理,如冠心病、阑尾炎等。护理诊断和医疗诊断的区别见表3-1。

表3-1　护理诊断与医疗诊断的区别

	护理诊断	医疗诊断
对象	对个人、家庭、社区现存的或潜在的健康问题/生命过程反应的一种临床判断	对个体病理、生理变化的一种临床判断
内容	是个体对健康问题的反应,随病人的反应变化而变化	是一种疾病,其名称在病程中保持不变
决策者	护理人员	医疗人员
职责范围	在护理职责范围内进行	在医疗职责范围内进行
举例	胸痛:与心肌缺血缺氧有关	冠心病

考点:护理诊断的陈述、组成、与医疗诊断的区别

护考链接

下列不属于护理诊断的是　A. 尿潴留　B. 有感染的危险　C. 寻求健康行为　D. 急性胃肠炎　E. 体温过高

解析:急性胃肠炎为对个体病理生理变化的一种临床判断。故答案选D。

三、护理计划

护理计划是护理程序的第三步,是护理程序中的具体决策过程,是护士与护理合作对象,针对护理诊断制订护理目标及具体护理措施的过程,是对护理对象实施护理行动的指南。

(一)排列护理诊断的顺序

护理诊断设定优先顺序是根据问题的轻、重、缓、急来合理安排护理工作,以确保护理工作高效、有序的进行。

1. 首优问题　指直接威胁病人生命,需立即解决的问题,如心排血量减少、气体交换受损、有窒息的危险等。急、危重症病人在紧急状态下,可能同时存在多个首优问题。

2. 中优问题　指虽然不直接威胁病人的生命,但给其精神上或躯体上带来极大的痛苦,严重影响其健康的问题,如昏迷病人存在“有皮肤完整性受损的危险”。

3. 次优问题　指人们在应对发展和生活中变化时所遇到的问题。这些问题与本次发病没有直接联系,往往不是很急迫或需要较少帮助即可解决,如有些高血压病人伴有肥胖,存在“营养失调:高于机体需要量”与本次发病没有直接联系的护理诊断,可待到恢复期再进行处理。

排列护理诊断的顺序时,护士应优先解决危及病人生命的问题。按照马斯洛的需要层次理论,先解决低层次需要问题,后解决高层次需要问题,必要时适当调整。同时不可忽视所存在的危险和潜在性问题,可根据性质决定其排序。若遇到病人主观上迫切需要解决的问题,在与治疗、护理原则无冲突情况下,可优先解决。

护理诊断的顺序在护理过程中不是固定不变的,随着病情的变化和治疗护理的进展,威胁生命的问题得以解决,生理需要获得一定程度满足后,中优或次优问题可以上升为首优问题。

(二)制订护理目标(预期结果)

护理目标是指病人在接受护理后,期望其能够达到的健康状态或行为的改变,即最理想的护理效果。

1. 目标分类　可分为远期目标和近期目标两类。

(1) 近期目标:在相对较短时间内可实现的目标,一般少于7天。例如,“病人在1天内学会尿糖定性试验”;“病人在7天内能正确为自己注射胰岛素”。

(2) 远期目标:需要相对较长时间才能实现的目标,如“三个月内,病人能做到基本生活自理”。

2. 目标的陈述方式　主语+谓语+行为标准+时间、条件状语。

(1) 主语:是护理对象,也可以是护理对象的生理功能或其身体的一部分,如“病人2周后拄着拐杖走路”。主语在目标的陈述中有时可省略。

(2) 谓语:是指护理对象能够完成的行为,该行为必须是可观察到的。运用下列动词陈述:能、会、做到、说出、增加、减少等,不可用含糊不清、不明确的词,如了解、掌握、好、坏、尚可等。

(3) 行为标准:是指护理对象完成该行为所要达到的程度,包括时间、速度、距离、次数等,如每天步行50米,每次15分钟。

(4) 条件状语:是指护理对象完成的行为所必须具备的条件,如在护士的指导下、借助支撑物等。

(5) 时间状语:是指护理对象完成该行为所需要的时间。

举例:2周后(时间状语)病人(主语)能拄着拐杖(条件状语)行走(谓语)20米(行为标准)。

3. 陈述目标的注意事项

(1) 目标应是护理活动的结果,是病人的行为,而非是护理活动本身。避免使用“使病人”、“让病人”等词语。

(2) 目标应具有明确针对性,一个目标只针对一个护理诊断,一个护理诊断可有多个目标。

(3) 目标必须切实可行,是护理对象所能达到的,并且是护士通过护理活动能够实现的,属于护理工作范畴。

(4) 目标应与医疗工作相协调。

(5) 目标必须具体,可观察、可测量。避免使用含糊、不明确的词语。

(三) 制订护理措施

1. 护理措施的类型 护理措施可分为三类:依赖性护理措施、独立性护理措施和协作性护理措施。依赖性护理措施是指护士遵医嘱所执行的措施。独立性护理措施是指护士根据所收集的资料,独立思考、判断后做出的决策。协作性护理措施是指护士与其他医务人员合作完成的护理活动。

2. 护理措施的内容 主要包括病情观察、基础护理、检查及手术前后护理、心理护理、功能锻炼、健康教育、执行医嘱、症状护理等。

3. 制订护理措施的要求

(1) 护理措施应与医疗工作协调一致,与其他医护人员相互配合。

(2) 针对护理目标,一个护理目标可通过几项护理措施来实现,按主次、承启关系排列。

(3) 护理措施明确、具体、全面,必须切实可行。

(4) 护理措施应保证病人的安全,使病人乐于接受。鼓励护理对象及其家属参与护理措施的制订。

(5) 护理措施应以科学的理论为依据。

(四) 书写护理计划

护理计划是将护理诊断、目标、措施等各种信息按一定规格组合而形成的护理文件。一般医院把护理计划印成表格,其中包括护理诊断、护理目标、护理措施和效果评价,在措施中可列出具体执行的时间、方法与要求等。

考点:护理问题的排列顺序

四、实　　施

实施是为达成护理目标而将护理计划付诸于实际行动的过程。实施不仅要求护士具备丰富的专业知识,还要具备熟练的操作技能和良好的人际沟通能力,才能保证病人得到高质量的护理。从理论上讲,实施是在护理计划制订之后,但在实际工作中,特别是抢救危重病人时,实施常于计划之前。

(一) 实施步骤

1. 准备 准备工作包括进一步审阅计划,分析实施计划所需要的护理知识与技术,预测可能会发生的并发症及如何预防,安排实施计划的人力、物力和时间。

2. 执行 将计划内的护理措施进行分配、实施,重点应放在首优问题上。在执行医嘱时,保持护理与其他医疗活动的协调一致。解答病人及家属的咨询问题,进行健康教育;充分发挥病人及家属的积极性,指导他们共同参与护理计划的实施活动。熟练运用各项护理操作技术,同时密切观察执行计划后病人的反应及效果,有无新的问题发生,及时收集资料,迅速、正确处理新的健康问题。

3. 记录 实施各项护理措施后,应及时准确地进行记录,包括护理活动的内容、时间、病人的反应及护理效果等。常用PIO的格式记录:P(problem)代表护理问题,I(intervention)代表护理措施,O(outcome)代表护理结果。

(二) 实施方法

1. 分管护士直接为护理对象提供护理。

2. 与其他医护人员合作进行护理。

3. 教育护理对象及其家属共同参与护理。

五、评　　价

评价是护理程序的最后步骤。评价是有计划的、系统的将病人的健康状况与护理计划中的预期护理目标进行比较并做出判断的过程。通过评价可以了解护理对象的健康问题,验证护理效果,调控护理质量,积累护理经验。虽然评价是护理程序的最后步骤,但实际上从收集资料开始,评价就不停地进行着,其过程贯穿于护理程序的始终。

(一)评价方式

1. 护士自我评价。
2. 护理查房。
3. 护理会诊及护理病例讨论会。

(二)评价内容

1. 护理过程的评价　评价护士进行护理活动的行为过程是否符合护理程序的要求,如护理病历质量、护理措施实施情况等。

2. 护理效果的评价　为评价中最重要的部分。核心内容是评价病人的行为和身心健康状况的改善是否达到预期目标。

(三)评价预期目标是否实现

预期目标的实现程度可分为三种:目标完全实现、目标部分实现、目标未实现。

例如,预期目标为“病人一周后能行走 30 米”,一周后的评价结果为:

病人能行走 30 米——目标完全实现。

病人能行走 5 米——目标部分实现。

病人拒绝下床行走或无力行走——目标未实现。

(四)评价步骤

1. 收集资料　通过护理过程的记录、与病人交流及检查评估等,收集病人各方面的资料以进行分析。

2. 判断效果　将病人的反应与护理目标进行比较,衡量预期目标实现情况。

3. 分析原因　对目标部分实现和未实现的原因进行分析、探讨,如收集的资料是否真实?护理诊断是否正确?护理目标是否切实可行?护理措施是否恰当?措施是否已执行?

4. 修订计划　对已实现的护理目标与解决的问题,停止原有的护理措施。对尚未解决的健康问题,继续执行得当的护理措施,修正不适当的诊断、目标或措施。对出现的新问题,在重新收集资料的基础上做出新的护理诊断和制订新的目标与措施,进行新一循环的护理活动,直至最终达到护理对象的最佳健康状态。

情境案例 3-1 护患沟通

操作前解释:

“您好!请问您叫什么名字?(您是李××吗?)今天是您手术后第 4 天,您昨晚休息的怎样?您感觉身体如何?伤口还疼吗?根据您的病情,我将为您进行护理查体,请问您方便吗?您需要去卫生间吗?”

操作中指导:

(1)(查看床号)“请问您是×床李××先生吗?”

(2)“现在我协助您躺好,您这样舒服吗?我先协助您将体温计夹于左侧腋窝好吗?我帮您把右臂衣袖卷起测量脉搏和血压。您的脉搏是 86 次/分,血压是 96/64mmHg,是正常的。”

(3)“您感觉右侧手术伤口处很痛,担心预后是吗?请让我来检查一下伤口,当我按压腹部其他部位时您感觉痛吗?请问今天您排尿、排便几次?”

(4)“测量体温时间到了,请让我把体温计取出来好吗?”

操作后嘱咐:

(1)“李先生,您的体温是 39℃,请注意休息。但请您不要担心,我会将您的情况及时通知医生并做出相应的治疗和护理,帮助您早日康复的。”

(2)“您还有什么不舒服的吗?如果还有其他需要或不舒适,请您按传呼铃,我们也会经常来看您的,请您放心休息。谢谢(您的配合)。”

情境案例 3-1 问题分析

护理诊断:体温过高 与伤口感染、毒物吸收有关。

诊断依据:T 39℃。

预期目标:3 天后病人体温恢复正常。

护理措施:①降温,温水(或乙醇)擦浴,以扩张毛细血管,促进散热。②多饮水,加速毒物排泄。③定时测量体温,以观察降温效果。④遵医嘱使用抗生素,控制感染。

护理评价:3 天后病人体温达 37℃。

护理诊断:疼痛 与伤口炎症刺激有关。

诊断依据:切口处红肿、压痛。

预期目标:3 天后病人自述疼痛减轻或消失。

护理措施:①指导病人分散注意力,减轻疼痛。②必要时遵医嘱给予止痛药物。③遵医嘱应用抗生素,以控制感染。④若伤口化脓,及时拆线、引流、以减轻疼痛。

护理评价:3 天后病人伤口疼痛明显减轻。

第3节 护理病案的书写

在应用护理程序过程中,有关病人的资料、护理诊断、护理目标、护理措施和效果评价,均应予以书面记录,构成护理病案。

一、病人入院护理评估单

病人入院护理评估单,即首页,可根据个病区特点设计,主要内容为病人的一般情况、简要病史、护理体检、生活状况及自理程度、心理、社会方面状态等(表 3-2)。

表 3-2 病人入院评估单

姓名_______ 床号_______ 病室_______ 科别_______ 住院号_______

(一)一般资料

姓名_______ 性别_______ 年龄_______职业_______

民族_______ 籍贯_______ 婚姻_______ 文化程度_______宗教信仰_______

联系地址_______________________________ 联系人_______电话_______

主管医师_______ 护士_______ 收集资料时间_______

入院时间_______入院方式:步行 扶行 轮椅 平车

入院医疗诊断____

入院原因(主诉和简要病史)_______________________________________

____

既往史:

过敏史:无 有(药物_______ 食物_______ 其他_______)

家族史:高血压、冠心病、糖尿病、肿瘤、癫痫、精神病、传染病、遗传病、其他:_______

(二)生活状况及自理程度

1. 饮食

基本膳食:普食 软食 半流质 流质 禁食

食欲:正常 增加/亢进_______ 天/周/月 下降/厌食_______天/周/月

近期体重变化:无 增加/下降 _______kg/_______月(原因)_______

其他:____

2. 睡眠/休息

休息后体力是否容易恢复:是 否(原因)_______

睡眠:正常 入睡困难 易醒 早醒 多梦 噩梦 失眠

辅助睡眠:无 药物 其他方法

续表

其他：____

3. 排泄

排便：________次/d 性状________ 正常/便秘/腹泻/便失禁 造瘘

排尿：________次/d 颜色________ 性状________ 尿量________ml/24h 尿失禁

4. 烟酒嗜好

吸烟：无 偶尔吸烟 经常吸烟________年________支/d 已戒________年

饮酒/酗酒：无 偶尔饮酒 经常饮酒________年________ml/d 已戒________年

5. 活动

自理：全部 障碍（进食 沐浴/卫生 穿着/修饰 如厕）

活动能力：下床活动 卧床（自行翻身/不能自行翻身）

步态：稳 不稳（原因）____

医疗/疾病限制：医嘱卧床 持续静脉滴注 石膏固定 牵引 瘫痪

6. 其他：____

（三）体格检查

T________℃ P________次/min R________次/min BP________mmHg

身高 cm 体重 kg

1. 神经系统

意识状态：清醒 意识模糊 嗜睡 谵妄 昏迷

语言表达：清楚 含糊 语言困难 失语

定向能力：准确 障碍（自我 时间 地点 人物）

2. 皮肤黏膜

皮肤颜色：正常 潮红 苍白 发绀 黄染

皮肤温度：温 凉 热

皮肤湿度：正常 干燥 潮湿 多汗

完整性：完整 皮疹 出血点 其他

压疮（Ⅰ/Ⅱ/Ⅲ）（部位/范围）________

口腔黏膜：正常 充血 出血点 糜烂 溃疡 疱疹 白斑

其他：____

3. 呼吸系统

呼吸方式：自由呼吸 机械呼吸

节律：规则 异常 频率________次/min 深浅度：正常 深 浅

呼吸困难：无 轻度 中度 重度

咳嗽：无 有

痰：无 容易 咳出 不易咳出 痰（色________量________黏稠度________）

其他：____

4. 循环系统

心律：规则 不齐 心率：________次/min

水肿：无 有（部位/程度）________

其他：____

5. 消化系统

胃肠道症状：恶心、呕吐（颜色________性质________次________总量________）

嗳气 反酸 烧灼感 腹胀 腹痛（部位/性质________）

腹水：（腰围________cm）

其他：____

6. 生殖系统

月经：正常 紊乱 痛经 月经量过多 绝经

续表

其他：________________

7. 认知/感觉
疼痛：无　有　部位/性质
视力：正常　远/近视　失明（左/右/双侧）
听力：正常　耳鸣　重听　耳聋（左/右/双侧）
触觉：正常　障碍（部位________）
嗅觉：正常　减弱　缺失
思维过程：正常　注意力分散　远/近期记忆力下降　思维混乱
其他：________________

（四）心理社会方面
1. 情绪状态：镇静　易激怒　焦虑　恐惧　悲哀　无反应
2. 就业状态：固定职业　丧失劳动力　失业　待业
3. 沟通：希望与更多的人交往　语言交流障碍　不愿与人交往
4. 医疗费用来源：自费　劳保　公费　医疗保险　其他
5. 与亲友关系：和睦　冷淡　紧张
6. 遇到困难最愿意向谁倾诉：配偶　父母　子女　其他

（五）入院介绍（病人知道）
负责该病人的医生、护士姓名，病室环境，病室制度（查房、开饭、探望、熄灯时间）及粪、尿常规标本留取法
____

二、护理计划单

根据病人入院护理评估，按先后主次顺序将病人的护理诊断列于计划单上，并设定各自的预期目标，制订相应的护理措施。出现新的护理诊断，及时做出相应护理计划并做好记录（表3-3）。

表3-3　护理计划单

开始时间	护理诊断	护理目标	护理措施	效果评价	停止日起	签名
1月5日	营养失调：高于机体需要量　肥胖，与摄入量过多有关	1.1周内体重下降0.5~1kg	1. 控制每日摄入量于6.5 MJ内 2. 鼓励户外散步每日至少30分钟	体重下降0.7kg	1月12日	李丽
		2.7天内会制订低脂食谱	3. 指导病人制订食谱	能独立制订低脂食谱	1月14日	李丽

三、住院病人护理评估单

住院护理评估单是对病人住院期间的健康问题进行的评估。其内容和表格形式可根据各科室、病种、病情的轻重不同分别设计。一般病人可每天或数天评估一次，危重病人必须每班进行评估（表3-4）。

表3-4　住院病人护理评估单

姓名________　床号________　病室________　科别________　住院号________

项目	日期						
呼吸　A. 咳嗽　B. 气急　C. 哮喘　D. 咳痰困难							
循环　A. 心悸　B. 水肿　C. 晕厥　D. 高血压　E. 低血压							
意识　A. 正常　B. 嗜睡　C. 烦躁　D. 谵妄　E. 昏迷							
皮肤　A. 正常　B. 感染　C. 压疮							
口腔　A. 正常　B. 口臭　C. 出血　D. 黏膜完整　E. 黏膜溃疡							

续表

项目	日期						
排尿 A. 正常 B. 失禁 C. 潴留 D. 困难 E. 血尿							
排便 A. 正常 B. 未解便 C. 便秘 D. 腹泻 E. 失禁							
食欲 A. 正常 B. 差							
活动 A. 自如 B. 受限							
日常生活 A. 自理 B. 协助							
安全 A. 易跌伤 B. 易坠床 C. 易烫伤							
舒适 A. 轻度疼痛 B. 剧烈疼痛 C. 不适							
睡眠 A. 正常 B. 紊乱							
心理 A. 稳定 B. 焦虑 C. 恐惧 D. 抑郁							
健康知识 A. 了解 B. 缺乏							
签字							

四、护理记录单

护理记录单是护士运用护理程序的方法，为病人解决问题的记录。护理记录单记载病人的护理诊断、护士针对问题实施的护理措施和执行措施后病人是否达到预期目标。如果问题没有解决，需要分析原因，以便及时调整修改措施。书写时可采用 PIO 护理记录格式(表 3-5)。

P(problem)：即病人的健康问题，用护理诊断陈述，后面记录与护理诊断相对应的病人的病况及反应。

I(intervention)：记录护士针对病人的健康问题所实行的护理措施。

O(outcome)：记录经过护理后的结果，其内容是护理程序中“评价”的部分。

表 3-5 护理记录单

日期	时间	护理记录	签名
5月8日	9am	P 体温过高(39℃)：与肺部感染有关 I 1. 全身(温水或乙醇)擦浴 st 2. 多饮水，加速毒素的排泄 3. 定时测体温，观察降温的效果	李丽
	11am	O 温度降至 37℃	李丽

五、病人出院护理评估单

(一) 健康教育

病人在住院期间，护士对其进行健康教育，帮助病人在各自原有的基础上，达到更高水平的身心健康，主要工作如下。

1. 制订标准宣教计划，帮助病人了解自己所患疾病的防治知识。

2. 与病人一起谈论有益和有害的卫生习惯，如讲解戒除烟酒、科学的饮食起居和精神卫生对健康的影响。

3. 要求病人主动参与并找出自己现存的与潜在的健康问题，必要时帮助病人制订目标并逐项解决。

4. 出院前要针对病人现状，提出出院后在饮食、服药、休息、功能锻炼和定期复查等方面的注意事项，必要时可为病人或家属提供有关的书面资料。

（二）护理小结

护理小结是病人在住院期间，护士按护理程序对病人进行护理活动的概括记录，包括护理目标是否达到、护理问题是否解决、护理措施是否落实、护理效果是否满意等（表3-6）。

表3-6 病人出院护理评估单

姓名＿＿＿＿＿ 床号＿＿＿＿＿ 病室＿＿＿＿＿ 科别＿＿＿＿＿ 住院号＿＿＿＿＿

（一）健康教育（始于入院） 1. 了解病人的一般知识 （1）病人对所患疾病的防治知识　　有　　无 （2）卫生习惯和科学的饮食起居知识　　有　　无 （3）病人对现存的或潜在的健康问题的认识　　有　　无
2. 出院指导 （1）休息和功能锻炼＿＿＿＿ （2）饮食＿＿＿＿ （3）自我监测和护理（药物治疗、伤口处理、病理观察等）＿＿＿＿ （4）复查＿＿＿＿ （5）其他＿＿＿＿ （二）护理小结（住院期间护理程序实施情况与存在问题）
（三）评价（由护士长全面了解情况后负责评价） 1. 病人评价　优良　中差 2. 整体护理效果评价　优良　中差 护士长签名：＿＿＿＿　护士签名：＿＿＿＿ 年　月　日

小结

护理程序为护理活动提供了系统而科学地确认和解决护理对象健康问题的工作方法，包括评估、诊断、计划、实施、评价五个步骤。护理程序应运用在对服务对象护理的全过程，为服务对象提供全面、优质、安全的护理服务。

了解护理程序的发展史；熟悉护理程序中的评估、诊断、计划、实施、评价的方法。掌握护理程序、护理诊断的概念、护理诊断的组成部分、护理诊断的陈述、护理诊断与医疗诊断的区别、护理病案的记录方法。

附：

护理诊断一览表（201项）

领域1：健康促进

健康维护能力低下
自我健康管理无效
持家能力障碍
有免疫状态改善的趋势
忽视自我健康管理
有营养改善的趋势
家庭执行治疗方案无效
有自我健康管理改善的趋势

领域2：营养

无效性婴儿喂养型态
营养失调：低于机体需要量
营养失调：高于机体需要量
有营养失调的危险：高于机体需要量
吞咽障碍
有血糖不稳定的危险
新生儿黄疸
有肝功能受损的危险
有电解质失衡的危险
有液体平衡改善的趋势
体液不足
体液过多
有体液不足的危险
有体液失衡的危险

领域3:排泄

排尿障碍
功能性尿失禁
溢出性尿失禁
反射性尿失禁
压力性尿失禁
急迫性尿失禁
有急迫性尿失禁的危险
尿潴留
有排尿功能改善的趋势
排便失禁
便秘
感知性便秘
有便秘的危险
腹泻
胃肠动力失调
有胃肠动力失调的危险
气体交换障碍

领域4:活动/休息

失眠
睡眠型态紊乱
睡眠剥夺
有睡眠改善的趋势
有废用综合征的危险
缺乏娱乐活动
久坐的生活方式
床上活动障碍
躯体活动障碍
借助轮椅活动障碍
移动能力障碍
行走障碍
术后康复迟缓
能量场紊乱
疲乏
活动无耐力
有活动无耐力的危险
有出血的危险
低效性呼吸型态
心排血量减少
外周组织灌注无效
有心脏组织灌注不足的危险
有脑组织灌注无效的危险
有胃肠道灌注无效的危险
有肾脏灌注无效的危险
有休克的危险
自主呼吸障碍
呼吸机依赖
有自理能力增强的趋势
沐浴/卫生自理缺陷
穿着/修饰自理缺陷
进食自理缺陷
如厕自理缺陷

领域5:感知/认知

单侧身体忽视
环境认知障碍综合征
漫游状态
感知觉紊乱(具体说明:视觉、听觉、方位感、味觉、触觉、嗅觉)
急性意识障碍
慢性意识障碍
有急性意识障碍的危险
知识缺乏
有知识增进的趋势
记忆功能障碍
有决策能力增强的趋势
活动计划无效
语言沟通障碍
有沟通增进的趋势

领域6:自我感知

有个人尊严受损的危险
无望感
自我认同紊乱
有孤独的危险
有能力增强的趋势
无能为力感
有无能为力感的危险
有自我概念改善的趋势
情境性低自尊
长期性低自尊
有情境性低自尊的危险
体象紊乱

领域7:角色关系

照顾者角色紧张
有照顾者角色紧张的危险
养育功能障碍
有养育功能改善的趋势
有养育功能障碍的危险
有依附关系受损的危险
家庭运作过程失常
家庭运作过程改变

有家庭运作过程改善的趋势
母乳喂养有效
母乳喂养无效
母乳喂养中断
父母角色冲突
有关系改善的趋势
无效性角色行为
社会交往障碍

领域8:性

性功能障碍
性生活型态无效
有生育进程改善的趋势
有母体与胎儿双方受干扰的危险

领域9:应对/应激耐受性

创伤后综合征
有创伤后综合征的危险
强暴创伤综合征
迁移应激综合征
有迁移应激综合征的危险
焦虑
对死亡的焦虑
有威胁健康的行为
妥协性家庭应对
无能性家庭应对
防卫性应对
应对无效
社区应对无效
有应对增强的趋势
有社区应对增强的趋势
有家庭应对增强的趋势
无效性否认
恐惧
悲伤
复杂性悲伤
有复杂性悲伤的危险
个人恢复能力障碍
有恢复能力受损的危险
有恢复能力增强的趋势
持续性悲伤
压力负荷过重
自主反射失调
有自主反射失调的危险
婴儿行为紊乱
有婴儿行为紊乱的危险
有婴儿行为调节改善的趋势
颅内调适能力降低

领域10:生活准则

有希望增强的趋势
有精神安适增进的趋势
抉择冲突
道德困扰
不依从行为
宗教信仰减弱
有宗教信仰增强的趋势
有宗教信仰减弱的危险
精神困扰
有精神困扰的危险

领域11:安全/防护

有感染的危险
有清理呼吸道无效的危险
有误吸的危险
有婴儿猝死综合征的危险
牙齿受损
有跌倒的危险
有受伤害的危险
有手术期体位性损伤的危险
口腔黏膜受损
有外周神经血管功能障碍的危险
防护能力低下
皮肤完整性受损
有皮肤完整性受损的危险
有窒息的危险
组织完整性受损
有外伤的危险
有血管损伤的危险
自伤
有自伤的危险
有自杀的危险
有对他人施行暴力的危险
有对自己施行暴力的危险
受污染
有受污染的危险
有中毒的危险
乳胶过敏反应
有乳胶过敏反应的危险
有体温失调的危险
体温过高
体温过低

体温调节无效

领域 12:舒适

有舒适增进的趋势

舒适度减弱

恶心

急性疼痛

慢性疼痛

社交孤立

领域 13:生长/发展

成人身心功能减退

生长发展迟缓

有发展迟缓的危险

有生长比例失调的危险

自 测 题

A_1 型题

1. 关于护理诊断和医疗诊断下列错误的是
   A. 护理诊断随病情的变化而变化
   B. 护理诊断的决策者是护理人员
   C. 护理诊断是对个体病理生理变化的一种临床判断
   D. 医疗诊断的名称在病程中保持稳定
   E. 医疗诊断描述一种疾病

A_2 型题

2. 病人,男性,70 岁,患“肺源性心脏病”,存在的健康问题中,需优先解决的是
   A. 清理呼吸道无效
   B. 皮肤完整性受损
   C. 便秘
   D. 语言沟通障碍
   E. 活动无耐力
3. 病人,女性,18 岁,因“急性心肌炎”入院,护士对其进行评估收集资料,其中属于主观资料的是
   A. 心动过速,发热
   B. 感觉心慌、发热
   C. 气促、感觉心慌、心率快
   D. 气促、心动过速、发热
   E. 心慌、疲乏、浑身不适
4. 实施护理措施时
   A. 对利于疾病转归的措施无需征求病人及家属意见
   B. 应该与医疗工作密切配合,保持协调一致
   C. 应根据护士的时间安排病人的健康教育
   D. 应教会病人掌握各项护理技术
   E. 应重点观察病人的心理反应
5. 病人,男性,71 岁,因“呼吸窘迫综合征”入院,护士系统地运用视、触、叩、听、嗅等评估手段和技术收集资料,其中通过触觉观察获得的资料是
   A. 意识状态　　B. 营养状态
   C. 脉搏的节律　　D. 皮肤的颜色
   E. 呼吸的频率
6. 病人,女性,因“头痛、头晕”入院,护士为其进行护理评估。属于主观资料的是
   A. 实验室检查结果
   B. 病人的感受
   C. 护士用手触摸到的感受
   D. 护士用眼睛观察到的资料
   E. 对其进行身体评估得到的资料
7. 病人,女性,35 岁,因“慢性贫血”入院,护士收集资料时选用的方法错误的是
   A. 查阅实验室检查的结果
   B. 护士与病人进行交谈
   C. 对病人进行身体评估
   D. 与病人的家属沟通
   E. 护士的主观感觉
8. 病人,男性,70 岁,胃大部切除术后第 3 天,体温 39.2℃。在护理病人的过程中,属于独立性护理措施的是
   A. 遵医嘱给予降温药物
   B. 用温水帮病人擦浴
   C. 通知营养科调整病人饮食
   D. 建立静脉通路,输入抗生素
   E. 检查血常规,看白细胞数量
9. 病人,女性,45 岁,因“高血压”入院,护士收集到下列资料,属于病人客观资料的内容是
   A. 咽喉部充血　　B. 头晕头痛
   C. 不想吃饭　　D. 感到恶心
   E. 全身无力
10. 患儿,男性,2 岁,因“支原体肺炎”入院,平时由保姆照顾,此时收集资料的主要来源是
    A. 患儿母亲　　B. 患儿自己
    C. 患儿的病历　　D. 文献资料
    E. 患儿保姆
11. 采用 PIO 格式进行护理记录时,I 指
    A. 护理问题　　B. 护理措施

C. 护理评价　　D. 护理结果
E. 护理评估

A_3 型题

(12、13题共用题干)

病人,女性,68岁,2型糖尿病15年,皮下注射胰岛素控制血糖。入院时大汗淋漓、高热、呼出气体呈烂苹果气味。住院治疗1周,血糖控制在正常范围。

12. 病人"呼出气体呈烂苹果味",收集该资料的方法属于
A. 视觉观察法　　B. 触觉观察法
C. 听觉观察法　　D. 嗅觉观察法
E. 味觉观察法

13. 病人认为出院后不需监测血糖,此时病人主要护理问题是
A. 潜在的血糖升高　　B. 感染的危险
C. 知识缺乏　　D. 不合作
E. 食欲下降

(郁　鑫)

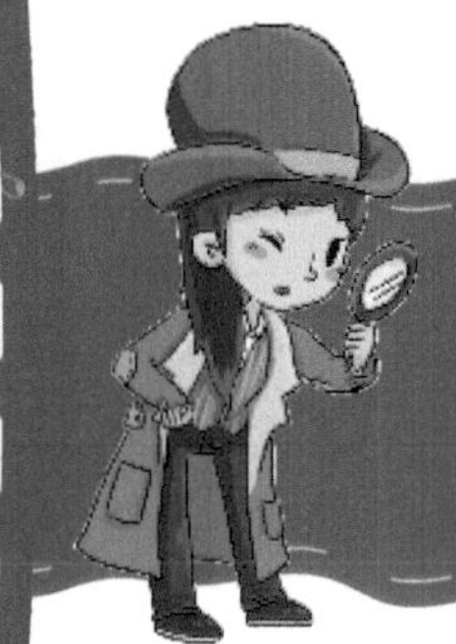

第4章 护理安全与防护

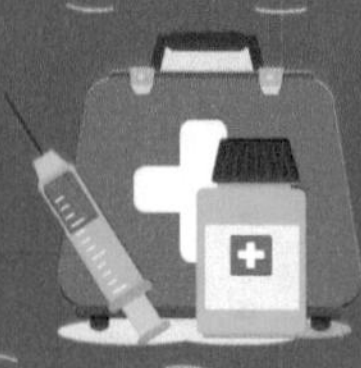

护理是一个特殊的职业,其独特的工作环境及服务对象决定了医护人员在每天的工作中经常接触病人的血液、体液、分泌物、组织和排泄物和处理医疗废物,由此导致血源性、传播性疾病感染的机会增多。安全是人的基本需要,也是护理工作的基本需要,应提高医疗护理行为的安全性,预防和降低护理工作中职业损伤的发生,保护病人安全及护理人员的身心健康。

第1节 护理安全防范

护士在日常的护理工作中,对各种危及护理安全的因素应进行有效的防范和控制,以减少护理差错、事故的发生,保障病人生命安全及身心健康,避免发生医疗纠纷和事故,提高护理质量。

情境案例 4-1

某护士在护理站核查口服药时,因接听电话,未认真核对医嘱本,误将14床和13床病人的药物摆放错了,发药时病人发现药物和平时不一样提出了质疑。请问出现此问题的主要原因是什么?

一、概述

1. 护理安全　是指护士在实施护理的过程中,严格遵循各项护理操作规程,确保病人不发生法律法规和规章制度允许范围以外的心理、机体结构或功能上的损害、障碍、缺陷或死亡。

2. 护理事故　是指在护理工作中,由于护理人员的过失,直接造成病人死亡、残疾、组织器官损伤,导致功能障碍或造成病人明显人身损害的其他后果。

3. 护理差错　是指在护理工作中,由于责任心不强、工作粗疏、不严格执行规章制度或违反技术操作规程等原因,给病人造成精神及肉体的痛苦或影响医疗护理工作的正常进行,但未造成严重后果和构成事故。

4. 护理风险　是指在护理工作中可能发生的意外和危险,是一种职业风险。构成护理风险的因素主要来自护理人员自身因素、病人因素、医源性因素、药源性因素、医疗设备因素等。

二、护理安全的影响因素

影响护理安全的因素很多,其中主要的因素如下。

(一) 人员因素

人员因素主要是护理人员疏忽大意、过于自信或责任心不强,在工作中不认真执行法律法规、规章制度,以及护理人力资源不足,不能满足病人的基本需求,从而给病人带来安全隐患。护理人员是护理措施的实施者,护理人员素质水平的高低、人员的配备情况都可影响到护理安全。

(二) 技术因素

技术因素主要指由于护理人员技术水平低或不熟练、违反操作常规导致操作错误或操作失误,以及由于业务知识欠缺、临床经验不足、缺乏应激处理的经验等,对病人安全构成了威胁。

(三) 管理因素

护理管理制度不健全、业务培训不到位、业务考核执行不严、管理监督不得力、造成管理失职,影响护理安全。例如,不重视护理业务技术培训,业务技术水平差;未重视相关法律知识的学习、法律意识淡薄;对工作中存在的不安全环节缺乏预见性,未采取相应的措施或采取措施不及时;护理人员排班不合理,护士超负荷工作;护理工作责任界定不清晰等,都会构成安全隐患。

(四) 环境因素

医院的基础设施(如地面过滑、病床无护拦、热水袋使用不当等)、医院内感染、环境的污染、安全危险品管理制度措施不完善等都是潜在的不安全因素,可导致病人损伤。

(五) 病人因素

护理是一项护患双方共同参与的活动,护理活动的正确实施有赖于病人的密切配合及支持。如果病人有不遵医嘱行为,如不按医嘱用药、不按医嘱进食或住院期间私自外出等,会给病人的疾病和护理安全带来隐患。

考点:医院中不安全的环境因素有哪些

三、护理安全防范的意义

1. 有利于提高护理质量　临床护理工作中的不安全因素不仅会使病人的病情加重,推迟病人恢复健康的进程,甚至还有可能会给病人造成器官功能的障碍而导致残疾或死亡。因此,护理安全与护理质量密切相关,护理质量体现护理安全的水平,护理安全措施的落实,有利于提高护理质量。

2. 创造和谐的医疗环境　护理安全措施实施的是否有效,直接反应医院护理管理水平,影响护士的公众形象。护理不安全因素引发的后果常常会造成医疗护理纠纷,引发护患之间的矛盾和争执,甚至导致法律诉讼。因此,监督护理安全措施执行,控制护理差错事故发生,保障护理安全制度落实,不仅可以有效地减少差错、事故的发生概率,为病人提供安全可靠的护理服务,还可赢得病人的认同和信赖。

3. 保护护理人员的自身安全　护理安全措施的有效实施,不仅可以为病人提供高质量的护理服务,保护病人的合法权益不受到侵害,同时也保护着护士的自身安全。

四、护理安全的防范原则

(一) 加强护理职业安全的教育

通过经常性的安全教育,树立“安全第一”的观念,提高护理人员的风险意识,增强护理安全工作的自觉性,严格执行规章制度、严格执行操作规程。

(二) 强化法制观念、提高法律意识

护理人员要加强法律知识的学习,增强法律意识,自觉遵法、守法,以防范由于法律观念不强所造成的护理差错,并学会运用法律武器维护自身的合法权益。

(三) 加强专业理论和技术培训

临床上发生技术性护理事故多是由护理人员的理论知识不够扎实、全面,临床经验不足,技术操作有误而引起。因此,通过对护理人员定期、系统的专业培训,不断提高护理人员的专业技术水平,才能从根本上防止技术性护理事故的发生,促进护理安全各项工作的落实。

(四) 提高系统安全性和有效性

提高护理安全防范,预防护理事故的发生,应从提高整个护理系统运行的安全性和应对的有效性角度入手。建立健全安全管理制度,落实各项安全管理措施。

(五) 建立连续监测的安全网络

医院应实行“护理部—科护士长—病区护士长”三级目标管理责任制,护理部设立安全领导小组,科室成立安全监控小组,各司其职,各负自责。

情境案例 4-1 问题分析

出现此问题的主要原因是该护士注意力不集中，核查时不认真，没有严格执行查对制度，以致出现护理差错。

护考链接

影响护理安全的主要因素不包括 A. 护理人员数量 B. 护理技术水平 C. 护理管理制度不健全 D. 病房地面过滑 E. 护理人员法律意识淡薄

解析：护理人员法律意识淡薄本属于护理管理制度中。故答案选 E。

第2节 护理职业防护

护士工作的主要场所是医院，而医院是病人集中、且病原体聚集的地方，护士在为病人提供各项检查、治疗和护理过程中，潜在性的职业危害日渐突出。因此，护士应具备对职业危害因素的认识、辨别和处理的基本知识和能力，具有对职业危害的防范意识，自觉做好职业防护。

情境案例 4-2

护士小王，毕业后一直在内科病房工作。一天，小王给病人拔输液针后，不小心将针头扎伤自己手指，查病历后发现该病人 HIV 阳性。护士小王应立即采取哪些紧急措施处理伤口？

一、概　　述

（一）概念

1. 护理职业防护　是指在护理工作中采取多种有效措施，保护护士免受职业损伤因素的侵袭，或将其所受伤害降到最低程度。

2. 护理职业暴露　是指护理人员工作在医院特定的环境之中，在为病人提供护理服务过程中经常暴露于感染病人的血液、体液及排泄物污染的环境中，有感染某种疾病的危险。

3. 普及性预防　是指在为病人提供医疗服务时，无论是病人还是医务人员的血液和深层体液，也不论其是阳性还是阴性，都应当作为具有潜在的传染性加以防护。

4. 标准预防　是指假定所有人的血液等体内物质都有潜在的传染性，接触时均应当采取防护措施，防止经血液传播疾病的发生。

（二）护理职业防护的意义

1. 提高护士职业生命质量　护理职业防护措施的有效实施，不仅可以避免由职业危害对护士造成的机体损伤，而且还可以控制由环境和行为引发的不安全因素。通过职业防护可以维护护士的身体健康，减轻工作中的心理压力，提高护士职业生命质量。

2. 科学规避护理职业风险　护士通过对职业防护知识的学习和技能的强化，可以提高护士职业防护的安全意识，有效控制职业危险因素，科学规避护理职业风险，减少护理差错、事故的发生，增加护理工作的安全感和成就感。

3. 营造轻松和谐工作氛围　良好安全的职业环境，可以增加护士执业的满意度，促进健康的人际交流，使之获得对职业选择的积极认同。

二、职业损伤危险因素

危害因素主要包括：物理性因素、化学性因素、生物性因素和心理社会性因素。

（一）物理性因素

1. 锐器伤　是护理人员常见的职业损伤因素之一，而感染的锐器伤是导致血源性传播疾病的最主要因素。目前已证实有二十多种病原体可经过锐器伤直接传播，其中最常见、危害性最大的是乙型肝炎病毒、丙型肝炎病毒和艾滋病病毒。同时锐器伤对受伤者还会造成较大的心理影响，产生焦虑、恐惧、悲观情绪，甚至导致放弃护理职业。

2. 机械性损伤　由于护理工作的性质，护士在工作中常常会搬运病人或较重的物品，从而引起不同程度的身体损伤。较为常见的损伤是腰椎间盘突出症。此外，长时间的站立、弯腰还可以引起静脉曲张、腰肌劳损等，颈椎病也较多见。

3. 放射性损伤　在为病人进行放射性诊断和治疗的过程中，如果护理人员自我保护不当，可导致放射性皮炎、白细胞减少、皮肤溃疡坏死，甚至会引起皮肤癌。护理人员在日常工作中，常需要定期消毒病室，不可避免会接触到紫外线，造成不同程度的皮肤红斑、紫外线性眼炎等不良反应。

4. 温度性损伤　常见的温度性损伤有热水瓶、热水袋所致的烫伤，使用氧气、乙醇等所致的烧伤，使用烤灯、高频电刀所致的烧伤等。

5. 噪声　主要来源于监护仪、呼吸机的机械声、报警声、电话铃音、病人的呻吟声、物品及器械移动的声音等。护理人员长期处于噪声强度大的工作环境中，会引发多器官功能的改变，严重者可导致听力和神经系统等的损害。

（二）化学性因素

1. 化学消毒剂　在日常护理工作中，护士可通过各种途径接触到多种化学消毒剂，如甲醛、过氧乙酸、含氯消毒剂、环氧乙烷、戊二醛等。这些化学消毒剂在与人体的接触中即可刺激皮肤、眼、呼吸道，引起皮肤过敏、流泪、恶心、呕吐、气喘等症状。经常接触此类化学品还会引起眼结膜灼伤、上呼吸道炎症、喉头水肿和痉挛、化学性气管炎或肺炎等。长期接触不仅可造成肝损害，还会损害中枢神经系统，表现为头痛、记忆力衰退及肺的纤维化，重者中毒或致癌。

2. 细胞毒性药物　医院中护士还会接触到化疗药物，护士因通过配药或注射等使皮肤直接接触、吞食或吸入而受到低剂量化疗药物的影响，长期接触可导致畸形、肿瘤及器管损伤等。同时，化疗药物还可以对骨髓产生抑制作用，并影响生殖系统的功能。因此，长期接触细胞毒性药物的护士，有可能会造成身体不同程度的损害。

（三）生物性因素

生物性因素是指护理工作中病原微生物对护士机体的伤害。护士工作在医院的特殊环境中，经常与病人及其分泌物、排泄物、衣服和用具等密切接触，因而容易受到各种生物性有害因素的侵袭。常见的有细菌和病毒。

1. 病毒　护理工作中常见的病毒有肝炎病毒、艾滋病病毒、冠状病毒等，传播途径以呼吸道和血液传播较多。其中最危险、最常见的是艾滋病病毒（HIV）、乙型肝炎病毒（HBV）、丙型肝炎病毒（HCV）。

2. 细菌　护理工作中常见的致病菌有葡萄球菌、链球菌、肺炎球菌、大肠杆菌等，它们通过呼吸道、消化道、血液、皮肤等途径感染护理人员，导致疾病的发生。

（四）心理社会性因素

由于护理工作的特殊性，病人病情危重、死亡，家属的哭泣、悲伤等，牵动着护士的情感，无形中增加了护士的精神心理压力；加之频繁的夜班使护士生活缺乏规律、食欲下降、健康透支；紧张的护患关系、持续超负荷的工作及紧张的工作气氛，增加了护士的工作难度和心理压力，以致其身心疲劳。另外，工作中来自病人及家属的暴力，也直接威胁护理人员的健康和安全。

考点：护士职业危害的因素

护考链接

护士小李，女性，25 岁，在肿瘤科病房工作，工作时要为病人配制化疗药物，她面临的职业损伤主要来自
A. 物理性因素 B. 化学性因素 C. 生物性因素 D. 心理社会性因素 E. 自身因素

解析：护士职业的化学危害主要来自化学消毒剂和肿瘤药物。故答案选 B。

三、常见护理职业损伤的防护

（一）锐器伤的职业防护

锐器伤是一种由医疗利器，如注射器针头、缝针、各种穿刺针、手术刀、剪刀、碎玻璃、安瓿等造成的意外伤害，造成皮肤深部足以使受伤者出血的皮肤损伤。

1. 原因

（1）准备物品过程中被误伤。

（2）掰安瓿、抽吸药液过程中被碎玻璃划伤。

（3）各种注射、拔针时被针头刺伤。

（4）治疗盘、操作台上的针头、利器或碎玻璃扎伤。

（5）用手回套针帽时被针头刺伤。

（6）注射器、输液器毁形过程中刺伤。

（7）使用后的锐器进行分离、浸泡和清洗时误伤。

（8）处理医疗污物时，不慎导致误伤。

（9）手术过程中锐器传递时造成误伤。

2. 防护措施

（1）纠正损伤的危险行为：①禁止用双手分离污染的针头和注射器；②禁止用手直接接触使用后的针头、刀片等锐器；③禁止用手折弯或弄直针头；④禁止双手回套针头帽；⑤禁止直接传递锐器；⑥禁止徒手携带裸露针头等锐器物；⑦禁止消毒液浸泡针头；⑧禁止直接接触医疗垃圾。

（2）增强自我防护意识：护士进行有可能接触病人血液、体液的治疗和护理操作时，必须戴手套。操作完毕，脱去手套后应立即洗手，必要时进行手的消毒。例如，手部皮肤发生破损时，必须戴双层手套。

（3）严格管理医疗废物：使用后的锐器应当直接放入防刺、防渗漏的利器盒内，以防止刺伤。护理工作中应使用符合国际标准的锐器回收器。严格执行医疗垃圾分类标准。锐器不应与其他医疗垃圾混放。封好的锐物容器在搬离病房前应有明确的标志。运输废弃物的人员必须戴厚质乳胶手套，处理废弃物时必须戴防护眼镜。

（4）锐器使用中的防护：抽吸药液时严格使用无菌针头，抽吸后要立即单手操作套上针帽。使用安瓿制剂时，先用砂轮划痕再掰安瓿，可采用无菌纱布包垫以防损伤皮肤。

（5）加强护士健康管理：建立护士健康档案，定期为护士进行体检，并接种相应的疫苗。建立损伤后登记上报制度，建立医疗锐器处理流程，建立受伤员工监控体系，给予及时的治疗，追踪伤者健康状况。

3. 紧急处理方法　临床护理工作中一旦发生锐器伤，要掌握“挤压—出血—清洗—消毒”的程序。

（1）立即用健侧手从远心端挤压，排出伤口部位的血液，避免在伤口局部来回挤压，避免产生虹吸现象、将污染血液回吸入血管，增加感染机会。

（2）用肥皂水彻底清洗伤口并用流动净水冲洗伤口 5 分钟。

（3）用 0.5% 碘伏或 2% 碘酊、75% 乙醇消毒伤口后敷料包扎，以防止血液或体液传播疾病。

（4）向主管部门汇报并填写锐器伤登记表。

（5）请有关专家评估锐器伤并指导处理，根据病人血液中含病毒的多少和伤口的深度、暴露时

间、范围进行评估,做相应的处理。

考点:锐器伤的防护措施及紧急处理

情境案例 4-2 问题分析

护士小王应立即采取以下措施:①用健侧手从远心端挤压伤口,排出伤口部位的血液。②用肥皂水彻底清洗伤口并用流动净水冲洗伤口5分钟。③用0.5%碘伏或2%碘酊、75%乙醇消毒伤口后敷料包扎,以防止血液或体液传播疾病。④向主管部门汇报并填写锐器伤登记表。⑤接受专家的评估、指导和处理。

(二) 化疗药物损害的职业防护

专业人员在接触、处理化疗药物过程中,如果操作不慎或长期接触均可造成对人体的潜在伤害。

1. 原因

(1) 药物准备和使用过程中可能发生的药物接触:如从药瓶中拔出针头时导致药物飞溅;打开安瓿时,药物粉末、药液、玻璃碎片向外飞溅;连接管、输液器、输液袋、输液瓶、药瓶的渗漏和破裂导致药物泄漏;拔针时造成部分药物喷出等。

(2) 注射操作过程中可能发生的药物接触:如针头脱落、玻璃瓶、安瓿使用中破裂、药物溢出,护士在注射过程中意外损伤自己等。

(3) 废弃物丢弃过程中可能发生的药物接触:如丢弃被化疗药物材料时的接触;处理化疗药物病人体液或排泄物时的接触;处置吸收或沾染了接受化疗药物病人体液的被服及其他织物的接触;清除溅出或溢出药物时的接触等。

2. 防护措施

(1) 化疗护士的素质要求:执行化疗的护士应经过专业培训。化疗护士应注意锻炼身体,定期体检,每隔6个月检查肝功能、血常规及免疫功能。妊娠护士应避免接触化疗药物,以免出现流产、胎儿畸形。

(2) 配制化疗药物的准备要求:配制前用流动水洗手,佩戴一次性防护口罩、帽子、面罩、工作服外套、一次性防渗透隔离衣。有些化疗药物对皮肤有刺激作用,因此操作时必须选择合适的手套。聚氯乙烯手套防护作用较好,如需戴双层手套时,应在其外面再套一副乳胶手套。

(3) 配制化疗药物的环境要求:条件允许应设专门化疗配药间,配有空气净化装置,在专用层流柜内配药,操作台面应覆以一次性防渗透性防护垫或吸水纸,以吸附溅出的药液。

(4) 配制化疗药物的操作要求:割锯安瓿前应轻弹其颈部,使附着的药粉降落至瓶底。掰开安瓿时应垫纱布,避免药液飞溅,并防止划破手套。掰开粉剂安瓿溶解药物时,溶酶应沿瓶壁缓慢注入瓶底,待药粉浸透后再搅动,防止粉末溢出。瓶装药液稀释后立即抽出瓶内气体,以防瓶内压力过高药液从针眼处溢出。

(5) 配制后废弃物的处理要求:立即标明污染范围,避免其他人员接触;凡与化疗药物接触过的针头、注射器、输液管、棉球、棉签等,必须收集在专用的密闭垃圾桶内,标有明显的警示标志统一处理;处理污物时,护士要戴帽子、口罩及手套,处理完毕后应彻底洗手。

(6) 妥善处理污染物:接受化疗的病人48小时内其血液、体液、分泌物及排泄物含药成分比较高,容易造成二次污染。处理病人排便后的水池、马桶等要用水反复冲洗,化疗病人的床单要单独处理。

护士为病人进行化疗过程中,存在一定的职业危害,应从思想上重视,认真实施各种防护措施,化疗药物对护士的危害是完全可以防范的。

(三) 负重伤的职业防护

1. 原因　由于护理工作的性质,护士在工作中常常需搬动病人或较重物品,使身体负重过度,或不合理的用力,导致肌肉、骨骼、关节的损伤。造成负重伤的原因如下。

(1) 较大的工作强度:临床护士工作压力较大,诸多强度较大的工作、较快的工作节奏,尤其是手术室、监护室科室的护士,精神处于高度紧张状态,随时准备处理应急事件,长期处于此环境,使护士的身体承受能力下降,用力不均衡或不当,使腰部很容易受损,引发腰肌劳损,导致椎间盘突出症的发生。

(2) 长期的积累损伤:一方面,长期的损伤积累,导致腰部负荷加重,使其易患腰部疾病。另一方面,由于工作性质,护士常常长时间站立,导致下肢静脉血液回流受阻,静脉持久扩张,发生下肢静脉曲张。

2. 防护措施

(1) 加强锻炼、提高身体素质:是预防负重伤的重要措施。通过锻炼可提高机体免疫力。同时,通过锻炼还可增加身体的柔韧性、增加骨关节活动度、降低骨关节损伤概率。

(2) 保持正确劳动姿势:护士在日常的工作、生活中,应注意保持正确的劳动姿势,良好的身体姿势不仅可以预防腰肌劳损的发生,还可延缓椎间盘退变的进程,预防椎间盘突出症的发生。

(3) 科学使用劳动保护用具:护士在工作中可佩戴腰围等保护用具以加强腰部的稳定性,保护腰肌和椎间盘不受损伤。在急性期疼痛加重时,坚持佩戴,于卧床休息时解下,以防止腰围久戴导致腰肌萎缩。

(4) 促进下肢血液循环:为了预防下肢静脉曲张的发生,护士在站立工作过程中,应避免长时间保持同一姿势。站立时,可让双腿轮流支撑身体重量,并可适当做踮脚动作,促进小腿肌肉收缩,减少静脉血液淤积。工作间歇可以抬高下肢,以促进血液回流。

(5) 避免长时间维持一种体位:护理工作者应定期变换体位,缓解肌肉、关节、骨骼疲劳,减轻脊柱负荷。同时防止剧烈活动,以免拉伤腰部肌肉和损伤椎间盘。

(6) 养成良好的生活饮食习惯:从事护理工作的人员,提倡卧硬板床休息,并注意床垫的厚度适宜。从事家务劳动时,也应避免长时间弯腰活动,减少弯腰的次数。尽量减少持重物的时间及重量,减少腰部负荷,预防负重伤的发生。此外,由于护士每天承担着繁重的护理工作,应注意增加机体内蛋白质的摄入量,因其是形成骨骼、肌肉、韧带不可缺少的成分之一。

考点:负重伤的职业危害

(四) 职业疲溃感的职业防护

职业疲溃感又称工作疲溃,是因持久、高强度的工作压力引起严重紧张反应所致的一组症候群。它是由于持续的工作压力引起个体的严重紧张反应,其主要表现为缺乏工作动机、回避与他人交流、对事物多持否定态度、情感冷漠等。

1. 原因

(1) 社会因素:社会支持力弱造成工作价值感低。

(2) 人员配置不足:护理人员短缺已成为世界范围内的问题,而我国尤为严重。

(3) 睡眠紊乱:护理工作的倒班情况扰乱了正常的生物钟节律,导致睡眠障碍及较大的体力消耗,这对护士的身心健康产生了许多不良影响。

(4) 工作时间长,工作负荷过重。

2. 防护措施

(1) 培养积极乐观的精神:积极乐观的精神是战胜疲劳的基础和关键。面对困难和挫折调整心态,以开朗豁达的态度对待,可以缓解压力的身心反应,并可将压力转换成积极动力,成为个人发展的机遇。

(2) 提高护理工作价值感:随着时代的发展,赋予了护士多元化的角色,社会对护理工作的评价也需相应得到改善。创造了一个尊重护士的社会环境,这些有助于护士提高自我工作价值感,增强应对工作疲溃的动力。

(3) 创造健康的职业环境:一个良好的职业环境,可以在一定程度上缓解工作和思想的压力。护士应培养自己团队合作的精神，发挥各自的特长和优势，在满足其实现自身价值需要的同时，营造出积极向上、愉快健康的职业环境。

（4）积极参加教育与培训：护士应积极参加继续教育和学术会议及其他形式的学习，拓展专业领域的视野，提高职业竞争力，避免职业风险，增强应对工作压力的能力。

（5）合理安排劳动时间和班次：可以降低夜班劳动带来的负面效应。培养轻松的业余爱好，养成锻炼身体的习惯等，都有助于摆脱焦虑、烦恼，焕发出充沛的精力。

考点：职业疲溃感的防护措施

小结

护理安全是指护士在实施护理的过程中，严格遵循各项护理操作规程，确保病人不发生法律法规和规章制度允许范围以外的心理、机体结构或功能上的损害、障碍、缺陷或死亡。

护士在工作中常暴露于各种危险之中，危害因素主要包括：生物性因素、化学性因素、物理性因素和心理社会性因素。

护士应具备对职业危害因素的认识、辨别和处理的基本知识和能力，具有对职业危害的防范意识，自觉做好职业防护。

护理安全与防护是护理工作的基本需要。要做好护理安全工作，加强教育，提高认识；加强防范，提高素质；加强管理完善机制，消除隐患，确保护理安全。

自测题

A_1 型题

1. 属于风险大，涉及面广，影响大的工作区域有
   A. 手术室、急诊室、供应室、ICU
   B. 手术室、护理部、门诊注射室
   C. 手术室、急诊室、婴儿室
   D. 供应室、ICU、质控科
   E. 婴儿室、高压氧室、理疗室
2. 连续监测的安全网络是
   A. 院长—科主任—护士长
   B. 院长—护理部主任—护士长
   C. 护理部—质控科—护士长
   D. 护理部—科护士长—病区护士长
   E. 质控科—科护士长—病区护士长
3. 在以下护理操作中易引起锐器伤的操作是
   A. 测血压　B. 量体温
   C. 测脉搏　D. 铺床
   E. 双手套回护针帽
4. 医院噪声的主要来源一般不包括
   A. 火车声　B. 报警声
   C. 病人呻吟声　D. 监护仪器声
   E. 电话声
5. 长期接触化疗药物不会导致
   A. 肥胖　B. 畸形
   C. 肿瘤　D. 器官损伤
   E. 骨髓抑制
6. 以下操作中哪一项职业损伤的危险较少
   A. 双手分离污染针头
   B. 戴手套为病人抽血
   C. 直接接触医用垃圾
   D. 徒手接触手术刀片和针头
   E. 用手折弯或弄直针头
7. 对化疗护士的素质要求不包括
   A. 注意锻炼身体
   B. 经过专业培训
   C. 定期检查
   D. 每6个月检查肝功能
   E. 妊娠护士没必要避免接触化疗药物

A_2 型题

8. 护士小王，26岁，有4年的工作经历，有一天在为病人抽血时，不慎被穿刺针刺破手指，流少量血。请问小王该如何立即处理？
   A. 肥皂水冲洗、局部挤压、75%乙醇消毒
   B. 肥皂水冲洗、在伤口旁轻轻挤压、75%乙醇消毒、包扎、报告主管部门
   C. 报告主管部门、打预防针、生理盐水冲洗
   D. 局部挤压、报告主管部门、打预防针
   E. 冲洗、包扎、报告主管部门

（郑晓云）

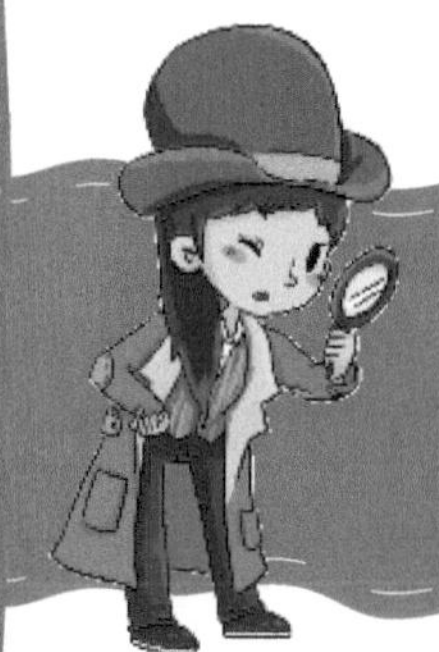

第 5 章 医院和住院环境

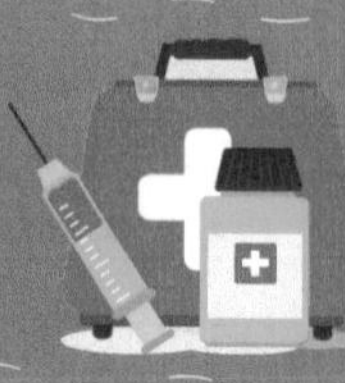

医院是对群众或特定人群进行防病治病的场所，具备一定数量的病床设施、相应的医务人员和必要的设备，通过医务人员的相互协作，运用医学及护理学知识，达到对住院或门诊、急诊病人实施科学和正确的预防、诊疗、护理为主要目的的卫生事业机构。

第 1 节　医　　院

情境案例 5-1

病人，男性，48 岁，口渴、乏力伴体重减轻 1 年余。病人 1 年前出现口渴，饮水量逐渐增加，尿量多，感乏力，但无明显心悸、气短及多汗症状。近来食欲佳，睡眠尚可，体重减轻 5kg。根据医院的种类和任务，分析该病人应到什么样的医院就诊？

一、医院的性质和任务

（一）医院的性质

中华人民共和国卫生部颁发的《全国医院工作条例》指出："医院是防病治病、保障人民健康的社会主义卫生事业单位，必须贯彻党和国家的卫生工作方针政策，遵守政策法令，为社会主义现代化建设服务"。这是我国医院的基本性质。

（二）医院的任务

1. 以医疗工作为中心，提高医疗水平和医疗质量。
2. 保证教学工作的完成，并不断提高教学质量。
3. 保证科学研究任务的完成，并不断提高科研水平。
4. 做好预防和社区卫生服务工作。

考点：医院的任务

护考链接

医院的任务不包括　A. 医疗工作　B. 教学工作　C. 科学研究　D. 制定卫生政策　E. 预防和社区卫生服务

解析：卫生部颁发的《全国医院工作条例》指出，医院的具体任务是：医疗工作、教学工作、科学研究、预防和社区卫生服务。故答案选 D。

二、医院的种类及分级

（一）医院的种类

根据不同的划分方法，可将医院划分为不同的类型，见表 5-1。

表 5-1　医院的分类

划分方法	医院类型
按地区	城市医院(市、区、街道)、农村医院(县、乡、镇)
按产权归属	公立医院、私立医院、股份制医院、合资医院
按收治范围	综合医院、专科医院、康复医院、职业医院
按经营目的	非营利性医院、营利性医院
按特定任务	军队医院、企业医院、医学院校附属医院
按医院管理制度	一级医院、二级医院、三级医院

(二) 医院的分级

目前,我国医院根据卫生部提出的《医院分级管理标准》实行标准化分级管理,医院按照功能与任务、技术质量水平、管理水平、规模、设施条件划分为三级(一、二、三级)十等(每级分甲、乙、丙三等,三级医院增设特等)。

1. 一级医院　是直接向一定人口(≤10 万)的社区提供预防、医疗、保健、康复服务的基层医院、卫生院,如农村的乡、镇卫生院及城市街道医院等。其主要功能是直接对人群提供一级预防,在社区管理多发病、常见病现症病人并对疑难重症做好正确转诊,协助高层次医院搞好中间或院后服务,合理分流病人。

2. 二级医院　是向多个社区(其半径人口在 10 万以上)提供综合医疗卫生服务和承担一定教学、科研任务的地区性医院,如省辖市的区级医院和相当规模的厂矿、企事业单位的职工医院。其主要功能是参与指导对高危人群的监测,接受一级转诊,对一级医院进行业务技术指导,并能进行一定程度的教学和科研。

3. 三级医院　是向几个地区提供高水平专科性医疗卫生服务和执行医学高等教学、科研任务的区域性以上的医院,如医学院校的附属医院,全国、省、市直属的大医院等。其主要功能是提供专科(包括特殊专科)的医疗服务,解决危重疑难病症,接受二级转诊,对下级医院进行业务技术指导和培训人才;完成培养各种高级医疗专业人才的教学和承担省以上科研项目的任务;参与和指导一、二级预防工作。

情境案例 5-1 问题分析

根据医院的种类和任务,结合病人病情分析,该病人可以到本地区的二级医院的综合医院或专科医院进行诊治。待规范治疗、病情控制以后可以在当地社区的一级医院进行疾病的预防和监测。

护考链接

按特定任务划分的医院是　A. 全民所有制　B. 二级医院　C. 企业医院　D. 专科医院　E. 综合性医院

解析:医院按其特定的任务和服务对象可分为军队医院和企业医院等。故答案选 C。

三、医院的组织结构

根据我国医院的现状,医院的组织结构大致由三大系统构成:诊疗部门、诊疗辅助部门和行政后勤部门。各部门之间既分工明确,各尽其责,又相互协调,相互合作(图 5-1)。

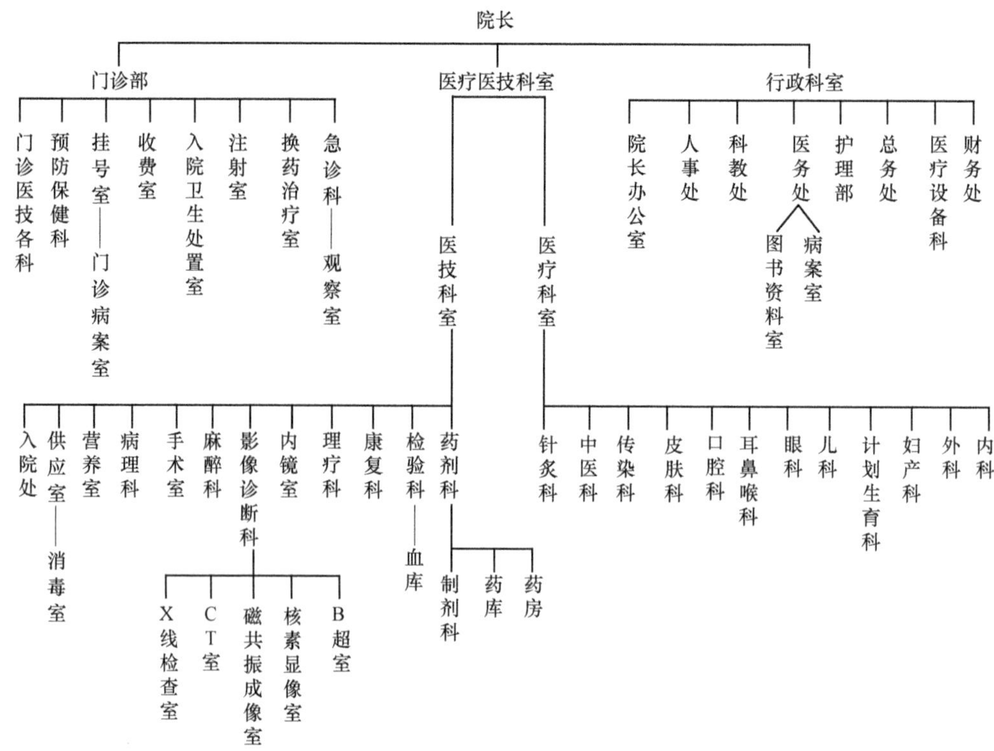

图 5-1 医院组织结构示意图

第 2 节 门 诊 部

情境案例 5-2

病人，女性，56 岁。冠心病史十余年，高血压病 5 年，近日感心悸、胸闷、头痛头晕、睡眠欠佳来医院就诊。门诊护士应如何安排其就诊？

门诊部是医院面向社会的窗口，是医院医疗、护理工作的第一线。门诊部的医疗护理工作质量直接影响公众对医院的认识和评价。门诊部包括两大部分，即门诊与急诊。

一、门 诊

门诊是医院直接为公众进行诊断、治疗和预防保健服务的场所，具有人员繁多、流动性大、病种复杂、季节性强、就诊时间短、交叉感染的可能性大等特点。因此，对门诊的设施、布局、组织管理、医疗护理工作提出了较高的要求。

（一）门诊的设置和布局

门诊设有和医院各临床科室相对应的科室，并设有挂号室、收费室、化验室、药房、候诊室等。门诊的候诊、就诊环境以方便病人为目的，以突出公共卫生为原则，做到美化、绿化、安静、整洁、布局合理，有指示路牌和醒目标志。设立总服务台、导医处，配备有多媒体查询触摸屏和电子显示屏，使各种服务项目清晰、透明，使就诊程序简便、快捷，保持环境的安静、整洁、美观。目的是使病人产生亲切感、舒适感，从而对医院产生信任感，配合医院工作。

诊室内配备诊断桌、座椅和诊察床，床前设有遮隔设备，室内设有洗手池（感应式或脚踏式水龙头），桌上摆放各种常规体检用具、化验单、检查申请单、处方等（部分实行电子处方的备有电脑及打印设备）。

门诊还设有综合治疗室，配备有必要的急救物品和设备，如供氧装置、吸引装置、急救药品、急救包等。

(二) 门诊护理工作

1. 预检分诊　医院门诊分科较细,病人难以准确选择科室就诊。因此需由临床经验丰富的护士承担预检工作。在简明扼要询问病史、观察病情的基础上,做出初步判断,给予合理的分诊并指导病人挂号,即先预检分诊,后挂号就诊。

2. 安排候诊与就诊　病人挂号后,分别到各科候诊室等候就诊。候诊室护士应做好如下就诊病人的护理工作。

(1) 开诊前准备好各种检查器械和用物,检查候诊和就诊环境,保持环境清洁、舒适。

(2) 按挂号先后顺序组织安排就诊,必要时护士协助医生进行诊查工作。

(3) 分理初诊和复诊病历,收集整理各种检查、检验报告单。

(4) 根据病人病情测量生命体征等,并记录在门诊病历上。

(5) 随时观察候诊病人病情变化:遇高热、剧烈疼痛、呼吸困难、出血、晕厥、休克等病人,应立即安排就诊、给予急救处理或送急诊处理;对病情较重或年老体弱者,可适当调整就诊顺序。

3. 健康教育　利用候诊时间,可采用口头、图片、电视录像或健康教育宣传资料等进行灵活多样的健康教育。对病人提出的询问应耐心、热情地给予解答。

4. 治疗工作　根据医嘱执行的各项治疗工作,如注射、输液、换药、导尿、灌肠、穿刺等,必须严格执行查对制度和操作规程,确保治疗安全、有效。

5. 消毒隔离　门诊人员流量大而且集中,易发生交叉感染,要认真做好消毒隔离工作。遇传染病或疑似传染病病人,应及时分诊到隔离门诊就诊,并做好疫情报告。门诊环境及墙壁、桌椅、诊查床、轮椅、推车等,应定期进行清洁、消毒处理。各种治疗后的用物按要求及时处理。

6. 保健工作　经过培训的护士可直接参与各类保健门诊的咨询或分诊工作,如健康体检、疾病普查、预防接种、健康教育等。

考点:门诊护士工作的内容

情境案例 5-2 问题分析

门诊护士应简明扼要地询问病史、观察病情,做出初步判断,给予合理的分诊并指导病人挂号,到相应诊室就诊。

情境案例 5-2 护患沟通

(1) "阿姨您好,请问您哪里不舒服?"

(2) "阿姨,根据您的病情,您应该到心血管内科诊室就诊。今天坐诊的医生是心血管内科的赵主任,具有非常丰富的治疗经验。我先为您挂个号。"

(3) "阿姨,您要就诊的地方在二楼第二个诊室,电梯在这里,我带您上去吧。您也可以从这边走楼梯。请慢走,注意安全。"

护考链接

1. 病人王某,女性,50 岁。因"右上腹慢性疼痛"来医院就诊。对前来就诊的病人,门诊护士应首先

A. 查阅病历资料　B. 预检分诊　C. 配合医生进行检查　D. 用药指导　E. 心理安慰

解析:护士简明扼要询问病史、观察病情,做出初步判断,给予合理的分诊并指导病人挂号,重视传染病管理,即先预检分诊,后挂号就诊。故答案选 B。

2. 病人吴某,女性,30 岁,候诊时,出现剧烈腹痛、面色苍白、四肢冰凉、呼吸急促。门诊护士应

A. 催促医生　B. 测量体温　C. 安慰病人　D. 安排提前就诊　E. 观察病情进展

解析:门诊护士应注意观察候诊病人的病情变化,如遇高热、剧痛、呼吸困难、出血、休克等紧急情况,应立即安排就诊或送急诊科处理。故答案选 D。

二、急　诊

情境案例 5-3

病人,男性,34岁,因施工中不慎从脚手架摔落,造成右下肢骨折,大量出血,被送至医院急诊。急诊护士应如何安排其就诊？急诊医生未到之前,应如何处理病人？护士可以为病人注射止血、止痛药物吗？

急诊是医院接收和救治急、危、重症病人的场所,是抢救病人生命的第一线。对危及生命的病人及意外灾害事件,能提供快速、高效的服务。急诊科护士应有良好的素质、工作责任心强,具备丰富的急救知识和经验,技术熟练、动作敏捷。急诊的管理工作应达到标准化、程序化、制度化。

(一) 急诊科的设置和布局

一般设有预检处、诊疗室、抢救室、治疗室、监护室、观察室、清创室、化验室、X射线室、心电图室、药房、挂号室及收费室等,形成一个相对独立的单元,以保证急救工作的顺利完成。

应设有专用电话、急救车、平车、轮椅等运送、通讯工具,物品放置有序。急诊环境以方便病人就诊为目的,安静、整洁、宽敞、明亮,设有专用路线和宽敞的出入口,标志清晰,路标指向明确,夜间有明显的灯光,以保证病人尽快得到救治。以最大限度地缩短候诊时间,争取抢救时机,提高抢救效率为原则。

(二) 急诊护理工作

1. 预检分诊　急诊病人到达急诊科,应有专人负责出迎。预检护士必须掌握急诊就诊的标准,做到一问、二看、三检查、四分诊。遇有急、危重症病人,初步判断疾病的轻重缓急,迅速将病人分诊到相应的科室、抢救室进行抢救。遇到意外灾害事件,立即通知相关部门并救治伤员;遇有法律纠纷、交通事故、刑事伤害等事件,应及时通知医院保卫部门或直接与公安部门取得联系,并请家属或陪送者留下以配合工作。

2. 抢救工作　包括抢救物品准备和配合抢救。

(1) 物品准备:要准备好各种急救药品和抢救设备(表5-2)。一切抢救物品要求做到“五定”,即定数量品种、定点安置、定人管理、定期消毒灭菌和定期检查维修。护士必须熟悉各种抢救物品的性能和使用方法,并能排除一般性故障,使所有抢救物品处于良好备用状态,急救物品完好率要求达到100%。

表5-2　急救常用物品

物品种类	物品名称
诊疗护理物品	血压计、听诊器、张口器、压舌板、舌钳、手电筒、止血带、输液架、氧气管、吸痰管、胃管等
无菌物品及急救包	各种规格注射器、各种型号针头、输液器、输血器、静脉切开包、气管插管包、气管切开包、导尿包、各种穿刺包、无菌手套及各种无菌敷料等
抢救器械	中心供氧装置、电动吸引器、心电监护仪、电除颤器、心脏起搏器、呼吸机、超声波诊断仪、洗胃机等,有条件者可备X射线机、手术床、多功能抢救床等
抢救药品	各种中枢神经兴奋剂、镇静剂、镇痛药、抗休克、抗心力衰竭、抗心律、抗过敏及各种止血药;急救用激素、解毒药、止喘药、纠正水电解质紊乱及酸碱平衡失调类药物,以及各种输入液体、局部麻醉药及抗生素类药等,并有简明扼要的说明卡片
通讯设备	设有自动传呼系统、电话、对讲机等

(2) 配合抢救工作:

1) 护士需按抢救程序、操作规程争分夺秒实施抢救:在医生到达之前,护士应根据病人病情做出初步判断,给予紧急处理,如测量血压、止血、吸氧、吸痰、建立静脉输液通路、配血、进行人工呼吸及胸外心脏按压等。医生到达后，立即汇报处理情况和效果，并积极配合医生进行抢救，正确执行医嘱、密切观察病情变化并及时报告医生。

2）做好抢救记录：应及时、准确、清晰地做好抢救记录，记录内容包括病人和医生到达时间、各项抢救措施实施及停止时间（如用药、吸痰、吸氧、心肺复苏等），执行医嘱的内容及病人病情的动态变化。

3）严格执行查对制度：在抢救过程中，凡口头医嘱必须向医生复诵一遍，双方确认无误后再执行。抢救完毕后，请医生及时补写医嘱和处方。各种抢救药品的空药瓿、输液瓶、输血袋等用后要统一放置，以便统计查对，核实与医嘱是否相符。

3. 病情观察　急诊科设有一定数量的观察床位，收治已明确诊断但因各种原因暂时不能入院的病人，或暂时不能确诊的病人，或者只需短时间观察、病情稳定即可回家的病人。留观时间一般为 3~7 天。留观室护理工作有具体如下。

（1）填写入室登记、建立病历，详细填写各项记录，书写病情报告。

（2）主动巡视病人，密切观察病情，正确、及时执行医嘱，做好各项护理工作，关注病人心理反应，做好心理护理。

（3）做好病人及其家属的管理工作，保持留观室整洁安静。

考点：急诊的护理工作内容

情境案例 5-3 问题分析

案例中，病人因右下肢骨折，大量出血，当病人到达急诊室后，护士应立即做出初步判断，迅速将病人分诊到相应的科室、抢救室进行抢救。在医生到达前，护士应迅速做出初步判断，并实施紧急处理，如止血、测血压、给氧、建立静脉通路等，并请陪送者留下配合工作。在医生到达前，护士不可为病人注射止血及止痛药物，护士必须遵医嘱给药。

护考链接

病人陈某，男性，28 岁。因车祸致开放性气胸，呼吸极度困难，被紧急送至急诊室。值班护士发现病人心跳、呼吸停止，应立即　A. 通知值班医生　B. 向公安部门报告　C. 进行胸外心脏按压和人工呼吸　D. 安慰病人和家属　E. 给病人建立静脉通路

解析：在医生到达之前，护士应根据病人病情做出初步判断，给予紧急处理，如测量血压、止血、吸氧、吸痰、建立静脉输液通路、配血、进行人工呼吸、胸外心脏挤压等。该病人心跳呼吸已停止，应立即实施心肺复苏术。故答案选 C。

第 3 节　病　　区

情境案例 5-4

病人，女性，25 岁。因“交通事故”急诊入院手术，术后回病房时护士小刘应为其准备什么样的病床单位并应准备哪些护理用物？

病区是住院病人接受诊疗、护理和康复的场所，也是医院开展医疗、预防、护理、教学、科研的重要基地。医院的布局、设置和管理的质量，直接影响到医疗、预防、护理、教学、科研的质量。因此，应为病人提供一个安全、安静、整洁、舒适的病区环境，促进病人的早日康复非常重要。

一、病区的设置和布局

每个病区设有普通病室、危重病室、抢救室、治疗室、护士工作站、医生办公室、主任办公室、库房、配餐室、盥洗室、浴室、洗涤间、厕所、医护休息室等。条件较好的医院还设有学习示教室、娱乐室、会客室、健身房等。

病区的布局应科学合理，以方便治疗和护理工作，如护士站应设在病区的中心位置与抢救室、危重病室及治疗室邻近，以便观察病情、抢救病人和准备物品。以每个病区设 30~40 张病床、每间病室

设2~4张病床为宜。两床之间的距离至少为1米，床与床之间应设有隔帘，以保护病人的隐私。条件好的医院一般采用中心供氧和吸引装置，病室内配备电视、电话、呼叫系统、壁柜、卫生间等，可设单人病室，病室布置温馨，充分体现医院人文关怀和个性化服务理念。

二、病区环境的管理

病区环境包括社会环境和物理环境，医护人员应创造一个良好的住院环境，以满足病人生理、心理及治疗的需要。

(一) 社会环境

病区是一个特殊的社会组织，既是病人休养、生活、治疗的场所，又是特定的交往与沟通的社会区域。护士为病人创造和维护良好的社会环境，可以消除其心理反应，帮助他们较快适应医院环境。

1. 建立良好的人际关系　影响病人住院健康的人际关系有医患关系、护患关系、病友关系等。

(1) 护患关系：护士要维护病人的自尊，根据病人的年龄、性别、文化程度、民族、病情轻重等差异，给予恰当的身心护理；护士要善于发挥语言的积极作用，帮助或增强病人树立战胜疾病的信心，使其主动配合治疗和护理，争取早康复；护士要以端庄的仪表、亲切的话语、和蔼的态度、娴熟的技术、丰富的专业知识、良好的医德医风给病人带来心理上的安慰。

(2) 病人与其他人员的关系：同一病室的病人构成了一个特殊的群体，护士要引导他们相互关心、帮助、鼓励。家属是病人重要的支持系统，家属的关心和支持，可增强病人战胜疾病的信心和勇气，解除病人的后顾之忧。

2. 帮助病人遵守医院规则　医院为保证医疗、护理工作的顺利开展，制定了各种规则，如入院须知、探视制度、陪护制度等。护士要耐心解释，取得病人的理解和配合，引导病人及家属共同遵守医院各项规章制度，积极配合治疗和护理；在不违背院规的情况下，尊重病人，尊重探视人员，让病人有一定的自主权；并应及时向病人提供与其检查、治疗、护理相关的信息。

(二) 物理环境

病区的物理环境是保证病人身心舒适的重要因素，环境的优劣决定病人的心理状态，同时关系着治疗效果及疾病的康复。护士应对病室环境进行适当的调控，为病人提供一个整洁、安静、舒适、安全的治疗和护理环境，以满足病人治疗、生活、休养的需要，促进病人疾病的痊愈和健康的恢复。

1. 整洁　主要指病区病床护理单元和医疗护理环境应整洁，以免污垢积存、细菌滋生。

(1) 病区护理单元设备规格统一、齐全，布局合理，摆放整齐，方便取用，方便操作和护理。

(2) 病人被服、衣裤要定时更换，做好病人的日常生活护理。

(3) 及时清除治疗护理后的废弃物及病人的排泄物等，保持病室整洁。

(4) 及时清理环境、病区内墙、地面及所有物品，采取湿式清扫法。

(5) 工作人员仪表大方端庄、服装整洁。

2. 安静　病区内应保持安静、避免噪声。根据WHO规定的噪声标准，白天病区较理想的声音强度应控制在35~40分贝(dB)。为保持病区环境安静，具体的措施如下。

(1) 病区的桌、椅脚应钉上橡胶垫，推车、治疗车的轮轴及门窗合页应定期注油润滑。

(2) 医护人员应自觉做到“四轻”：说话轻、走路轻、操作轻、关门轻。

(3) 各种电话、呼叫系统等应使用消音设置或将音量调低。

(4) 加强对病人及家属的宣传工作，共同创造良好的休养环境。

知识拓展

噪声对人体的影响

凡是不悦耳、不想听、与环境不协调，或足以引起人们心理或生理上不愉快的声音，称为噪声。噪声会影响病人的休息和睡眠，影响其情绪。如果音量过强可危害人体健康。一般能听到的声音为 20 分贝，声音 30 分贝以下时较安静，40 分贝为正常环境。当噪声在 50~60 分贝时，病人可感到疲倦不安、影响休息与睡眠。长时间暴露于 90 分贝以上环境中，可导致疲倦、焦虑、头痛、头晕、失眠等症状。当声音强度达到 120 分贝时，可造成听力丧失或永久性的失聪。

3. 舒适　病室的温度、湿度、通风、采光、色彩和绿化等都会对病人的舒适度有一定影响。舒适的环境能使病人心情愉快、精神振奋，增加舒适感。

(1) 温度：适宜的温度有利于病人的休息、治疗及护理工作的进行。一般病室适宜的温度为 18~22℃，手术室、产房、儿科病室、老年病室以 22~24℃ 为宜。室温过高时，神经系统受到抑制，使人烦躁，影响疾病恢复；室温过低则使人紧张、肌肉萎缩而产生不适，还容易使病人在护理和诊疗时受凉。因此，应根据不同的季节和条件采用措施调节室温，如夏天可用风扇或空调设备调节，冬天可采用火炉取暖或暖气设备保持室温。

(2) 湿度：病室的相对湿度以 50%~60% 为宜。湿度会影响皮肤蒸发散热的速度，从而影响病人的舒适感。湿度过高时，空气潮湿、利于细菌繁殖，蒸发作用减慢，可抑制出汗，病人感到闷热不适、排尿增加；湿度过低时，空气干燥，人体蒸发大量水分，病人感到呼吸道黏膜干燥、口干、咽痛，对气管切开或呼吸道感染病人尤为不利。因此，可根据季节和条件采用开窗通风、地面洒水、使用加湿器或利用空调设备等措施调节室内湿度。

(3) 通风：通风换气不仅可以调节室内温度和湿度，而且可以增加空气中的含氧量，降低二氧化碳浓度和微生物的密度，使病人感到舒适，有利于病人康复。病室应每日定时开窗通风，一般每次通风时间为 30 分钟左右，注意避免病人吹对流风。冬季通风时应注意保暖。

(4) 采光：病室采光有自然光源和人工光源。实施治疗和护理时需要充足的光线，必要时应用人工光源加以补充。采用自然光源时，应避免阳光直接照射眼睛，防止引起目眩；病人休息、睡眠时光线应较弱，午睡时可用窗帘遮挡光线，夜间睡眠时，应开地灯或壁灯，既可使病人入睡，又可保证夜间巡视病人。

(5) 色彩：会影响人的情绪、行为和健康。粉红色给人温和亲切的感觉，绿色给人安静舒适的感觉，浅蓝色使人心胸开阔，黄色有兴奋刺激的作用，白色刺眼、单调、反光强，容易使人产生疲劳感，病室墙壁不宜全部涂白色。儿科病区墙壁可采用柔和的暖色，配一些可爱的卡通图案，使病儿感到温馨甜蜜，减少惧怕心理，手术室可选择蓝色或绿色。护士服装及病人衣裤、被服、病室窗帘等也应趋向家居化，可以使用病人容易接受的颜色，以满足病人的需要。

(6) 绿化：绿色植物及鲜花可使人赏心悦目，并增添生机。可在病室内外及走廊上摆设鲜花和绿色盆景植物，在病室周围建设花坛、草坪，种植树木等，优化住院环境，但患有呼吸道疾病和过敏性疾病病室除外。

4. 安全　安全需要是人的基本需要。病人在住院期间由于疾病的影响，日常活动能力的降低，医院除环境的复杂等容易发生意外。因此，医院除为病人提供舒适的环境外，更需提供安全的环境。

(1) 医院不安全的因素

1) 物理性因素：

A. 跌倒和坠床：肢体功能障碍、视力减退、服用镇静药和麻醉药者、年老体弱及婴幼儿等均易发生跌倒和坠床意外。

B. 温度性损伤：治疗性用热、用冷时，操作不慎可致烫伤、冻伤；易燃易爆物品如乙醇、乙醚、氧气造成烧伤；各种电器如烤灯、高频电刀等所致的灼伤。

C. 其他:触电、紫外线、微波、X 线及放射线物质等。

2）化学性因素:药物使用不当或错用,化学消毒剂使用不当,吸入有害气体等。

3）生物学因素:包括微生物及昆虫等伤害。微生物可致医院内感染的发生,给病人带来不应有的痛苦,甚至造成严重的后果;昆虫的叮咬,不仅影响病人休息,干扰睡眠,还可致过敏性伤害,更严重的是传播疾病、威胁病人的健康和生命。

4）医源性损伤:是指由医务人员语言、行为上的不慎或操作不当、失误造成病人心理或生理上的损害。例如,医务人员对病人不够尊重,缺乏耐心,语言欠妥当,使病人心理上难以承受而造成痛苦;医务人员责任心不强,工作态度不严谨,导致医疗差错、事故的发生,轻者加重病情,重者危及生命。

（2）预防措施

1）避免各种原因导致的躯体损伤:①病室的地面保持干燥、整洁、无障碍物,走廊、浴室、厕所等设置扶手,地面应有防滑设备。②对长期卧床初次下床及活动不便的病人应搀扶,以防跌倒。③婴幼儿、意识不清、昏迷病人应加床档或使用约束带。④小儿或意识障碍者热疗时应注意温度控制及保护皮肤,防止烫伤。⑤护士应掌握药物的保管原则及药疗原则。⑥注意易燃物品、消毒灯、消毒剂的安全使用和管理。⑦有完好的防火设施、紧急疏散措施和消灭蚊、蝇等措施。

2）避免医院内感染:病区应有严格的管理系统和有效的预防措施,预防医院内感染。例如,操作中严格执行无菌技术操作原则和消毒隔离制度,门急诊实施预检分诊制度,定期对病室及各种设备进行清洁、消毒、灭菌及效果的监测等。

3）避免医源性损伤:医院需重视医务人员的职业品德教育,加强素质培养,加强工作责任心,语言、行为符合职业规范,以免造成病人生理和心理上的损伤,保障病人的安全。并严格遵循操作规程和查对制度,防止差错事故发生。

考点:病区的环境管理

护考链接

病人,女性,50 岁。患冠心病 4 年。因“冠心病急性发作”收治入院,为其提供安静的病室环境,措施不包括　A. 医护人员进行各种操作时做到“四轻”　B. 办公桌、椅脚安装橡胶垫　C. 治疗车轴、门轴应经常润滑　D. 医务人员不宜高声谈话　E. 关闭门窗,避免噪声

解析:病室应每日定时开窗通风,一般每次通风时间为 30 分钟左右,为了避免噪声,关闭门窗是不对的。故答案选 E。

三、病床单位及设备

（一）病床单位

病床单位(简称床单位)是医疗机构提供给病人使用的家具和设备。它是病人住院期间用以休息、睡眠、饮食、排泄、活动和治疗的最基本的生活单位(图 5-2)。因此,必须注意病床整洁、舒适与安全。

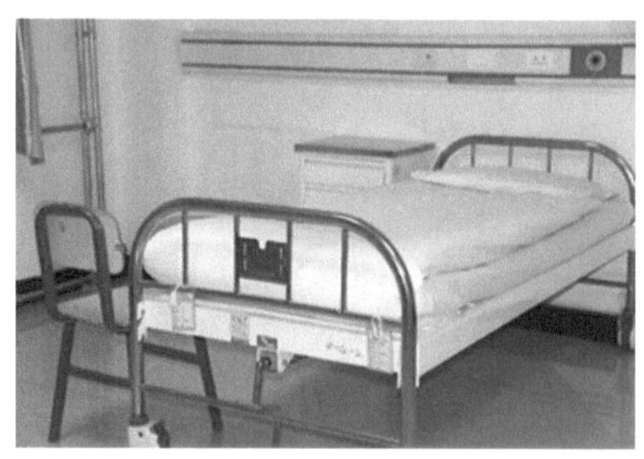

图 5-2　病床单位

（二）病床单位的设备

每个病床单位应配备固定的设施,包括病床、床垫、床褥、棉胎(或毛毯)、枕芯、大单(或床垫罩)、被套、枕套、橡胶单和中单、床旁桌、床旁椅、床上桌。床头墙壁上有照明灯、呼叫装置、供氧和负压吸引管道等设施。病床单位的设备规格应统一,制作需符合要求(表 5-3)。

表 5-3　病床设备规格与要求

物品名称	规格	要求
病床	病床长 200cm、宽 90cm、高 60cm	不锈钢床：床头、床尾可支起或摇起，以调节体位 木板床：骨科病人多用，有的则在不锈钢床上放一块木板 电动控制多功能床：病人可通过按钮自行控制床的升降或改变体位
床垫	长宽与床规格相同，厚 9~10cm	棕丝、棉花或海绵作垫芯，垫面选用防水材料包裹，防止污染，便于清洁
床褥	长宽与床垫规格相同	用棉花作褥芯，棉布作褥面
大单	长 250cm，宽 180cm	用棉布制作
被套	长 230cm，宽 170cm	用棉布制作，尾端开口处钉有系带 2~3 对
棉胎	长 210cm，宽 160cm	多用棉花胎，也可用人造棉或羽绒填充
枕套	长 75cm，宽 45cm	用棉布制作
枕芯	长 60cm，宽 40cm	内装荞麦皮、木棉或人造棉等，用棉布作枕面
中单	长 170cm，宽 85cm	用棉布制作
橡胶单	长 85cm，宽 65cm，两端各加白布 40cm	中间用橡胶制作，两端用棉布制作
床旁桌		放于病床床头一侧，用于放置日常用品
床旁椅		宽大、有靠背，一般放于病床床尾一侧，供病人或探视者坐用
床上桌		可移动，高度可调节，供病人在床上进食、写字、阅读等活动时使用

知识拓展

临床新型床单位材料

随着医学新材料的研发和引进，一次性床单位用物在临床中广泛应用。常用一次性床单、被套、一次性中单和一次性垫巾。大多由无纺布及薄膜粘合在一起制成，经环氧乙烷灭菌，产品无菌，无菌有效期一般为 2 年。临床上常应用于儿科、妇产科、病房、烧伤科、家庭护理、手术室等，可以有效地防止床单位污染、防止交叉感染等。目前，一次性中单已取代橡胶单使用。

四、铺　床　法

临床常用的铺床法有：备用床、暂空床和麻醉床。

（一）铺备用床法

备用床如图 5-3。

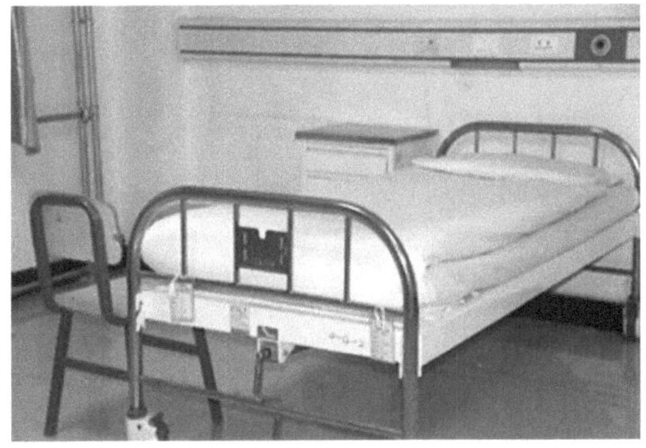

图 5-3　备用床

【目的】

（1）保持病室整洁、舒适、美观。

（2）准备接收新病人。

【评估】

（1）周围环境是否适宜进行备用床要求。

（2）病床及床垫是否完好、安全，床上用品是否符合规格要求、适应季节的需要。

（3）床旁设施如呼叫系统、照明系统是否完好，供氧和负压吸引管道是否通畅。

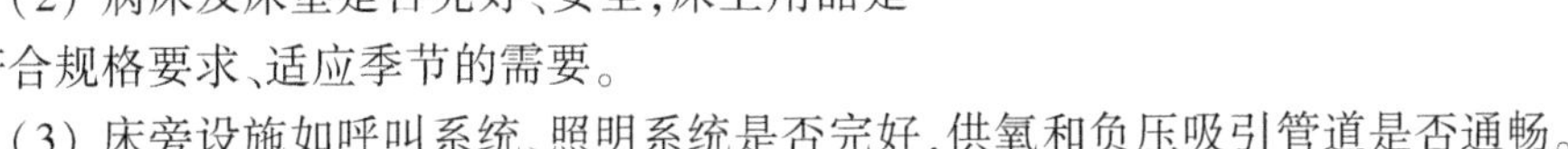

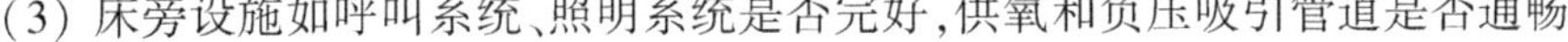

【准备】

（1）护士准备：着装整齐、洗手、戴口罩。

（2）用物准备：护理车、床、床垫、床褥、大单、棉胎、被套、枕芯、枕套、床刷及扫床巾（必要时备消毒小毛巾），按操作顺序放于护理车上。

（3）环境准备：环境安静、整洁、宽敞，病人未进餐或治疗。

【实施】

（1）操作步骤见表5-4。

表5-4 铺备用床法

操作流程	操作要点
备齐用物	按使用顺序放于护理车上
移开桌椅	移开床旁桌距床20cm，移开床旁椅距床尾正中15cm
翻转床垫	根据需要翻转（纵翻或横翻）或更换床垫，上缘紧靠床头（避免床垫局部经常受压而凹陷），用床刷套套床刷（微湿）清扫床垫
铺床褥	床褥齐床头平放于床垫上，床褥中线与床面中线对齐，由上而下铺平床褥（图5-4）
铺大单	将大单放于床褥上，纵横中线和床纵横中线分别对齐，分别向床头、床尾、近侧、对侧展开（图5-5），进行铺大单（图5-6） 铺大单床头：护士移至床头将大单散开平铺于床头，先近侧后对侧，先床头后床尾 铺近侧床头角：护士右手托起床垫一角，左手伸过床头中线将大单塞入床垫，在距床头约30cm处，向上提起大单边缘，使其同床边垂直，呈等边三角形，以床缘为界，将三角形分为两半，上半三角暂时覆盖于床上，将下半三角平整塞在床垫下，再将上半三角形翻下塞于床垫下，（护士两脚前后略分开成弓步，上身直立，使用肘部力量，减少来回走动）。护士至床尾拉紧大单，同法铺近侧床尾角，两手将大单中部边缘拉紧，掌心向上平整塞入床垫下 铺对侧大单：护士从床尾转至对侧，同法铺好对侧大单
套被套"S"式	取已折好的被套，正面向上，中线与床中线对齐，被套上端距床头15cm，逐层打开，开口端朝向床尾，打开被套时先近侧，后对侧，进行套被套（图5-7）。将被套尾部开口端的上层打开至1/3处。将"S"形折叠的棉胎放入被套尾端的开口处，底边与被套开口边缘平齐，中线与被套中线对齐。拉棉胎上缘至被套封口端，对好两上角，向两侧展开棉胎（展开棉胎时先对侧，后近侧）。将棉胎平铺于被套内，至床尾自下而上逐层拉平盖被，尾端开口用系带系好 将盖被两侧边缘向内折叠和床缘平齐，尾端塞于床垫下或内折与床尾平齐（棉胎上缘与被套封口处紧贴，平整、四角充实）
套枕套	将枕套套于枕芯上，四角充实、系带，自床尾平拖至床头，开口背门放置
桌椅归位	将床旁桌、椅移回原处，保持床单位整洁、美观 洗手

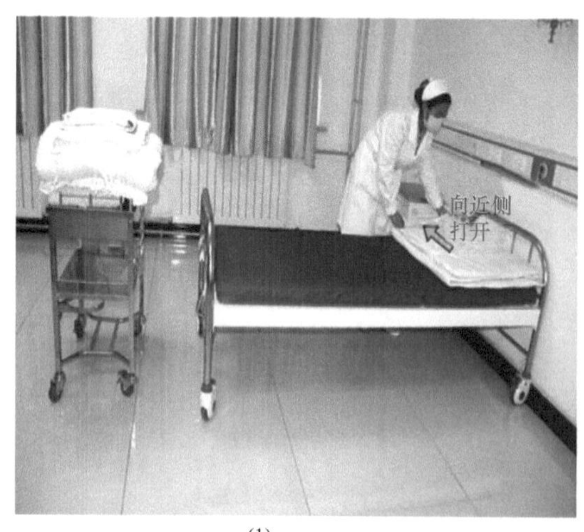

(1)

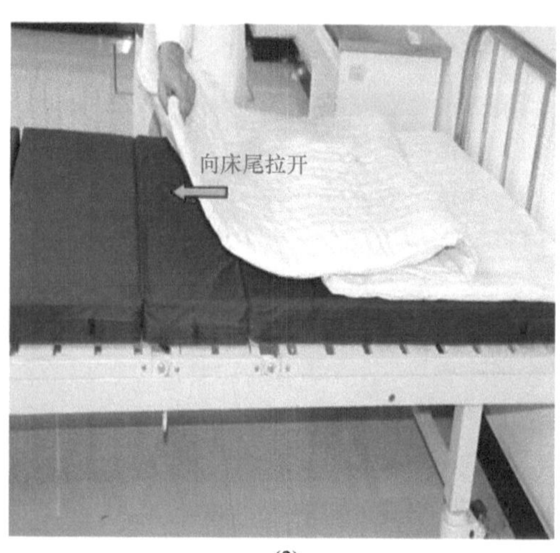

(2)

图5-4 铺床褥的方法

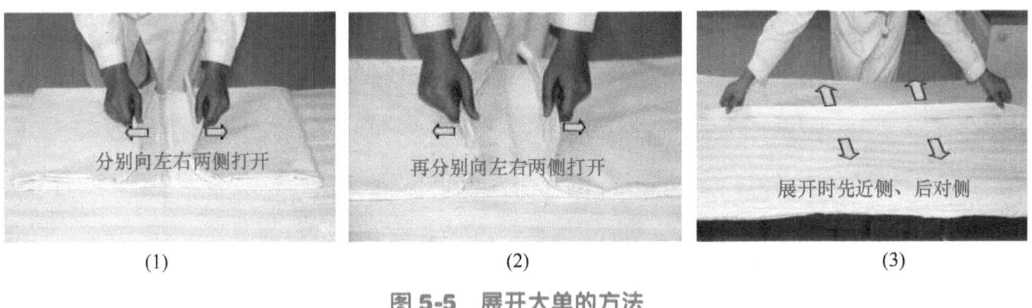

(1)　(2)　(3)

图 5-5　展开大单的方法

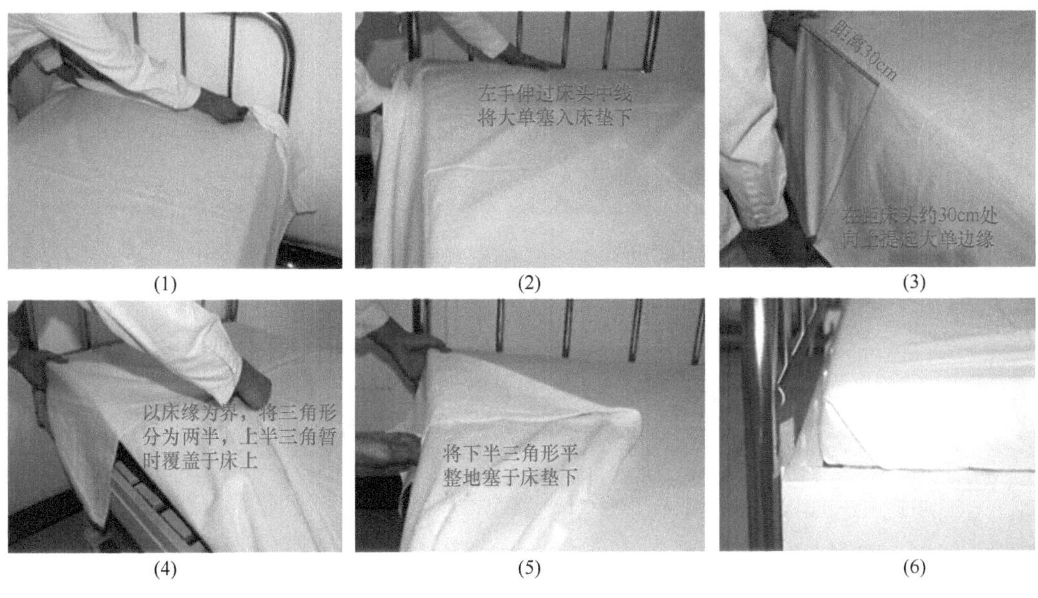

(1)　(2)　(3)

(4)　(5)　(6)

图 5-6　铺大单的方法

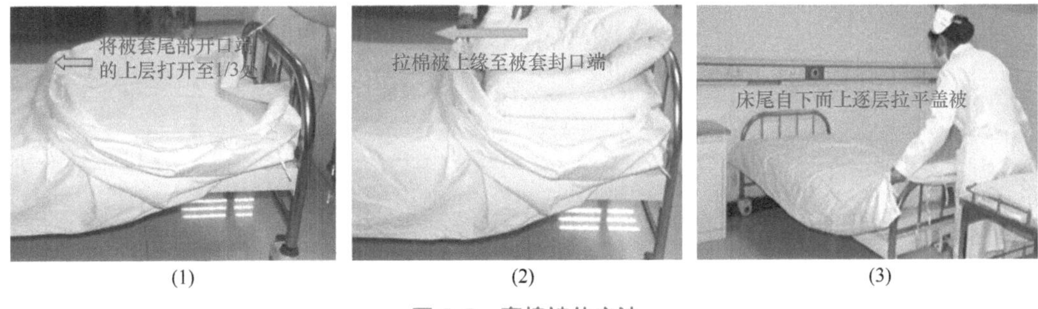

(1)　(2)　(3)

图 5-7　套棉被的方法

（2）注意事项

1）病室内如有病人进行治疗、护理或进餐应暂停铺床。

2）操作中动作要轻、稳，避免抖动、拍打等动作，以免尘土飞扬、微生物传播。

3）遵循省时、节力原则：①操作前备齐物品，按使用顺序放置，避免多次走动。②铺床前能升降的床，应将床升至便于铺床的高度，以防腰部过度弯曲或伸展。③铺床时身体尽量靠近床边，上身保持直立，两膝稍弯曲以降低重心，两脚根据活动情况左右或前后分开，以扩大支撑面，降低重心有利于操作及维持身体的稳定性。④操作时使用肘部力量，动作要平稳连续，有节律，避免多余动作，以节力省时。

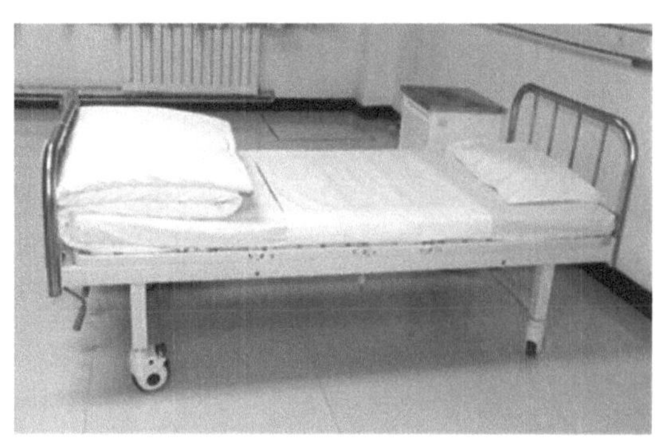

图 5-8 暂空床

【评价】

(1) 病床符合舒适安全、实用、舒适、耐用的原则。

(2) 动作轻稳、手法正确、能节力省时。

(3) 病室、床单位整洁、美观。

(二) 铺暂空床法

暂空床如图 5-8。

【目的】

(1) 保持病室整洁、舒适和美观。

(2) 供新入院病人或暂时离床活动的病人使用。

【评估】

(1) 新入院病人的病情、诊断、神志、伤口及引流管、自理情况。

(2) 住院病人病情是否可以暂时离床。

【准备】

同备用床。必要时另备橡胶单及中单。

【实施】

(1) 操作步骤见表 5-5。

表 5-5 铺暂空床法

操作流程	操作要点
改备用床为暂空床	
备物放置 折叠盖被	备齐用物,按需放置,携至病房,移开床旁椅距床尾正中 15cm 将备用床的盖被头端向内折 1/4,再扇形三折于床尾,并使各层平整
铺橡胶单、中单 折叠盖被	根据病情需要,放橡胶单于床上,上缘距床头 45~50cm,中线与床中线齐,展开,取中单同法铺在橡胶单上,两单边缘下垂部分一起拉紧平整地塞入床垫下。转至对侧,同法铺好橡胶单和中单 铺好后直接将盖被端 1/4 向内折叠,然后扇形折于床尾。其余步骤同备用床

(2) 注意事项:同铺备用床法。

【评价】

(1) 用物准备符合病情需要。

(2) 病人上下床方便。

(3) 橡胶单及中单按病人病情需要放置。

(三) 铺麻醉床法(图 5-9)

麻醉床如图 5-9。

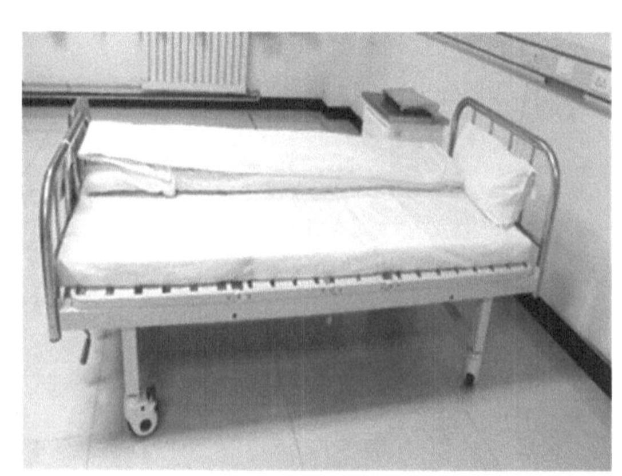

图 5-9 麻醉床

【目的】

(1) 便于接受、护理麻醉手术后病人。

(2) 保证病人安全、舒适,预防并发症。

(3) 保护床上用物不被血渍或呕吐物等污染,便于更换。

【评估】

(1) 病人的诊断、病情、手术部位、麻醉方式。

（2）术后所需的抢救、治疗器械是否齐全，性能是否完好。

【准备】

（1）护士准备：着装整齐、洗手、戴口罩。

（2）用物准备

1）铺床用物：同备用床，另备橡胶单和中单（数量可根据病情需要准备）。

2）麻醉护理盘：①无菌治疗巾内为开口器、舌钳、牙垫、压舌板、通气导管、治疗碗、镊子、棉签、纱布数块、氧气导管、吸痰导管。②无菌治疗巾外为血压计、听诊器、护理记录单和笔、手电筒、治疗巾、弯盘、胶布、棉签、别针等。

3）其他：输液架、吸引器、氧气筒、心电监护仪等。按需备毛毯、热水袋及布套。

（3）环境准备：环境安静、整洁、宽敞，光线适宜，温湿度适宜。

【实施】

（1）操作步骤见表 5-6。

表 5-6　铺麻醉床法

操作流程	操作要点
备齐用物	同铺备用床
撤除用物	撤除原有枕套、被套、大单等，放于污物袋内
移开桌椅	同铺备用床
翻扫床垫	同铺备用床
铺大单、橡胶单、中单	铺好一侧大单（同备用床），根据病情铺橡胶单和中单（图 5-10）：放一块橡胶单于床上，上缘距床头 44~50cm，中线与床中线齐，展开；取中单同法铺在橡胶单上，两单边缘下垂部分平整地塞入床垫下；从床尾转至对侧，同法铺好对侧大单、橡胶单和中单。根据手术部位和麻醉方式决定铺橡胶单、中单的位置：颈、胸部手术或全麻后铺于床头；下肢手术铺于床尾；腹部手术铺在床中部；根据病情，先铺床中部；如需铺在床头，上端与床头平齐，下端压在中部橡胶单和中单上；如铺在床尾，下端与床尾平齐，以保护床褥，防止呕吐物、分泌物或伤口渗液污染床单位
套被折被	按备用床法套被套，折成被筒，尾端向内折与床位平齐，盖被两侧边缘向内折和床缘平齐，盖被呈扇形纵向三折于一侧床边，开口朝向床面（方便病人手术后由平车移至病床上）。天冷时可加盖毛毯，将热水袋放在盖被内，保持温暖、舒适
套枕套	套好枕套并拍松，横立于床头，开口背对门放置（防止病人因躁动撞伤头部）
整理用物	移回床旁桌，床旁椅置于盖被折叠侧床尾处，将麻醉护理盘放置于床旁桌上，输液架放于床尾，其他物品按需要放置

（2）注意事项

1）铺麻醉床时应使用清洁被单，保证术后病人舒适及预防感染。

2）中单要完全遮住橡胶单，防止橡胶单与病人皮肤直接接触而引起不适。根据手术部位铺橡胶单和中单。

3）麻醉护理盘及其他用物应根据病人情况按需备齐，保证病人能得到及时的抢救和护理。

4）全麻未清醒的病人应去枕平卧，头偏向一侧，枕头横立于床头，可防止因病人躁动撞伤头部。

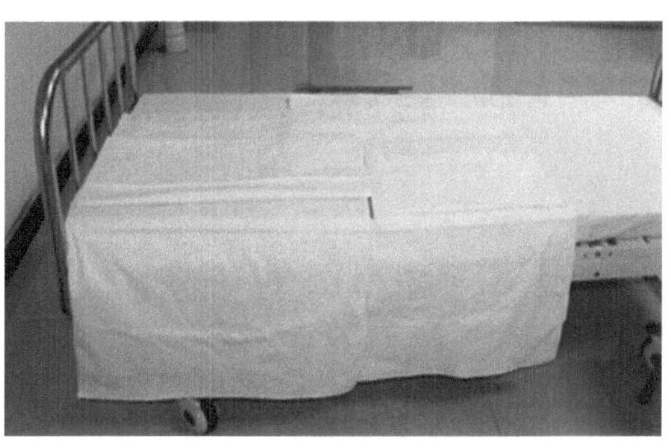

图 5-10　铺橡胶单和中单

【评价】

(1) 病床符合易于接受病人、整洁、实用、耐用、舒适、安全的原则。

(2) 病人感觉舒适、安全。

考点:铺床目的及注意事项

护考链接

病人,男性,34 岁。因酒后驾车,撞上护栏,造成腹腔内出血,需急诊手术。病房护士为其准备麻醉床的目的不包括 A. 准备接收新病人 B. 保护床单位不被污染 C. 预防并发症 D. 保证病人舒适、安全 E. 保持病室美观

解析:铺麻醉床的目的有:便于接受、护理麻醉手术后病人;保护床上用物不被血渍或呕吐物等污染,便于更换;保证病人安全、舒适,预防并发症。故答案选 A。

情境案例 5-4 问题分析

由于该病人急诊手术,术后回病房时应为其准备麻醉床。另外,根据病情准备麻醉护理盘、输液架、吸引器、氧气筒、心电监护仪等。

小结

医院的任务是以医疗工作为中心,在提高医疗质量的基础上,保证教学和科研任务的完成,并不断提高教学质量和科研水平。同时做好扩大预防、健康教育、指导基层计划生育的技术工作。

门诊部、急诊科是医院的重要组成部分,是医疗工作的第一线。门诊护士承担非常重要的职责,应为每一位就诊者提供及时优质的服务。急诊科是诊治急、危重病人的重要场所,其工作质量直接影响到病人的救治,一切抢救物品必须做到"五定",完好率 100%。在配合抢救过程中严格按抢救程序、操作规程进行,做到分秒必争,使病人得到及时、准确的诊治,危重病人得到及时抢救。

病区是病人接受诊疗、护理及休养的场所,是医院的重要组成部分。病区的布局、设置和管理的质量,直接影响着医疗、护理、教学、科研任务的完成。因此,应为病人创造一个整洁、安静、舒适、安全的病区环境,促进病人早日康复。

自 测 题

A_1 型题

1. 医院的任务不包括
   A. 医疗工作　B. 教学工作
   C. 科学研究　D. 制定卫生政策
   E. 预防和社区卫生服务
2. 按医院分级管理可将医院可分为
   A. 综合医院和专科医院
   B. 三级九等
   C. 三级十等
   D. 全民、集体、个体和中外合资医院等
   E. 营利性和非营利性医疗机构
3. 属于我国城市医疗卫生网中一级医院的是
   A. 区级中心医院　B. 卫生学校
   C. 市妇幼保健所　D. 街道卫生院
   E. 医学院的附属医院
4. 不属于候诊室护士工作范畴的是
   A. 根据病情测量生命体征并记录于门诊病案上
   B. 收集整理各种检验报告
   C. 随时观察候诊者病情变化
   D. 候诊者多时,协助医生诊治
   E. 按先后顺序叫号,安排就诊
5. 门诊结束后,门诊护士应
   A. 检查候诊、就诊环境
   B. 备齐各种检查器械
   C. 回收门诊病案
   D. 整理检验报告
   E. 收集初诊病历
6. 遇有交通事故,急诊科预检分诊护士应立即通知
   A. 家属　B. 总值班
   C. 医务科　D. 护士长
   E. 医院保卫部门
7. 急诊护士在抢救过程中,正确的是
   A. 任何情况下,护士不执行口头医嘱
   B. 输液瓶、输血袋用后及时按医用垃圾处理

C. 急救药品的空安瓿经病人检查后方可丢弃
D. 抢救完毕,请医生第 2 天补写医嘱与处方
E. 口头医嘱向医生复述一遍,经双方确认无误后方可执行

8. 抢救室管理物品应做到“五定”,其内容不包括
A. 定品种数量
B. 定点安置,定人保管
C. 定期消毒
D. 定期检查维修
E. 定时使用

9. 抢救时间的记录不包括
A. 病人到达的时间
B. 医生到达的时间
C. 抢救措施落实的时间
D. 病情变化的时间
E. 家属到达的时间

10. 医院病区病人休养的适宜环境是
A. 产妇病室应注意保暖,不能开窗通风,以免产妇着凉
B. 气管切开病人室内湿度在 35% 左右
C. 婴儿室冬季室温 22~24℃
D. 破伤风病人室内光线应充足
E. 哮喘病人病房应摆放鲜花

11. 下列何种病人需要较高的病室湿度
A. 产妇　B. 心力衰竭
C. 气管切开　D. 上消化道出血
E. 糖尿病

12. 关于病室的装饰,不妥的是
A. 儿科病区使用暖色
B. 手术室尽量用白色,便于清洁
C. 病室走廊可摆放绿色植物
D. 普通病室内可适当摆放鲜花
E. 监护病房内不能放置鲜花

13. 门诊开诊前,门诊护士应
A. 检查就诊、候诊环境
B. 测量生命体征
C. 收集初诊病案
D. 回收门诊病案
E. 消毒就诊环境

14. 不属于候诊室护士工作内容的是
A. 分理初诊和复诊病案
B. 根据病情测量生命体征
C. 随时观察候诊者的病情变化
D. 候诊者多时与医生一起参加诊治
E. 按挂号顺序叫号就诊

A_2 型题

15. 护士在候诊室巡视时,发现一名病人精神不振,诉说肝区隐痛,疲乏,食欲差,可见巩膜黄染。护士应
A. 转急诊室诊治
B. 安排提前就诊
C. 将病人转隔离门诊
D. 给病人测量生命体征
E. 安慰病人,不要着急焦虑。

16. 病儿,男性,5 岁,因“发热、皮疹、皮肤瘙痒”前来就诊,皮疹呈向心性分布。门诊护士应
A. 按挂号顺序就诊
B. 立即送抢救室抢救
C. 送急诊室就诊
D. 给予卫生指导
E. 安排到隔离门诊就诊

17. 病人,男性,60 岁,肝硬化伴腹水。因“突发大量呕血”急诊入院。消化内科无床位,在急诊观察室留观,留观时间一般为
A. 6~12 小时　B. 7~24 小时
C. 24~48 小时　D. 48~72 小时
E. 3~7 天

18. 病人,男性,32 岁,建筑工人。从高空坠落致骨盆骨折,大量出血,送入医院急诊科。抢救的过程中,护士进行的下列哪一项工作不正确
A. 口头医嘱复述后再执行
B. 用完的空安瓿应及时丢弃
C. 抢救后应及时请医生补写医嘱
D. 抢救记录字迹清晰、准确
E. 医生未到时先建立静脉通道

19. 某护士到产房实习,巡视过程中发现产房的温度与湿度有偏差,应调节为
A. 室温 15~18℃,相对湿度 40%~60%
B. 室温 18~20℃,相对湿度 45%~50%
C. 室温 18~22℃,相对湿度 50%~60%
D. 室温 20~22℃,相对湿度 45%~50%
E. 室温 22~24℃,相对湿度 50%~60%

20. 病人,男性,59 岁,因“心力衰竭”入院。呼吸困难,护士为其打开窗户通风,其目的与下列哪一项无关
A. 调节室内温度
B. 降低微生物密度
C. 避免噪声刺激
D. 调节室内的湿度
E. 增加室内空气中氧含量

21. 夏季雷雨后,病室湿度计显示相对湿度为70%时,病人可出现
A. 肌肉紧张　B. 咽干、口渴
C. 闷热、不适　D. 头晕、倦怠
E. 发热、多汗

22. 病人,女性,60岁,向护士反映病室人员嘈杂,影响休息。最适当的护理措施是
A. 提供安眠药,促进病人入睡
B. 做好心理护理,帮助病人适应环境
C. 病室的门窗、桌椅脚上钉上橡皮垫
D. 做好其他病人的宣教工作,保持病室安静
E. 治疗和护理全部集中在早晨进行

23. 病儿,男性,3岁,因"食物中毒"入院。下列不属于患儿护理单元固定设备范围的是
A. 病床、床垫、床褥、枕芯、枕套
B. 棉胎、大单、被套
C. 床旁桌椅、信号灯
D. 开水瓶、茶杯、脸盆
E. 需要时加橡胶单和中单

24. 病人,男性,65岁,因"肺心病"住院治疗。某日因输液速度过快而引起病人咳粉红色泡沫痰,此种损伤属于
A. 温度性损伤　B. 压力性损伤
C. 医源性损伤　D. 生物性损伤
E. 机械性损伤

25. 病人,男性,68岁,因"哮喘发作"急诊入院,其病房设置要求不包括
A. 病室内光线充足
B. 病室内放花卉
C. 注意室内通风
D. 提高病室温度
E. 注意室内色调

26. 病人,女性,56岁,偏瘫。康复比较顺利,现可下床行走,为保证病人的安全,对其实施护理措施不妥的一项是
A. 走廊设置栏杆
B. 厕所地面应防滑
C. 使用约束带约束病人的活动
D. 夏季灭蚊
E. 下床时注意搀扶

27. 护士小张被借调到门诊工作。在门诊,她不用进行的护理操作是
A. 输液　B. 导尿
C. 灌肠　D. 使用呼吸机
E. 测量生命体征

28. 病人,男性,28岁,因"车祸致开放性气胸,呼吸极度困难",被紧急送至急诊室。值班护士发现病人心跳呼吸停止,应立即
A. 通知值班医生
B. 向公安部门报告
C. 进行胸外心脏按压和人工呼吸
D. 安慰病人和家属
E. 给患病人建立静脉通路

29. 护士小王在呼吸内科工作,早上巡视病房时,发现一间病房的相对湿度为30%,由此可推断该病室病人可能出现
A. 食欲不振、疲倦
B. 呼吸道黏膜干燥,口渴
C. 憋气、闷热
D. 血压增高、面色苍白
E. 多汗、面色潮红

30. 病人,女性,48岁,因"肺炎"入院,实习护生小张在铺床时违反节力原则的做法是
A. 上身直立　B. 两脚分开
C. 膝伸直　D. 动作平稳
E. 操作连贯

31. 病人,男性,36岁,诊断为肺结核。当他去放射科做X线检查时,应将该病人病床铺为
A. 备用床　B. 暂空床
C. 麻醉床　D. 手术床
E. 备用床加橡胶单、中单

32. 病人,女性,25岁,因"交通事故"急诊入院手术,护士小刘为其准备床单位,其中麻醉护理盘内不需准备的用物
A. 开口器　B. 导尿管
C. 牙垫　D. 输氧导管
E. 吸痰导管

33. 刘某为心内科护士长,为帮助病友间形成积极的群体气氛,她不应指导护士
A. 引导病人相互关心
B. 引导病人遵守规章制度
C. 鼓励病人积极配合治疗和护理
D. 加强与家属的沟通
E. 帮病人拉好床帘,不鼓励病友间交流

34. 病人,男性,56岁,神志清楚,全身肌肉阵发性痉挛、抽搐。诊断为破伤风。对于该病人所住病室环境,下列哪一项不符合病情要求
A. 室温18~22℃
B. 相对湿度50%~60%
C. 门、椅脚钉橡皮垫

D. 保持病室光线充足

E. 护士要保持病室安静，做到“四轻”

35. 病人，男性，46 岁，在全麻下行开颅手术，手术顺利结束，术后返病房。护士为病人铺麻醉床时错误的操作是

A. 中部的中单及橡胶单距床头 45～50cm

B. 换清洁被单

C. 橡胶单和中单铺于床中部和床尾

D. 麻醉护理盘放于床旁桌上，输液架放于床尾

E. 将另一中单及橡胶单按需要铺于床头

A_3/A_4 型题

（36～38 题共用题干）

小胡是急诊护士，夜班，一个被砍伤的病人被送入院，大量出血，经询问得知其在被抢劫过程中受伤。

36. 小胡应立即通知

A. 护士长　　B. 公安部门

C. 家属　　D. 医院领导

E. 自己朋友

37. 在值班医生到达之前，小胡应做的措施不包括

A. 止血

B. 给伤员使用止血药物

C. 测血压

D. 给氧

E. 请陪送者留下

38. 急诊室的急救物品完好率要达到

A. 100%　　B. 99%

C. 95% 以上　　D. 90% 以上

E. 90%

（39、40 题共用题干）

病人，女性，50 岁，准备全麻下行剖腹探查术。

39. 护士为其准备床单位，做法不正确的是

A. 麻醉护理盘内准备护理记录单和笔

B. 盖被三折于床的一侧，开口向门

C. 枕头横立于床头，开口向门

D. 铺橡胶单和中单于床中部和床头

E. 先铺床头再铺床尾

40. 同事见到护士小刘为病人准备的麻醉床，应该提醒小刘纠正的地方是

A. 更换清洁被单

B. 麻醉盘内准备吸痰管

C. 中单未全部遮盖橡胶单

D. 检查床头吸引装置

E. 放置氧气筒

（杨　君）

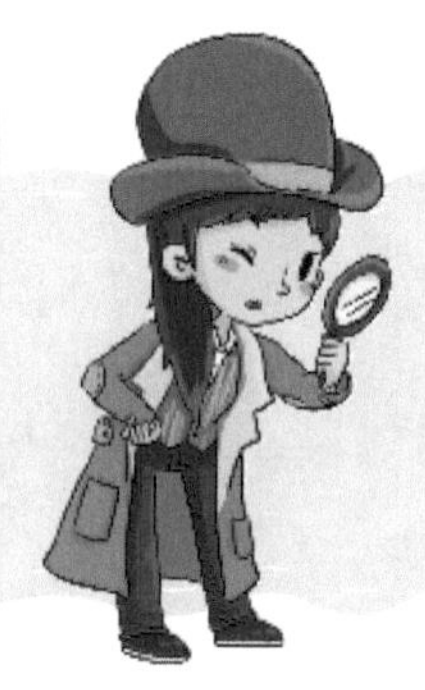

第6章 病人入院和出院的护理

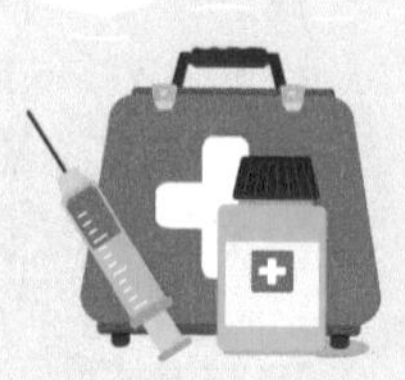

病人在门诊或急诊科(室)就诊,经医生诊查,确定需要住院进一步检查或治疗时,由医生签发住院证。护士应掌握病人入院护理的一般程序,按照整体护理的要求,对病人进行评估,给予相应的护理,使其尽快适应住院环境,密切配合治疗和护理活动。通过治疗和护理,病人病情好转或痊愈,可以出院时,护士应按照病人出院护理的有关程序,协助病人办理出院手续,同时做好出院指导和卫生宣教,提高病人的自护能力,使其恢复健康。

情境案例6-1

病人李某,男性,50岁,从高处坠落,致颅脑外伤。病人烦躁不安,面色苍白,四肢厥冷。病区值班护士接到住院通知后首先应怎样处理?

第1节　病人入院的护理

入院护理是指病人经门诊或急诊医生诊查后,因病情需要住院做进一步观察、检查和治疗,经诊查医生建议并签发住院证后,护士对病人进行的一系列护理活动。

一、入院程序

入院程序是指经门诊或急诊病人根据医生签发住院证后,自办理入院手续至进入病区的全过程。

(一) 办理住院手续

病人或家属持医生签发的住院证,到住院处缴纳住院保证金,办理入院手续。住院处办完手续后,立即通知病区值班护士,根据病情做好接纳新病人的准备工作。对急、危重症病人,可先收入病房、抢救后再补办入院手续。

(二) 进行卫生处置

护士根据病人的病情、身体状况,协助病人进行卫生处置,如理发、沐浴、更衣等。急、危重症病人及即将分娩者可酌情免于洗浴;对有虱虮者,先灭虱虮,再做卫生处置;对传染病病人或者疑似传染病病人,应送隔离室特殊处置;病人换下的衣服、贵重物品及暂时不需用的物品可交家属带回,或按手续暂放于住院处。

(三) 护送病人进入病区

护士应根据病人的病情,酌情选择步行、轮椅、平车或担架护送病人入病区,并注意安全及保暖,不可停止必要治疗,如给氧、静脉输液等。病人送至病区后,由住院处护士向病区护士认真交接病人的病情、治疗、护理措施及物品,并按要求记录。

二、病人入病区后的初步护理工作

(一) 一般病人的入院护理

1. 准备床单位,备齐用物　病区值班护士接到住院通知后,应立即根据病人病情准备病床,备齐病人所用物品。普通病人可将备用床改为暂空床,危重病人则应安置在危重病室,根据病情加铺橡胶单、中单;急诊手术病人应备好麻醉床。对于急、危重症及手术病人需准备急救设备和药物。

2. 迎接新病人　以热情的态度、亲切的语言接待病人，介绍责任医生及护士，说明自己将为病人提供的服务及职责，将其安置在备好的床位。介绍同室病友，消除病人的不安情绪。增强病人的安全感及对护士的信任，为病人佩戴腕带。

3. 测量生命体征　测量体温、脉搏、呼吸、血压及体重，必要时测量身高，并将测量结果按要求记录于体温单上。

4. 通知医生诊查　通知责任医生为病人诊查，必要时协助医生为病人体检及治疗。

5. 建立住院病历、填写相关护理表格（详见护理文件书写章节）

（1）排列住院病案，顺序依次为：体温单、医嘱单、入院病历及入院记录、病史及体格检查、病程记录（手术及分娩记录单等）、会诊记录、各种化验检查报告单、护理病案、住院病案首页、住院证及门诊病案。

（2）用蓝钢笔逐项填写住院病案眉栏及各种表格。

（3）用红钢笔在体温单 40～42℃ 相应时间栏内纵向填写入院时间，记录首次生命体征、身高、体重。

（4）填写病人入院登记本、诊断卡（一览表卡）、床头（尾）卡。

6. 遵医嘱实施相关治疗及护理　执行医嘱并按照分级护理采取护理措施。根据医嘱确定的饮食种类，通知营养科准备膳食。

7. 入院护理评估　根据护理程序收集病人的健康资料，针对病人的健康状况进行评估，如病人入院时的身体情况、心理状况及健康问题，提供制订护理计划的依据，确定护理诊断，拟定初步护理计划。

8. 介绍与指导　向病人及家属介绍病区和病室环境及设施、医院规章制度（生活制度、探视制度、卫生制度）等，床单位及设施的使用方法，帮助病人及家属尽快熟悉住院环境，遵守住院制度，配合治疗及护理。并指导病人常规标本（尿液、粪便、痰液）的留取时间、方法及注意事项。

（二）急诊病人的入院护理

1. 通知医生　接到住院处通知后，立即通知有关医生做好抢救准备。

2. 准备抢救物品　准备好各种抢救器材及药品，如氧气、吸引器、急救车、输液物品及各种无菌包等。

3. 安置病人　根据病情需要准备床单位，危重病人应置于危重病室或抢救室。

4. 观察病情　密切观察病情变化，积极配合医生抢救，并做好护理记录。

5. 保护病人安全　对昏迷、意识不清的病人需加床档给予保护，防止发生坠床。

6. 暂留陪护人员　对意识不清、语言障碍、听力障碍等病人，需暂留陪护人员，以便询问病人病情等相关情况。

考点：病人入病区后的护理工作

情境案例 6-1 问题分析

病人李某，因“颅脑外伤”急诊入院。病人烦躁不安、面色苍白、四肢厥冷、病情危重、病区值班护士接到住院处通知后，应立即通知有关医生做好抢救准备。入院后，护士应立即将病人安置于抢救室，取平卧位，测量生命体征，建立静脉通道，备齐抢救物品和药品，密切观察病情变化，积极配合医生进行抢救，并做好护理记录。

护考链接

危重病人入院时，病区护士首先应　A. 问病史　B. 填写各种护理记录单　C. 介绍有关规章制度　D. 与营养室联系膳食　E. 立即通知医生积极配合抢救

三、分级护理

分级护理指根据病人病情的轻重缓急及自理能力的评估结果，给予不同级别的护理。一般将护理

级别分为四级,特级护理、一级护理、二级护理和三级护理。各级护理适用对象及护理要点见表6-1。

表6-1　分级护理

护理级别	适用对象	护理要点
特级护理	病情危重、随时需要进行抢救的病人,如重症监护病人、各种复杂和大手术后病人、严重创伤或大面积烧伤病人、使用呼吸机并需要严密监护病情的病人	①设专人昼夜护理,密切观察病情变化,监测生命体征;②制订护理计划,严格执行各项治疗、护理措施,及时准确填写特别记录单;③正确实施基础护理和专科护理,严防并发症,确保病人安全;④备齐急救药品和器材;⑤实施床旁交接班
一级护理	病情趋于稳定的重症病人;术后或治疗期间需要绝对卧床的病人;生活不能自理并且病情不稳定的病人	①每小时巡视病人一次,观察病情变化,根据病情,测量生命体征;②制订护理计划,严格执行各项治疗、护理措施,及时准确填写特别记录单;③正确实施基础护理和专科护理,严防并发症,确保病人安全;④备齐急救药品和器材;⑤提供相关的护理健康指导
二级护理	病情稳定但仍需卧床的病人;生活部分能自理的病人	①每2小时巡视病人一次,观察病情;②按护理常规护理;③进行健康教育,督促病人遵守院规,了解病人病情动态及心理状态,满足身心需要,提供护理相关的健康指导
三级护理	生活能自理且病情稳定的病人	①每3小时巡视病人一次,观察病情;②按护理常规护理;③进行健康教育,督促病人遵守院规,了解病人病情动态及心理状态,满足身心需要,提供护理相关的健康指导

在临床工作中,为了更直观地了解病人的护理级别,通常在住院病人一览表和病人床尾卡上设不同标记。

第2节　病人出院的护理

情境案例6-2

病人张某,女性,45岁,患"高血压"15年,因近日工作压力大,没有按时服用降压药,感头晕、头痛、血压升高,无食欲,精神差,经对症治疗后,症状缓解出院。护士在病人出院前应做哪些护理工作?

出院护理是指病人在住院期间经过治疗及护理后,病情好转、稳定、痊愈出院或转院,或放弃治疗而自动离院时,护士对病人采取的一系列护理工作。

一、出院前护理工作

(一)通知病人及家属

医生根据病人身体康复情况,决定出院时间,开具出院医嘱后,护士则根据出院医嘱,提前告知病人及家属出院时间,并协助病人及家属做好出院准备。

(二)适时进行健康教育

护士根据病人的康复情况,需进行适当的健康教育,并指导病人出院后的相关注意事项(饮食、服药、休息、功能锻炼、定期复查等),为使病人及家属掌握相关的护理知识和技能,必要时向病人和家属提供出院指导的有关资料。

(三)做好心理护理

护士应观察病人的情绪变化,尤其是自动出院、转院或者病情无明显变化的病人,需给予心理上的疏导,以减轻不良情绪,增加病人康复的信心。自动出院的病人应在出院医嘱上注明"自动出院"的字样,由病人或家属签名认可。

(四) 征求病人意见

为提高医疗护理工作质量，需征求病人及家属对医院工作的意见或建议。

二、出院时护理工作

(一) 执行出院医嘱

1. 停止一切医嘱，用红笔在各种卡片或相关表格上填写“出院”字样，注明时间并签名，如饮食卡、服药卡、治疗卡、护理卡等。

2. 撤去床头(尾)卡及“病人一览表”上的诊断卡。

3. 若病人出院后继续服药，则遵医嘱领取药物后交给病人或家属，并指导病人正确用药，说明用药的注意事项。

4. 填写病人出院登记本。

5. 用红笔在体温单40~42℃相应时间栏内，纵行填写出院时间。

(二) 填写出院登记

填写出院通知单。

(三) 整理病案

按要求整理病历交病案室保存。排列出院病历的顺序：住院病案首页、住院证、出院记录或死亡记录、入院记录、病史及体格检查、病程记录(手术及分娩记录单等)、会诊记录、各种检验及检查报告、护理病历、医嘱单、体温单。

(四) 整理用物

协助家人及家属清理用物，归还寄存物品，病人住院期间所借物品需收回后做消毒处理。

(五) 护送病人出院

协助病人及家属办理出院手续后，酌情护送病人出病区，如步行、轮椅或平车护送出院。

三、出院后护理工作

病人离开病床后方可整理床单位，避免给病人带来心理上的不适感。

1. 由洗衣房收回撤去的污被服，根据出院病人的病种类别决定清洗和消毒方法。
2. 用浸泡法消毒非一次性痰杯、脸盆，用消毒液擦拭病床、床旁桌及椅。
3. 用日光暴晒法、紫外线照射或臭氧机消毒床垫、床褥、枕芯、棉胎等。
4. 打开病室门窗，通风换气。铺好备用床，准备迎接新病人。
5. 传染性疾病病人出院后，床单位及病室均按传染病中终末消毒法处理。

考点：出院前、出院时、出院后的护理工作

情境案例6-2问题分析

对病人张某出院前的护理，护士则根据出院医嘱，提前告知病人及家属出院时间，并协助病人及家属做好出院准备；同时应观察病人的情绪变化，需给予心理上的疏导，以减轻不良情绪，增加病人康复的信心；对病人患“高血压”疾病进行健康教育，指导病人出院后的相关注意事项(血压监测、饮食、服药、休息、功能锻炼、定期复查等)；同时为提高医疗护理工作质量，需征求病人及家属对医院工作的意见或建议。

第3节　运送病人法

病人在入院、出院、接受检查治疗、外出活动、出院时，凡是不能自行行走、移动的均需护理人员选用轮椅、平车或担架等工具运送病人。在运送过程中，护士要正确运用人体力学原理于操作中，以减轻双方疲劳，避免发生损伤，提高工作效率，减少病人痛苦，确保病人安全、舒适。

一、轮椅运送法

【目的】

运送能坐起、不能行走的病人入院、出院、检查、治疗及户外活动。

【评估】

(1) 病人病情、年龄、体重、躯体活动度、生命体征、意识状态、肢体活动度等。

(2) 病人对轮椅运送技术的理解合作程度。

(3) 轮椅各部件的性能是否完好。

【准备】

(1) 护士准备:衣帽整洁、修剪指甲、洗手。必要时戴口罩。

(2) 病人准备:了解使用轮椅的目的、过程、注意事项,掌握配合方法。

(3) 用物准备:轮椅、拖鞋、别针,根据季节、温度酌情备毛毯、外套,需要时备软枕、外衣。

(4) 环境准备:环境宽敞、清洁,地面平坦,便于轮椅通行。温度适宜,阳光充足(户外活动)。

【实施】

(1) 操作步骤见表6-2。

表 6-2 轮椅运送法

核对解释	检查轮椅性能后,将轮椅推至病床旁,核对病人姓名、床号后,向病人及家属解释目的,取得病人合作
放置轮椅	将轮椅背与床尾平齐,轮椅面朝床头,固定车闸,防止车轮滑动,翻起脚踏板
协助起床	嘱病人双手掌撑在床面上保持坐姿,协助病人坐于床缘,协助穿衣裤、鞋袜
协助坐椅	协助病人双手置于护士肩上,护士双手环抱病人腰部,协助病人下床、移向轮椅(图6-1),嘱病人扶助轮椅把手、转身坐入轮椅,将脚踏板翻下,协助病人将脚放于脚踏板上。协助病人尽量靠后坐、手扶把手,确定病人无不适,系好安全带。将床铺成暂空床,保持病室整洁美观
铺好毛毯	酌情铺毛毯于轮椅上(天气寒冷时),毛毯上端高于病人颈部15cm。将毛毯翻折围在病人颈部,防止脱落,用别针固定(图6-2)。两侧双臂用毛毯做成两个袖筒,用别针固定,将身体及下肢用毛毯包裹好,再将双脚置于脚踏板上。观察病人,确定无不适后,松闸,推病人至目的地
协助回床	取下病人身上的毛毯及别针。协助病人站起、转身、坐于床缘,协助病人脱鞋、外衣,并协助采取舒适卧位整理床单位

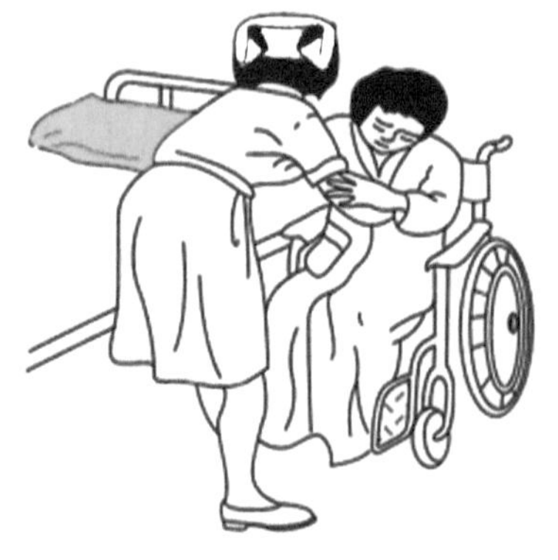

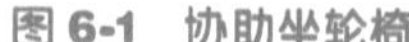

图 6-1 协助坐轮椅

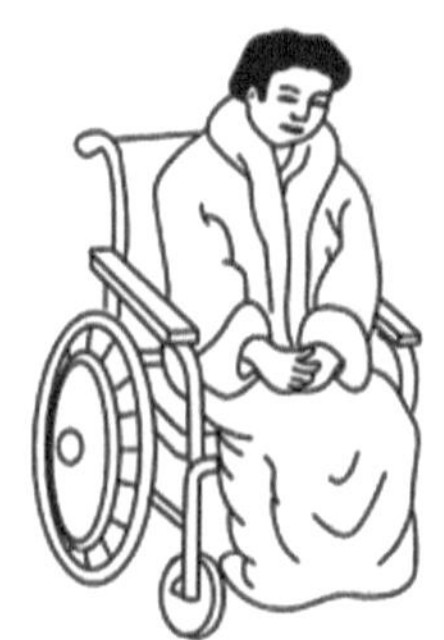

图 6-2 包裹毛毯

考点:轮椅运送技术的操作要点及注意事项

(2) 注意事项

1) 操作前应仔细检查轮椅各个部件性能是否完好,保证病人安全、舒适。

2) 操作中注意节力原则,推轮椅时保持平稳,控制车速,上下坡时速度宜慢。

3）根据季节、温度酌情增添衣物，注意保暖，防止着凉。

4）运送过程中随时观察病情变化，以免病人感觉不适和发生意外。若有导管应安置妥当，防止脱落及扭曲。

【评价】

病人对轮椅运送技术能够理解并合作。

二、平车运送法

【目的】

运送不能起床病人入院、做各种特殊检查、治疗、手术及转运。

【评估】

（1）病人病情、年龄、体重、躯体活动度、生命体征、意识状态、肢体活动度等。

（2）病人对平车运送技术的理解合作程度。

【准备】

（1）护士准备：衣帽整洁、修剪指甲、洗手。必要时戴口罩。

（2）病人准备：意识清醒的病人应告知病人使用平车的目的、注意事项，掌握配合方法。

（3）用物准备：平车（性能良好，将垫子及枕头用橡胶单及大单包好后置于平车上）、棉被或带套的毛毯，酌情备大、中单，如有骨折的病人，应有木板垫于平车上，并将骨折部位固定稳妥。

（4）环境准备：环境宽敞、清洁，地面平坦，便于平车通行。

【实施】

（1）操作步骤见表 6-3。

表 6-3　平车运送法

检查核对	将平车推至病床旁（根据天气在平车上铺好棉被或毛毯），核对病人姓名、床号后解释目的，取得病人合作
安置导管	确保病人身上导管通畅，妥善固定，防止脱落、受压及液体逆流
挪动法	适用于病情较轻，能在床上适当配合，病情允许的病人（图 6-3） 放置平车：移开床旁桌、床旁椅，松开盖被。将平车推至床缘纵向靠紧病床，大轮端靠床头，固定车闸。协助病人移至床缘，并依次向平车挪动上半身、臀部、下肢。协助病人躺好，将盖被包裹住病人（由双脚至颈部）。保持病室整洁美观，将床铺成暂空床。松闸，平稳地推病人至目的地。回床时，先移动下肢后再移动上肢，协助病人取舒适卧位 整理床单位，移回床旁桌椅
一人搬运法	适用于病情许可，体重较轻，不能自行移动病人及小儿（图 6-4） 放置平车，移开床旁桌、床旁椅，松开盖被，将平车推至床尾，使平车头端与床尾形成钝角，固定车闸。护士运用节力原则立于床边，两脚前后分开屈膝，护士一手自病人腋下伸至对侧肩部，另一手伸至病人大腿下，嘱病人双臂交叉抱于护士颈后部；护士将病人抱起，移向平车，将病人轻放于平车中央，协助病人取舒适卧位，用盖被包裹病人。保持病室整洁美观，将床铺成暂空床。松闸，平稳地推病人至目的地 回床搬运与离床搬运方法相同
二人搬运法	适用于病情较轻，体重较重，不能活动者（图 6-5） 放置平车，移开床旁桌、床旁椅，松开盖被。将平车推至床尾，使平车头端与床尾形成钝角，固定车闸。护士甲、乙分别同时位于床的同侧，协助病人双手置于胸腹前；护士甲将一手托起病人头部、颈部、肩部，再将另一手托起病人腰部；护士乙将一手托起病人臀部，再将另一手托起病人腘窝，两人将病人同时抬起，病人身体倾斜向护士，两人移步将病人轻放于平车中央，协助病人取舒适卧位，用盖被包裹病人。保持病室整洁美观，将床铺成暂空床。松闸，平稳地推病人至目的地 回床搬运与离床搬运方法相同

续表

[illegible]	[illegible]
三人搬运法	适用于病情较重,体重超重、病情较重或不能活动者(图 6-6) 放置平车,移开床旁桌、床旁椅,松开盖被。将平车推至床尾,使平车头端与床尾形成钝角,固定车闸。护士甲、乙、丙同时位于床的同侧,协助病人双手置于胸腹前;护士甲将一手托起病人的头部、颈部、肩部,再将另一手托起背部;护士乙将一手托起病人腰部,再将另一手托起臀部;护士丙将一手托起病人腘窝,再将另一手托起小腿,三人合力同时抬起病人,使病人身体倾斜向护士,三人移步将病人轻放于平车中央,协助病人取舒适卧位,用盖被包裹病人。保持病室整洁美观,将床铺成暂空床。松闸,平稳地推病人至目的地 回床搬运与离床搬运方法相同
四人搬运法	适用于危重、颈椎、腰椎骨折的病人(图 6-7) 放置平车,移开床旁桌、床旁椅,松开盖被。铺大单或帆布单于病人腰部、臀部下。将平车推至床缘纵向靠紧病床,大轮靠床头,固定车闸。护士甲位于床头,握大单头端,或者托起病人的头部、颈部、肩部;护士乙位于床尾,握大单尾端,或者托起病人双腿;护士丙、丁分别位于床及平车两侧,握紧大单;四人同时抬起病人,轻放于平车中央。协助病人取舒适卧位,用盖被包裹病人。保持病室整洁美观,将床铺成暂空床。松闸,平稳地推病人至目的地 回床搬运与离床搬运方法相同
安置体位	根据病情需要安置好舒适卧位,用盖被或毛毯包裹病人,先盖脚部,然后两侧,露出头部,上层边缘向内折叠
整理病床	整理床单位,铺暂空床
运送病人	松开车闸,推病人至指定地点

(2)注意事项

1)操作前应检查平车,保证病人安全。

2)搬运病人时,两脚前后分开站立,曲髋,曲膝,保持重心稳定,多人搬运时,动作应协调一致、轻稳,做到节力原则。

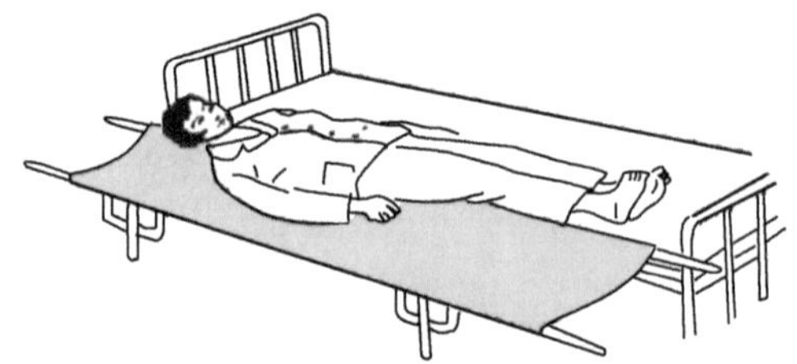

图 6-3　病人挪动于平车上

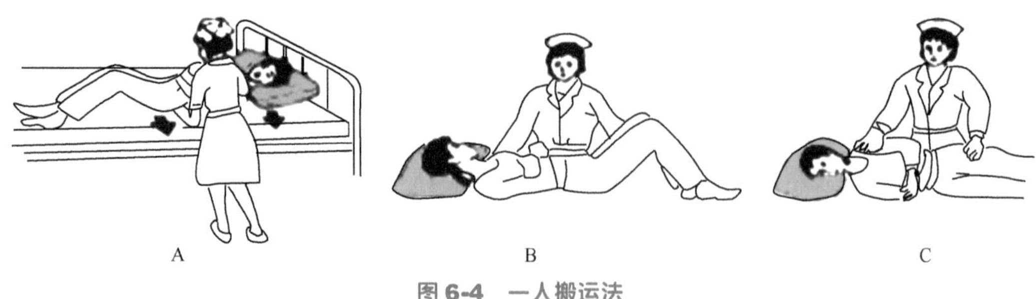

图 6-4　一人搬运法

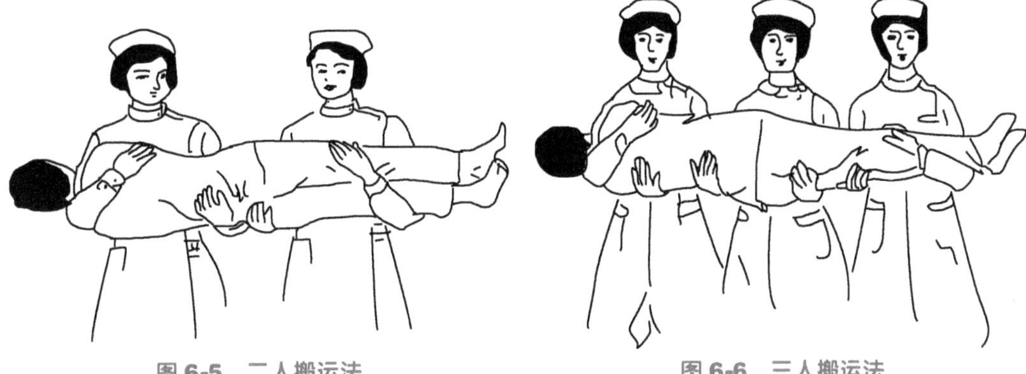

图 6-5　二人搬运法　　图 6-6　三人搬运法

3）注意观察病情，推平车时，护士应位于病人头端，便于观察病情，车速适宜。确保病人安全、舒适，为避免病人不适，上下坡时使病人头部处于高处一端（如平车一端为大轮，一端为小轮，则以大轮端为头端）。搬运骨折病人，需将木板垫于平车上，并固定好骨折部位；保持各种引流管、输液管通畅，保证病人的持续性治疗不受影响。昏迷、颌面外伤、颅脑损伤病人，将头部偏向一侧。推平车进出门时，不可用车撞门，应先开门，避免震动病人及损坏建筑物。

4）注意保暖，根据季节、温度酌情保暖，避免病人受凉。

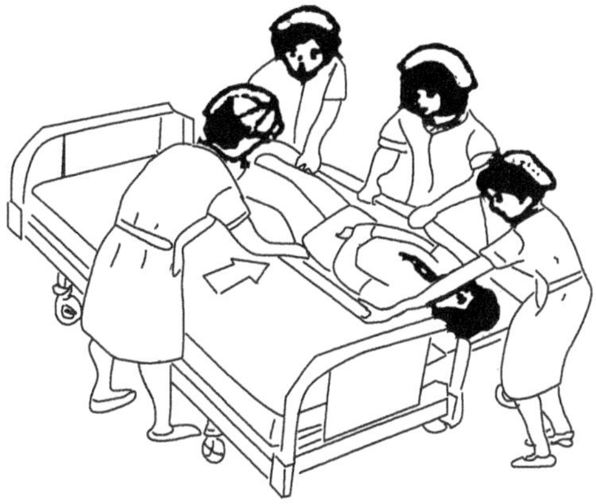

图 6-7　四人搬运法

【评价】

病人对平车运送技术能够理解并合作。

考点：平车运送技术的目的、操作要点、注意事项

操作前解释：

（1）您好！请问您叫什么名字？（您是×床王××吗？）

（2）王先生，您好！因为您的颈部、头部有外伤，需要做 CT 检查。我们现要送您去 CT 室做检查，我们四个人一起合力将您移至平车上，我们会注意动作轻点的，您放心。您需要大小便吗？

操作中指导：

王先生，请您将上肢交叉放于胸腹部，我们四人要一起将您移到平车上，如果您感到有不舒适就告诉我们。您配合得很好，谢谢您。

操作后嘱咐：

王先生，检查已做完了，等检查结果出来了，我会及时告诉您的。现在我们送您回病房。请您将上肢交叉放于胸腹部，我们四人一起合力将您移回到床上。您配合得很好。您这样躺着舒服吗？如果还有其他需要或不舒适，请您按传呼铃，我们也会经常来看您的，请您放心休息。谢谢（您的配合）。

【评价】

（1）病人感觉舒适、安全。

（2）护士动作轻稳、节力、协调。

（3）护患沟通有效，病人乐于接受。

（4）病人持续治疗不受影响。

护考链接

1. 病人李某，63 岁，因肺心病发生 Ⅱ 型呼吸衰竭，急诊入院，急诊室已给予输液、吸氧，现准备用平车送入病房，护送途中护士应注意 A. 拔管暂停输液 B. 暂停吸氧，输液继续 C. 暂停输液，吸氧继续 D. 继续输液、吸氧，避免中断 E. 暂停护送，缺氧症状好转后再送入病房

2. 病人王某，车祸受伤，怀疑腰椎骨折，搬运时应选择 A. 轮椅运送 B. 平车挪动法 C. 平车单人搬运法 D. 平车两人或三人搬运法 E. 平车四人搬运法

三、担架运送法

担架是急救过程中运送病人最基本、最常用的工具，具有体积小、平稳舒适、便于搭乘各种交通工具的特点。

目的及操作方法同平车运送技术(图 6-8)。

【注意事项】

(1) 搬运时，担架应与床平齐，便于搬运。

(2) 在运送时应遵循高个在头端，矮个在脚端的原则，步伐一致，确保平稳。

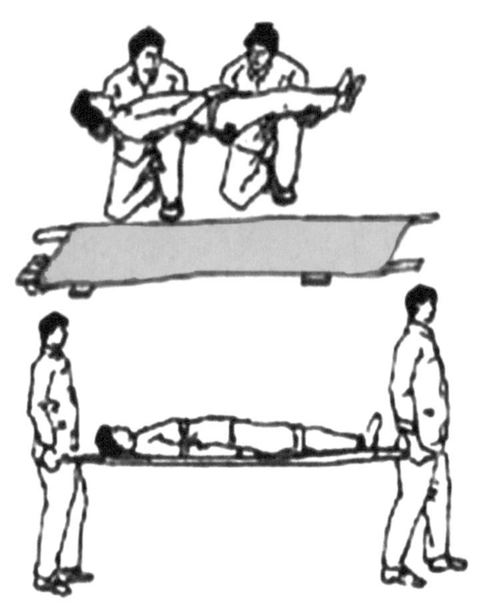

图 6-8 担架运送技术

小结

病人入院后，护士应及时准备好床单位，做好入院指导，建立住院病案，测量生命体征及体重，协助医生体检，执行医嘱，做好入院评估。对病情危重的病人应置于抢救室，备好急救药品和器械，协助医生抢救，加强安全防护。病人住院期间及时了解身心需要，做好护理。对行动困难及不能行走的病人外出时，护士应给予帮助，用轮椅、平车运送。病人出院时，做好健康指导、宣教工作。

自 测 题

A_1 型题

1. 住院处办理入院手续的依据是
   A. 单位介绍信 B. 门诊病历
   C. 住院证 D. 转院证明
   E. 诊断书
2. 入院时对乙肝病人个人衣服的正确处理方法是
   A. 包好后存放 B. 交给家属带回
   C. 消毒后存放 D. 日光暴晒后存放
   E. 消毒后交给病人保管
3. 出院护理中错误的是
   A. 通知病人及家属做好出院准备
   B. 凭医生处方领取病人出院后需服药物
   C. 协助病人整理用物
   D. 介绍出院后注意事项
   E. 停止给药
4. 护士协助病人向平车挪动的正确顺序是
   A. 上身、下身、臀部 B. 臀部、上身、下身
   C. 臀部、下身、上身 D. 上身、臀部、下身
   E. 下身、臀部、上身
5. 两人搬运病人的方法正确的是
   A. 甲托背部，乙托臀、膝部
   B. 甲托头、肩部，乙托臀部
   C. 甲托颈、腰部，乙托小腿和大腿
   D. 甲托头、背部，乙托臀部和小腿
   E. 甲托颈、肩、腰部，乙托臀部、腘窝处
6. 三人搬运病人的方法正确的是
   A. 甲托病人的头、肩、颈部，乙托病人的背、臀部，丙托病人腘窝、腿部

B. 甲托病人腰部,乙托病人头部,丙托病人腘窝、腿部
C. 甲托病人头、肩部,乙托病人臀部,丙托病人腿部
D. 甲托病人头部,乙托病人背部,丙托病人腘窝、腿部
E. 甲托病人头、肩、脚部,乙托病人背部,丙托病人腘窝、腿部

7. 下列不属住院处工作的是
A. 办理入院手续　B. 根据病情进行卫生处置
C. 通知病区接收病人　D. 介绍入院须知
E. 护送病人入病区

8. 住院处护士送病人入病区时其病人的物品应与
A. 门诊值班医生交接　B. 门诊护士长交接
C. 病区值班医生交接　D. 病区护士长交接
E. 病区值班护士交接

9. 一般病人入院后的初步护理不包括
A. 准备床单位　B. 介绍入院须知
C. 准备急救药品　D. 测量生命体征
E. 通知医生

10. 住院病案的首页为
A. 体温单　B. 医嘱单
C. 住院病案首页　D. 入院记录
E. 出院记录

11. 出院病案首页为
A. 体温单　B. 医嘱单
C. 住院病案首页　D. 入院记录
E. 出院记录

12. 利用平车运送病人时,病人头部卧于大轮端的原因是
A. 大轮灵活易转动　B. 大轮平稳,使病人舒适
C. 大轮转动时震动大　D. 大轮直径长,易滑动
E. 大轮摩擦小,较稳定

13. 单人搬运法适用于
A. 体重较轻的病人
B. 体重较重不能活动的病人
C. 能够在床上活动的病人
D. 下肢骨折的病人
E. 颈椎骨折的病人

A_2 型题

14. 病人李某,颈椎骨折现需搬运至平车上,平车与床的适当位置是
A. 平车头端与床尾相接
B. 平车头端与床头平齐
C. 平车头端与床头呈钝角
D. 平车头端与床尾呈锐角
E. 平车头端与床尾呈钝角

15. 贫血患儿,4 岁,搬运时应选择
A. 轮椅运送法　B. 平车挪动法
C. 平车单人运送法　D. 平车两人或三人搬运法
E. 平车四人搬运法

16. 病人李某,从高处坠落,呈昏迷状态,被从急诊室送入病室,值班护士首先应
A. 填写各种卡片
B. 通知医生、配合抢救、测量生命体征
C. 询问病史,评估发病过程
D. 通知营养室,准备膳食
E. 介绍病室病友

17. 病人李某,因"急性心肌梗死"需入院治疗,住院处的护理人员首先应
A. 办理入院手续卫生处置
B. 进行护理诊断
C. 介绍医院规章制度
D. 氧气吸入,立即用平车送病人入病区
E. 留尿便标本进行检验

18. 某病人,颈椎术后,从手术室返回病室,用平车送该病人,下列方法描述正确的是
A. 病人躺卧于平车中间
B. 上下坡时病人头部应在低处一端
C. 病人头部应卧于平车小轮端,可减少颠簸感
D. 搬运骨折病人时应在床上加软垫
E. 下坡时加快速度

(郑晓云)

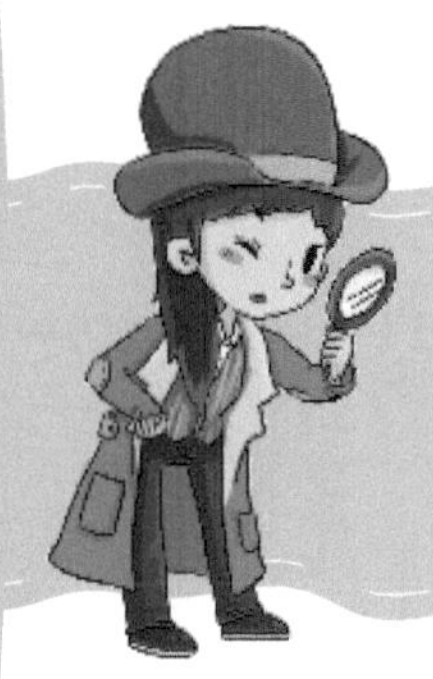

第7章 卧位与安全的护理

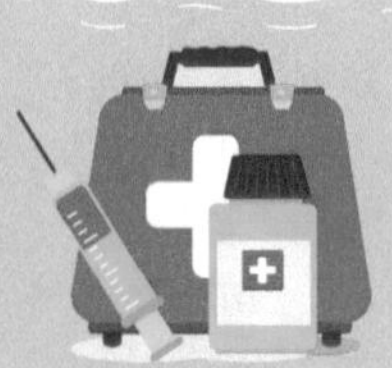

正确的卧位和保护具的使用对减轻病人症状、治疗疾病、预防并发症均能起到良好的作用。护士应根据病人病情正确安置卧位，使病人保持正确的姿势和体位，确保安全及治疗、护理工作顺利进行。

第1节　病人的卧位

情境案例7-1

病人，女性，孕妇，妊娠36周，因阴道持续性流液一小时来就诊。肛查时羊水不断地从阴道流出，诊断为胎膜早破。护士应协助病人采取何种体位？为什么？

卧位是指病人休息和适应医疗护理需要所采取的卧床姿势。

一、卧位的性质

（一）根据卧位的自主性分类

1. 主动卧位　病人自主采取的最舒适卧位。见于轻症病人、术前及恢复期病人。

2. 被动卧位　病人没有变换卧位的能力，卧于他人安置的卧位。见于极度衰弱、昏迷、瘫痪者。

3. 被迫卧位　病人意识清楚，也有变换卧位的能力，因疾病或治疗的原因而被迫采取的卧位。例如，哮喘发作的病人，由于呼吸困难而被迫采取端坐卧位。

（二）根据卧位的平衡稳定性分类

1. 稳定性卧位　支撑面大，重心低，平衡稳定，病人感到舒适的卧位，如仰卧位。

2. 不稳定卧位　支撑面小，重心较高，难以平衡的卧位。病人为保持一定的卧位大量肌群处于紧张状态，易疲劳，不舒适，如两脚并齐伸直，两臂也在两侧伸直的侧卧位。

二、常用卧位

临床上常用卧位有：仰卧位、侧卧位、半坐卧位、端坐位、俯卧位、头低足高位、头高足低位、膝胸位、截石位。

【目的】

根据需要为病人取适当的卧位，便于治疗、检查及护理，防止并发症的发生。

【评估】

(1) 病人的年龄、病情、体重、意识状态、生命体征、检查及治疗项目、局部皮肤受压情况等。

(2) 病人对所取卧位目的的认识，顾虑及合作程度。

(3) 病床是否能摇起，是否需要软枕、三角架等用物。

【准备】

(1) 护士准备：着装整齐、洗手、戴口罩。

(2) 病人准备：了解更换卧位的作用，操作方法及注意事项。

(3) 环境准备：病室安静、整洁、温度适宜，必要时进行遮盖。

【实施】

（1）仰卧位

1）去枕仰卧位：

A. 方法：去枕仰卧，头偏向一侧，两臂放于身体两侧，两腿自然放平，枕头横立于床头（图7-1）。

B. 适用范围：①昏迷或全身麻醉未清醒的病人，可避免呕吐物误吸而引起窒息或吸入性肺炎等肺部并发症；②椎管内麻醉或脊髓腔穿刺后的病人，防止穿刺后脑脊液从穿刺处漏出而导致颅内压降低引起头痛。

2）中凹卧位（休克卧位）：

A. 方法：胸抬高10°～20°，下肢抬高20°～30°（图7-2）。

B. 适用范围：休克病人。抬高头胸部，有利于保持气道通畅，改善呼吸及缺氧症状；抬高下肢，有利于静脉血液回流，增加心排血量，缓解休克症状。

3）屈膝仰卧位：

A. 方法：病人仰卧，头下垫枕，两臂放于身体两侧，两脚放平，两膝屈起，稍向外展开（图7-3）。

B. 适用范围：①使腹肌放松，便于腹部检查；②行导尿术及会阴冲洗时，便于暴露操作部位。

（2）侧卧位

1）方法：病人侧卧，两臂屈肘，一手放于胸前，一手放于枕旁，下腿伸直，上腿弯曲。必要时在两膝间、后背和胸腹前放置软枕，扩大支撑面，增进舒适和安全（图7-4）。

2）适用范围：

A. 灌肠、肛门检查，配合胃镜、肠镜检查等。

B. 臀部肌内注射（上腿伸直，下腿弯曲）。

C. 预防压疮：与平卧位交替使用，减轻局部皮肤长时间受压。同时便于擦洗和按摩受压部位。

D. 对单侧肺部病变者，根据病情采取患侧卧位或健侧卧位。患侧卧位可阻止患侧肺部的活动度，有利于止血和减轻疼痛感；健侧卧位有利于咳痰和引流。

（3）俯卧位

1）方法：病人俯卧，头偏向一侧，两臂屈肘放于头部两侧，两腿伸直，胸下、髋部及踝部各放一软枕（图7-5）。

2）适用范围：

A. 腰、背部检查或配合胰、胆管造影检查。

B. 脊椎手术后或腰、背、臀部有伤口，不能平卧或侧卧的病人。

C. 暂时缓解胃肠胀气所致的腹痛（此卧位可使腹腔容积增大，降低气体对肠壁的压力）。

（4）半坐卧位

1）方法：

A. 摇床法：病人仰卧，先摇起床头支架30°～50°，再摇高膝下支架，扩大身体支撑面，防止身体下滑。必要时床尾放一软枕，增进舒适，以免病人足底触及床档。放平时，先摇平膝下支架，再摇平床头支架（图7-6）。

B. 靠背架法：病人上身抬高，在床头垫褥下放一靠背架，下肢屈膝，用中单包裹膝枕垫于膝下，两端固定于床两侧，防止病人下滑。放平时应先放平下肢，再放平床头（图7-7）。

2）适用范围：

A. 面部及颈部手术病人，采用半坐卧位可减少局部出血。

B. 心肺疾病所引起呼吸困难者，采取此卧位可以使膈肌下降，扩大胸腔容积，同时减轻腹内器官对心肺的压力，改善呼吸；还可以使部分血液在重力作用下滞留在下肢和盆腔器官内，减少回心血量，减轻心脏负担。

C. 胸、腹、盆腔手术后或有炎症的病人,可使腹腔渗出液流入盆腔,使感染局限。因盆腔腹膜抗感染性能较强而吸收性能较差,此卧位可减少炎症的扩散和毒素的吸收,减轻中毒反应,同时又可防止感染向上蔓延引起膈下脓肿。腹部手术后的病人,此卧位可减轻腹部切口缝合处的张力,缓解疼痛,并促进伤口愈合。

D. 恢复期体质虚弱的病人,有利于向站立过渡。

(5) 端坐卧位

1) 方法:病人坐在床上,用支架或靠背架将床头抬高70°~80°,膝下支架抬高15°~20°,身体稍向前倾,虚弱病人可以在床上放一跨床小桌,桌上放一软枕,让病人伏桌休息。必要时加床档,确保病人安全(图7-8)。

2) 适用范围:心力衰竭、心包积液、支气管哮喘发作者。由于极度呼吸困难,病人被迫端坐。

(6) 头高足低位

1) 方法:病人仰卧,床头用支托物抬高15~30cm或根据病情而定。另用一枕头横立于床尾防止足部触及床尾(图7-9)。

2) 适用范围:

A. 颈椎骨折进行颅骨牵引时作反牵引力。

B. 降低颅内压,预防脑水肿。

C. 颅脑手术后的病人。

(7) 头低足高位

1) 方法:病人仰卧,头偏向一侧,枕头横立于床头,防止碰伤头部。床尾用支托物垫高15~30cm。此体位使病人感到不适,不可长时间使用。颅内高压者禁用(图7-10)。

2) 适用范围:

A. 肺部体位引流,使痰易于咳出。

B. 十二指肠引流术,同时采取右侧卧位,有利于胆汁引流。

C. 下肢骨折牵引,利用人体重力作反牵引力。

D. 妊娠时胎膜早破,采取此体位使膈肌上抬增加腹腔容积,降低腹压,防止脐带脱垂。

情境案例7-1问题分析

病人,孕妇,妊娠36周,被诊断为胎膜早破,危及胎儿生命,为降低腹压、止脐带脱垂,应将其安置头低足高位,可以降低腹压,防止脐带脱垂。

(8) 截石位

1) 方法:病人仰卧于检查台上,两腿分开,放在支腿架上(支腿架上放软垫),臀部齐床边,两手放在胸前或身体两侧,暴露会阴部(图7-11)。此卧位暴露特殊部位,应注意保暖及遮挡,保护病人的隐私。

2) 适用范围:

A. 病人接受会阴、阴道、子宫颈及肛门部位的检查、治疗、护理或手术。

B. 产妇分娩。

(9) 膝胸卧位

1) 方法:病人跪卧于床面,两小腿放平,稍分开,大腿和床面垂直,胸贴床面,腹部悬空,臀部抬起,头转向一侧,两臂屈肘放于头的两侧(图7-12)。

2) 适用范围:

A. 做肛门、直肠、乙状结肠镜检查及治疗。

B. 矫正子宫后倾或胎位不正。

C. 促进产后子宫复原。

【评价】

(1) 病人舒适、安全,无并发症发生。

(2) 卧位正确,能满足治疗、检查及护理需要。

考点:各种卧位的适用范围及临床意义

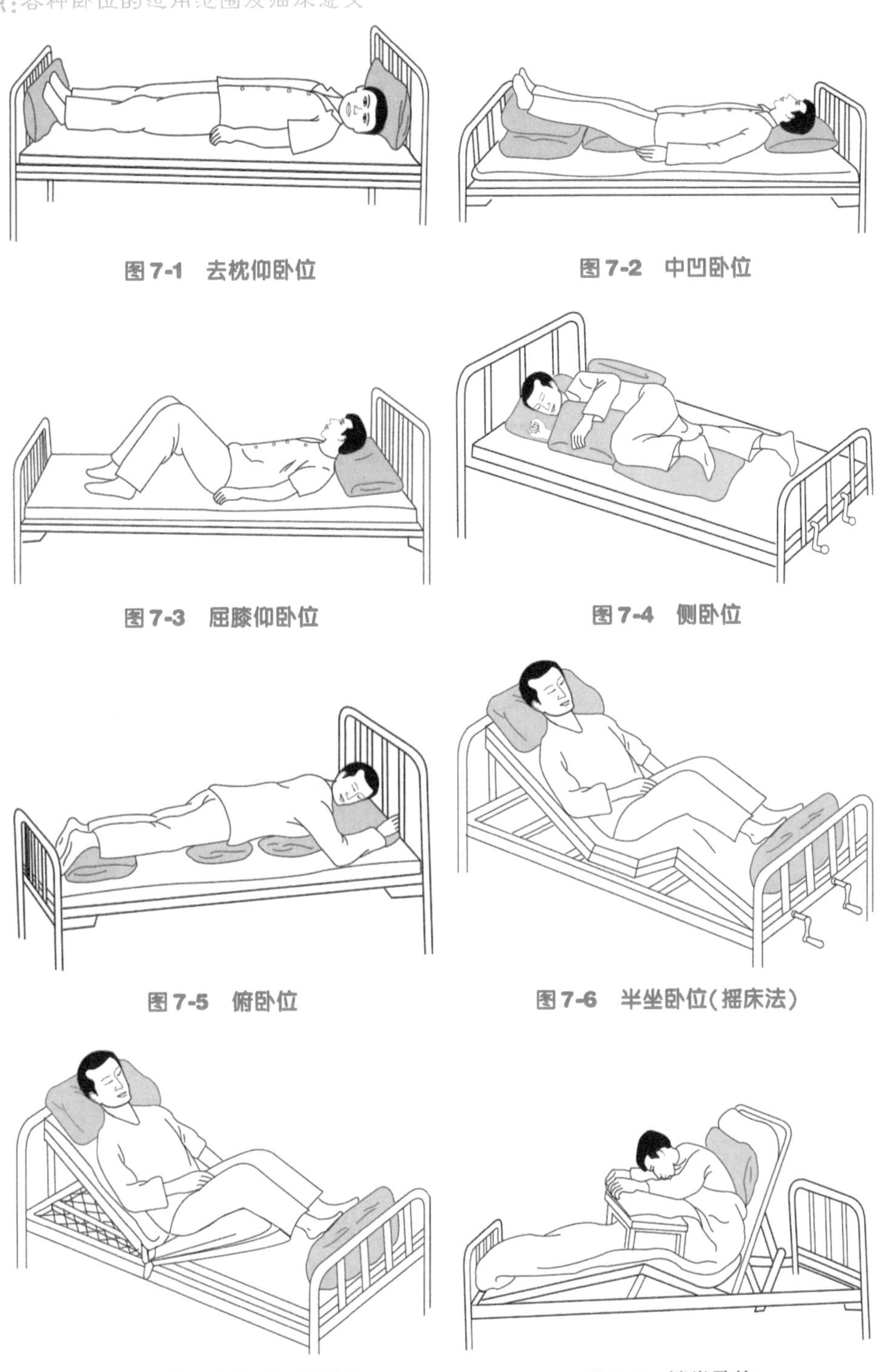

图 7-1　去枕仰卧位

图 7-2　中凹卧位

图 7-3　屈膝仰卧位

图 7-4　侧卧位

图 7-5　俯卧位

图 7-6　半坐卧位(摇床法)

图 7-7　半坐卧位(靠背架法)

图 7-8　端坐卧位

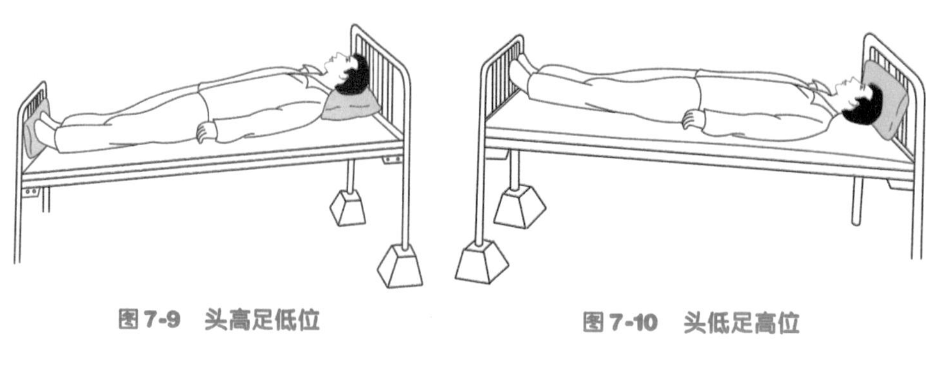

图 7-9　头高足低位

图 7-10　头低足高位

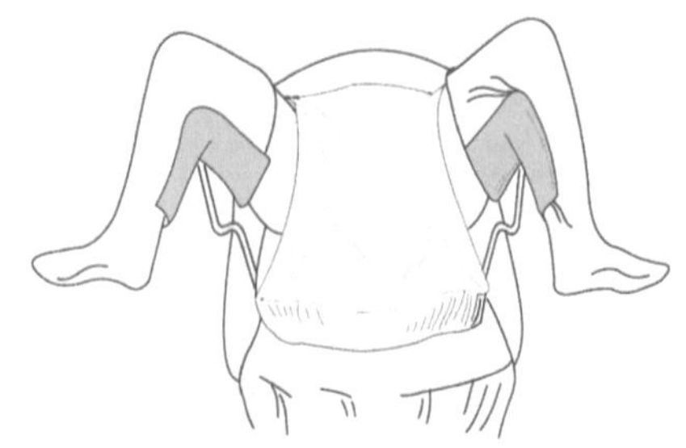

图 7-11　截石位

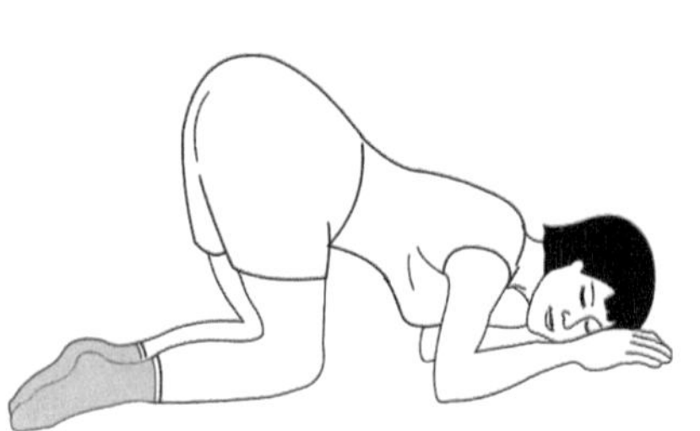

图 7-12　膝胸卧位

护考链接

病人，女性，68 岁，患慢性肺心病近 8 年。近日咳嗽，咳痰加重，明显发绀。给予半坐卧位的主要目的是

A. 使回心血量增加　B. 使肺部感染局限化　C. 使膈肌下降，呼吸通畅　D. 减轻咽部刺激，减缓咳嗽

E. 促进排痰，减轻发绀

解析：半坐卧位使膈肌下降，胸腔扩大，肺活量增加，有利于呼吸，使呼吸困难得到改善，同时减轻肺部淤血和心脏负担。故答案选 C。

第 2 节　协助病人更换卧位法

情境案例 7-2

病人，男性，50 岁，骑车不慎跌倒，造成右上肢、右下肢骨折，骨折处用石膏固定，现遵医嘱予静脉输液、留置尿管。护士如何为病人翻身？为病人翻身的过程中应如何处理各种管道？

长期卧床的病人，局部组织持续受压，呼吸道分泌物不宜咳出，容易出现各种并发症，如压疮、坠积性肺炎、消化不良、肌肉萎缩等。护士应定时为病人更换卧位防止并发症的发生。

一、协助病人翻身法

【目的】

（1）因各种原因长期卧床，不能自行翻身的病人，协助病人更换卧位、增进舒适。

（2）检查、治疗、护理的需要，如背部皮肤护理，更换床单等。

（3）预防并发症，如坠积性肺炎，减轻局部组织受压，预防压疮发生。

【评估】

（1）病人的年龄、病情、体重、意识状态、生命体征、局部皮肤受压情况等。

（2）各种导管及输液装置情况。

（3）病人对更换卧位的作用和操作方法的理解、接受程度及配合能力。

【准备】

(1) 护士准备:着装整齐、洗手、戴口罩。

(2) 病人准备:了解更换卧位的作用,操作方法及注意事项。

(3) 环境准备:病室安静、整洁、温度适宜,必要时进行遮盖。

【实施】

(1) 操作步骤见表 7-1。

表 7-1　协助病人翻身法

操作流程	操作要点
核对解释	核对病人床号、姓名并向病人及家属解释翻身的必要性,以取得配合
固定装置	移开床旁桌、椅,固定床脚刹车,妥当安置各种导管及输液装置,必要时将盖被折叠至床尾或一侧
病人准备	病人仰卧,两手放于腹部,两腿屈曲
协助病人翻身	一人协助翻身法:①将病人肩部、腰部及臀部移向护士侧床缘,再将双下肢移近床沿并曲膝;②一手扶肩,一手扶膝,轻轻将病人转向对侧,使病人背对护士(图 7-13) 两人协助翻身法:①两人站在床的同一侧,一人托住病人颈肩部和腰部,另一人托住病人臀部和腘窝,两人同时将病人移向近侧;②分别托扶病人的肩、腰、臀和膝等部位,轻轻将病人转向对侧(图 7-14)
安置病人	按侧卧位要求,在病人背部、胸前及两膝间垫上软枕。妥善安置引流管
整理记录	整理床单位,移回床旁桌、椅,记录翻身时间及皮肤情况

情境案例 7-2 问题分析

此病人需两人协助翻身:①翻身前应将输液管、尿管安置妥当,翻身后检查导管是否有脱落、移位、扭曲、受压,以保持通畅、防止脱落。②两人站在床的同一侧,一人托住病人颈肩部和腰部,另一人托住病人臀部和腘窝,两人同时将病人移向近侧床沿。分别托扶病人的肩、腰、臀和膝等部位,轻轻将病人转向对侧,并保持骨折肢体功能位。

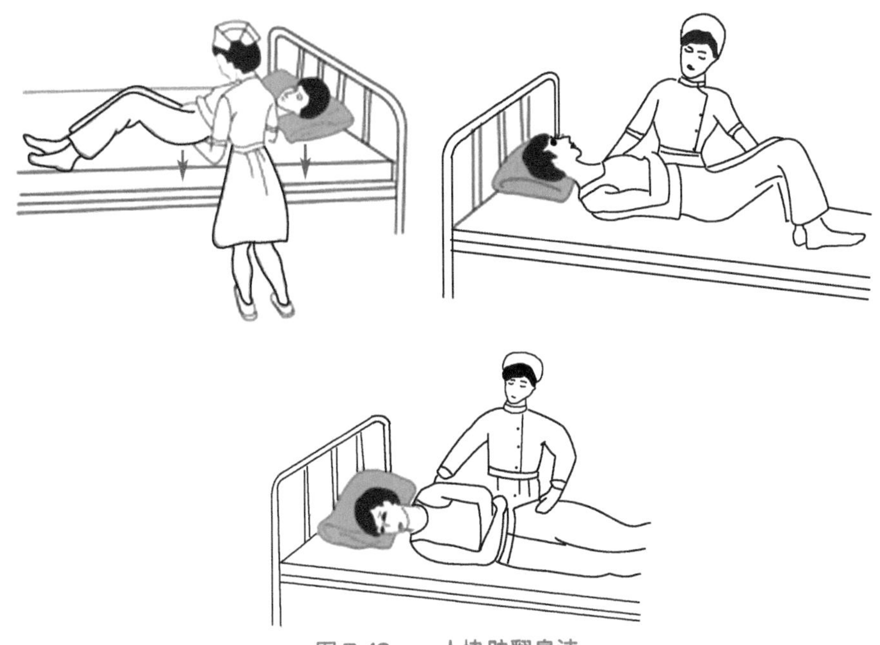

图 7-13　一人协助翻身法

(2) 注意事项

1) 应将病人身体稍抬起再行操作,不可拖拉,以免擦破皮肤。多人协助翻身时,注意动作协调一致。

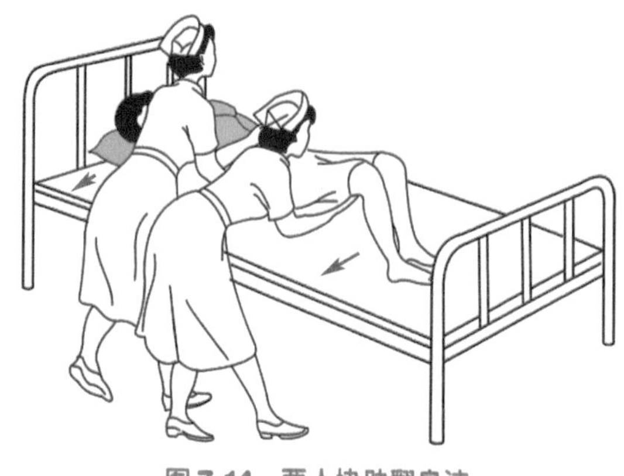

图 7-14 两人协助翻身法

2）根据病情及皮肤受压情况，确定翻身间隔时间，做好交班。

3）如果病人身上有各种导管，翻身前应将其安置妥当，翻身后检查导管是否有脱落、移位、扭曲、受压，以保持通畅防止脱落。手术后的病人翻身时，应先检查是否脱落，如脱落或分泌物浸湿敷料，应先换药再翻身。

4）翻身时尽量让病人靠近护士，以缩短阻力臂，达到省力目的。

5）特殊病人翻身时应注意：颅脑手术后，头部转动过剧可引起脑疝，一般只能卧于健侧或平卧。颈椎、颅骨牵引的病人，翻身时不可放松牵引。石膏固定和伤口较大的病人，翻身后将患处放于适当位置，防止受压。脊椎受损或脊椎手术后的病人，翻身时应保持脊椎平直，以维持脊柱的正确生理弯度，勿让身体屈曲，避免脊柱错位损伤脊椎。病人有颈椎损伤时，勿扭曲或者旋转病人的头部，以免加重神经损伤引起呼吸机麻痹而死亡。

【评价】

(1) 病人翻身过程中安全、顺利、没有擦破皮肤。

(2) 病人身上各种导管及敷料，翻身后安置妥当无脱落。

二、协助病人移向床头法

【目的】

协助滑向床尾而自己不能移动的病人移向床头，恢复正确而舒适的卧位。

【评估】

(1) 病人的年龄、病情、意识状态。

(2) 各种导管及输液装置情况。

(3) 病人及家属对此操作的理解及配合程度。

【准备】

(1) 护士准备：着装整齐、洗手、戴口罩。

(2) 病人准备：了解移向床头的配合能力及注意事项。

(3) 环境准备：病室安静、整洁、温度适宜。

【实施】

(1) 操作步骤见表 7-2。

表 7-2 协助病人移向床头法

操作流程	操作要点
核对解释	向病人及家属解释操作的目的、过程及配合事项，以取得合作
固定装置	根据病情放平床头支架，枕头横立于床头，避免撞伤病人。固定床脚轮并将各种导管及输液装置安放妥当，必要时将盖被折叠至床尾或一侧
移动病人	一人协助移向床头法：①病人仰卧屈膝，双手握住床头栏杆；②护士一手放于病人的肩部，一手放于臀部；③护士抬起病人的同时，病人用脚蹬床面，挺身上移(图 7-15) 二人协助移向床头法：①病人仰卧屈膝；②两人分别站在床的两侧，交叉托住病人颈肩部和腰臀部，同时抬起病人移向床头；或者两人站同侧，一人托住颈、肩及腰部，另一人托住臀部及腘窝，同时移向床头
整理	放回枕头，协助病人取舒适卧位，整理床单位

（2）注意事项

1）移动病人时应将病人身体稍抬起再行操作，切忌拖、拉、推等动作，以免擦伤皮肤。

2）如有导管，移动前应将其安置妥当，移动后检查导管是否脱落、移位、扭曲、受压，保持通畅。

3）护士在操作中注意运用节力原则。两名护士操作时应动作轻稳，保持协调一致，使病人舒适安全。

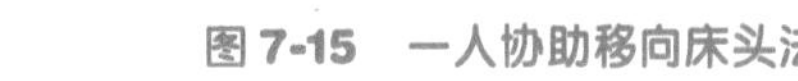

图 7-15　一人协助移向床头法

【评价】

（1）护士与病人沟通有效，能积极配合。

（2）病人舒适，无并发症发生。

（3）护士运用人体力学原理，操作轻稳、节力、安全，多人操作动作协调一致。

考点：协助病人变换卧位的方法

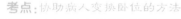

护考链接

病人，女性，60 岁，体重 70kg，两护士共同为病人翻身，下面操作不正确的是　A. 两护士站在床的同一侧　B. 一人托住病人臀部和腘窝处　C. 一人托住病人腰背部　D. 两人同时抬起病人　E. 轻推病人转向对侧

解析：二人协助移向床头法为一人托住颈、肩及腰部，另一人托住臀部及腘窝，同时移向床头。故答案选 C。

第 3 节　保护具的应用

情境案例 7-3

病人，男性，以呼吸困难，唇发绀，恐惧，烦躁不安而急诊入院，入院诊断为风湿性心脏病合并心力衰竭。为防止病人受伤，应采取的保护措施是什么？

保护具是用来限制病人身体或身体某部位的活动，从而起到约束和保护的作用。对小儿、烦躁不安、高热、谵妄、昏迷及危重病人，防止发生坠床、撞伤、抓伤等意外，以确保其安全，保证治疗、护理的顺利进行。

一、保护具常用种类及应用

（一）床档

保证病人安全，病人有坠床的危险时使用床档。

1. 多功能床档　使用时插入两边床缘，必要时取下垫于病人背部，行胸外心脏按压（图 7-16）。
2. 半自动床档　固定在床缘两侧，可按需升降（图 7-17）。

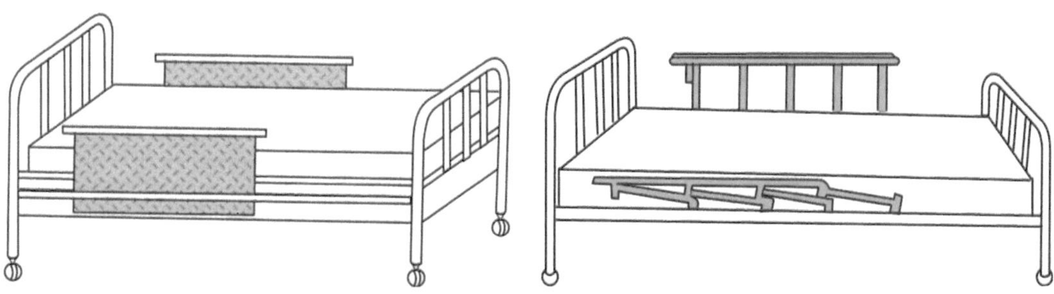

图 7-16　多功能床档　　　　图 7-17　半自动床档

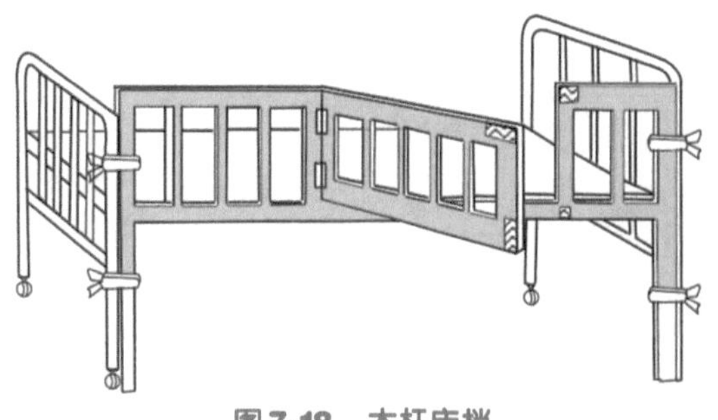

图 7-18　木杆床档

3. 木杆床档　使用时将床档稳妥地固定在床的两侧，操作时将中间的活动门打开，操作完毕将门关闭（图 7-18）。

（二）约束带

用于躁动不安或精神病病人，以限制其失控的身体及肢体活动，或在治疗需要固定身体某一个部位时，防止意外的发生。

1. 宽绷带约束　常用于固定手腕和踝部。先用棉垫包裹手腕或踝部，再用宽绷带打成双套结，套在棉垫外稍拉紧，使不脱出（以不影响肢体血循环为宜），然后将带子固定于床缘上（图 7-19）。

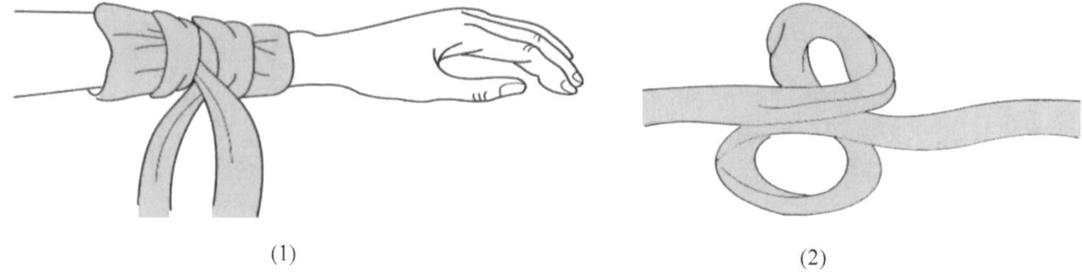

图 7-19　宽绷带约束

2. 肩部约束　常用于固定肩部，限制病人坐起。常用筒式约束带，用布制成，宽 8cm，长 120cm。操作时，将病人两侧肩部套进袖筒，腋窝衬棉垫，两袖筒上的细带子在胸前打结固定，下面两条较宽的长带系于床头（图 7-20）。

3. 膝部约束带　用于固定膝部，限制病人下肢活动。用布制成，宽 10cm，长 250cm，宽带中部相距 15cm 分别钉两条两头带。操作时，两膝衬棉垫，将约束带横放于两膝上，宽带下的两头带各缚住一侧膝关节，然后将宽带两端系于床缘（图 7-21）。

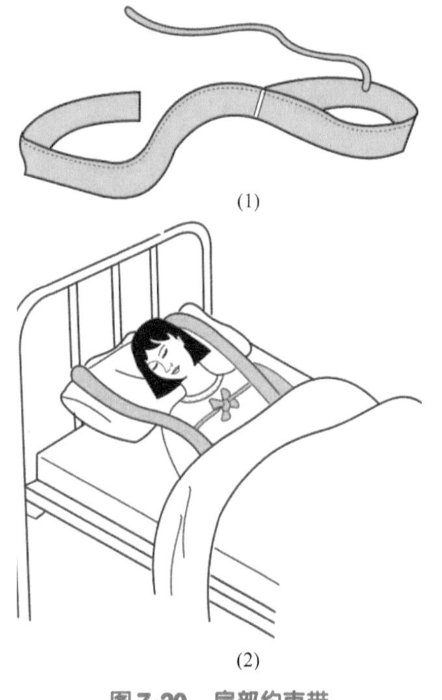

图 7-20　肩部约束带

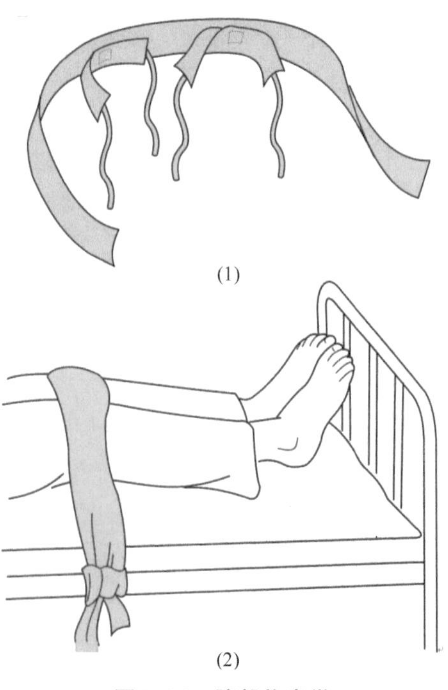

图 7-21　膝部约束带

4. 尼龙搭扣约束带　操作简便、安全,便于洗涤和消毒,可以反复使用(图7-22)。用于固定手腕、上臂、踝部、膝部。约束带由尼龙搭扣和宽布带构成,操作时,将约束带置于关节处,被约束部位衬棉垫,松紧度要适宜,对合尼龙搭扣后将带子系于床缘。若无上述特制的约束带时,可用大单代替,固定双肩和膝关节。

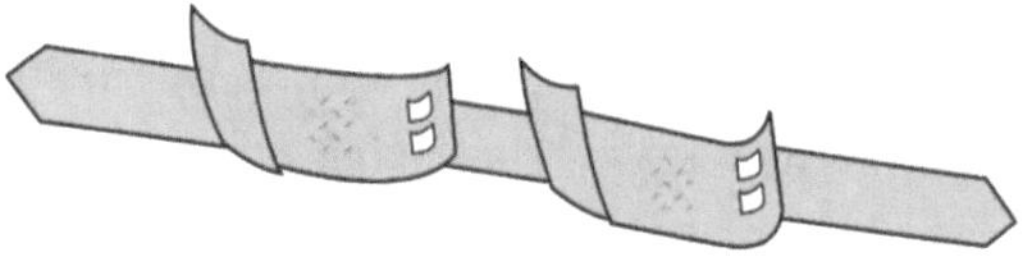

图7-22　尼龙搭扣约束带

(三) 支被架

支被架主要用于肢体瘫痪或极度衰弱的病人,以防止被盖压迫肢体,影响肢体的功能位置,而造成永久性伤害如足下垂、足尖压疮等。也可用于灼伤病人的暴露疗法需要保暖时(图7-23)。

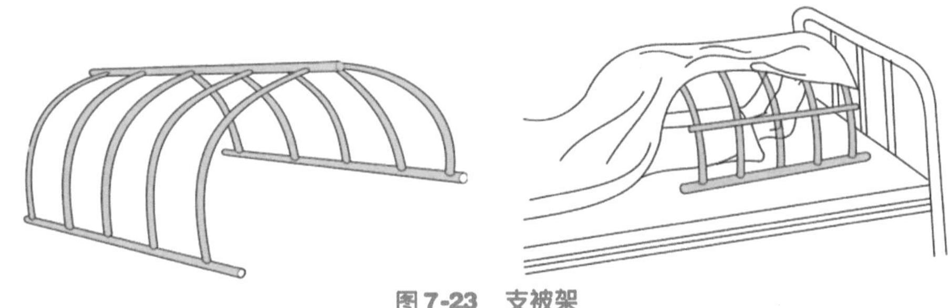

图7-23　支被架

二、保护具的使用

【目的】

防止病人意外损伤,确保病人的安全。

【评估】

(1) 病人的年龄、病情、意识状态、肢体活动、是否有发生意外损伤的可能。

(2) 病人及家属对应用保护具的目的、方法、注意事项的了解及合作程度。

【准备】

(1) 护士准备:着装整齐、洗手、戴口罩。

(2) 病人准备:病人及家属了解保护具的相关知识,能理解并配合使用保护具。

(3) 环境准备:病室安静、整洁、温度适宜,必要时进行遮盖。

(4) 用物准备:酌情准备床档、约束带、支被架。

【实施】

(1) 操作步骤见表7-3。

表7-3　保护具的使用

种类	分类	操作要点
床档	多功能床档	不用时插于床尾,使用时插入两边床缘。必要时取下垫于病人背部,行胸外心脏按压(图7-16)
	半自动床档	不用时固定在床缘两侧,可按需升降(图7-17)
	木杆床档	使用时将床档稳妥固定在两侧床边,操作时,将中间的活动门打开,操作完毕,将门关闭(图7-18)
约束带	宽绷带约束	常用于固定手腕和踝部。先用棉垫包裹手腕或踝部,再用宽绷带打成双套结,套在棉垫外稍拉紧,使不脱出(以不影响肢体血循环为宜),然后将带子固定于床缘上(图7-19)
	肩部约束带	用于固定肩部,限制病人坐起。常用筒式约束带,用布制成,宽8cm,长120cm。操作时,将病人两侧肩部套进袖筒,腋窝衬棉垫,两袖筒上的细带子在胸前打结固定,下面两条较宽的长带系于床头(图7-20)

续表

种类	分类	操作要点
约束带	膝部约束带	用于固定膝部,限制病人下肢活动。用布制成,宽10cm,长250cm,宽带中部相距15cm分别钉二条两头带。操作时,两膝衬棉垫,将约束带横放于两膝上,宽带下的两头带各缚住一侧膝关节,然后将宽带两端系于床缘(图7-21)
	尼龙搭扣约束带	操作简便、安全,便于洗涤和消毒,可以反复使用,临床已广泛应用。用于固定手腕、上臂、踝部、膝部。约束带由尼龙搭扣和宽布带构成,操作时,将约束带置于关节处,被约束部位衬棉垫,松紧度要适宜,对合尼龙搭扣后将带子系于床缘。操作简便、安全(图7-22)
	支被架	主要用于肢体瘫痪或极度衰弱的病人,防止被盖压迫肢体,影响肢体的功能位置,而造成永久性伤害,如足下垂、足尖压疮等。也可用于灼伤病人的暴露疗法需要保暖时(图7-23)

情境案例7-3问题分析

此病人烦躁不安,有坠床的危险。为防止病人受伤,保护其安全,可使用双侧床档加以保护。

(2)注意事项

1)严格掌握使用指征,使用前应先向病人及家属解释清楚保护具的目的,以取得理解,可用可不用时应尽量不用。

2)保护性制动措施只能短期使用,应使肢体处于功能位置,保证病人安全和舒适,同时注意经常更换体位。

3)被约束的部位,应放衬垫,约束带的松紧要适宜(一般以能伸入1~2指为宜),并定时放松,按摩局部以促进血液循环。约束时应注意维持病人的肢体功能位置,15~30分钟检查一次受约束部位的血液循环皮肤的颜色、温度、活动及感觉,每2小时松解一次。

4)记录使用保护具的原因、目的、部位、时间,每次观察的结果,执行的护理措施及解除约束的时间。

【评价】

(1)病人及家属能理解并配合使用保护具。

(2)病人安全,无意外损伤及并发症出现。

考点:针对不同的病人能正确使用保护具

护考链接

由于病情需要,须防止病人坐起时,应使用 A. 支被架 B. 床档 C. 约束带固定双肩 D. 约束带固定膝部 E. 约束带固定手腕及踝部

解析:肩部约束带主要是防止病人坐起的。故答案选C。

小结

卧位是指病人休息和适应医疗护理需要所采取的卧床姿势。临床上常用卧位有仰卧位、侧卧位、半坐卧位、端坐位、俯卧位、头低足高位、头高足低位、膝胸位、截石位。护士要熟悉各种卧位的方法和适用范围,正确指导和协助病人采取舒适、安全的卧位。长期卧床不能自行翻身的病人,为减少并发症,护士应协助病人更换卧位。对小儿、烦躁不安、高热、谵妄、昏迷及危重病人,为防止病人发生坠床、撞伤、抓伤等意外,确保病人的安全,临床上采用保护具来限制病人身体或机体某部位的活动。护士在操作中要关心病人,注意和病人沟通,做到动作轻稳,确保病人安全无并发症发生。

自测题

A₁ 型题

1. 颈椎骨折进行颅骨牵引时，采取何种卧位
   A. 端坐位　B. 半坐卧位
   C. 头低足高位　D. 头高足低位
   E. 仰卧位
2. 半卧位的目的不包括
   A. 利于引流　B. 利于呼吸
   C. 利于循环　D. 防止膈下脓肿
   E. 利于排尿
3. 支气管和哮喘应采用的体位是
   A. 端坐位　B. 俯卧位
   C. 头高足低位　D. 仰卧位
   E. 半坐卧位
4. 为矫正子宫后倾及胎位不正可采用的体位是
   A. 俯卧位　B. 端坐位
   C. 膝胸位　D. 头高足低位
   E. 半坐卧位
5. 病人在全麻下行开颅术，术后已清醒，应采取的卧位是
   A. 平卧位　B. 半卧位
   C. 侧卧位　D. 头高足低位
   E. 头低足高位
6. 两名护士协助病人移向床头时，下列做法不妥的是
   A. 两人站在床的两侧
   B. 一人托颈、肩、腰部
   C. 一人托臀部
   D. 两人同时抬起病人移向床头
   E. 两人也可站于同侧，交叉托住病人的颈肩和臀部
7. 昏迷病人应采用
   A. 俯卧位　B. 侧卧位
   C. 去枕仰卧位　D. 屈膝仰卧位
   E. 半坐卧位
8. 腰背部烧伤病人应采用
   A. 俯卧位　B. 侧卧位
   C. 去枕仰卧位　D. 屈膝仰卧位
   E. 半坐卧位
9. 腹部检查时应取
   A. 平卧位　B. 俯卧位
   C. 屈膝仰卧位　D. 侧卧位
   E. 半坐卧位
10. 蛛网膜下隙麻醉(腰麻)后应采取的卧位是
    A. 去枕仰卧位　B. 侧卧位
    C. 俯卧位　D. 垫枕半卧位
    E. 仰卧屈膝位
11. 会阴冲洗的病人应采取的卧位是
    A. 去枕仰卧位　B. 侧卧位
    C. 俯卧位　D. 垫枕平卧位
    E. 仰卧屈膝位
12. 在下列选项中，截石位常用于
    A. 支气管哮喘病发作时，极度呼吸困难
    B. 甲状腺功能亢进手术治疗之后
    C. 行颅骨牵引时
    D. 会阴部检查时
    E. 产妇胎膜早破时
13. 下列无使用保护具指征的病人是
    A. 意识不清　B. 昏迷
    C. 视力障碍　D. 高热躁动者
    E. 婴儿进行输液时

A₂ 型题

14. 病人，女性，35 岁，行剖宫产术，术前准备做留置导尿，护士在操作时应该为病人安置的体位是
    A. 右侧卧位　B. 头低足高位
    C. 去枕仰卧位　D. 膝胸位
    E. 屈膝仰卧位
15. 病人，女性，肝硬化食管静脉曲张，大出血后，呼吸急促，出冷汗，检查发现脉细速。血压 70/50mmHg，护士应立即将病人的体位安置为
    A. 平卧位　B. 头低足高位
    C. 侧卧位　D. 屈膝仰卧位
    E. 中凹位
16. 病人，女性，甲状腺功能亢进，手术治疗后，采取半坐卧位的主要目的是
    A. 减轻局部出血　B. 预防感染
    C. 避免疼痛　D. 有利于伤口愈合
    E. 改善呼吸困难
17. 孙女士，40 岁，发热，咳嗽，左侧胸痛，病人多采取左侧卧位休息，自诉此卧位时胸部疼痛减轻，呼吸稍通畅。此时卧位性质属于
    A. 主动卧位　B. 被动卧位
    C. 被迫卧位　D. 习惯卧位
    E. 特异卧位

（郑晓云）

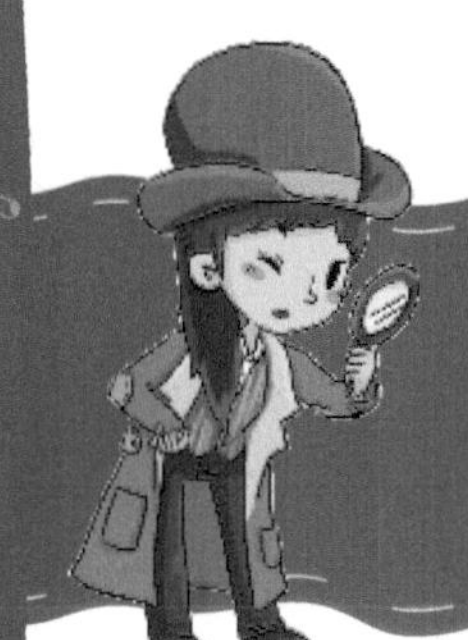

第 8 章 医院感染的预防与控制

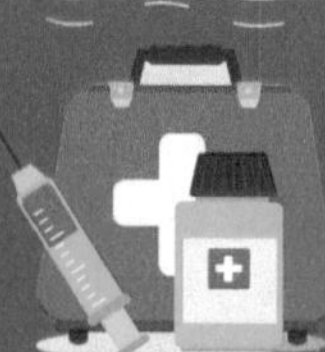

医院是病人集中的场所,也是病原微生物集中的地方。病人因疾病的影响及接受各种检查,其免疫功能有不同程度的下降,病原微生物容易通过各种途径侵入机体而引起感染。同时由于各种新医疗技术的开展,大量抗生素和免疫制剂的应用,使医院感染的发生率不断增多。医院内感染不仅增加病人的身心痛苦,延长住院时间,还给家庭和社会造成严重损失。因此,必须建立健全医院感染管理制度和采取有效的预防控制措施,减少医院感染的发生。

第 1 节 医院感染概述

情境案例 8-1

病人,男性,39 岁,因左下肢被锈钉刺伤后数日,出现咀嚼不便,张口困难,随后牙关紧闭及全身肌肉强直性收缩,阵发性痉挛,入院治疗。医院诊断为破伤风。护士为病人进行伤口换药,换药后的敷料应如何处理?

一、医院感染的概念及分类

(一) 概念

医院感染又称医院获得性感染,是指病人、探视者、医院工作人员在医院内受到感染或出现症状者。其包括住院病人在住院期间发生的感染、在医院内获得而出院后发病的感染,但不包括病人在入院前已开始的感染和处于潜伏期的感染。

考点: 医院感染的概念

(二) 分类

医院感染按获得病原体的来源不同,可分为外源性和内源性感染。

1. 外源性感染(又称交叉感染) 是指病原体来自于病人体外,通过直接或间接途径,传播给病人而引起的感染,如病人与病人、病人与探视者、病人与工作人员之间的直接感染,通过水、空气、物品之间的间接感染。

2. 内源性感染(又称自身感染) 是指病原体来自于病人自身所引起的感染。病人自身携带的正常菌群在一定条件下引起的感染。寄居在病人体内或体表的正常菌群,通常不致病,但当人体免疫力低下时就可能引起感染。

考点: 外源性感染与内源性感染的区别

二、医院感染的形成

医院感染必须具备的基本条件:感染源、传播途径和易感人群三者同时存在,并且相互联系构成感染链(图 8-1)时,才会导致医院感染的发生。感染链中的三个环节缺少任何一个,医院感染都不能发生。因此,医护人员可通过控制感染源、切断传播途径、保护易感人群等措施来达到控制感染发生的目的。

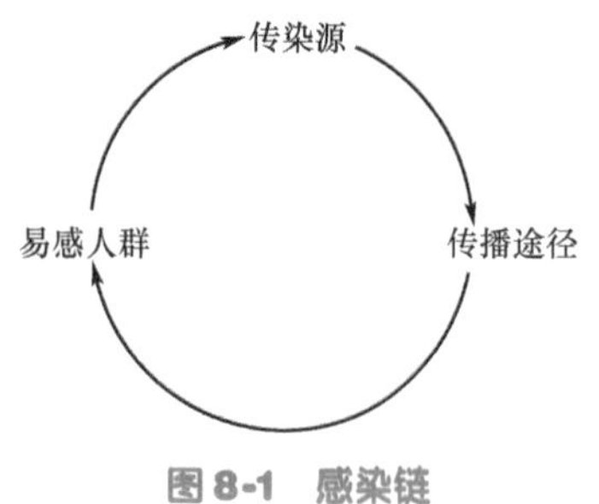

图 8-1 感染链

(一) 感染源

感染源是指病原微生物生存、繁殖及排除的场所或宿主(人或动物)。在医院感染中,主要的感染源如下。

1. 已感染的病人　是最重要的感染源。一方面病人不断地排出大量病原微生物;另一方面排出的病原微生物常常具有耐药性,又容易在另一易感宿主体内生长繁殖。

2. 病原携带者　是另一重要感染源。一方面病原携带者体内的病原微生物不断生长繁殖并排出体外;另一方面病原携带者因无自觉症状而常常被忽视。可以是携带病原体的病人、探陪人员和医院工作人员。

3. 病人自身　病人特定部位寄生的正常菌群,在一定条件下可引起病人自身感染或向外界传播。

4. 医院环境　医院的环境、设备、食物、垃圾及用于病人的器械、用物等,容易受各种病原微生物的污染而成为感染源。

(二) 传播途径

传播途径是指病原微生物从感染源传到易感宿主的途径和方式。医院感染的主要传播途径如下。

1. 接触传播　是医院感染的主要传播途径,是指病原微生物通过感染源和易感宿主直接或间接接触而传播的方式。

2. 空气传播　是指病原微生物以空气为媒介,随气流流动而进行传播的方式。

3. 消化道传播　是指病原微生物通过污染水、食物而造成的传播,常可导致医院感染的暴发流行。

4. 注射、输液、输血传播　是指使用病原微生物污染的注射器、输液(血)器、药物、血制品而造成疾病的传播,如输血导致的丙型肝炎等。

5. 生物传播　是指动物或昆虫携带病原微生物作为人体传播的中间宿主,如蚊子传播疟疾、乙型脑炎等。

(三) 易感人群

易感人群是指对感染性疾病缺乏免疫力而易感染的人,如白血病病人、接受各种免疫抑制剂治疗者、老年人、婴幼儿等。

三、医院感染的主要因素

在医院特定环境中,造成医院感染的主要因素如下。

1. 医务人员对医院感染的严重性认识不足。
2. 控制医院感染的管理机构和管理制度不健全。
3. 感染链的存在。
4. 医院布局不合理,隔离措施和设施不健全。
5. 消毒灭菌不严格和无菌操作不当。
6. 易感人群增加,如个体免疫力低下、免疫功能受损的易感人群增多。
7. 其他危险因素的存在,如介入性诊疗手段增多及抗生素的广泛应用等。

四、医院感染的预防与控制

各级医院应建立健全医院感染管理机构和制度,完善医院感染监控体系,有效预防和控制医院感染,管理措施如下。

(一) 健全医院感染管理机构

医院感染管理机构通常设置三级管理组织,即医院感染管理委员会、医院感染管理科(或办公室)、各科室医院感染管理小组。在医院感染管理委员会的领导下及医院感染管理科的指导下,建立三级护理管理体系(一级管理——病区护士长和兼职监控护士;二级管理——科护士长;三级管理——护理部副主任),形成从医院到科室及病区的管理网络,加强医院感染管理,有效预防和控制医院感染。

(二) 健全各项规章制度

按照国家有关卫生行政部门的法律、法规(如《医院感染管理规范》、《消毒技术规范》、《医院消毒卫生标准》、《医院废物管理条例》等),建立健全医院感染管理制度,如清洁卫生制度、消毒隔离制度、感染管理报告制度、消毒灭菌效果监测制度、一次性医疗器材监测制度、感染高发科室(如手术室、供应室、监护室、血透室等)消毒卫生监测等。

(三) 落实医院感染管理措施

医院感染管理措施包括合理改善医院的结构与布局;严格执行清洁、消毒、灭菌及无菌技术;合理使用抗生素;做好医院污水、污物的处理;保护易感人群;医院工作人员定期进行健康检查等。

(四) 加强医院感染知识的教育和培训

医院感染管理科要定期对全院各级各类医务人员,进行预防和控制医院感染知识和技能的培训,增强预防与控制医院感染的自觉性和主动性,并认真执行各项预防医院感染的制度。

第2节　清洁、消毒、灭菌

清洁、消毒、灭菌是预防和控制医院感染的重要措施,消毒、灭菌的质量是保证医院生物环境安全的关键。因此,必须熟练掌握正确的清洁、消毒、灭菌的方法。

一、清洁、消毒、灭菌的概念

1. 清洁　是指用物理方法清除物体表面的尘埃、污垢和有机物,以达到去除和减少微生物的过程,如用清水、清洁剂及机械刷洗等清除物体表面的尘埃、污垢和有机物。

2. 消毒　是指用物理或化学方法清除或杀灭除芽孢以外的所有病原微生物,使病原微生物的数量减少达到无害化。

3. 灭菌　是指用物理或化学方法杀灭物体上所有微生物,包括致病和非致病的微生物,以及细菌芽孢。

考点:消毒和灭菌的概念

二、消毒灭菌方法

(一) 物理消毒灭菌法

1. 热力消毒灭菌法　利用热力作用使微生物的蛋白质凝固变性、酶失活,破坏微生物的蛋白质、核酸、细胞壁、细胞膜,从而导致其死亡的方法。其分为干热法(燃烧法、干烤法)和湿热法(煮沸法、压力蒸汽灭菌法)两种。干热法是通过空气导热,导热较慢,因此干热灭菌所需的温度较高;湿热法是通过水、水蒸气及空气传导热力,导热较快,穿透力强,因此湿热法灭菌所需的温度较低,时间较短。

(1) 燃烧法:是一种简单、迅速、彻底的灭菌法。

1) 方法:

A. 焚烧法:将无保留价值的污染物品直接焚烧(如污染的纸张,破伤风、气性坏疽等特殊感染的敷料等)。

B. 烧灼法:将急用且无条件用其他方法灭菌的某些金属器械(刀剪等锐器除外)在火焰上烧灼20秒;培养用的试管或烧瓶口,当开启或关闭塞子时,将试管、烧瓶口或塞子在酒精灯火焰上来回旋转烧灼2~3次;不锈钢类容器倒入少量95%以上乙醇后,将容器慢慢旋转,使乙醇分布均匀,然后点火燃烧,使容器所有的内面被火焰烧灼。

2）注意事项：①远离易燃易爆物品，如氧气、乙醇、乙醚、汽油等。②在燃烧过程中不得添加乙醇，以免引起火灾或烧伤。③贵重器械及锐利刀剪禁用燃烧法灭菌，以免刀刃变钝或器械被破坏。

情境案例 8-1 问题分析

破伤风杆菌是一种革兰染色阳性的厌氧性芽孢杆菌，通过皮肤或黏膜的伤口侵入，并在缺氧的伤口局部生长繁殖。某护士为破伤风病人的伤口换药时，换下的敷料可采用燃烧法，焚烧敷料，主要是因为破伤风杆菌污染的敷料无保留价值，且为了避免造成二次污染，选用燃烧法灭菌既有效又迅速。

考点：燃烧灭菌法适用范围和方法

（2）干烤灭菌法：是利用特制的烤箱进行灭菌，热力通过空气的对流与介质的传导进行灭菌，效果可靠。

1）方法：高温下不易变质、损坏和蒸发物品（如金属器械、玻璃器皿、油剂、粉剂等）的灭菌。消毒：箱温 120～140℃，时间 10～20 分钟；灭菌：箱温 160℃，时间 2 小时；箱温 170℃，时间 1 小时；箱温 180℃，时间 30 分钟。

2）注意事项：①物品要洗净，玻璃类需干燥。②包装大小通常不超过 10cm×10cm×20cm。③烤箱内放入物品以箱体高度的 2/3 满为宜。④物品勿与烤箱底部和四壁接触。⑤途中不宜中途打开烤箱或添加新的物品。⑥灭菌后待温度降至 40℃以下再打开烤箱，防玻璃器皿炸裂。⑦灭菌维持时间应从烤箱内温度达到要求时算起。

（3）煮沸消毒法：是一种经济、方便、家庭常用的消毒方法。

1）方法：耐湿、耐高温的物品，如金属、玻璃和橡胶类等，不能用于外科手术器械的灭菌。将物品刷洗干净，全部浸没在水中，加热煮沸 100℃，从水沸开始计时，经 5～10 分钟达到消毒效果（如中途加入物品，从再次水沸后开始计时）。

2）注意事项：①物品在煮沸消毒前须刷洗干净，物品应全部浸没于水中；空腔导管需在腔内预先灌水，器械的轴节及容器的盖先打开再放入水中，大小、形状相同的容器不能重叠；②玻璃类物品用纱布包裹，应在冷水或温水时放入；③橡胶类物品用纱布包好，水沸后放入；④在水中加入少许碳酸氢钠，配成浓度 1%～2% 的溶液，沸点可达到 105℃，即可增强杀菌效果，又可去污防锈；⑤高原地区气压低、沸点低，需适当延长消毒时间（海拔每增高 300 米，煮沸延长 2 分钟）。

考点：煮沸消毒法的方法及注意事项

（4）高压蒸汽灭菌法：是物理消毒灭菌中效果最可靠、临床使用最广泛的一种方法，是利用高压下的高温饱和蒸汽，杀灭所有微生物及芽孢，达到灭菌效果。常用于耐高温、耐高压、耐潮湿物品的灭菌，如金属、橡胶、玻璃、敷料及溶液等。方法如下。

1）手提式压力蒸汽灭菌：便于携带、使用方便、效果可靠、适用于基层医疗单位（图 8-2）。①先在外层锅腔加入一定量的水，内层锅腔装入物品后加盖旋紧。②直接加热或接通电源加热，开放排气阀，待冷空气排尽后再关闭排气阀。③加热至压力在 103～137kPa，温度达 121～126℃，持续 20～30 分钟，关闭热源。④开放排气阀待压力降至“0”时，缓慢打开盖子，冷却、干燥后取出物品。切忌突然打开盖子，以防冷空气大量进入，使蒸汽凝结成水滴，导致物品受潮、玻璃类物品因骤然降温而发生爆炸。

2）卧式压力蒸汽灭菌（图 8-3）：其结构、原理和工作参数同手提式压力蒸汽灭菌器，加热至压力在 103～137kPa，温度达 121～126℃，持续 20～30 分钟可达灭菌效果。不同之处在于热源的供给是通过直接输入热蒸汽，并且容量大，可一次性灭菌大量物品，可供医院大批量物品的灭菌。操作人员须经过专业培训，并持证上岗。

3）预真空压力蒸汽灭菌：是利用机械抽真空的方法，使灭菌柜内形成负压，饱和蒸汽可迅速穿透物品进行灭菌。当压力在 106kPa，温度达 132℃，保持 5～10 分钟可达灭菌效果。

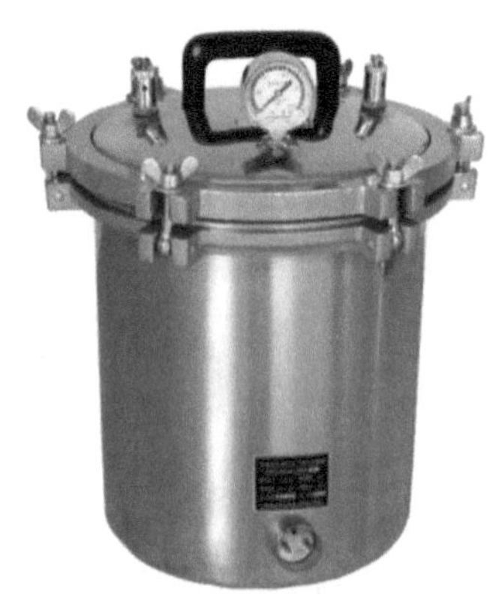

图 8-2　手提式压力蒸汽灭菌器

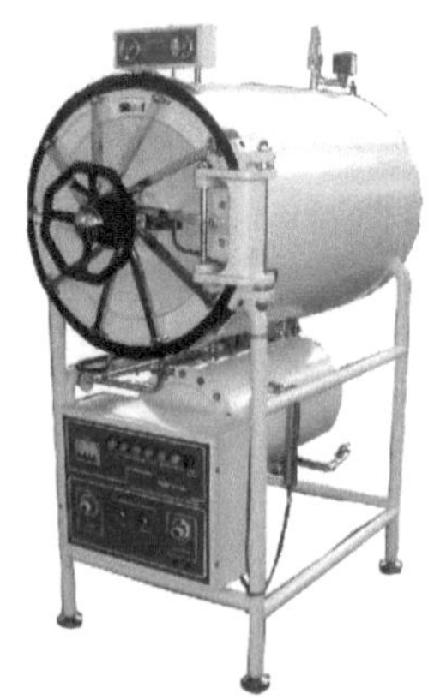

图 8-3　卧式压力蒸汽灭菌器

注意事项：①包裹不宜过大，卧式压力蒸汽灭菌不能大于 30cm×30cm×25cm；预真空压力蒸汽灭菌器物品包不能大于 30cm×30cm×50cm；②包裹不宜过多，不应超过灭菌器柜室容积的 80%；③包裹不宜过紧，各包之间要有空隙；④包裹放置合理，布类物品应放在金属、搪瓷物品之上；⑤灭菌前打开无菌容器的盖子，灭菌完毕立即关闭容器的盖子；⑥灭菌的物品须干燥后才能取出备用；⑦定期监测灭菌效果。

压力蒸汽灭菌效果的监测有三种方法。①化学监测法：此法简便，是目前广泛使用的常规检测方法。主要是通过化学指示剂的化学反应、灭菌后呈现的颜色变化来辨别是否达到灭菌要求。常用化学指示胶带法（图 8-4），使用时将其粘贴在所有待灭菌物品的包或容器外面；也可用化学指示卡，使用时将其放在试验包的中央位置。在温度 121℃、20 分钟或 132℃、4～5 分钟后，指示带（卡）颜色变黑，表示达到灭菌效果。②物理监测法：将 150℃或 200℃的留点温度计甩至 50℃以下，放入包裹内，灭菌后检视其读数是否达到灭菌温度。③生物监测法：是最可靠的监测法。利用对热耐受力较强的非致病性嗜热脂肪杆菌芽孢作为检测菌株，制成菌纸片，使用时将 10 片菌纸片分别置于待灭菌包的中央和四角，灭菌结束后用无菌持物钳取出放入培养基内，在 56℃温箱中培养 2～7 天，如全部菌片均无细菌生长则表示灭菌合格。

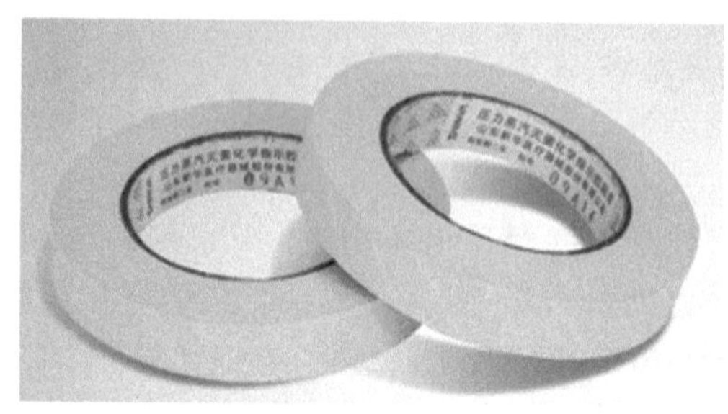

(1) 灭菌前

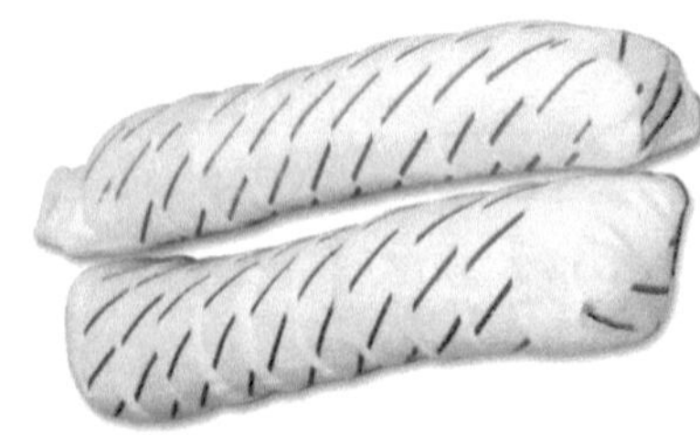

(2) 灭菌后

图 8-4　化学指示胶带

考点：压力蒸汽灭菌法的注意事项及灭菌效果的监测

2. 光照消毒法（又称辐射消毒）　主要是利用紫外线的杀菌作用，使菌体蛋白光解、变性而导致细菌死亡。对杆菌杀灭作用强，对球菌次之，对真菌更弱，对生长期细菌敏感，对芽孢敏感性差。

（1）日光暴晒法：日光由于其有热、干燥和紫外线的作用，有一定的杀菌作用。常用于床垫、毛毯、棉被、枕、书籍等物品的消毒。将物品放在阳光下暴晒 6 小时，定时翻动，使物品各面受到日光照射。

(2) 紫外线灯管消毒法：紫外线属于电磁波，根据波长分为 A 波、B 波、C 波和真空紫外线，具有消毒作用的是 C 波紫外线，其波长范围在 200～275nm，杀菌作用最强的波段为 250～270nm。紫外线灯管为人工制作的低压汞石英灯管，有 15W、20W、30W、40W 四种。常用的紫外线装置有移动式，如紫外线空气消毒器(图 8-5)和悬吊式，如紫外线灯管。常用于空气、物体表面消毒。

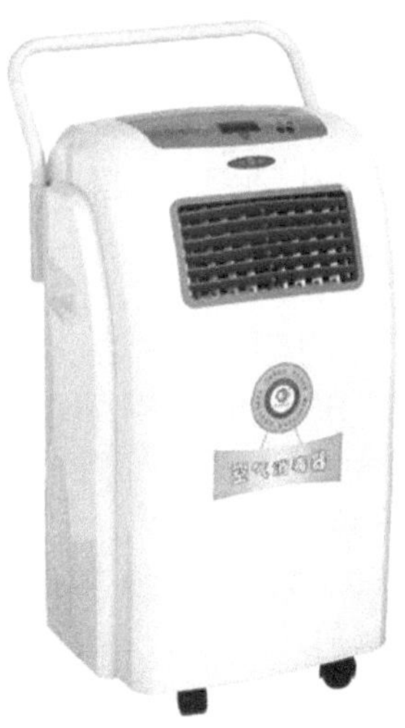

图 8-5　紫外线空气消毒器

1) 方法：①空气消毒，消毒前需做室内清洁卫生(紫外线易被灰尘微粒吸收)，关闭门窗，人员停止走动，室内每 $10m^2$ 安装 30W 紫外线灯管一只，有效距离不超过 2m，照射时间为 30～60 分钟；②物品消毒，选用 30W 紫外线灯管，消毒时将物品摊开或挂起以减少遮挡(紫外线穿透能力差)，有效距离为 25～60cm，照射时间为 20～30 分钟。

2) 注意事项：①保持灯管清洁，灯管表面至少每 2 周用无水乙醇擦拭 1 次。②消毒物品时将物品摊开或挂起，定时翻动，使其各面受到直接照射。③保护好眼睛和皮肤，必要时给病人戴防护镜或用纱布遮住眼睛、被单遮盖躯体，避免紫外线对眼睛、皮肤的强烈刺激，造成眼炎或皮炎。④紫外线消毒的适宜温度为 20～40℃，相对湿度为 40%～60%。⑤消毒记时须从灯亮 5～7 分钟后开始，照射结束应通风换气。⑥定期监测紫外线灯的照射强度，一般 3～6 个月检测 1 次，如辐照强度低于 $70\mu W/cm^2$ 应更换；也可建立使用登记卡，凡累计使用超过 1000 小时应予以更换。⑦定期进行空气培养，以监测消毒效果。

(3) 臭氧灭菌灯消毒法：灭菌灯内装有臭氧发生管，在电场作用下，将空气中的氧气转化成高纯度的臭氧。臭氧以其强大的氧化作用而广谱杀菌，可杀灭细菌繁殖体、芽孢、病毒、真菌和破坏肉毒杆菌毒素。主要用于室内空气、医院污水、诊疗用水、物品表面等的消毒。使用时为确保消毒效果，应关闭门窗。臭氧对人体有害，消毒时人员须离开现场，消毒结束后 30 分钟方可进入。

3. 电离辐射灭菌法　又称为"冷灭菌"，是应用放射性核素 ^{60}Co(钴)发射的 γ 射线或电子加速器产生的高能电子束(阴极射线)穿透物品，杀灭微生物的低温灭菌法。适用于不耐热物品在常温下的灭菌：如塑料、橡胶、高分子聚合物(如一次性注射器、输液器、输血器，血液透析膜等)、精密医疗器械、生物制品等灭菌。

4. 微波消毒灭菌法　微波是一种波长短、频率高的电磁波。在电磁波的高频交流电场中，物品中的极性分子会极化而发生高速运动，并频繁改变方向，相互摩擦，致使温度迅速升高，达到消毒灭菌作用。适用于食品及餐具消毒、票证消毒、耐热非金属物品的消毒灭菌。不能用于金属物品的消毒灭菌。

(二) 化学消毒灭菌法

化学消毒灭菌法是利用化学药物渗透到微生物体内，使蛋白质凝固变性，酶失去活性，从而抑制微生物的代谢、生长，或破坏细菌细胞膜的结构，改变其通透性，使细胞破裂、溶解，达到消毒灭菌的作用。凡不适宜热力消毒灭菌的物品，都可采用化学消毒灭菌法，如病人皮肤、黏膜、金属锐器等的消毒。

1. 化学消毒剂的使用原则

(1) 根据物品的性能及微生物的特性选用合适的消毒剂。

(2) 严格掌握消毒剂的有效浓度、消毒时间及使用方法。

(3) 定期更换消毒剂，易挥发的药物要加盖，并定期检测，调整浓度。

(4) 消毒剂中不宜置纱布、棉花等物，避免降低消毒效力。

(5) 待消毒的物品必须洗净擦干。

(6) 物品应全部浸没在消毒液内,注意管腔内注满消毒液,并打开器械的轴节和容器的盖。

(7) 浸泡消毒的物品,使用前用无菌蒸馏水或0.9%氯化钠溶液冲洗;气体消毒后的物品使用前应待气体散发后才能使用,以免残留消毒剂刺激组织。

考点:化学消毒剂的使用原则

2. 化学消毒灭菌剂的使用方法

(1) 浸泡法:物品洗净、擦干后完全浸没于消毒剂中,在标准浓度和有效时间内可达到消毒灭菌效果。常用于耐湿、不耐热的物品,如锐利器械、精密器材的消毒。

(2) 擦拭法:将标准浓度的消毒剂擦拭物品表面或皮肤等已达到消毒的方法,如皮肤、桌椅、墙壁、家具等。

(3) 喷雾法:用喷雾器将标准浓度的消毒剂均匀喷洒于空气中和物体表面,在有效时间内达到消毒目的的方法,如墙壁、地面、空气等。

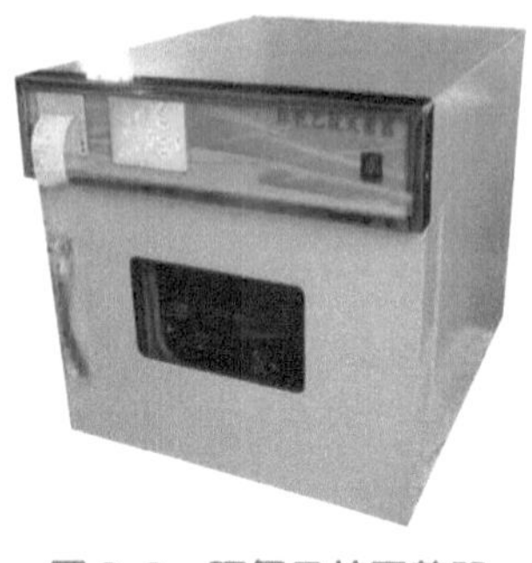

图8-6 环氧乙烷灭菌器

(4) 熏蒸法:是指在密闭的空间将消毒剂加热或加入氧化剂后产生气体,在标准浓度和有效时间内进行消毒灭菌的方法。常用于空气和不耐湿、不耐热的物品消毒。

1) 手术室、病室、治疗室、换药室:用纯乳酸0.12ml/m^3,加等量水,或者2%过氧乙酸8ml/m^3,密闭门窗后加热熏蒸30~120分钟。

2) 流感、流脑病室:用食醋5~10 ml/m^3,加热水1~2倍,密闭门窗加热熏蒸30~120分钟。

(5) 环氧乙烷气体密闭消毒灭菌法:环氧乙烷气体穿透力强,具有广谱杀菌作用。可在常温下杀灭各种微生物,包括芽孢、结核杆菌、细菌、病毒、真菌等。目前医疗器械广泛采用环氧乙烷来进行灭菌(图8-6)。

考点:空气熏蒸消毒的方法

3. 常用的化学消毒灭菌剂(表8-1)

表8-1 常用化学消毒灭菌剂

名称	效力	使用范围	注意事项
过氧乙酸	灭菌剂	①0.2%过氧乙酸溶液用于手的消毒,浸泡1~2分钟 ②0.2%~0.5%溶液用于物体表面的擦拭或浸泡10分钟 ③0.5%溶液用于餐具的浸泡消毒,30~60分钟 ④1%~2%溶液用于空气的熏蒸消毒	①对金属有腐蚀性 ②易氧化分解而降低杀菌力,故需现配现用 ③溶液有刺激性及腐蚀性,配制时需戴口罩和橡皮手套,加强个人防护 ④存阴凉避光处,防高温引起爆炸
戊二醛	灭菌剂	2%戊二醛液浸泡不耐高温的金属器械、医学仪器、内镜等,消毒需30~60分钟,灭菌需7~10小时	①每周过滤1次,每2周更换消毒剂 ②浸泡金属类物品时需加入0.5%亚硝酸钠防锈 ③内镜连续使用,需间隔消毒10分钟,每日使用前后各消毒30分钟 ④碱性戊二醛稳定性差,需加盖,现配现用 ⑤溶液有刺激性,物品使用前用无菌蒸馏水冲洗

续表

名称	效力	使用范围	注意事项
含氯消毒剂（常用的有漂白粉、漂白粉精、氯胺 T、二氯异氰脲酸钠等）	中、高效消毒剂	①0.5%漂白粉溶液、0.5%~1%氯胺溶液用于餐具、便器等消毒，浸泡 30 分钟 ②1%~3%漂白粉液、0.5%~3%氯胺溶液喷洒或擦拭地面、墙壁或物品表面 ③排泄物消毒：漂白粉 1 份与粪便 5 份搅拌，放置 2 小时；每 100ml 尿液，加漂白粉 1g 放置 1 小时	①消毒剂置于阴凉、干燥、通风处，密封保存 ②配置的溶液不稳定，应现配现用 ③有腐蚀及漂白作用，不宜用于金属制品、有色衣物及油漆家具的消毒 ④定期更换消毒液
乙醇	中效消毒剂	①70%~75%溶液消毒皮肤，也可浸泡金属器械及体温计 ②95%溶液用于燃烧灭菌	①易挥发须加盖保存，定期测定，保持有效浓度 ②有刺激性，不宜用于黏膜及创面消毒 ③易燃，忌明火
碘酊	中效消毒剂	2%碘酊溶液用于皮肤擦拭消毒，待干后（20 秒），再用 75%乙醇脱碘	①刺激性强，不能用于黏膜的消毒 ②对碘过敏者禁用 ③对金属有腐蚀作用，不能浸泡金属器械
碘伏	中效消毒剂	①0.5%~1.0%有效碘溶液用于手术、注射部位的皮肤消毒，擦拭 2 遍 ②0.05%~0.1%有效碘溶液用于黏膜及创面消毒	①稀释后稳定性差，宜现用现配 ②置于阴凉、避光处，防潮、密闭保存 ③皮肤消毒后不用乙醇脱碘
氯己定（洗必泰）	低效消毒剂	①0.02%~0.1%溶液用于浸泡消毒手，需 3 ~5 分钟 ②0.05%溶液用于创面、黏膜擦拭消毒 ③0.05%~0.1%溶液用于阴道、膀胱冲洗和外阴擦拭消毒	①与肥皂、洗衣粉、碘、高锰酸钾等阴离子表面活性剂有拮抗作用 ②冲洗消毒时如有脓性分泌物，适当延长时间 ③不可放入纱布、棉花等有吸附作用的物品

注：灭菌剂，杀灭一切微生物（包括芽孢），达到灭菌的消毒剂；高效消毒剂，杀灭一切细菌繁殖体（包括分枝杆菌）、病毒、真菌及其孢子，并对绝大多数芽孢也有显著杀灭作用；中效消毒剂，杀灭除芽孢外的各种病原微生物；低效消毒剂，只能杀灭细菌繁殖体、部分真菌和亲脂性病毒，不能杀灭结核杆菌和亲水性病毒的消毒剂。

第 3 节　无 菌 技 术

一、概　　念

1. 无菌技术　是指在执行医疗和护理操作过程中，防止一切微生物侵入人体和防止无菌物品、无菌区域污染的操作技术。

2. 无菌物品　是指经过灭菌后未被污染的物品。

3. 无菌区域　是指经过灭菌处理后未被污染的区域。

4. 非无菌物品或非无菌区　是指未经过灭菌处理或经过灭菌处理后被污染的物品或区域。

考点：无菌技术概念

二、无菌技术操作原则

（一）操作前准备

1. 无菌操作环境　应清洁、宽敞，光线适宜，操作前 30 分钟停止清扫，减少走动，以避免尘埃飞扬。

2. 操作者　应修剪指甲、洗手，戴好帽子、口罩。必要时穿无菌衣，戴无菌手套。

（二）操作中保持无菌

1. 操作者应面向无菌区，身体与无菌区域保持一定距离；手臂应保持在腰部水平或治疗台面以上，不可跨越无菌区；操作时不可面对无菌区讲话、咳嗽、打喷嚏；未戴无菌手套的手不可接触无菌物品。

2. 取无菌物品必须使用无菌持物钳，无菌物品一经取出，即使未用，也不可放回无菌容器内。

3. 操作中无菌物品已被污染或疑被污染，必须更换或重新灭菌后方可使用。

4. 操作中要防止交叉感染，一份无菌物品仅供一位病人使用。

（三）无菌物品的保管

1. 无菌物品与非无菌物品应分开放置，并有明显标志。

2. 无菌物品必须存放于无菌容器或无菌包内，无菌包外应注明物品的名称、灭菌日期，并按灭菌日期的先后放置。

3. 无菌包应放置在清洁干燥处，有效期为7天，过期或包布受潮应重新灭菌。

考点：无菌技术操作原则

三、无菌技术基本操作

（一）无菌持物钳使用法

【目的】

用于取用和传递无菌物品。

【评估】

（1）操作环境清洁、宽敞，光线适宜。

（2）根据所要夹取的物品种类选择合适的无菌持物钳。

（3）需夹取的物品是否放置合理。

【准备】

（1）护士准备：衣帽整洁，修剪指甲、洗手、戴口罩。

（2）用物准备：无菌持物钳（图8-7）、无菌容器（图8-8）。

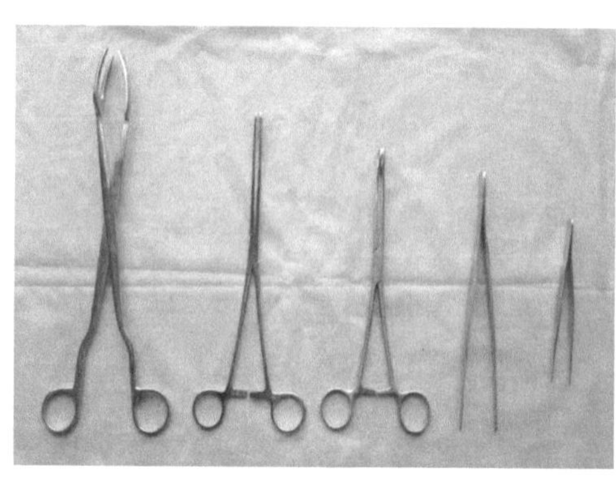

图8-7 持物钳种类

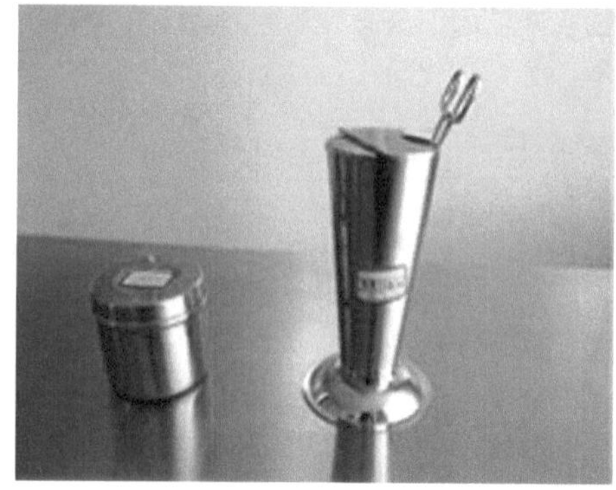

图8-8 无菌持物钳

1）无菌持物钳的种类：无菌持物钳有三叉钳、卵圆钳、镊子三种。

三叉钳：用于夹取盆、罐等较重的无菌物品。

卵圆钳：用于夹取无菌剪、镊、治疗碗、弯盘等无菌物品。

镊子：用于夹取纱布、棉球、缝针等较小的无菌物品。

2）无菌持物钳的存放方法：①打开无菌持物钳的轴节浸泡在盛有消毒液的大口有盖容器中，或者是无菌干燥容器中。②容器中的消毒液量，要浸没轴节以上2～3cm或镊子长度的1/2为宜（图8-8）。③每个容器只能放置一把无菌持物钳或者镊子。④无菌持物钳、浸泡容器、浸泡液每周灭菌更换2次；使用较多的部门如手术室、注射室等每日灭菌更换一次。⑤干燥无菌容器和持物钳每4小时更换一次。

(3) 环境准备:环境整洁、宽敞,光线适宜,符合无菌操作要求。

【实施】

(1) 操作步骤见表8-2。

表8-2　无菌持物钳使用法

操作流程	操作要点
检查	检查无菌持物钳浸泡容器外标签、灭菌时间
取钳	手持无菌持物钳(镊)上1/3处,将钳移至容器中央,钳端闭合,垂直取出(图8-9,图8-10),钳端不可触及液面以上容器内壁和容器边缘
使用	使用时始终保持钳端向下,不可倒转向上,以免消毒液反流污染钳端
放回	使用后保持钳端闭合向下,垂直放回容器中,避免触及容器口周围,打开无菌持物钳轴节,盖好容器盖

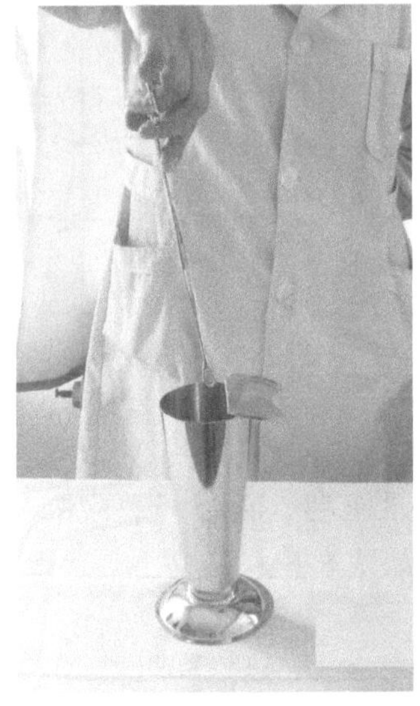

图8-9　持物钳的使用

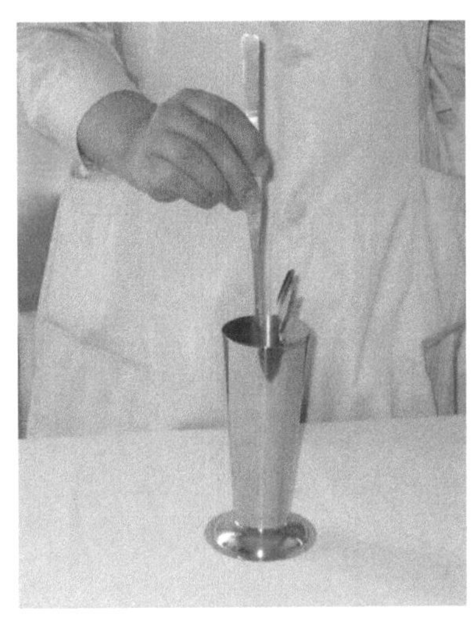

图8-10　持物镊的使用

(2) 注意事项

1) 无菌持物钳(镊)使用过程中应始终保持钳端向下,取放时钳端应闭合,不可触及液面以上容器内壁和容器边缘。

2) 无菌持物钳(镊)只能夹取无菌物品(图8-11),不可夹取非无菌物品;不可夹取油纱布,以免油污粘于钳端,影响消毒效果;不能用于换药或消毒皮肤,防止交叉感染。

3) 如需到远处夹取无菌物品时,应连同容器一起搬移,就地取出使用,防止无菌持物钳在空气中暴露过久而污染。

【评价】

无菌持物钳、无菌物品未被污染。

考点:无菌持物钳使用注意事项

(二) 无菌容器使用法

【目的】

无菌容器用于存放无菌物品,并保持其无菌状态。

【评估】

操作环境清洁、宽敞,无菌容器的种类和有效期符合要求。

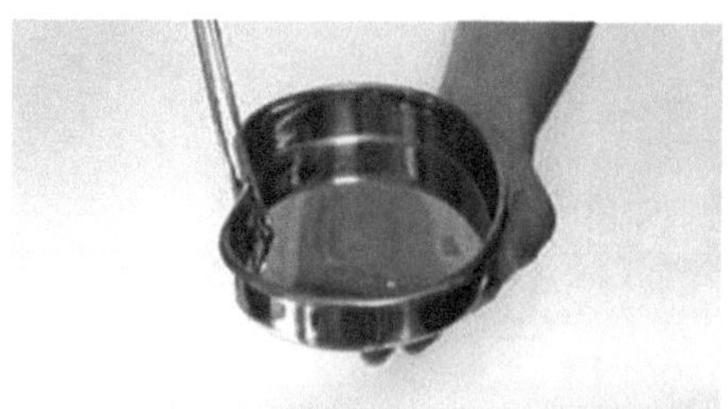

(1) 夹取无菌弯盘

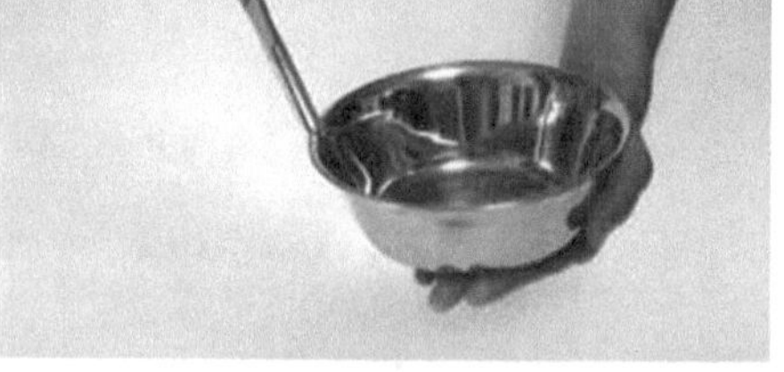

(2) 夹取无菌治疗碗

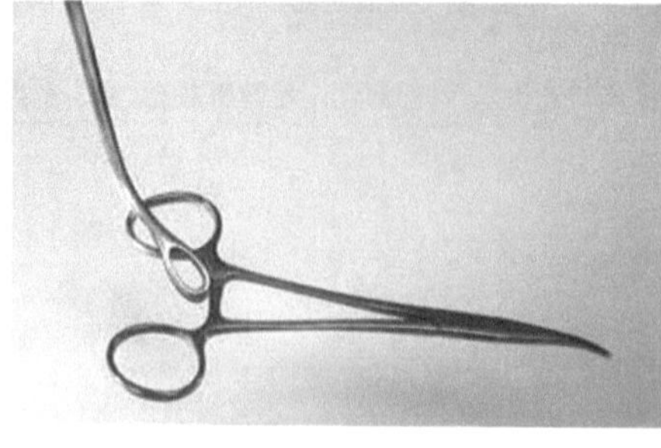

(3) 夹取无菌止血钳

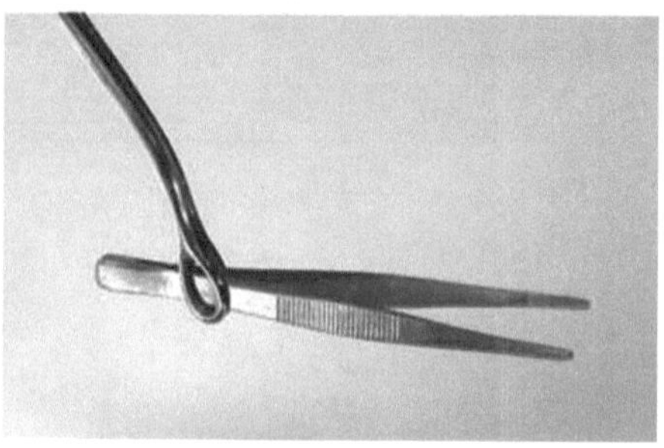

(4) 夹取无菌小镊子

图 8-11　无菌持物钳夹取无菌物品的方法

【准备】

(1) 护士准备:衣帽整洁,修剪指甲、洗手、戴口罩。

(2) 用物准备:常用的无菌容器有无菌盒、无菌弯盘、贮槽等,内放无菌物品棉球、纱布、器械等。

(3) 环境准备:环境整洁、宽敞,光线适宜,符合无菌操作要求。

【实施】

(1) 操作步骤见表 8-3。

表 8-3　无菌容器的使用法

操作流程	操作要点
检查开盖	检查无菌容器外标签、灭菌日期,查看化学指示带是否有效打开无菌容器盖,将盖内面向上放于稳妥处或内面向下拿在手中(图 8-12),手不可触及盖的边缘和内面
夹取物品	用无菌持物钳从无菌容器中夹取物品,不可触及容器边缘
用毕盖严	将盖内面向下移至容器口上方盖严,防止无菌物品在空气中暴露过久而污染
手持容器	手持无菌容器时,应托住容器底部,手指不可触及容器的边缘和内面(图 8-13)

(2) 注意事项

1) 使用无菌容器时,手指不可污染容器盖的内面和边缘,避免手臂和物品跨越打开容器的上方。

2) 无菌容器打开后,记录开启日期和时间,有效使用时间为 24 小时。

【评价】

无菌持物钳、无菌容器未被污染。

考点:无菌容器使用注意事项

(三) 无菌包使用法

【目的】

存放无菌物品并使其在规定时间内保持无菌状态。

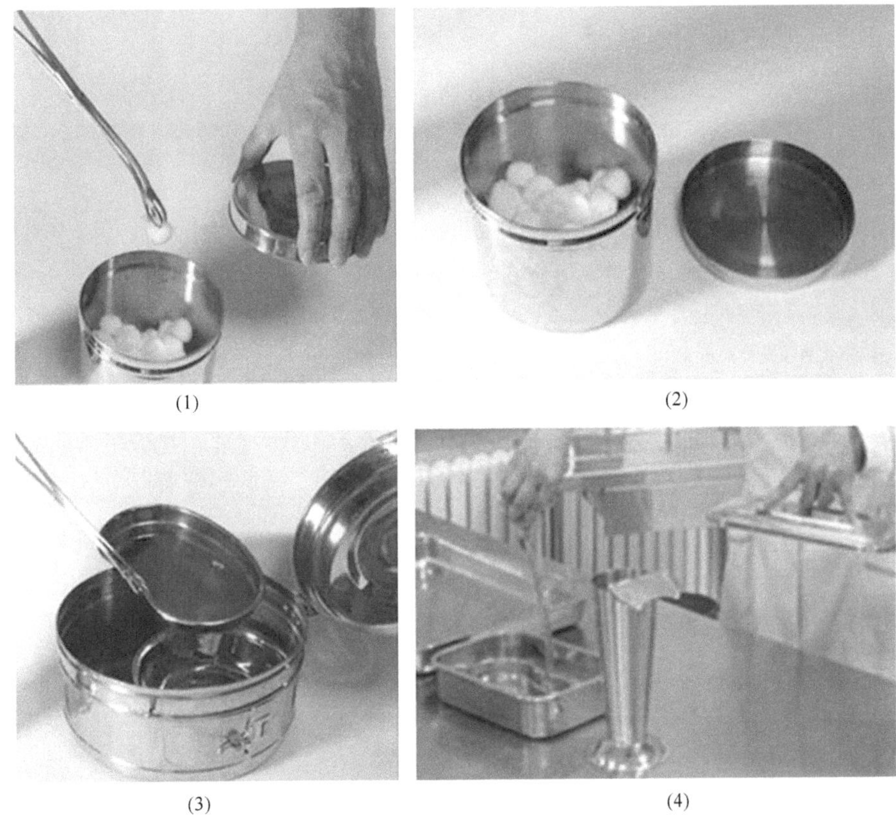

(1)　(2)　(3)　(4)

图 8-12　打开无菌容器

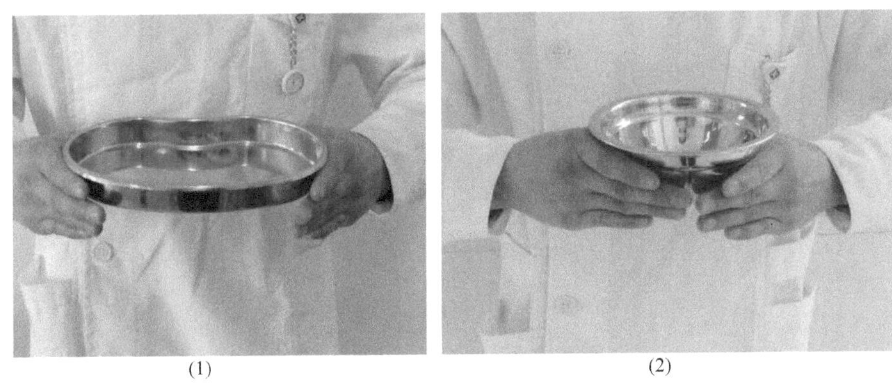

(1)　(2)

图 8-13　手持无菌容器法

【评估】

操作环境清洁，操作台面干燥，无菌包的名称及有效期符合要求。

【准备】

(1) 护士准备：衣帽整洁，修剪指甲、洗手、戴口罩。

(2) 用物准备：无菌持物钳、无菌包、包布（选用质厚、致密、未脱脂的双层棉布制成）、治疗巾、治疗碗或器械等，化学指示卡、标签、签字笔。

(3) 环境准备：环境整洁、宽敞，光线适宜，符合无菌操作要求。

【实施】

（1）操作步骤见表8-4。

表8-4　无菌包的准备和使用法

操作流程	操作要点
包扎法	在清洁区完成
放置物品	将待灭菌的物品放在包布的中央，玻璃物品先用棉垫包裹，防止玻璃物品碰撞损坏，包内放置化学指示卡
包扎封包	将包布的一角盖住物品，然后折盖左右两角（角尖端向外翻折），最后一角折盖后
标记灭菌	用系带“十字形”扎好或用化学指示胶带粘贴封包，注明物品名称及灭菌日期（图8-14），送灭菌处理
开包法	选择清洁干燥台面操作
核对检查	核对无菌包，查看无菌包的名称、日期、化学指示胶带的颜色，包装有无潮湿和破损
开包取物	将无菌包放于清洁、干燥、平坦处，解开系带、撕开粘胶带，依次打开包布的外角，再揭开左右角，最后揭开内角。如为双层包布则内层用无菌持物钳打开，检视化学指示卡颜色，用无菌持物钳取出所需物品，放在准备好的
原折包好	如包内物品一次未用完，按原折痕包好
记时签名	注明开包日期、时间和签名

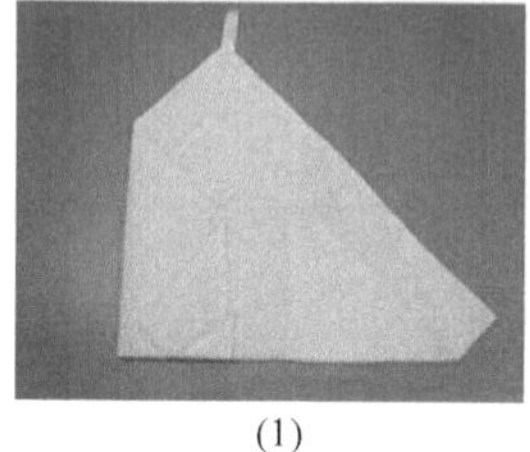
(1)

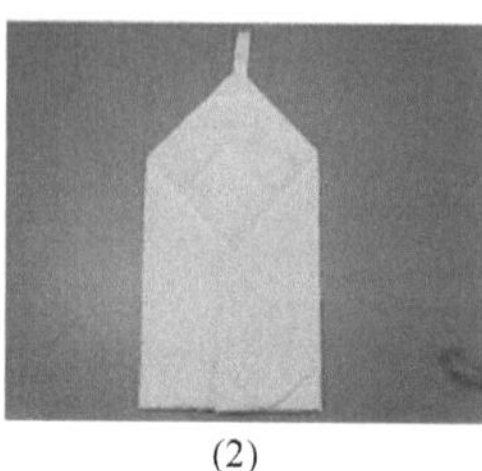
(2)

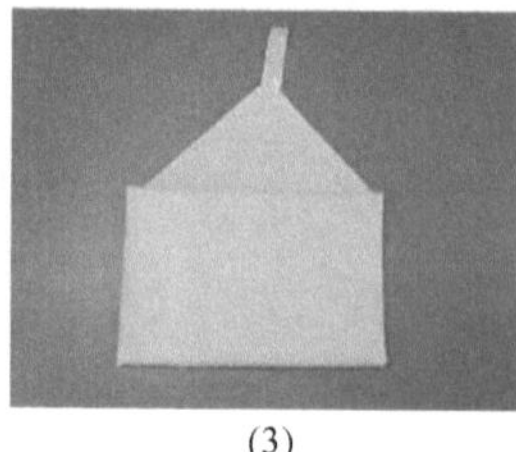
(3)

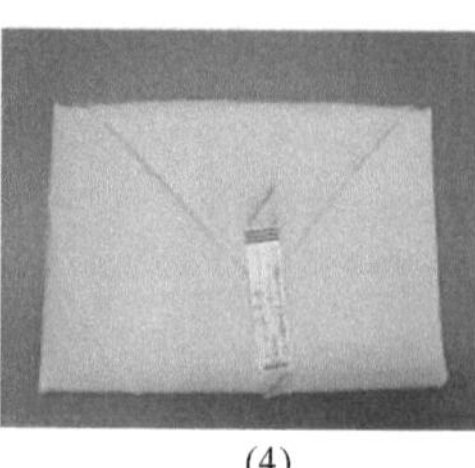
(4)

图8-14　无菌包的包扎法

手上开包法（一次性物品取出法）：需将包内物品全部取出使用，先查看无菌物品的名称、灭菌有效期、封包有无破损，核对无误后，可将包托在一只手上打开，另一只手将包布四角抓住，稳妥的将包内物品放入无菌区域内（图8-15）。

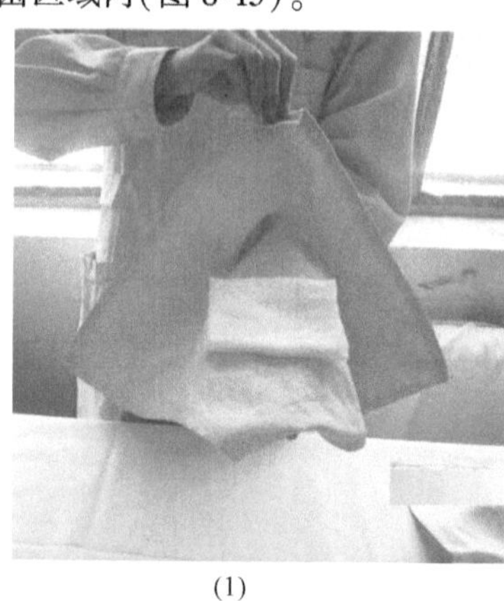
(1)

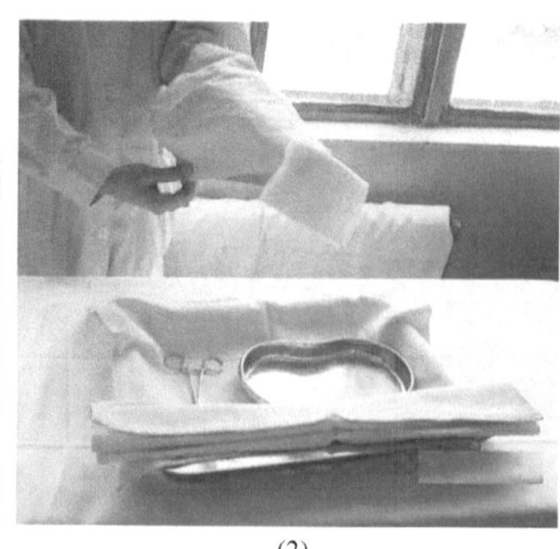
(2)

图8-15　一次性取出无菌物品

（2）注意事项

1）打开无菌包时，手不可触及包布的内面，操作时手臂勿跨越无菌区。

2）无菌包过期、潮湿或包内物品被污染时，须重新灭菌，包布有破损时不可使用。

3）已打开过的无菌包，在无污染情况下，有效期为24小时。

【评价】

(1) 无菌包包扎方法正确，松紧适宜。

(2) 打开或还原无菌包时，手未触及包布内面及无菌物品。

(3) 操作时，手臂未跨越无菌区。

(4) 开包日期及时间记录准确。

考点：无菌包的使用注意事项

(四) 铺无菌盘法

【目的】

将无菌治疗巾铺在清洁干燥的治疗盘内，形成一个无菌区，用于放置无菌物品，供检查、治疗用。

【评估】

(1) 操作环境：操作台面及治疗盘清洁干燥。

(2) 无菌物品：无菌包的名称及有效期符合要求。

【准备】

(1) 护士准备：衣帽整洁，修剪指甲、洗手、戴口罩。

(2) 用物准备：无菌持物钳、无菌治疗巾包、治疗盘、无菌罐(内置纱布块)、标签、笔。

治疗巾折法：①横折法，将治疗巾横折后再纵折，再重复一次(图 8-16)。②纵折法，将治疗巾纵折 2 次，再横折 2 次，开口边向外(图 8-17)。

(3) 环境准备：环境整洁、宽敞，光线适宜，符合无菌操作要求。

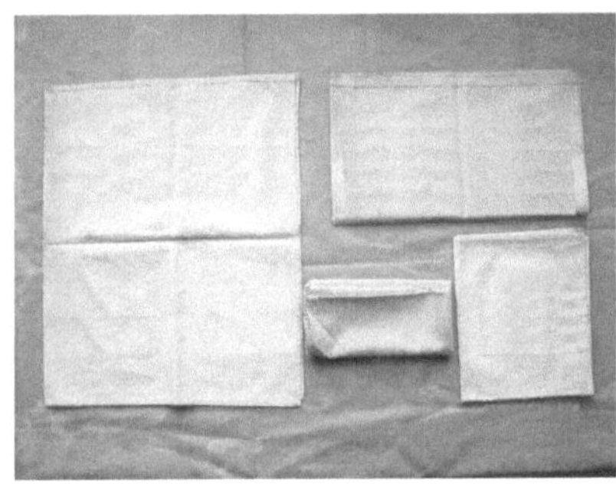

图 8-16　治疗巾横折法

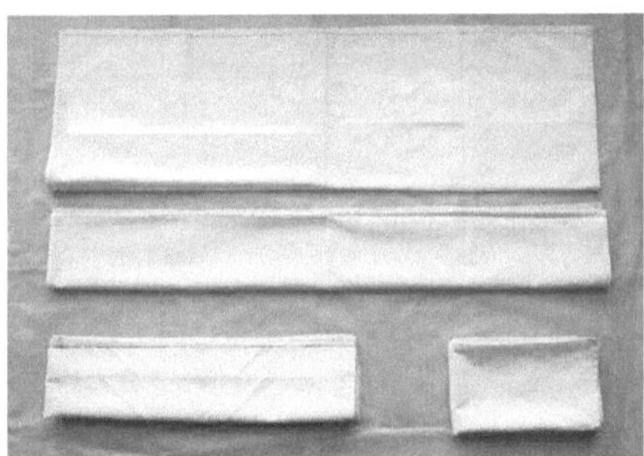

图 8-17　治疗巾纵折法

【实施】

(1) 操作步骤见表 8-5。

表 8-5　铺无菌盘法

操作流程	操作要点
开无菌包	取无菌包，检查名称、灭菌日期、指示胶带，检查有无潮湿及破损，打开无菌包
取无菌巾	用无菌持物钳取出一块治疗巾，放于清洁干燥的治疗盘内，如包内治疗巾未用完，按原折包好，注明开包日期和时间
单层底铺盘法	
铺无菌巾	双手指捏住无菌巾上层两角的外面，轻轻抖开，双折铺于治疗盘上，内面为无菌面，将上层向远端呈扇形折叠，开口边缘向外，治疗巾内面构成无菌区(图 8-18)
置物盖巾	放入无菌物品后，手持上层两角的外面，拉平盖于无菌物品上，上下两层边缘对齐，将开口处向上翻折 2 次，两侧边缘向下翻折一次
记时签名	记录无菌盘名称、铺盘时间并签名

续表

操作流程	操作要点
	双层底铺盘法
取巾铺盘	取出无菌治疗巾,双手指捏住无菌巾上层两角的外面,轻轻抖开,由远及近三折成双层铺于治疗盘上,开口边向外
置物盖巾	放入无菌物品后,将上层无菌巾拉平,盖于无菌物品上边缘对齐
记时签名	记录无菌盘名称、铺盘时间并签名

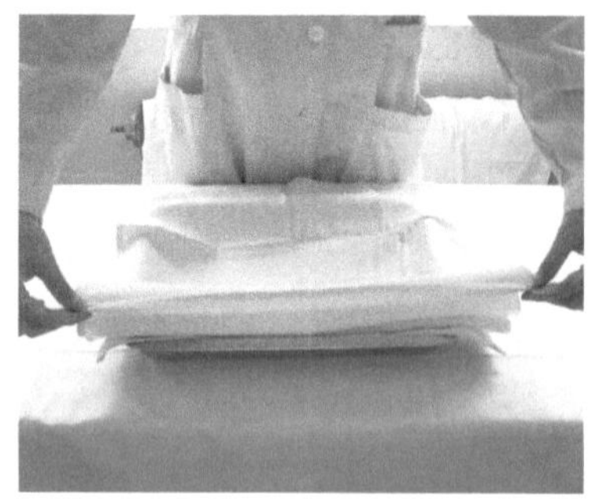

图 8-18　铺无菌盘法

(2) 注意事项

1) 铺无菌盘的区域及治疗盘必须清洁干燥,避免无菌巾潮湿。

2) 操作者的手、衣袖及其他非无菌物品不可触及和跨越无菌面。

3) 注明无菌盘的名称、日期和时间,有效时间为 4 小时。

【评价】

(1) 无菌物品及无菌区域未被污染。

(2) 无菌巾上物品放置有序,使用方便。

(五) 取用无菌溶液法

【目的】

取用无菌溶液,并使其保持无菌状态。

【评估】

操作环境清洁、无菌溶液的名称及有效期。

【准备】

(1) 护士准备:衣帽整洁,修剪指甲、洗手、戴口罩。

(2) 用物准备:瓶装无菌溶液、无菌容器、无菌持物钳、启瓶器、弯盘、消毒液、棉签、签字笔等。

(3) 环境准备:环境整洁、宽敞,光线适宜,符合无菌操作要求。

【实施】

(1) 操作步骤见表 8-6。

表 8-6　取用无菌溶液法

操作流程	操作要点
核对检查	核对瓶签上溶液的名称、浓度、剂量和有效日期,检查瓶盖有无松动,瓶身有无裂缝,对光检查溶液有无混浊、沉淀及变色等
打开瓶盖	用启瓶器打开密封瓶外盖,用 75% 乙醇消毒瓶塞 2 次,用纱布包裹瓶塞,再用拇指、示指及中指向上翻起胶塞(图 8-19)
冲洗瓶口	手握溶液瓶签面(掌心对准瓶签),倒出少量液体于弯盘中,以冲洗瓶口,避免沾湿瓶签
倒取溶液	在冲洗口处倒出所需的液量于无菌容器内,注意高度不小于 6cm,瓶口不能接触容器,液体流出处应小于冲洗处,以防污染(图 8-20)
盖瓶塞	如剩余溶液还需再用,倒液后应立即盖上瓶塞
记时签名	在瓶签上注明开瓶日期、时间和签名

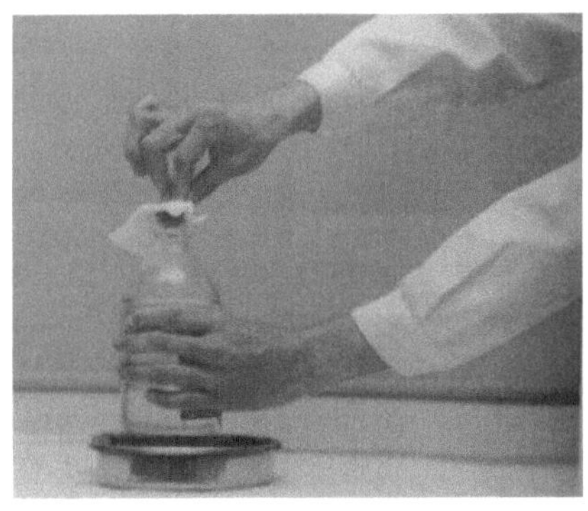

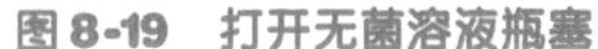
图 8-19　打开无菌溶液瓶塞

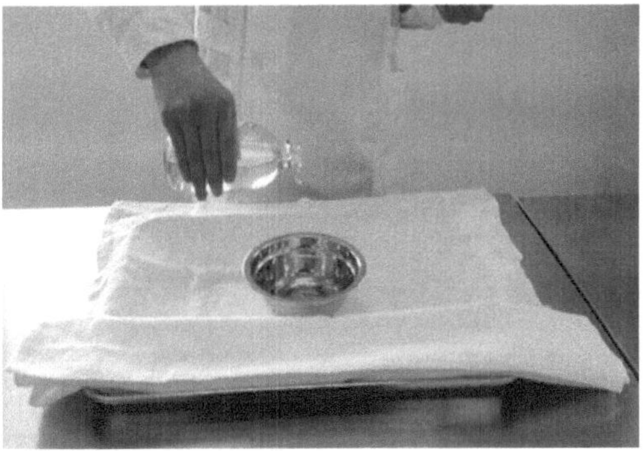

图 8-20　倒无菌溶液

(2) 注意事项

1) 取用无菌溶液时,不可将无菌敷料、棉签、器械直接伸入瓶内蘸取或接触瓶口倒液。

2) 已经倒出的液体不可再倒回瓶中,以免污染剩余的无菌液体。

3) 打开的无菌溶液如未被污染,有效使用时间为 24 小时。

【评价】

(1) 无菌溶液未被污染。

(2) 瓶签未被浸湿,瓶口未污染,液体未溅到桌面。

(六) 戴脱无菌手套法

【目的】

执行某些无菌操作或接触无菌物品时须戴无菌手套,以保护病人及操作者免受感染。

【评估】

操作环境清洁、无菌手套的号码及有效期。

【准备】

(1) 护士准备:衣帽整洁,修剪指甲、洗手、戴口罩。

(2) 用物准备:无菌手套包或一次性无菌手套(图 8-21)。

无菌手套包准备:①把手套包布和手套袋打开置于操作台面上;②在手套内面均匀涂上滑石粉;③将手套开口处向外反折 7 ~ 10cm,掌心向上分别放入手套袋的左右(图 8-22);④按无菌包打包或置于贮槽,贴好标签,注明型号和灭菌日期,送灭菌处理。

(3) 环境准备:环境整洁、宽敞,光线适宜,符合无菌操作要求。

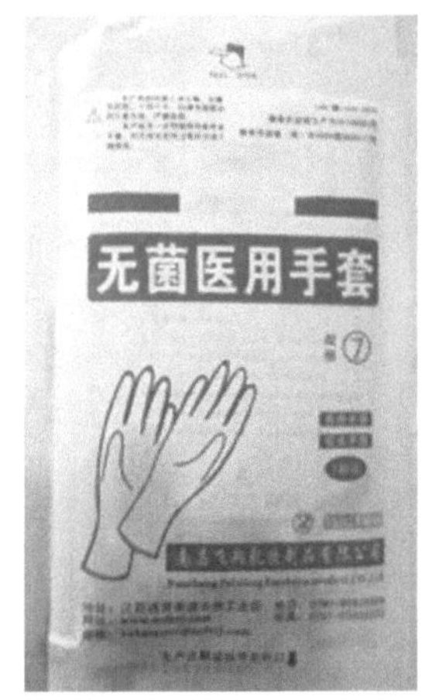

图 8-21　一次性无菌手套

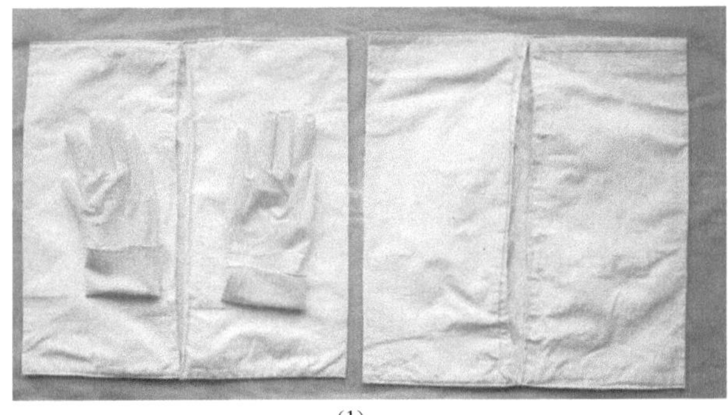

(1)

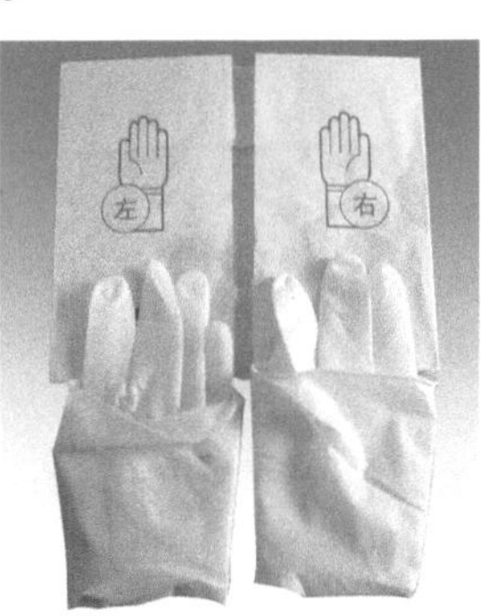

(2)

图 8-22　无菌手套的放置

【实施】

（1）操作步骤见表 8-7。

表 8-7　戴脱无菌手套操作法

操作流程	操作要点
核对检查	核对手套袋外的号码、灭菌日期，检查有无破损和潮湿；一次性手套检查手套封口的生产日期、有效期及手套型号，从标记"撕开处"将手套袋撕开，取出手套内袋放于操作台上
戴手套	分次提取手套法：一手提起手套袋开口处外层，另一手伸入袋内，捏住手套反折部取出，对准戴上；用未戴手套的手同法提起另一口袋，已戴手套的手指插入另一手套的反折面取出手套，同法将手套戴好 一次提取手套法：双手同时提起手套袋开口处上层，分别捏住两只手套的反折部分，取出手套将两只手套掌心相对，先戴一只手，再用已戴手套的手指插入另一手套的反折面，同法将手套戴好（图 8-23）
检查调整	将手套反折部套在工作服或手术衣的袖口上，手指交叉轻推与手贴合，检查有无破损。手套外面的滑石粉视操作要求可用无菌纱布擦去或用无菌生理盐水冲净
脱手套	用戴手套的手捏住另一手套腕部外面翻转脱下，已脱下手套的手指插入另一手套内，将其翻转脱下（图 8-24）
整理用物	将使用过的手套放入医用垃圾袋内后洗手

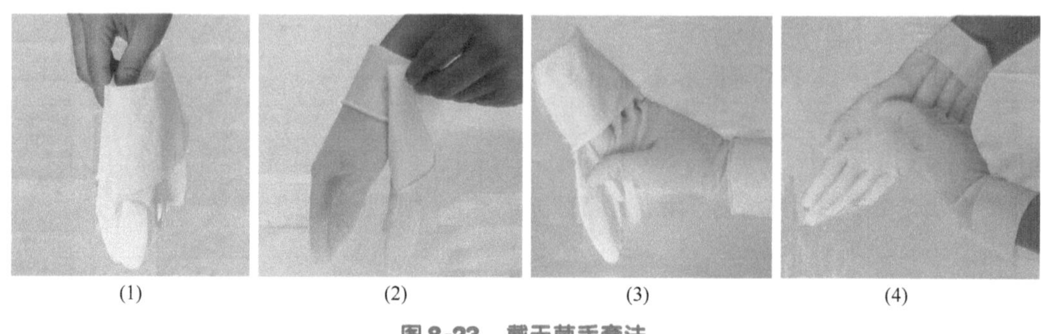

(1)　(2)　(3)　(4)

图 8-23　戴无菌手套法

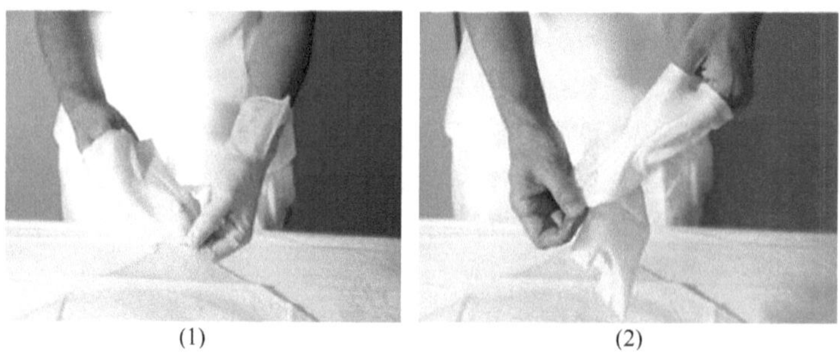

(1)　(2)

图 8-24　脱手套法

（2）注意事项

1）戴手套时应避免手套外面触及非无菌物品。

2）未戴手套的手不可触及手套的外面，已戴手套的手不可触及手套内面。

3）戴手套进行无菌操作时，如手套破损应立即更换。

4）戴手套后双手应在操作台面和腰部以上、视线范围以内，避免污染。

5）脱手套时，应从手套翻转处脱下，不可强拉手指和手套边缘，以免损坏。

【评价】

(1) 无菌手套未被污染。

(2) 戴、脱手套未强行拉扯手套。

考点:戴手套的注意事项

第 4 节　隔 离 技 术

一、隔离的概念

隔离技术是将传染病病人、高度易感人群安置在指定地点和特殊环境中,暂时避免和周围人群接触。对前者采取传染源隔离,防止传染病病原体向外传播;对后者采取保护性隔离,使其免受感染。

二、隔 离 原 则

(一) 一般消毒隔离

1. 根据隔离种类,病室门口挂隔离标志。门口备浸有消毒液的脚垫,以供出入时消毒鞋底。门外设泡手的消毒溶液及手刷、毛巾、挂隔离衣用的悬挂架或立柜。

2. 工作人员进入隔离区必须戴工作帽、口罩,穿隔离衣,只能在规定的范围内活动,不得进入清洁区,不同病种不能共用一件隔离衣。

3. 穿隔离衣前必须备齐所需用物,并尽量将各项操作集中进行,以减少穿、脱隔离衣及消毒洗手的次数。

4. 病室空气每日进行消毒,可用紫外线照射或消毒液喷雾。每日于晨间护理后,用消毒液擦拭病床及床旁桌、椅。

5. 污染物品不得放于清洁区,任何污染物必须先经消毒处理,然后进行常规清洁,以防病原体播散。病人接触过的用物,须经严格消毒后方可递交,如病人的衣物、信件、钱币、票证等经消毒后才能交家属带回;病人的排泄物、分泌物、呕吐物须按规定消毒后处理;需送出病区处理的物品应放入专用污物袋,并有明显的标志。

6. 病人的感染性分泌物 3 次培养,结果均为阴性或确已渡过隔离期,经医生开出医嘱后方可解除隔离。

(二) 终末消毒

终末消毒是对转科、出院或死亡病人、所住病室、医疗器械及其用物进行的消毒处理。

1. 病人的终末消毒处理　病人转科或出院前须经过沐浴,更换清洁的衣服方可离开。病人用物经消毒处理后方可带出。死亡的病人,须用消毒液擦拭尸体,并用浸有消毒液的棉球塞住口、鼻、耳、肛门、阴道或瘘管等孔道,更换伤口敷料,用一次性尸体单包裹尸体,送传染科太平间。

2. 病室的终末处理　将病室的门窗封闭,打开床旁桌,摊开棉被,竖起床垫,用消毒液熏蒸,熏蒸后打开门窗,用消毒液擦洗家具、地面、墙壁;被服类放入标明“隔离”字样的污物袋内,消毒后再清洗。病人用物须分类消毒见表 8-8。

考点:消毒隔离的原则

表 8-8　传染病污染物品消毒法

物品	消毒方法
病室空间	消毒剂熏蒸、喷雾、紫外线照射
地面、墙壁、家具	0.2%~0.5% 过氧乙酸、0.5%~3% 氯胺喷洒擦拭
医疗用金属、橡胶、搪瓷、玻璃类	消毒剂喷雾、浸泡、擦拭消毒、压力蒸汽灭菌
血压计、听诊器、手电筒	环氧乙烷熏蒸、0.2%~0.5% 过氧乙酸溶液擦试

续表

物品	消毒方法
体温计	1% 过氧乙酸溶液浸泡、75% 乙醇浸泡、碘伏浸泡
餐具、茶具、药杯	煮沸、微波、0.5% 过氧乙酸溶液浸泡
信件、书报、票证	甲醛、环氧乙烷气体熏蒸
布类、衣服	煮沸、压力蒸汽灭菌、环氧乙烷气体熏蒸
被褥、枕芯、毛纺织品	甲醛、环氧乙烷气体熏蒸、日光暴晒 6 小时以上、紫外线灯照射 60 分钟
便器、痰盂、痰具	3% 漂白粉澄清液浸泡或 0.5% 过氧乙酸溶液浸泡
排泄物、分泌物	漂白粉或生石灰消毒、痰盛于蜡纸盒内焚烧
剩余食物	煮沸 30 分钟后弃掉
垃圾	焚烧

护考链接

病人,男性,19 岁,左下肢外伤后,未得到正确处理,而导致破伤风。为该病人左下肢伤口更换敷料后,其敷料处理方法是 A. 丢入污物桶后再集中处理 B. 过氧乙酸浸泡后清洗 C. 高压灭菌后再 D. 日光下暴晒后清洗 E. 送焚烧炉焚烧

解析:焚烧法适用于破伤风、气性坏疽、铜绿假单胞菌感染的敷料,以及其他已污染且无保留价值的物品,如污纸、垃圾等。故答案选 E。

三、隔离病区的管理

(一) 隔离区域的设置

传染病区与普通病区分开并远离食堂、水源和其他公共场所,相邻病区楼房相隔 30 米,侧面防护距离为 10 米,以防空气对流传播。病区设多个出入口,使工作人员和病人分道进出。病人隔离种类如下。

1. 以病人为单位 每个病人有单独的环境与用具,与其他病人隔离。凡未确诊,发生混合感染,或有强烈传染性及危重病人应住单间隔离室。

2. 以病种为单位 同种传染病的病人,可安排在同一病室,但应与其他病种的传染病人相隔离。

(二) 隔离区域的划分

1. 清洁区 未被病原微生物污染的区域为清洁区,如更衣室、库房、值班室、配餐室等。

2. 半污染区 有可能被病原微生物污染的区域为半污染区,如病区的走廊和化验室等。

3. 污染区 病人直接或间接接触被病原微生物污染的区域为污染区,如病室、浴室、厕所等。

考点:清洁区、半污染区、污染区的概念

四、隔离技术的基本操作

(一) 口罩、帽子的使用

【目的】

(1) 帽子防止工作人员的头发、头屑散落或被污染。

(2) 使用口罩可保护病人和工作人员,避免互相传染,并防止飞沫污染无菌物品、伤口或清洁物品等。

【评估】

病人病情、采取的隔离种类。

【准备】

(1) 护士准备:着装整洁,清洁双手。

（2）用物准备：帽子、口罩（用 6～8 层纱布缝制）。

（3）环境准备：环境清洁、宽敞。

【实施】

（1）操作步骤见表 8-9。

表 8-9　口罩、帽子的使用方法

操作流程	操作要点
戴工作帽	洗手后，取出清洁、合适的帽子戴上，帽子应遮住全部头发
戴口罩	洗手后，取出清洁口罩，罩住口鼻：将上段两条带子分别超过耳系于头后，下段两条带子系于颈后，系带松紧合适，口罩的下半部应遮住下颌（图 8-25）
取下口罩	洗手后，解开口罩系带，取下口罩，将污染面向内折叠，放于胸前小口袋或小塑料袋内。一次性口罩取下后弃于污物桶内

（2）注意事项

1）口罩使用时应遮住口鼻，不可用污染的手接触口罩，工作帽大小适宜，头发全部塞入帽内，不得外露。

2）口罩用后立即取下，不可挂在胸前，取口罩时，手不可接触污染面。

3）口罩应勤换，如有潮湿应及时更换。若接触严密隔离或呼吸道隔离的病人，应每次更换。使用一次性口罩不得超过 4 小时。

考点：使用口罩的注意事项

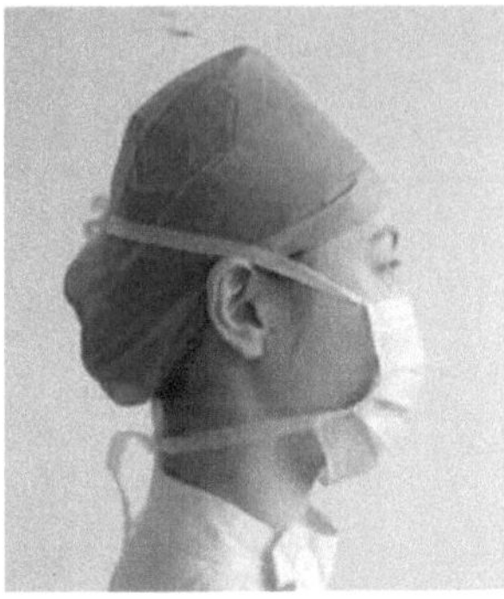

图 8-25　戴口罩、帽子

（二）手的清洁与消毒

【目的】

除去手上的污垢及病原微生物，避免感染和交叉感染，避免污染无菌物品及清洁物品。

【评估】

手的污染程度、病人病情及其采取的隔离种类。

【准备】

（1）护士准备：着装整洁，符合隔离原则要求。

（2）用物准备：流动水洗手设备，采用感应式、脚踏式或肘式开关（洗手设备不具备时，可备消毒液和清水各一盆）；10% 肥皂液、消毒手刷、消毒小毛巾或纸巾，干手机。

（3）环境准备：环境整洁、宽敞、安全、物品放置合理。

【实施】

（1）洗手法：操作步骤见表 8-10。

表 8-10　洗手法

操作流程	操作要点
适用于各种操作前、操作后手的清洁	
七步洗手法	取适量洗手液或肥皂液于掌心，按七步洗手法揉搓： ①手指并拢，掌心相对搓擦；②手指交叉，掌心搓擦手背，交换进行；③手指交叉，掌心搓擦掌心；④手指相握，掌心与指背搓擦，交换进行；⑤大拇指握另一只手大拇指旋转搓擦，交换进行；⑥手指并拢在一只手掌心中旋转搓擦，交换进行；⑦如有必要，螺旋式擦拭手腕，交换进行。每处揉搓持续 15 秒（图 8-26）
流水冲净	流水自腕部流向指尖进行冲洗
擦干双手	用纸巾自上而下擦干或干手机烘干

续表

操作流程	操作要点
刷手法	用手刷蘸肥皂液或洗手液，按前臂、腕部、手背、手掌、手指、指缝、指尖顺序刷洗双手，每只手刷2遍，每遍刷30秒，必要时更换手刷
流水冲净	流水自前臂向指尖进行冲洗
擦干双手	用纸巾自上而下擦干或干手机烘干

（2）消毒液揉搓法：将手消毒液原液2～5ml喷涂于双手表面及手指间，直至液体覆盖双手各部位，均匀揉搓1分钟，方法按以上七步洗手法步骤，揉搓至消毒液干燥，双手无须再烘干或冲洗。

（3）消毒液浸泡法：适用于无洗手池设备的双手消毒。将双手浸在盛有消毒液的盆中，用小毛巾或手刷反复擦洗2分钟，再在清水盆内洗净，用纸巾或小毛巾擦干。

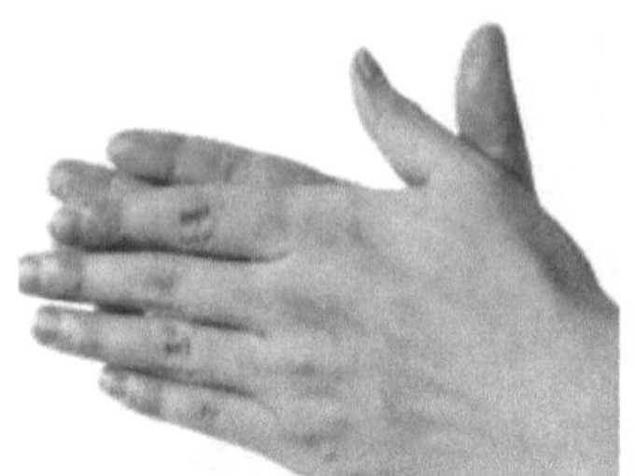
(1)手指并拢掌心相对搓擦

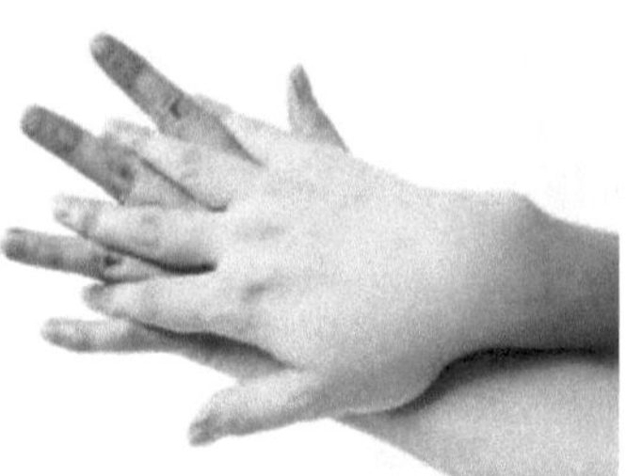
(2)手指交叉掌心搓擦手背，交换进行

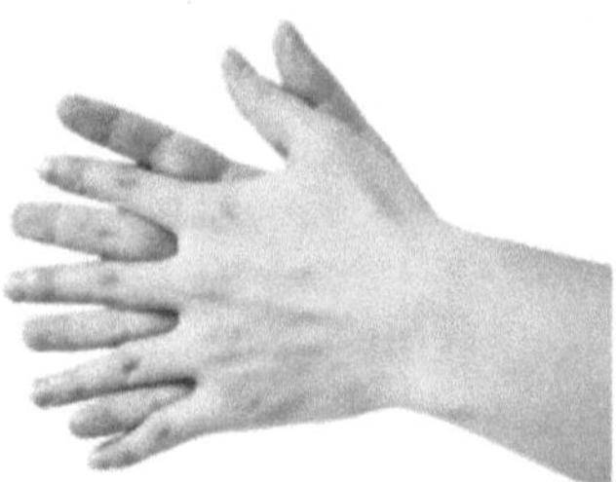
(3)手指交叉掌心搓擦掌心

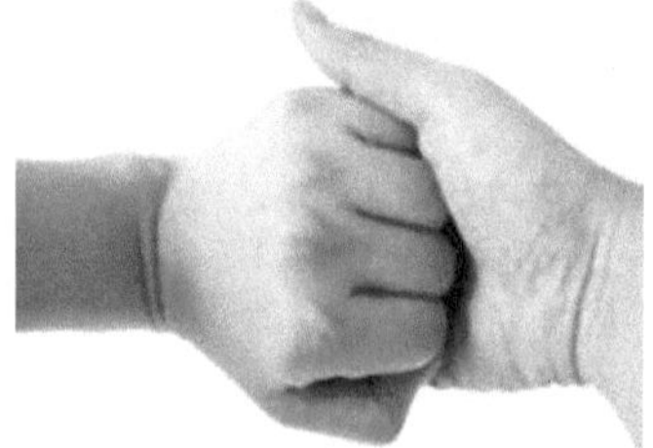
(4)手指相握掌心与指背搓擦，交换进行

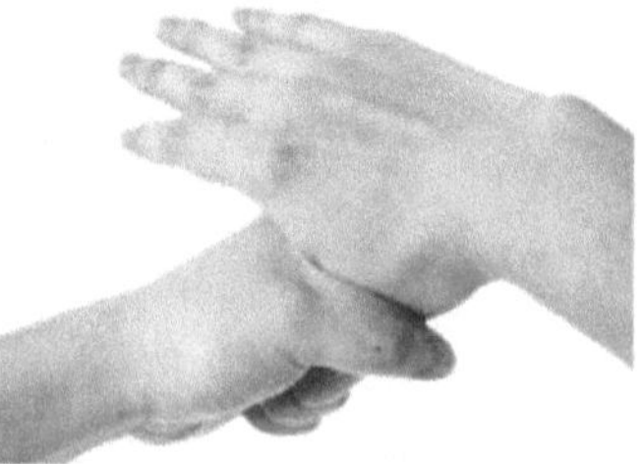
(5)大拇指握另一只手大拇指旋转搓擦，交换进行

(6)手指并拢在一只手掌心中旋转搓擦，交换进行

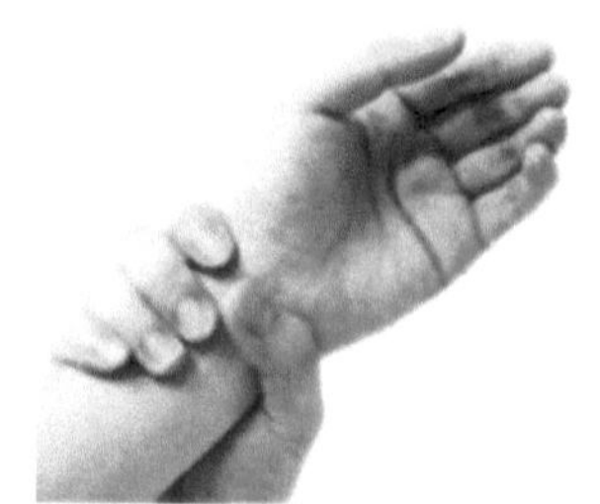
(7)如有必要，螺旋式擦拭手腕，交换进行

图8-26　七步洗手法

（4）注意事项

1）洗手时身体勿靠近水池，以免隔离衣污染水池边缘或溅湿工作服。

2）刷洗范围应超过被污染的部位，洗手后应避免双手直接接触污染水龙头。

3）流水冲洗时，腕部应低于肘部，使污水从前臂流向指尖，并避免水入衣袖内。

4）肥皂液应每日更换，手刷及容器应每日消毒。

考点：洗手的注意事项

（三）避污纸的使用

【目的】

用避污纸垫着拿物品或做简单的操作，保持双手或物品不被污染，以省略消毒手程序。如用清洁的手拿取污染物品或污染的手拿取清洁物品时，均可使用避污纸。

【评估】

病人病情、采取的隔离种类。

【准备】

（1）护士准备：着装整洁，清洁双手，戴口罩。

（2）用物准备：避污纸（清洁纸片）。

（3）环境准备：环境清洁、宽敞。

【实施】

操作步骤见表 8-11。

表 8-11　避污纸使用方法

操作流程	操作要点
使用时	取避污纸时，应从页面抓起，不可掀页撕取，以保持一面为清洁面（图 8-27），使用过程中注意保持避污纸清洁
使用后	避污纸用后随即弃于污物桶内，集中焚烧处理

（四）穿、脱隔离衣

【目的】

保护病人和工作人员，防止交叉传染。

【评估】

病人病情、采取的隔离种类、护理措施。

【准备】

（1）护士准备：穿好工作服、洗手、戴隔离帽、戴口罩，取下手表，卷袖过肘（冬季卷过前臂中部）。

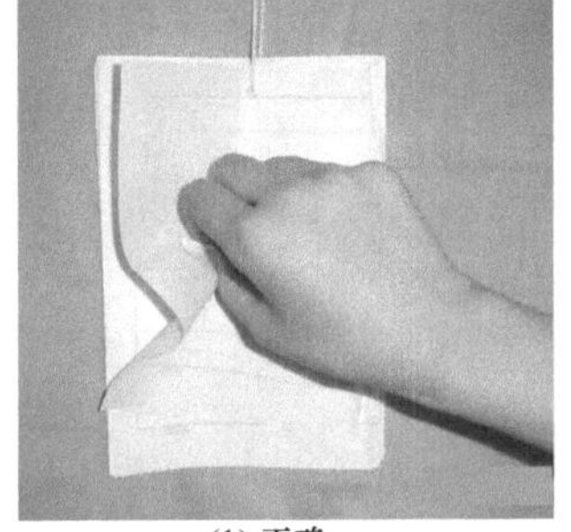

(1) 正确

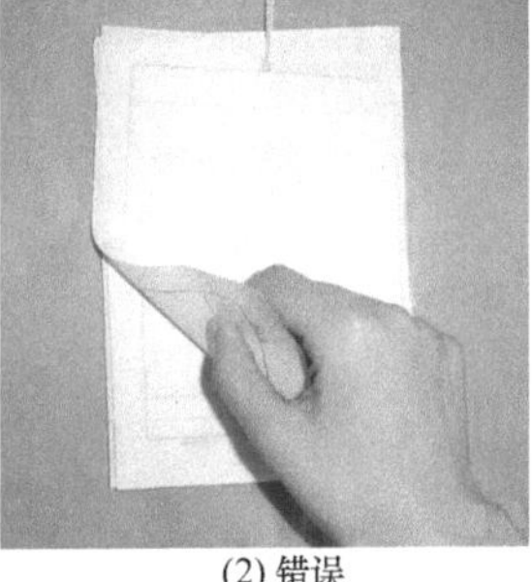

(2) 错误

图 8-27　取避污纸的方法

（2）用物准备：隔离衣、挂衣架、消毒手的设备、污衣袋。

（3）环境准备：环境整洁、宽敞、安全，物品放置合理。

【实施】

（1）操作步骤见表 8-12。

表 8-12　穿脱隔离衣法

操作流程	操作要点
穿隔离衣法	见图 8-28
持领取衣	手持衣领取下隔离衣，清洁面向自己，将衣领的两端向外折齐，露出肩袖内口
穿衣袖	右手持衣领，左手伸入袖内，右手将衣领向上拉，使左手露出袖口。换左手持衣领，依上法穿好右袖。举双手将袖向上轻抖，露出手腕
扣领扣	两手持衣领，由领子中央顺边缘向后将领扣扣好，袖口不可触及衣领、面部和帽子
扣袖扣	将左右袖扣扣上，此时手已污染
系腰带	将隔离衣一边（约在腰下 5cm 处）的腋中线上下捏住，然后渐向前拉，直到看到边缘，同法捏住另一侧边缘（注意手勿触及衣的内面）。双手在背后面将边缘对齐，向一侧折叠。以一手按住折叠处，另一手将腰带拉至背后压住折叠处，将腰带在背后交叉，回到前面打一活结，注意勿使折处松散

续表

操作流程	操作要点
脱隔离衣	见图 8-29
松腰带	松开腰带，在前面打一活结
解袖扣	解开两袖扣，在肘部将部分袖子塞入工作服衣袖下（塞袖不超过肘部，以免解领扣时前臂污染），露出双手
消毒手	按前臂、腕部、手掌、手背、指甲、指缝等顺序蘸肥皂水或消毒液刷洗，每只手刷 30 秒后用流水冲净，再重复刷洗一次（共 2 分钟）。若为消毒液则每手各刷 1 分钟后清水冲净，双手擦干
解领扣	解开领扣，一手伸入对侧衣袖内，拉下衣袖过手，用衣袖遮盖着的手握住
脱衣袖	另一衣袖的外面将袖子拉下，两手在袖内对齐衣袖，双手轮换交替拉下袖子，渐从袖管中退至衣肩，对齐两肩缝，再以一手握住两肩缝，撤出另一手
持领挂衣	双手握住领子，将隔离衣两边对齐，挂在衣钩上（如挂在半污染区，隔离衣清洁面向外；挂在污染区，则污染面在外）；需更换的隔离衣，脱下后清洁面向外，卷好投入污衣袋中

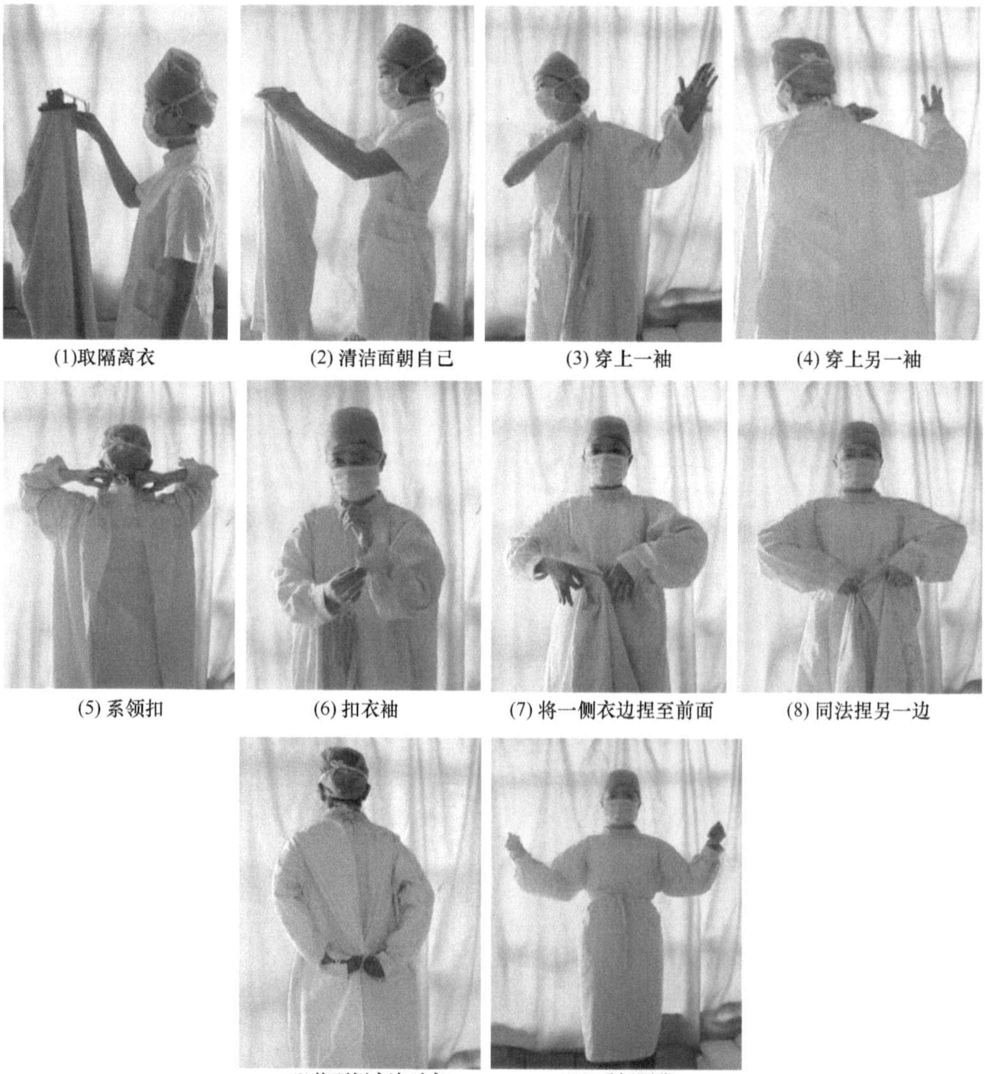

(1)取隔离衣　(2) 清洁面朝自己　(3) 穿上一袖　(4) 穿上另一袖

(5) 系领扣　(6) 扣衣袖　(7) 将一侧衣边捏至前面　(8) 同法捏另一边

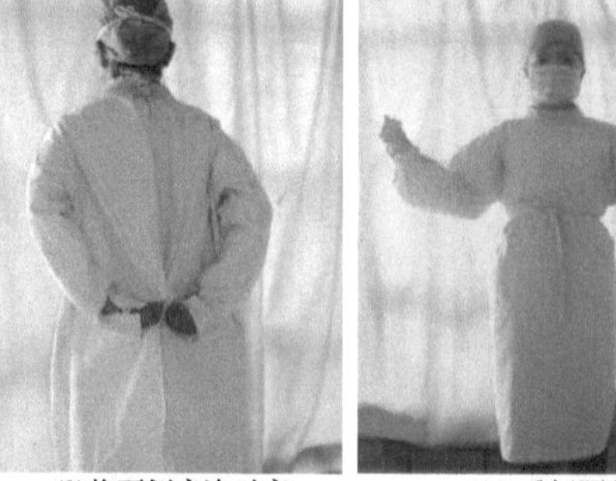

(9)将两侧衣边对齐　(10)系好腰带

图 8-28　穿隔离衣

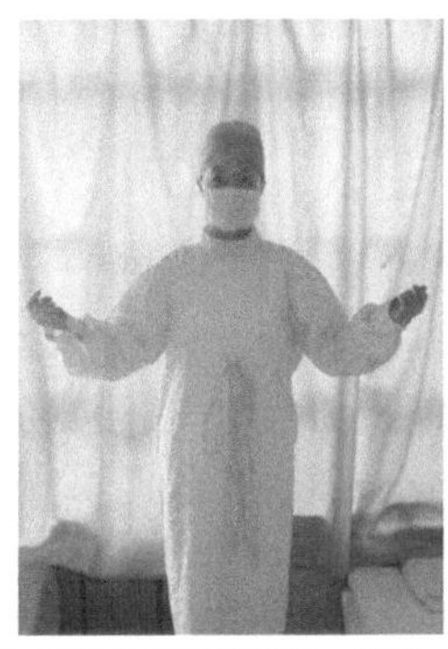
(1) 松开腰带在前面打一活结

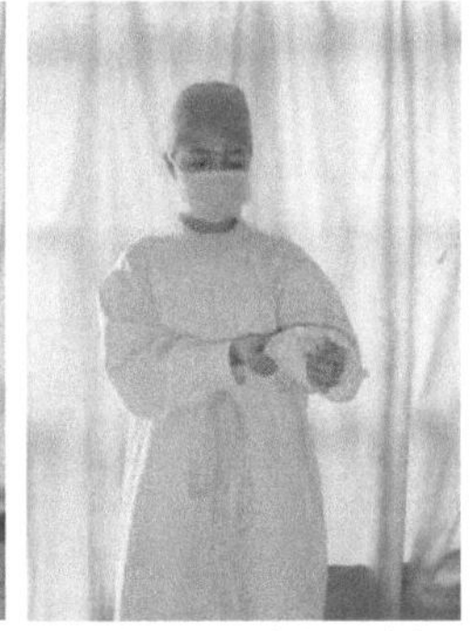
(2) 将衣袖向上塞在上臂衣袖下

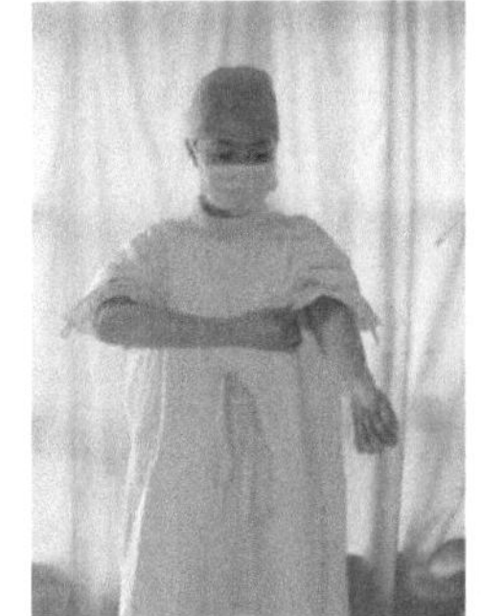
(3) 洗手后拉袖口内的清洁面

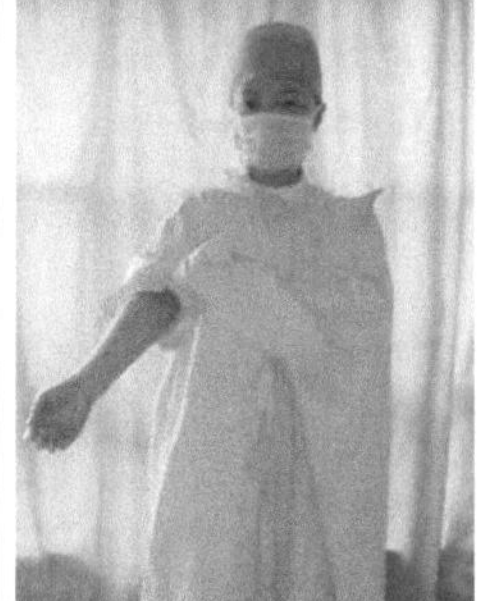
(4) 手放袖内拉另一袖污染面

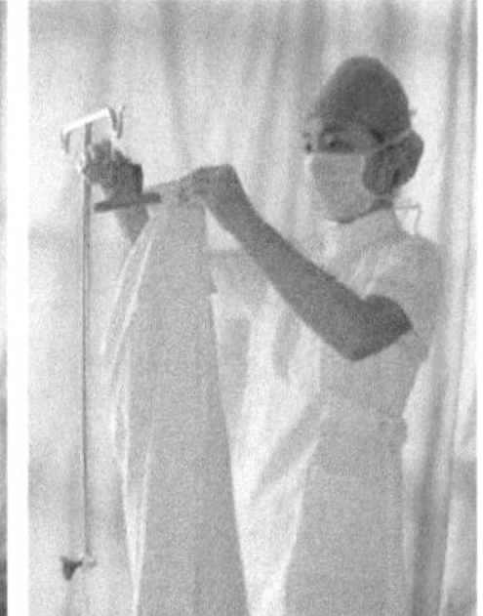
(5) 提领对齐挂衣钩

图 8-29　脱隔离衣

(2) 注意事项

1) 隔离衣长短要合适,需全部遮盖工作服,有破洞时不可使用。

2) 保持衣领及内面清洁,污染的袖口不可接触衣领、面部和帽子。

3) 隔离衣挂在半污染区,清洁面向外,挂在污染区,则污染面向外。

4) 穿隔离衣后,只能在规定区域内活动,不能进入清洁区。

5) 隔离衣应每天更换,如潮湿或污染立即更换。接触严密隔离病人应每次更换。

考点:穿、脱隔离衣的注意事项

(五) 护目镜、防护面罩的使用

护目镜、防护面罩适用于诊疗、护理操作时,防止病人血液、体液、分泌物等喷溅;以及适用于近距离接触经飞沫传播传染病的病人时。佩戴时应检查有无破损,装置性能是否完好,有无松懈。每次使用后放入医疗废物容器内。

(六) 污物袋的使用及处理

凡被污染而无需回收的物品,可集中于不透水的塑料袋或双层布的污物袋中,封口或扎紧袋口,袋上应有“污染”标记,送指定地点焚烧处理。可再用的物品按上述袋装标记后,按先消毒后清洁的原则处理。

附:医疗废物的管理

医疗废物是指医疗卫生机构在医疗、预防、保健及其他相关活动中产生的具有直接或者间接感染性、毒性及其他危害性的废物。按照《医疗废物管理条例》,医疗废物的处理必须符合国家有关法律和法规。

一、医疗废物的分类

医疗废物分为生活垃圾、感染性废物(排泄物,手术或感染伤口的敷料,使用过的一次性注射器、输液器、输

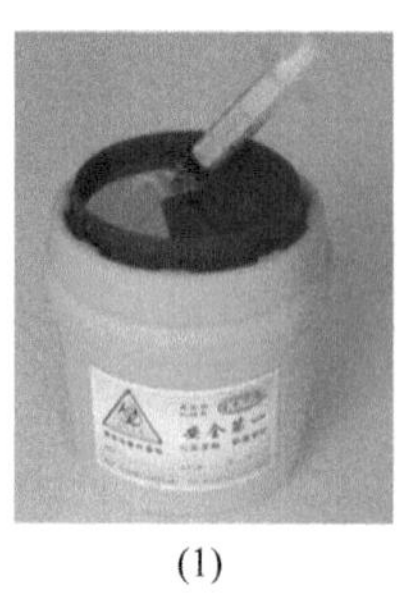
(1)

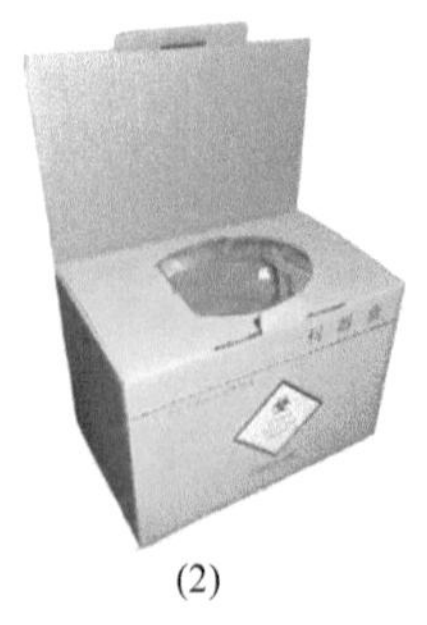
(2)

图8-30　利器盒

血器等)、病理性废物、损伤性废物、药物性废物、放射性废物。

二、医疗废物的收集

1. 设置3种以上颜色的污物袋用于对医疗废物进行分类收集。黑色袋装生活垃圾,黄色袋装医用垃圾,有特殊标志的污物袋装直接焚烧、放射性和其他特殊的废弃物。利器不能与其他废弃物混放,须放入利器盒中(图8-30)。

2. 感染性废物、损伤性废物、病理性废物、药物性废物及化学性废物不得混合收集。

三、医疗废物的处置

1. 根据医疗废物的类别,分置于防渗漏、防锐器穿透的有明显警示标志和警示说明的专用包装物或者密闭的容器内。医护人员在盛装医疗废物前,应当对医疗废物包装物或者容器进行认真检查,确保无破损、渗漏和其他缺陷。

2. 使用后的一次性医疗器具和容易致人损伤的医疗废物,如一次性输液器、输血器(袋)、注射器等必须在产生科室初步毁形、分类、消毒、暂时存放,待回收。针头、输液器等锐器不应与其他废弃物混放,必须稳妥安全地置入锐器容器中。

3. 放入包装物或容器内的感染性废物、病理性废物、损伤性废物不得取出。

4. 医疗卫生机构产生的污水、传染病病人或者疑似传染病病人的排泄物,应当按照国家规定严格消毒;达到国家规定的排放标准后,方可排入污水处理系统。

5. 医疗废物中病原体的培养基、标本和菌种、毒种保存液等高危险废物,在交医疗废物集中处置单位处置前应当就地消毒,然后按感染性废物收集处理。

6. 每天定时由专人用密闭的专车到各科回收废物后,放于医院指定的场地临时存放,按当地卫生行政部门规定集中回收,统一处理,禁止重复使用和回流市场。注意在转运过程中不得泄漏、抛撒、流失,并且做好处置人员的个人防护。

第5节　消毒供应中心

消毒供应中心是医院中的一个特殊科室,服务于临床各个科室,担负着全院各临床科室可重复使用物品的回收、清洗、消毒、灭菌、保养与发放等工作,涉及范围广泛。其工作质量与医院感染的发生有密切联系,直接影响医疗护理质量、病人的安危和医务人员的健康。因此,加强消毒供应中心的建设,严格执行消毒供应中心管理制度,掌握现代科学的消毒灭菌方法,以保证诊疗物品的完好齐全和消毒灭菌效果。

一、消毒供应中心的建设布局

(一)建筑位置

消毒供应中心应设置在相对独立的区域,宜与手术室、临床科室相近的适中位置,或与手术室有物品传递专用通道,方便联系与供应。周围环境无污染源,室内自然通风良好。消毒供应中心应有净化和污水排放设施,地面、墙壁光滑,便于冲洗。

(二)布局要求

物品由污染区—清洁区—无菌区单向流程,不交叉,不逆流;设空气净化装置,采取正压送风方式,空气流向由灭菌区—清洁区—污染区,各室压差5~10kPa,以保证空气洁净;按洁净度要求不同,将消毒供应中心规划为以下6区。

1. 生活办工区　如办公室、更衣室、计算机室等。
2. 污染区　如接收、分类、洗涤室。
3. 清洁区　如检查、包装、灭菌室。
4. 无菌区　如无菌物品的储存、发放室。

5. 一般工作区　如器械库、被服库、敷料库。

6. 缓冲区　设在两工作区之间,在此洗手、更鞋、更衣。

考点:消毒供应中心的合理设置与布局

二、消毒供应中心的设施及管理

医院应根据消毒供应中心的规模、任务及工作量,合理配置清洗消毒设备及配套设施。其设备、设施应符合国家相关标准或规定,如清洗消毒机、空气消毒机、压力蒸汽灭菌器、污物清洗槽、器械检查台、密封下送车、连续封口机、纯水设备、污衣袋、平板货架、敷料柜等。

三、消毒供应中心的工作内容

消毒供应中心应根据工作量及各岗位需求,科学、合理地配置具有执业资格的护士、消毒员和其他工作人员。工作人员应当接受与其岗位职责相应的岗位培训,正确掌握相关知识与技能;消毒员经培训合格后持证上岗。各区的工作内容如下。

(一) 污染区

1. 接收室　对各科室回收的污染物品分类放置。

2. 洗涤室　分为初洗间和精洗间,按要求清洗回收各类可重复使用的物品。

(二) 清洁区

1. 检查、包装区　对清洗干净的物品和加工的敷料进行检查(图 8-31)、包装(包的中央须放置化学指示卡,包外贴化学指示胶带),并且标明物品的名称(图 8-32)、灭菌日期,送灭菌处理。

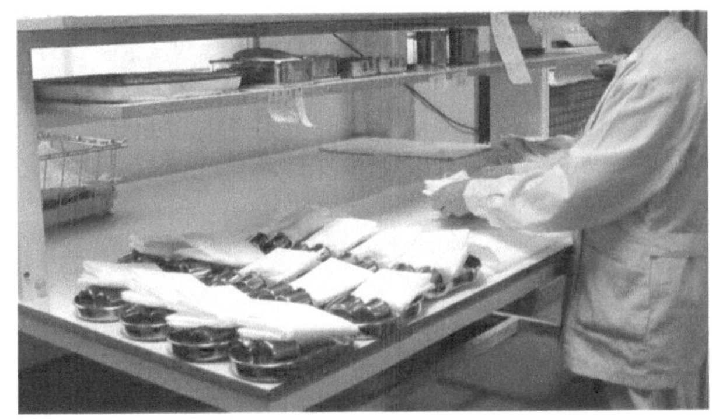

图 8-31　包装台

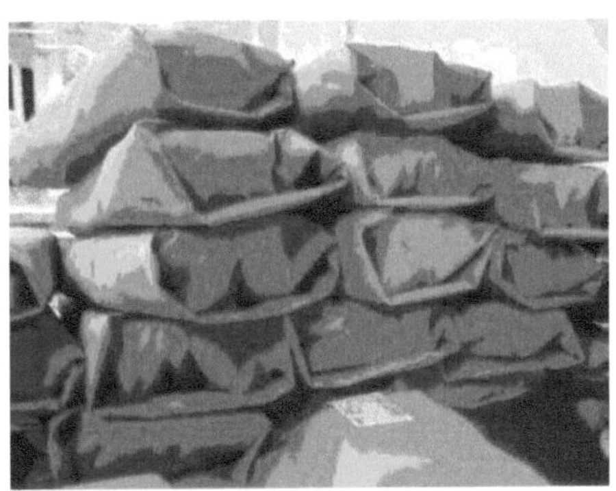

图 8-32　物品包装后

2. 灭菌室　由经过专门培训的工作人员根据物品的性能,进行有效、最佳的消毒灭菌(图 8-33)。

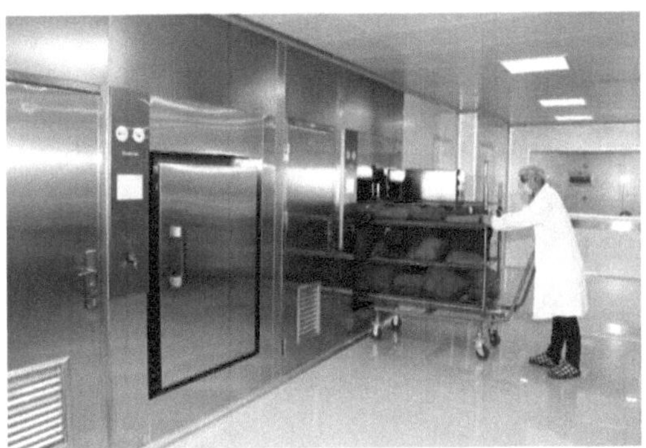

图 8-33　灭菌室

(三) 无菌区

经过灭菌的无菌物品从压力蒸汽灭菌器中取出后暂时直接存放于无菌间的储物架上,根据需要和规定发放供应,发放无菌物品时按照灭菌日期的先后,有序发放(图 8-34)。

(四) 一般工作区

一般工作区藏储器械、被服、敷料等。

考点:消毒供应中心各区域的工作内容

四、常用物品的保养

为了延长物品的使用寿命,节约资源,应根据物品性能妥善进行保养。

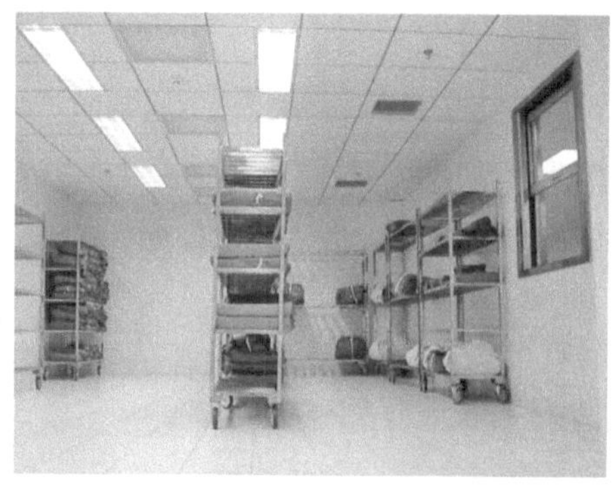
图 8-34 无菌区(无菌物品存放间)

(一) 金属类

金属类物品应该涂油保存,以防生锈。锐利器械应单独放置,刃面可用棉花包裹,以防损伤锋刃。

(二) 玻璃类

玻璃类物品应避免骤冷骤热导致收缩膨胀而炸裂;稳拿轻放,防止磕破,可放置盒中或用纸包裹保存。

(三) 橡胶类

橡胶类物品要防冷变硬,防热变软;防止锐器刺破;防止与酸碱物质接触,以防腐蚀变质;橡胶单洗净晾干后,撒上滑石粉卷起保存;橡胶袋洗净倒挂晾干后,内装适量空气旋紧塞子保存,以防粘连;橡胶管洗净晾干后撒上滑石粉平直存放。

(四) 布类及毛织物

布类、纱布、棉花等物品应防火、防霉;毛织物应防蛀、勤晒,并放防虫蛀的制品保存。

(五) 一次性使用物品

一次性使用无菌医疗物品应存放在清洁、干燥、通风良好的地方,保证使用时无菌、无热源、无破损,在有效期内。

小结

医院感染已成为医院管理中的一个重要课题,护理人员必须重视和做好医院感染的预防和控制工作,严格遵守各项基本原则,熟练掌握各项防控措施。常用的消毒和灭菌方法有物理、化学消毒灭菌法两大类。护理人员应熟练掌握物理和化学消毒灭菌法的各种方法及注意事项。无菌技术操作包括:无菌持物钳使用、无菌容器使用、取用无菌溶液、无菌包使用、铺无菌盘法和戴无菌手套,护理人员操作中应严格遵守无菌技术操作原则,防止无菌物品及无菌区域被污染。隔离技术基本操作有:口罩、帽子、手的清洁与消毒、避污纸的使用、穿脱隔离衣等,护理人员应严格遵守隔离消毒原则,熟练进行各项隔离技术,以减少传染病传播的机会。

自 测 题

A_1 型题

1. 医院感染的对象最主要是
   A. 住院病人　B. 医务人员
   C. 陪护人员　D. 门诊病人
   E. 急诊病人
2. 内源性感染是指
   A. 病人与病人之间的感染
   B. 通过医疗器械的感染
   C. 自身病原体引起的感染
   D. 通过水、空气、物品引起的感染
   E. 病人与护士之间的感染
3. 在热力灭菌中使用最普遍、效果最可靠的灭菌方法是
   A. 焚烧法　B. 煮沸消毒法
   C. 压力蒸汽灭菌法　D. 低温蒸汽消毒法
   E. 微波消毒法
4. 下列不属于热力消毒灭菌法的是
   A. 压力蒸汽灭菌法　B. 燃烧法
   C. 煮沸法　D. 紫外线灯管消毒法
   E. 干烤法
5. 不宜采用燃烧法灭菌的物品是
   A. 换药碗　B. 坐浴盆
   C. 污染的纸张　D. 特殊感染伤口的敷料
   E. 手术刀
6. 热力消毒法灭菌的原理是
   A. 抑制细菌代谢和生长
   B. 使微生物的蛋白质发生光解变性
   C. 使微生物的蛋白质凝固、酶变性失活
   D. 破坏细菌膜的结构
   E. 干扰细菌酶的活性
7. 杀菌效果最强的紫外线波长范围是
   A. 210 ~ 230nm　B. 230 ~ 245nm
   C. 250 ~ 270nm　D. 275 ~ 295nm
   E. 300 ~ 320nm

8. 将物品上除芽孢以外的所有致病微生物杀灭的方法被称为
A. 灭菌　B. 无菌
C. 消毒　D. 清洁
E. 抑菌

9. 煮沸消毒时在水中加入碳酸氢钠后，可使沸点提高到
A. 102℃　B. 103℃
C. 104℃　D. 105℃
E. 106℃

10. 预真空压力蒸汽灭菌法的压力和温度一般是
A. 103kPa，121℃　B. 103kPa，126℃
C. 137kPa，128℃　D. 205kPa，132℃
E. 225kPa，140℃

11. 下列关于紫外线灯消毒空气的叙述，不正确的是
A. 照射时间应不少于 30 分钟
B. 消毒过程中用纱布遮盖病人双眼
C. 灯管用乙醇棉球擦拭
D. 凡使用时间累计超过 1000 小时的灯管应更换
E. 消毒过程中应关闭门窗

12. 内镜的消毒可选用
A. 煮沸法　B. 高压蒸汽灭菌法
C. 环氧乙烷熏蒸　D. 过氧乙酸浸泡
E. 戊二醛浸泡

13. 对压力蒸汽灭菌效果的监测，最可靠的方法是
A. 留点温度计法　B. 化学指示管法
C. 化学指示胶带法　D. 化学指示卡法
E. 生物监测法

14. 下列哪项不符合无菌技术操作原则
A. 操作时手臂须保持在腰部水平以上
B. 操作时不可面对无菌区讲话或咳嗽
C. 取出的无菌物品如不使用立即放回
D. 手臂不可跨越无菌区域
E. 怀疑无菌物品污染不可再使用

15. 无菌持物钳的正确使用方法是
A. 可夹取任何无菌物品
B. 注射室的无菌持物钳每周消毒一次
C. 远处夹取无菌物品应速去速回
D. 取放持物钳时钳端闭合
E. 取物时钳端向上，避免污染

16. 无菌包如已受潮应
A. 晾干后用　B. 重新灭菌
C. 烘干后用　D. 4 小时内用完
E. 尽快用完

17. 铺好的无菌盘，有效期为
A. 2 小时　B. 3 小时
C. 4 小时　D. 5 小时
E. 6 小时

18. 已戴无菌手套的手可触及另一手套的
A. 内面　B. 边缘
C. 外面　D. 反折面
E. 手指端

19. 传染病区内属半污染区的是
A. 库房　B. 病区走廊
C. 值班室　D. 病室
E. 更衣室

20. 取用避污纸的正确方法是
A. 任意取用　B. 从页面抓取
C. 掀页撕取　D. 经他人传递
E. 翻页撕取

21. 穿隔离衣时，手何时被视为污染
A. 取隔离衣时　B. 穿衣袖时
C. 系袖扣时　D. 系领扣时
E. 系腰带时

22. 玻璃类物品的保养哪项错误
A. 应轻拿稳放
B. 避免骤冷骤热导致膨胀炸裂
C. 防止磕碰
D. 可放置盒中或用纸包裹保存
E. 煮沸消毒时水开后放入

A_2 型题

23. 某病人在旅途中因为“甲肝”住院，欲写信通知家人，其信件的消毒方法是
A. 擦拭法　B. 喷雾法
C. 压力蒸汽灭菌法　D. 熏蒸法
E. 紫外线照射法

24. 病人，“流感”痊愈出院，其住过的病房 5m×4m×3m 大小，在使用过氧乙酸消毒时，需要 2% 的多少毫升
A. 240ml　B. 300ml
C. 360ml　D. 480ml
E. 600ml

25. 病人，男性，35 岁，患乙型肝炎住传染科，护士告诉病人属于半污染区的是
A. 医生值班室　B. 病室
C. 病区走廊　D. 医护办公室
E. 治疗室

26. 病人，女性，55 岁，上呼吸道感染痊愈出院，其使用过的毛毯应
A. 送洗衣房清洗　B. 高压蒸汽消毒

C. 日光暴晒6小时　D. 乳酸熏蒸法消毒

E. 紫外线照射1小时

27. 王护士在传染病区工作，做了如下工作，其中违反了隔离原则的做法是

A. 脚垫要用消毒液浸湿

B. 隔离单位的标记要醒目

C. 穿隔离衣后进入治疗室

D. 使用过的物品冲洗后立即消毒

E. 病人用过的物品不放于清洁区

A_3 型题

(28～30题共用题干)

刘先生，48岁。因“发热、右上腹疼痛、巩膜黄染、食欲减退伴恶心呕吐3日”就诊，初步诊断为病毒性肝炎，收入传染病区。

28. 刘先生使用过的物品，不正确的消毒方法是

A. 体温表用1%过氧乙酸浸泡

B. 信件、书报用熏蒸消毒

C. 排泄物用含氯石灰消毒

D. 餐具、痰杯煮沸消毒

E. 血压计、听诊器微波消毒

29. 护士小王为刘先生进行注射，她使用过的隔离衣，清洁处应是

A. 衣的肩部　B. 衣的内面和衣领

C. 两侧腰部　D. 腰以下部分

E. 背部

30. 刘先生病愈出院，护士为其做终末消毒处理，不正确的操作是

A. 嘱病人沐浴后将换下的衣服带回清洗

B. 病室地面用3%含氯石灰液喷洒

C. 床及桌椅用0.2%过氧乙酸溶液擦拭

D. 被服类消毒后送洗衣房清洗

E. 病室用2%过氧乙酸溶液熏蒸

(周　葵)

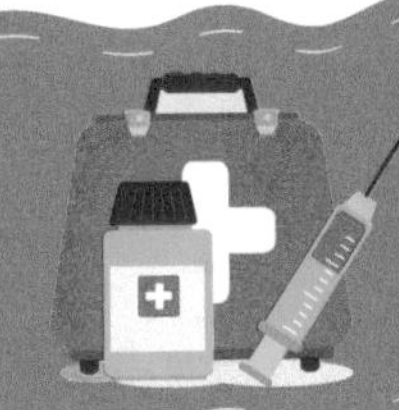

第 9 章 病人的清洁护理

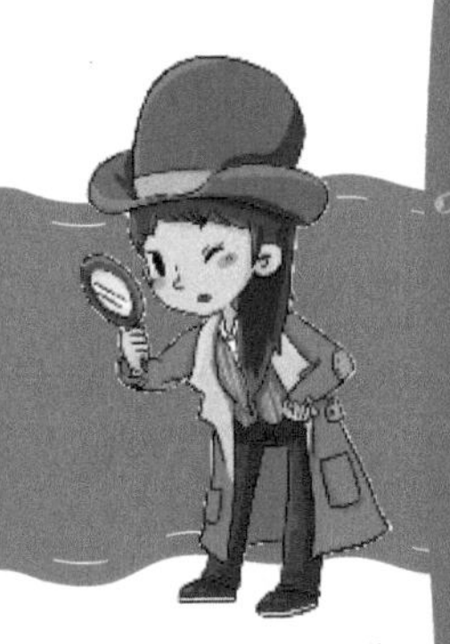

健康个体具有保持自身清洁的能力和习惯，但由于疾病的原因，个体自我照顾能力降低，无法满足清洁的需要，对个体的生理和心理都会产生影响。因此，护士应及时评估病人的身体清洁需要和自理程度，做好相应的清洁护理，维持病人的清洁与舒适，使病人在生理和心理上感到满足，预防感染等并发症的发生。

第 1 节　口 腔 护 理

情境案例 9-1

病人陈某，女性，59 岁，因"肺炎"入院，连续 7 天给予抗生素治疗。近日发现其口腔黏膜破溃，创面上附着白色膜状物，拭去附着物后可见轻微出血。病人口腔发生了什么病变？如何给病人进行口腔护理？

口腔是消化道的起始部位，也是病原微生物侵入机体的门户。健康个体通过饮水、进食、刷牙、漱口等活动起到减少或清除细菌的作用。当个体患病时，机体抵抗力降低，饮水、进食减少，刷牙、漱口活动受限，细菌就会在口腔内迅速繁殖，造成口腔的局部炎症、溃疡，还可继发腮腺炎、中耳炎等疾病，不仅影响个体的食欲和消化功能，也可因口臭而影响个人形象和社会交往。所以，对生活不能自理的病人，护士应及时评估和判断病人的口腔状况，针对其口腔问题给予相应护理，维持口腔的正常功能，减少口腔并发症的发生。

一、口腔护理评估

（一）基本状况和自理能力评估

评估病人每日清洁口腔的情况，如刷牙的次数、方法及口腔清洁的程度；口腔清洁用品，如牙膏、牙刷的选用情况；口腔的清洁活动是自行完成还是需要他人协助等。

（二）口腔状况评估

1. 口唇　色泽、湿润度、完整性，有无干裂、出血、疱疹等。
2. 黏膜　颜色、完整性，有无溃疡、出血、疱疹等。
3. 牙　数量，有无假牙、龋齿、牙结石、牙垢等。
4. 牙龈　颜色，有无出血、萎缩、溃疡或肿胀等。
5. 舌　颜色、湿润度、有无溃疡或肿胀、舌苔的颜色及厚薄等。
6. 口咽部　腭、悬雍垂、扁桃体颜色、湿润度，有无肿胀及异常分泌物等。
7. 气味　有无异常的气味如氨臭味、烂苹果味等。

（三）口腔保健知识评估

评估病人对保持口腔卫生重要性的认识程度和预防口腔出现异常情况的了解程度。

（四）义齿状况评估

询问并观察病人有无活动性义齿、佩戴情况及义齿的清洁、保养知识了解程度。

二、口腔清洁护理操作法

口腔清洁护理包括一般口腔卫生指导和特殊口腔护理。护士应根据病人的病情和自理能力选择相应的护理方法。

(一) 一般口腔卫生指导

适用于不能下床,但能自己完成口腔清洁的病人,主要是协助病人刷牙。

【目的】

认识口腔卫生的重要性,自觉维护口腔的清洁卫生。

【评估】

见本节"一"的内容。

【准备】

(1) 护士准备:衣帽整洁,洗手、戴口罩。

(2) 病人准备:了解口腔卫生的重要性和方法,愿意配合。

(3) 用物准备:牙刷、牙膏、牙线等。

(4) 环境准备:环境整洁、舒适,光线适宜。

【实施】

操作步骤见表 9-1。

表 9-1 协助病人刷牙

操作流程	操作要点
核对解释	携用物至床旁,核对病人并解释
安置体位	抬高床头支架,协助病人取半坐卧位,也可侧卧或头偏向一侧
围巾漱口	取病人的干毛巾围于颈下,脸盆放于旁边或床上小桌上接漱口污水
指导刷牙	指导病人刷牙,沿牙齿的纵面上下颤动刷洗或用牙线剔牙,漱口
观察口腔	擦干口面部,观察口腔黏膜情况,酌情用药
整理记录	整理用物、记录

【评价】

(1) 护患沟通有效,病人配合操作。

(2) 病人口腔清洁,感觉舒适。

(二) 特殊口腔护理

主要用于高热、昏迷、危重、禁食、鼻饲、大手术后、口腔疾病及生活不能自理的病人。

【目的】

(1) 保持口腔清洁、湿润,预防口腔感染等并发症。

(2) 去除口臭、口垢,促进食欲,保持口腔正常功能,促进病人舒适。

(3) 观察口腔黏膜和舌苔的变化及特殊的口腔气味,提供病情变化的动态信息。

考点:特殊口腔护理的适应证及目的

【评估】

见本节"一"的内容。

【准备】

(1) 护士准备:着装整洁,洗手、戴口罩。

(2) 病人准备:病人了解特殊口腔护理的目的和方法,愿意配合。

(3) 用物准备

1) 治疗盘内:治疗碗 2 个(一个盛漱口溶液,另一个盛漱口溶液浸湿的棉球若干),弯钳与压舌板各1,纱布1块,小茶壶或杯内盛温开水,吸水管,弯盘,手电筒,毛巾,石蜡油,棉签,必要时备开口器等。如用一次性口腔护理包(图9-1),另备漱口溶液、棉签、杯子、吸水管和手电筒。

2）外用药:按需要准备,如冰硼散、锡类散、漱口溶液、西瓜霜、金霉素甘油、制霉菌素甘油、液状石蜡等。

3）常用漱口液见表9-2。

(4）环境准备:环境整洁、舒适,光线适宜。

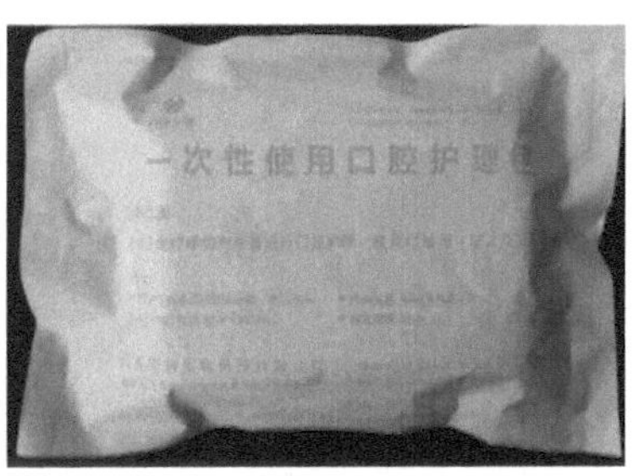

图9-1　一次性口腔护理包

表9-2　常用漱口溶液及其作用

名称	作用	适用口腔 pH
0.9% 氯化钠溶液	清洁口腔、预防感染	中性
0.02% 呋喃西林溶液	清洁口腔,广谱抗菌	中性
复方硼酸溶液(朵贝尔溶液)	除臭,抑菌	中性
1%~3% 过氧化氢溶液	抗菌除臭,用于口腔有溃烂、坏死组织者	偏酸性
1%~4% 碳酸氢钠溶液	改变细菌生长环境,用于真菌感染	偏酸性
2%~3% 硼酸溶液	酸性防腐剂,抑制细菌生长	偏碱性
0.1% 醋酸溶液	用于铜绿假单胞菌(绿脓杆菌)感染	偏碱性

考点:常用漱口溶液的名称、作用

【实施】

(1）操作步骤(表9-3)

表9-3　特殊口腔护理

操作流程	操作要点
核对解释	携用物至床旁,核对病人并进行解释
安置体位	协助病人取半坐卧位或侧卧位,头偏向护士一侧,颈下铺治疗巾,弯盘置于口角旁
观察口腔	湿润口唇,嘱病人张口,一手持压舌板分开面颊部,一手持手电筒观察口腔情况。有活动性义齿应取下
协助漱口	协助病人用吸水管漱口(昏迷病人禁忌漱口)
擦洗口腔	牙齿外侧面:用弯血管钳正确夹持棉球(图9-2),再用压舌板撑开一侧颊部,嘱病人咬合上下牙齿,纵向由上至下,由内侧擦至门齿(图9-3),同法擦洗对侧 牙齿内侧面:嘱病人张口,擦洗上内侧面、上咬合面、下内侧面、下咬合面,弧形擦洗颊部。同法擦洗对侧 硬腭、舌:由内向外横向擦洗硬腭、舌面、舌下,勿触及咽部
再次漱口	协助病人用吸水管再次漱口,减轻漱口液异味,增加口腔舒适感
酌情涂药	观察口腔情况,如有溃疡,可用冰硼散、锡类散、西瓜霜等涂擦溃疡处,口唇干裂可涂石蜡油
整理记录	取下毛巾,整理用物,用物按消毒技术规范要求分类处理,洗手记录

(2）注意事项

1）昏迷病人禁忌漱口,张口器从臼齿处放入,牙关紧闭者不可使用暴力,以免造成损伤。

2）每次擦洗使用一个棉球,要夹紧棉球防止遗留在口腔。棉球蘸水不能太湿,以不滴水为宜。

3）止血钳尖端包裹在棉球内,擦洗动作要轻柔,以免损伤口腔黏膜及牙龈,特别是凝血功能差的病人。

4）对长期应用抗生素者,应观察口腔黏膜有无真菌感染。

5）有活动性义齿,应先取下清洁,操作结束后协助病人戴上。

6）传染病人用物须按消毒隔离原则处理。

考点:特殊口腔护理的注意事项

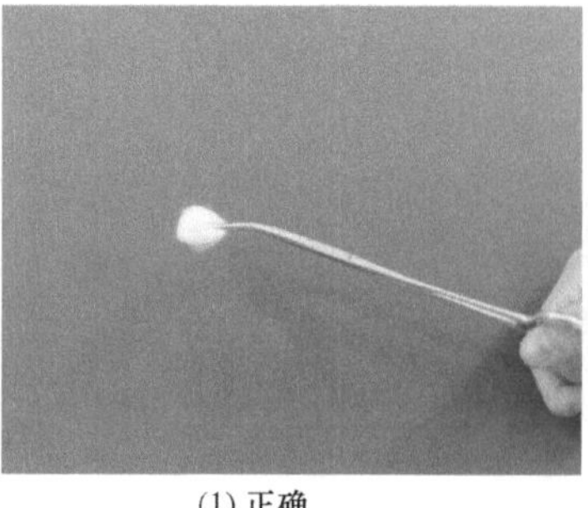

(1) 正确

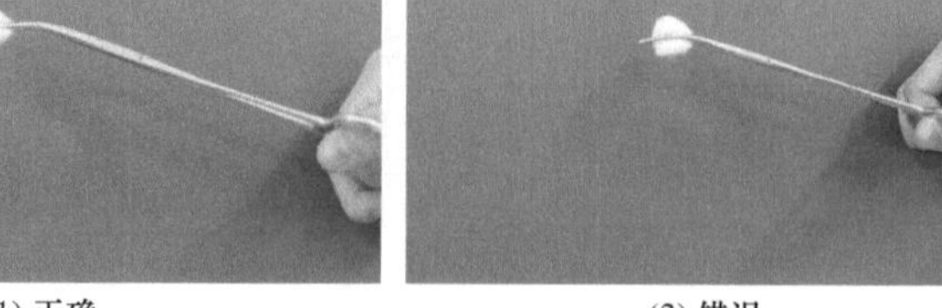

(2) 错误

图 9-2 夹棉球的方法

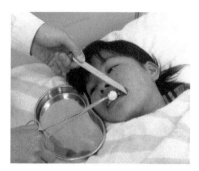

图 9-3 擦洗牙齿外侧面

护考链接

昏迷病人做口腔护理时，为防止发生意外，下列正确的是 A. 用镊子夹棉球 B. 多蘸漱口水 C. 用血管钳夹紧棉球 D. 取仰卧位 E. 每次夹多个棉球

解析：在为昏迷病人做口腔护理时取仰卧位，头偏一侧，禁忌漱口，擦洗时棉球不能过湿，夹紧棉球，操作前后清点棉球数量，否则可能导致呛咳、窒息。故答案选 C。

情境案例 9-1 问题分析

（1）该病人因治疗过程中出现口腔黏膜破溃，创面上附着白色膜状物，拭去附着物可见创面轻微出血，可考虑白色念珠菌感染。

（2）为该病人进行特殊口腔护理时，应选用 1%～4% 碳酸氢钠溶液作为漱口液。

【评价】

1）病人口腔清洁、舒适，无并发症发生。

2）护患沟通有效，病人配合好，对服务满意。

情境案例 9-1 护患沟通

操作前解释：

（1）“您好！请问您叫什么名字？”（“您是×床陈××吗？”）

（2）“您现在不方便自己刷牙，我给您清洁口腔，这样可以清除口腔的病菌，预防口腔感染，您也会感觉舒服些。”

操作中指导：

（1）“陈阿姨，请问您有假牙吗？”（若有假牙：“我帮您取下来刷洗一下，清洁口腔后我再帮您戴上。”）

（2）“您这样躺着舒服吗？请把头侧右边。请您张口，我看一下您的口腔。”

（3）“请您用温开水漱口，将污水吐到弯盘里。”

（4）“请您轻轻咬紧上下牙齿，我为您擦洗牙齿外侧面。”

（5）“请您张口，我为您擦洗牙齿内侧面。”

（6）“您感觉累吗？需要休息吗？如果有不舒服请告诉（示意）我。”

（7）“我帮您擦洗腭部和舌面、舌下。”

（8）“请您再漱漱口。”

（9）“您的口腔黏膜有些炎症，我帮您涂些药。”

操作后嘱咐：

（1）“您现在感觉舒服些吗？下午我再来为您做一次口腔护理。”

（2）“您还有什么需要我帮助的吗？若有事请按呼叫铃，我也会经常来看您的。”

（3）“您好好休息，谢谢您的配合。”

附：口腔健康维护知识

1. 养成良好的口腔卫生习惯　养成每日晨起、晚上睡前刷牙，餐后漱口的习惯，每次刷牙以 3 分钟为宜。刷牙后不进食物，减少食物中精制糖类及碳水化合物的含量。

2. 选择合适的口腔清洁用具　应选择外形较小、刷毛软硬适中、表面光滑的牙刷，每 3 个月更换一次。牙膏应无腐蚀性，不宜长期使用药物牙膏。

3. 掌握正确的刷牙方法　刷牙的正确方法是沿牙齿的纵面上下颤动刷洗法。将牙刷的毛面放于牙齿及牙龈沟上，刷毛与牙齿成 45°角，快速环形来回震颤；每次刷 2 ~ 3 颗牙，刷完一处再刷另一处。前排牙齿的内面可用牙刷毛面的前端震颤刷洗。刷咬合面时，刷毛与牙齿平行来回刷洗（图 9-4）。

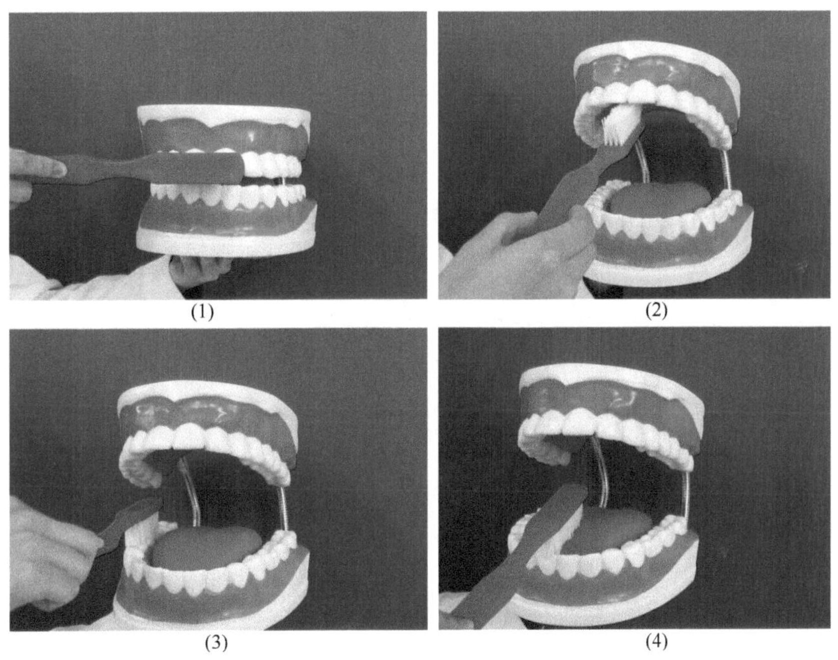

(1)　(2)　(3)　(4)

图 9-4　刷牙方法

4. 使用牙线剔牙　取牙线约 30cm，两端绕于两手中指，指间留 10cm 牙线，两手拇指、示指配合动作控制牙线。用拉锯式轻轻将牙线越过相邻牙接触点，压入牙缝，然后用力弹出，每个牙缝反复数次即可（图 9-5）。

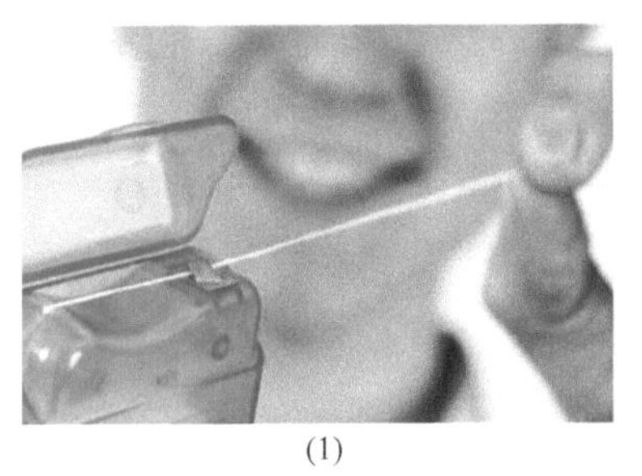

(1)

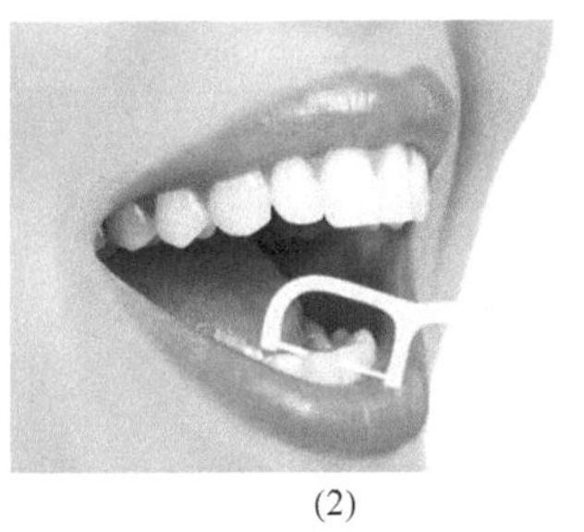

(2)

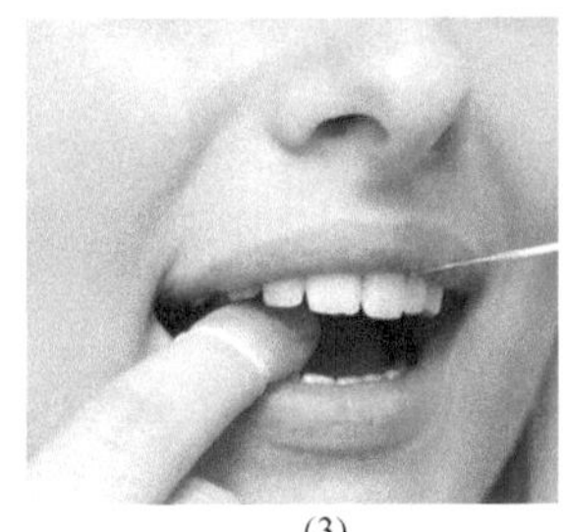

(3)

图 9-5　牙线的使用

5. 活动性义齿的清洁保养　使用义齿者白天应持续配戴，对增进咀嚼的功能、说话与保持面部形象均有利；晚上应卸下，让牙床得到休息。卸下的义齿应用牙刷刷洗干净，浸泡在冷水中，每日更换一次清水。不可将义齿泡在热水或乙醇内，以免变色、变形和老化。

6. 牙龈保健按摩　用一只手四个指尖轻敲口部四周，先顺时针 9 次，后逆时针 9 次，再用示指蘸盐按摩牙根，先上后下，从左到右每天 3 次。

第2节　头发护理

通过为病人梳理和清洗头发,可清除头发上的污垢、异味和头屑,使头发清洁、舒适,促进血液循环,预防感染。同时,恰当的发型可维护病人的良好形象,增强战胜疾病的信心。因此,对于不能进行头发自我清洁的病人,护士应积极给予帮助,满足病人的身心需要。

一、床上梳发

适用于生活不能自理的病人,每日梳发1~2次。

【目的】

(1) 除去污秽和脱落的头屑,使头发清洁、易梳理、舒适、美观,维护自尊。

(2) 按摩头皮,促进头皮血液循环,增进上皮细胞的营养,促进头发生长。

【评估】

(1) 病人一般情况:年龄、病情、意识状态、自理程度。

(2) 评估头发的状况:长度、清洁状况、头皮有无破损等情况。

(3) 病人的认识反应:心理反应、梳发的习惯与需要、对头发护理相关知识的了解程度。

【准备】

(1) 护士准备:着装整洁,洗手、戴口罩。

(2) 病人准备:了解梳发目的、方法及配合要点,愿意合作。

(3) 用物准备:治疗盘内备梳子、治疗巾、30%乙醇溶液、纸袋,必要时备发夹和橡皮筋等。

(4) 环境准备:安静、整洁,关门窗,调节室温。

【实施】

(1) 操作步骤见表9-4。

表9-4　床上梳发

操作流程	操作要点
核对解释	携用物至床旁,核对病人并解释
选择体位	病人可取坐位、半坐卧位、仰卧位
铺治疗巾	将治疗巾铺于病人肩下;平卧者铺于枕上,协助病人将头转向护士一侧
梳理头发	将头发从中间分为两股,左手握住一股头发,由发根梳至发梢,长发或遇有发结时,可将头发绕在示指上或用30%乙醇溶液湿润后再慢慢梳顺。一侧梳好再梳对侧,长发可编成发辫或扎成束
整理用物	取下治疗巾,将脱落的头发缠紧包于纸中,协助病人取舒适体位 整理床单位及用物

考点:湿润打结成团头发的溶液

护考链接

病人江某,女性,32岁。因脊柱手术后卧床多日造成长发打结成团,护士为病人进行头发清洁,为梳通头发最好用　A. 75%乙醇　B. 润发油　C. 30%乙醇　D. 50%乙醇　E. 95%乙醇

解析:长发卧床病人头发容易打结,可用30%乙醇溶液湿润后梳理通畅,注意甄别不同浓度乙醇溶液的作用。故答案选C。

(2) 注意事项

1) 避免强行梳拉,以免造成不适或疼痛。

2) 尊重病人习惯,尽可能满足其喜好。

3）注意观察病人反应，做好心理护理。

【评价】

（1）病人头发梳理通畅，外观整洁。

（2）护士操作方法得当，用力适中。

（3）护患沟通有效，病人对操作满意。

二、床上洗头

适用于生活不能自理的病人，每周洗发1～2次。遇到头虱的病人须经灭虱处理后再洗发。

【目的】

（1）清洁头发，消除异味，减少感染。

（2）按摩头皮，促进头部血液循环。

（3）促进病人舒适、美观，维护自尊与自信。

【评估】

（1）病人一般情况：年龄、病情、意识状态、自理程度。

（2）病人头发状况：头发的清洁程度、头皮有无异常，如破损、皮疹、感染等。

（3）病人的认识反应：心理反应、对头发护理知识的了解及自身形象的重视程度。

【准备】

（1）护士准备：着装整洁，洗手、戴口罩。

（2）病人准备：了解洗头的目的及过程，愿意配合。

（3）用物准备

1）洗头车一台，若无洗头车，可用橡胶马蹄形垫。

2）治疗盘内置橡胶单、大毛巾或一次性中单、浴巾、眼罩、棉球、安全别针、洗发液、梳子、纸袋等。

3）水箱内或水壶盛装将40～45℃热水、量杯、污水桶、电风吹等。

（4）环境准备：整洁、明亮，关门窗，室温调节至22～26℃。

考点：床上洗头的室温、水温

【实施】

（1）操作步骤见表9-5。

表9-5　床上洗头

操作流程	操作要点
核对解释	携用物至床旁，核对病人并解释
安置体位	协助病人取斜角仰卧位，既便于操作，又使病人感到安全舒适
垫治疗巾	将橡胶单、大毛巾铺于枕上，松开病人衣领向内反折，用中毛巾围于颈部，固定毛巾两端
头置水槽	病人颈部置于水槽凸起软垫处或马蹄形垫凸出处，头部置于凹槽内（图9-6），若为马蹄形垫洗头，槽出口下端接污水桶（图9-7），防止衣服、枕头、床单被水沾湿
保护眼耳	用棉球塞好两耳，戴眼罩或用纱布遮盖双眼
洗净头发	先用少量热水淋于病人头部试温，询问病人感受后将头发全部淋湿。倒适量洗发液于手掌搓开，均匀涂擦到病人全部头发，用指腹从发际至头顶反复揉搓、按摩，力度适中，再用热水冲净泡沫，注意洗净脑后头发
撤垫吹发	取下耳内棉球、眼罩或纱布，解开颈部毛巾，包裹头发，撤出洗头车或马蹄形垫，将枕头移回床头，病人头部移到枕上，用大毛巾擦干头发，或者用电风吹吹干头发，梳发
整理用物	撤出橡胶单、毛巾等物品，协助病人取舒适体位 整理床单位及用物，开窗通风

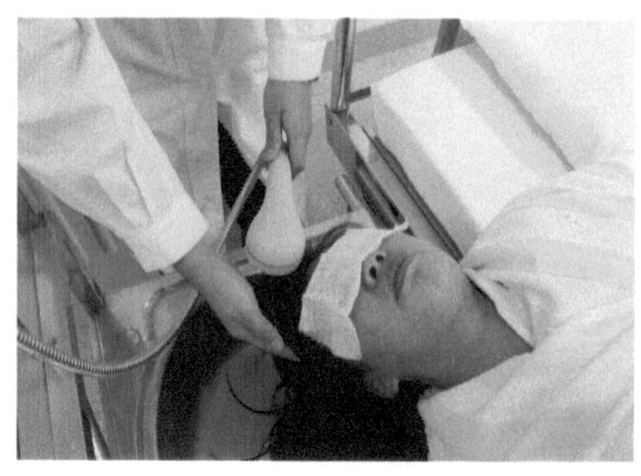

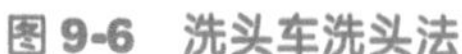
图 9-6　洗头车洗头法

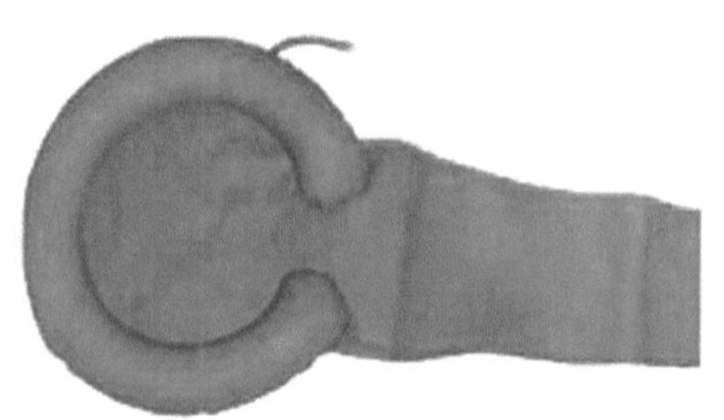
图 9-7　马蹄形垫

(2) 注意事项

1) 操作中注意观察病情变化,如发现面色、脉搏、呼吸异常时应停止操作。

2) 注意调节室温与水温,避免病人着凉或烫伤。

3) 防止水流入眼及耳内,保护衣领和床单不被弄湿。

4) 揉搓力量适中,避免头皮抓伤或疼痛。

5) 病情危重,身体虚弱者不宜洗发。

考点:床上洗头的室温、水温及注意事项

【评价】

(1) 操作轻柔,病人感受舒适、清洁。

(2) 病人外观形象良好,心情愉快。

三、头虱及虮灭除法

【目的】

(1) 消灭头虱与虮卵,使病人舒适。

(2) 预防病人相互间传染和疾病传播。

【评估】

(1) 病人一般情况:年龄、病情、意识状态、自理程度。

(2) 病人头发状况:头虱、虮情况。

(3) 病人的认识反应:心理反应、合作程度。

【准备】

(1) 护士准备:着装整洁,洗手,戴口罩,穿隔离衣,戴手套。

(2) 病人准备:了解操作目的、过程,愿意配合。

(3) 用物准备

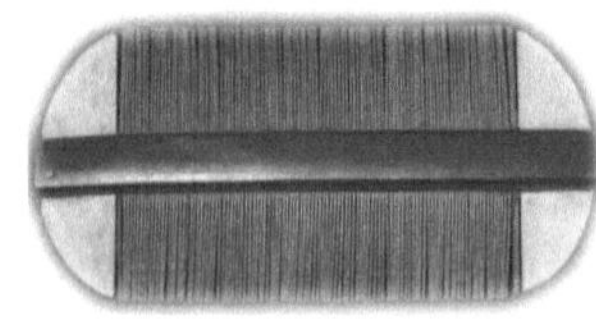
图 9-8　篦子

1) 常用溶液:30% 含酸百部酊(百部 30g,50% 乙醇溶液 100ml 或 65°白酒 100ml,纯乙酸溶液 1ml,装入瓶内盖严,48 小时后即可制成)。

2) 其余物品:治疗碗 1 个(内盛灭虱液)、治疗巾 1 块、篦子(图 9-8)、纱布、圆帽、隔离衣、布口袋、纸、清洁衣裤、清洁床上用品。

(4) 环境准备:关门窗,拉窗帘或用屏风遮挡病人。

【实施】

(1) 操作步骤见表 9-6。

表 9-6　头虱及虮灭除法

操作流程	操作要点
核对解释	携用物至床旁,核对病人并解释
涂擦药液	将头发分为若干小股,用纱布蘸灭虱液,按顺序擦遍头发,用指腹反复揉搓 10 分钟,使之湿透全部头发
带帽包裹	用帽子严密包裹头发
篦虱和虮	24 小时后取下帽子,用篦子去除死虱和虮卵,清洗头发
消毒处理	更换床上用物及病人衣裤,放入布袋内,扎紧袋口,用压力蒸汽消毒灭菌
整理记录	除去篦子上的污物,梳子和篦子消毒后用刷子刷洗干净,病人脱落头发和死虱、虮卵等污物用纸包好焚烧 整理床单位,洗手,记录

(2) 注意事项

1) 注意保护病人的自尊。

2) 规范操作,避免虱虮传播。

3) 防止药液溅入眼内,注意用药后的观察,防止不良反应。

考点: 常用药灭虱药液的配制方法及操作要点

【评价】

(1) 灭除病人的头虱及虮,无传播发生。

(2) 病人无局部和全身反应。

第 3 节　皮 肤 护 理

皮肤是人体最大的器官,具有保护机体、调节体温、吸收、分泌、排泄及感觉等功能,是抵御外界有害物质入侵的第一道屏障。长期卧床病人,由于疾病的影响,生活自理能力较差,汗液、皮脂、皮屑、灰尘、细菌结合黏液于皮肤表面,若不及时清洁,刺激皮肤使其抵抗力降低,易致感染和皮肤疾病。

皮肤护理有助于维持机体完整性,有效促进血液循环,增强皮肤排泄功能,预防皮肤感染和压疮等并发症的发生,可满足病人身体舒适和清洁健康。因此,护士应协助病人保持皮肤的清洁,并做好长期卧床、活动受限病人的皮肤护理。

一、淋浴、盆浴

淋浴和盆浴适用于能自行完成沐浴过程的病人。

【目的】

(1) 去除皮肤污垢,保持皮肤清洁。

(2) 促进血液循环,增强皮肤排泄功能,预防皮肤感染和压疮等并发症的发生。

(3) 观察病人的一般状况,满足其身心需求,增进护患关系。

【评估】

(1) 全身情况:年龄、病情、自理能力。

(2) 皮肤情况:皮肤的清洁情况,皮肤有无水肿、破损、感染等。

(3) 病人的认识反应:心理反应、卫生习惯、合作程度。

【准备】

(1) 护士准备:着装整洁,洗手,戴口罩。

（2）病人准备：了解淋浴和盆浴的目的、方法及注意事项，贵重物品妥善存放。

（3）用物准备：温水（水温 40～45℃），毛巾、浴巾、浴皂或浴液、清洁衣裤、拖鞋。

（4）环境准备：调节浴室温度 24～26℃，有信号铃、扶手、浴盆及地面有防滑设施，必要时备椅子。

【实施】

（1）操作步骤见表 9-7。

表 9-7　淋浴和盆浴

操作流程	操作要点
核对解释	核对病人，交代注意事项
送入浴室	携用物送病人进入浴室，调节室温和水温，介绍沐浴用具的使用方法，嘱咐病人注意安全 病人不闩浴室门，在门口挂好标志。用浴盆者水位不可超过心脏水平，泡浴时间不可超过 20 分钟
沐浴中	注意病人沐浴时间，若时间过久，护士应在门外询问。若遇意外情况，如晕厥，应迅速处理
沐浴后	协助病人整理用物，观察病人情况，送病人回床休息。必要时做好记录

（2）注意事项

1）进餐 1 小时后才能进行沐浴，以免影响消化。

2）防止病人受凉、晕厥或烫伤、滑跌等意外情况发生。

3）妊娠 7 个月以上的孕妇禁用盆浴；衰弱、创伤和患心脏病需要卧床休息的病人，不宜盆浴或淋浴。

4）传染病病人沐浴时，应按隔离原则进行。

考点：淋浴和盆浴的水温、禁忌证及注意事项

【评价】

（1）沐浴过程顺利、安全，无意外发生。

（2）病人皮肤清洁、血液循环良好，感觉舒适。

二、床上擦浴

适用于病情较重、使用石膏、牵引、生活不能自理等无法自行沐浴的病人。

【目的】

（1）去除皮肤污垢，保持皮肤清洁。

（2）促进血液循环，增强皮肤排泄功能，预防皮肤感染和压疮等并发症的发生。

（3）观察病人的一般状况，满足其身心需求，增进护患关系。

（4）协助病人活动肢体，防止发生关节僵硬及肌肉挛缩等。

【评估】

（1）全身情况：年龄、病情、自理能力。

（2）皮肤情况：皮肤的清洁情况，皮肤有无水肿、破损、感染等。

（3）病人的认识反应：心理反应、卫生习惯、合作程度。

【准备】

（1）护士准备：着装整洁，洗手，戴口罩。

（2）病人准备：了解床上擦浴的目的，愿意配合。

（3）用物准备

1）治疗车上层：治疗盘内放毛巾 2 条、大毛巾、肥皂或沐浴液、梳子、水温计、50% 乙醇、护肤用品、小剪刀、清洁衣裤。

2）治疗车下层：脸盆 2 个、水桶 1 个（水温 50～52℃）、污水桶 1 个、便盆及便盆布。

(4) 环境准备:关门窗,必要时以屏风遮挡病人,调节室温在 22 ~ 26℃。

考点:床上擦浴的水温、室温

【实施】

(1) 操作步骤见表 9-8。

表 9-8　床上擦浴法

操作流程	操作要点
核对解释	携用物至床旁,核对病人并解释,按需提供便器
浴前准备	关门窗,必要时以屏风遮挡病人。调节室温在 22 ~ 26℃,移开桌椅。如病情许可,放平床上支架,松开床尾盖被。毛巾、肥皂放于床旁桌上,热水桶、污桶放于床旁
置盆倒水	脸盆倒入温水(水温 50 ~ 52℃)至 2/3 满
擦洗脸颈	松开领扣,将浴巾铺于颈前,小毛巾包裹成手套状(图 9-9)擦洗眼部,由内眦到外眦进行擦洗 擦洗脸及颈部:依次擦洗一侧额部、颊部、鼻翼、人中、嘴部、耳后直至下颌及颈部。注意擦净皮肤皱褶处。同法擦洗另一侧
脱衣垫巾	为病人脱下上衣(先脱近侧后脱对侧,如有外伤则先脱健肢后脱患肢),将浴巾铺于一侧手臂下
擦洗上肢	先用涂皂液的毛巾擦洗,再用湿毛巾擦去皂液,清洗毛巾后再擦洗到无皂液为止,最后用浴巾擦干。依次擦洗前臂、上臂、肩外侧、腋窝。同法擦洗对侧
泡洗双手	协助病人将手放入脸盆内洗净,擦干
换水铺巾	倒去污水,倒入温水到脸盆内,将浴巾铺于胸腹部
擦洗胸腹	适当掀起浴巾,按上述方法依次擦洗胸腹部。为女性病人擦洗胸部时,应将乳房向上托起,洗净下部的皮肤皱褶处。擦洗腹部时注意肚脐处清洁
擦洗背部	协助病人侧卧,背向护士。依次擦洗颈部、背部、臀部。可用 50% 乙醇按摩背部或受压部位。酌情涂护肤品
更衣平卧	协助病人平卧,穿上衣(先穿对侧再穿近侧,若肢体有外伤,则先穿患肢再穿健肢)
擦洗下肢	更换热水和毛巾,协助病人脱裤,铺大毛巾于臀下,近侧下肢用一半毛巾覆盖,对侧下肢用被子遮盖用上述方法依次擦洗髋部、大腿、小腿。注意擦净腹股沟、腘窝等皮肤皱褶处。同法擦洗对侧下肢
浸泡双足	更换脸盆和热水,将病人两膝屈起,将浴巾铺于床尾,双足放入盆内,泡洗足部,注意擦干足趾间
清洗会阴	更换脸盆、温水及毛巾,毛巾用热水浸湿后交给病人,指导病人自行清洁或协助病人清洁会阴部
穿裤按摩	为病人穿上清洁裤子,酌情按摩足跟、内外踝
整理记录	整理床单位及用物,洗手,记录

考点:为病人穿脱衣服的顺序

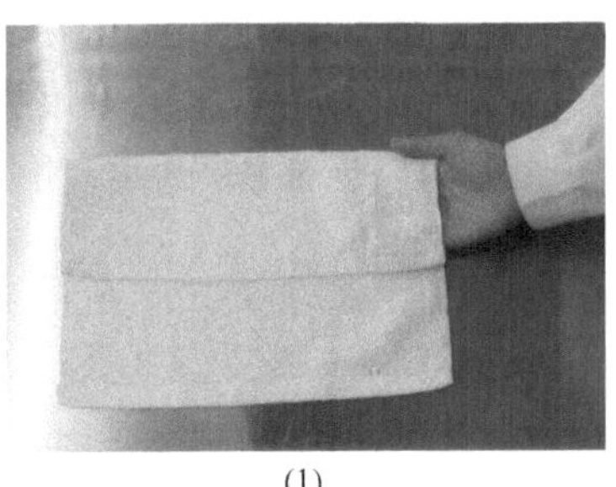
(1)

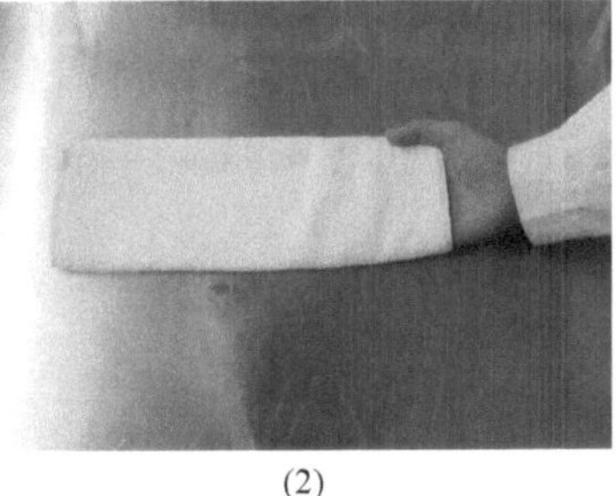
(2)

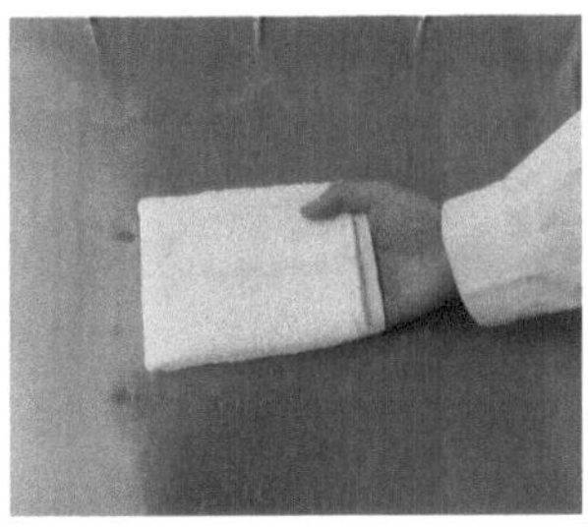
(3)

图 9-9　小毛巾包裹成手套法

(2) 注意事项

1) 注意节力,动作要轻稳、敏捷,防止受凉。

2）根据情况更换适宜的热水，在腋窝及腹股沟等皮肤皱折处应擦洗干净。

3）注意观察病情及全身皮肤情况，如出现寒战，面色苍白、脉速等，应立即停止操作，并适当处理。

4）若有伤口或各种管道，应注意避免伤口受压、管道打折扭曲。

5）注意维护病人自尊和隐私，注意遮挡病人。

【评价】

（1）护患沟通有效，病人配合操作，未发生意外情况，对护理服务满意。

（2）护士操作方法正确、节力。

护考链接

病人陈某，女性，46岁，左上肢二度烧伤，护士为其擦浴，下列操作哪项不正确　A. 擦浴过程中注意保暖　B. 先擦前胸后擦后背　C. 脱衣时，先健侧后患侧　D. 穿衣时，先健侧后患侧　E. 保护自尊，注意避挡

解析：在为受伤病人进行穿脱衣服时应注意脱穿顺序，应先脱健肢再脱患肢，先穿患肢再穿健肢。故答案选D。

三、压疮的预防和护理

压疮是指局部组织长期受压，血液循环障碍，局部持续缺血、缺氧、营养不良而致软组织溃烂、坏死，又称为“压力性溃疡”。压疮本身不是原发疾病，但是这种组织的损伤一旦发生，不仅给病人带来痛苦，加重病情，严重时可因继发感染引起败血症而危及生命。因此，预防和护理压疮是临床护理工作中的一项重要工作。

（一）压疮发生的原因

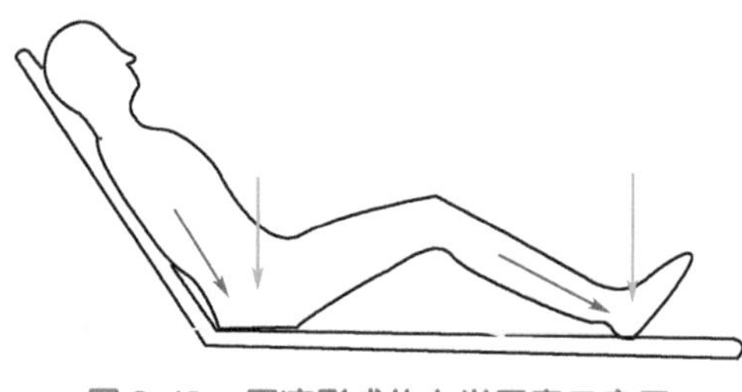

图9-10　压疮形成的力学因素示意图

1. 压力因素　导致压疮的物理力有垂直压力、摩擦力和剪切力，通常是多个力联合作用所致(图9-10)。

（1）垂直压力：是引起压疮的最主要原因。若局部组织持续受压超过2小时以上，就可能引起组织不可逆的损害而形成压疮。

（2）摩擦力：当病人在床上活动或坐轮椅时，皮肤随时都可受床单和轮椅垫表面的逆行阻力产生摩擦，导致皮肤擦伤。擦伤的皮肤破坏了完整性和防御能力，一旦受到汗液、大小便等的浸渍，更易发生压疮。

（3）剪切力：是由两层组织相邻表面间的滑行，产生进行性相对移位所引起，是摩擦力与垂直压力共同作用的结果。它与体位密切相关，如病人半坐卧位身体下滑时，皮肤与床铺出现平行的摩擦力，加上皮肤垂直方向的重力，从而导致剪切力的产生，引起局部皮肤血液循环障碍而发生压疮。

2. 理化因素　皮肤经常受潮湿及磨擦等物理因素的刺激，如大量汗液、大小便失禁、分泌物、呕吐物、衣服不平整、床单皱折有碎屑、翻身时拖拉等，降低了皮肤的防御功能，致使表皮角质层的保护能力下降，皮肤组织易破损。

3. 机体营养不良　是导致压疮的重要因素。当营养摄入不足，出现蛋白质合成减少、负氮平衡、皮下脂肪减少、肌肉萎缩；水肿的病人皮肤较薄，抵抗力差，受力后易破损。一旦受压，受压处缺乏肌肉和脂肪组织的保护，骨隆突处皮肤缺血、缺氧而出现压疮。

4. 其他因素　还有一些诱因，如年龄（如老年人）、感觉能力下降（如脑出血、糖尿病、老年痴呆病人）、单位面积下承受压力过大（如肥胖和水肿病人）及固定措施不当（如使用石膏绷带、夹板或牵引的病人）等，均可诱发局部组织血液循环不良，导致压疮。

考点：压疮发生的原因

（二）压疮发生的易发部位

压疮多发生于受压和缺乏脂肪组织保护、无肌肉包裹或肌肉层较薄骨骼隆突处，并与卧位有密切的关系（图 9-11）。

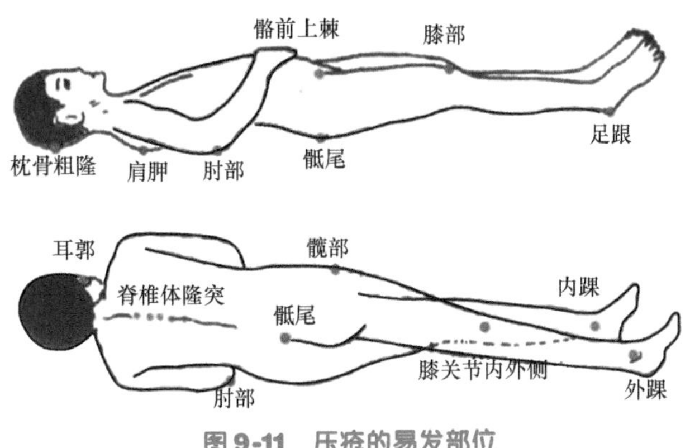

图 9-11　压疮的易发部位

1. 仰卧位　好发于枕骨粗隆、肩胛骨、肘部、尾骶部及足跟处，尤其好发于尾骶部。

2. 侧卧位　好发于耳郭、肩峰、肋骨、股骨粗隆、膝关节的内外侧及内外踝处。

3. 俯卧位　易发生于面郭、耳郭、肩峰、女性乳房、男性生殖器、肋缘突出部、髂前上棘、膝部和足尖等。

4. 坐位　好发于坐骨结节、肩胛骨、足跟等处。

考点：压疮的易发部位

（三）压疮发生的预防

1. 避免局部组织长期受压

（1）经常更换体位：使骨骼突出部位交替地减轻压迫。应鼓励和协助长期卧床的病人翻身，每 2 小时翻身一次，必要时每小时翻身一次，建立床头翻身记录卡。翻身时尽量将病人身体抬起，避免拖、拉、推以防擦伤皮肤。

（2）保护骨隆突处和支持身体空隙处：病人体位安置妥当后，可在身体空隙处垫软枕或海棉垫，酌情在骨隆突处和易受压部位垫软枕、海绵垫等，使受压部位悬空，扩大支撑身体重量的面积，避免局部受压。有条件者，可使用喷气式气垫、充气式床垫、羊皮垫、水褥、翻身床等。

（3）正确使用固定用具：使用石膏、夹板或其他矫形器械者，衬垫应松紧适度，应仔细观察局部和肢端皮温的变化情况，重视病人的主诉，给予及时调整。

2. 避免皮肤受理化因素的刺激

（1）保持床铺清洁、平整、无皱折、干燥、无碎屑。

（2）有大小便失禁、呕吐、出汗者，应及时擦洗干净，衣服、被单随湿随换；伤口若有分泌物，要及时更换敷料。

（3）使用便器时，应选择无破损便器；抬起病人腰骶部，不要强塞硬拉。

（4）安排合适的卧位，防止身体下滑，减少产生剪切力。

3. 促进局部血液循环　对尚未发生压疮的病人要及时评估皮肤情况，做好皮肤护理，可以进行全背按摩（图 9-12）、局部按摩（蘸少许 50% 乙醇，以手掌大小鱼际肌部分紧贴皮肤，做压力均匀的向心方向按摩，由轻到重，由重到轻，每次 3 ~ 5 分钟）或电动按摩器按摩，促进血液循环，改善局部营养状况，增强皮肤抵抗力。

4. 改善机体营养状况　对于易发生压疮的病人，应根据病情给予高蛋白、高维生素、富含矿物质的膳食；不能进食者给予鼻饲，必要时予以支持疗法，如补液、输血、静脉滴注高营养物质等，以改善病人的

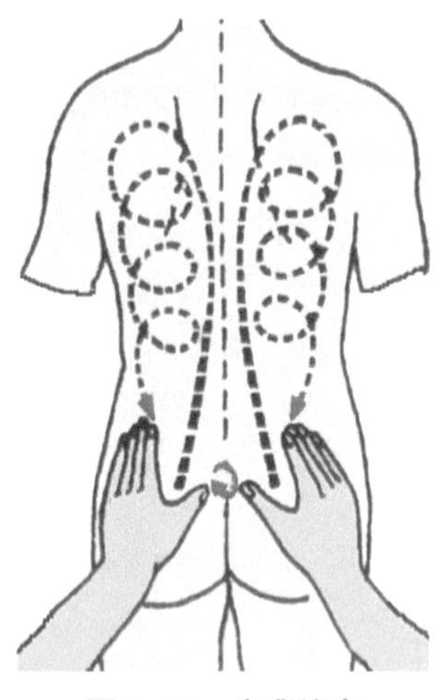

图 9-12 全背按摩

营养状况，增强机体抵抗力，预防压疮和促进压疮愈合。

考点：翻身的间隔时间和按摩局部皮肤的方法

（四）压疮的临床分期

根据压疮的发展过程和局部的损伤程度，分为 4 期。

1. 淤血红润期　为压疮初期，受压部位出现暂时性血液循环障碍，局部皮肤表现为红、肿、热、麻木或有触痛，为可逆性改变（图 9-13）。

2. 炎性浸润期　如果红肿部位继续受压，静脉回流受阻，局部静脉出现淤血。受压皮肤转为紫红色，有皮下硬结，表皮常有水疱，病人有疼痛感（图 9-14）。

3. 溃疡期　静脉回流持续受到障碍，局部淤血导致血栓形成，局部组织缺血缺氧进一步加重。此期可分为浅度溃疡期和深度溃疡期。

（1）浅度溃疡期：表皮水疱破溃，可显露出潮湿红润的疮面，有黄色渗出液流出；感染后有脓液覆盖，致使浅层组织坏死，溃疡形成，疼痛加剧（图 9-15）。

（2）深度溃疡期：坏死组织发黑，脓性分泌物增多，有臭味；感染向周围及深部组织扩展，可深达骨骼；严重者可引起败血症，危及生命（图 9-16）。

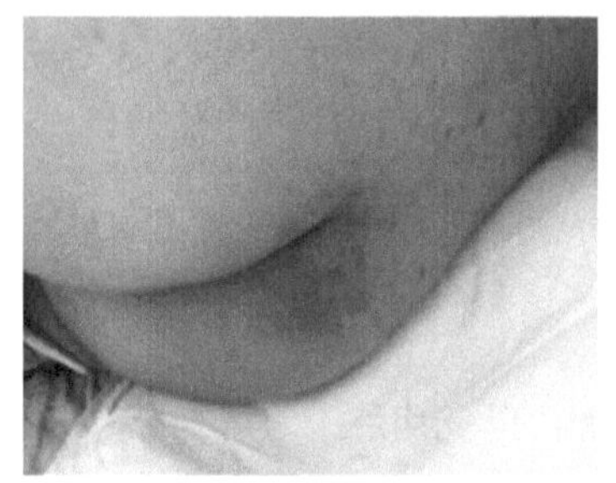

图 9-13 淤血红润期

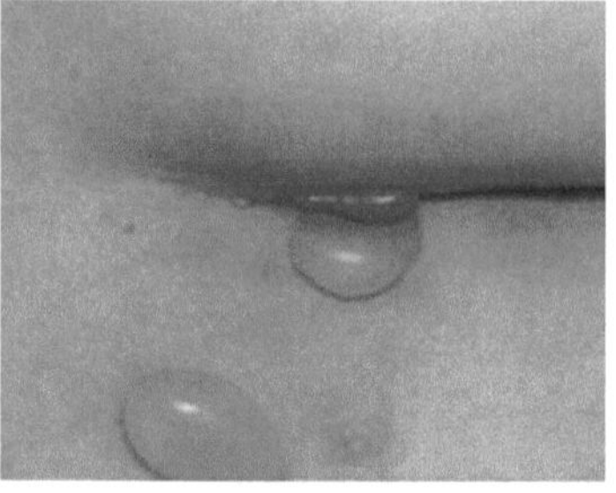

图 9-14 炎性浸润期

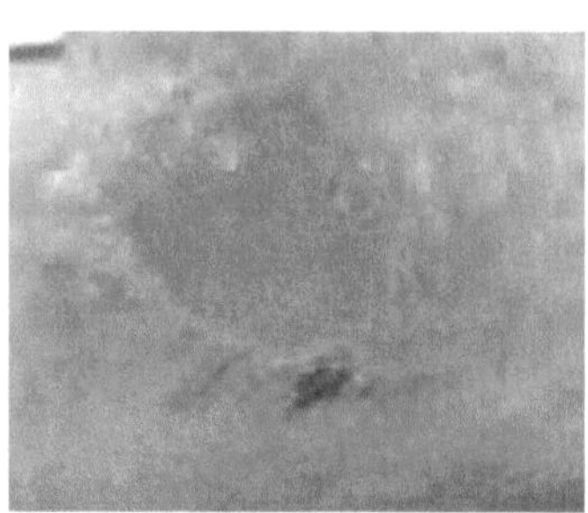

图 9-15 浅度溃疡期

考点：压疮分期的临床表现

（五）压疮的治疗及护理

1. 淤血红润期

（1）护理原则：去除致病因素，加强护理措施，避免压疮继续发展。

（2）护理措施：①增加翻身次数，保持床单、被服清洁、干燥、平整、无屑、无皱褶，防止局部皮肤继续受压。②避免皮肤受摩擦、潮湿和排泄物等理化因素的刺激，经常用温水擦洗局部皮肤，必要时涂油保护，保持皮肤的清洁干燥。③用红外线灯照射，改善局部组织的血液循环。④加强营养摄入，增强机体抵抗力。此期禁止按摩已发红的局部皮肤，以免加重局部受压。

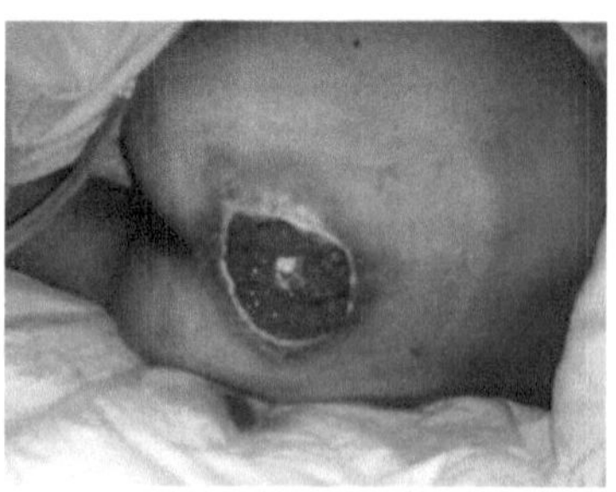

图 9-16 深度溃疡期

2. 炎性浸润期

（1）护理原则：保护皮肤，预防感染。

（2）护理措施：除继续加强上述措施外，对已出现的水疱进行处理。①未破的小水疱要减少摩擦，防止破裂感染，可涂抹无菌滑石粉后用敷料包扎，促进水疱自行吸收。②较大水疱可用无菌注射器抽出疱内液体后，消毒局部皮肤，再用无菌敷料包扎，不需剪去表皮。③可采用红外线或紫外线照射，促进创面干燥结痂，改善血液循环。

考点：水疱的处理方法

3. 溃疡期

（1）处理原则：清洁疮面，促进愈合。

（2）护理措施：

1）浅度溃疡期：应尽量保持局部疮面的清洁、干燥。可用0.9%氯化钠溶液或0.02%呋喃西林溶液洗净疮面的分泌物，再用鹅颈灯照射疮面，也可用鸡蛋内膜覆盖疮面进行治疗，既可保护疮面，还能减轻疼痛，促使炎症局限、吸收。

2）深度溃疡期：先用无菌剪刀剪去坏死组织，然后用0.9%氯化钠溶液、0.02%呋喃西林溶液或1∶5000高锰酸钾溶液冲洗疮面的分泌物，再用无菌凡士林纱布及敷料包扎，1～2天更换1次。溃疡较深，引流不畅的伤口，可用3%过氧化氢溶液冲洗，以清除深部的坏死组织，预防厌氧菌的生长，必要时进行疮面引流。感染的疮面应定期采集分泌物做细菌培养和药物敏感试验，每周1次，以选择有效的抗生素。

护考链接

卧床病人产生压疮的最主要原因是　A. 局部组织持续受压　B. 机体营养不良　C. 矫形器械的衬垫不当　D. 老年人皮肤弹性差　E. 皮肤长期受到潮湿或排泄物等因素的刺激

解析：压疮的发生是多种因素引起的复杂病理过程，但压力因素是造成压疮最主要的原因。故答案选A。

第4节　卧有病人床整理及更换床单法

长期卧床病人，由于出汗或大小便失禁等原因，使床单潮湿、污染及床单皱褶而影响病人的舒适，容易使皮肤抵抗力下降或损伤皮肤而发生压疮等并发症。因此，应经常进行卧床病人床铺的整理，必要时更换床单，使病人舒适、安全。

【目的】

（1）保持病室整洁美观，使病人感到舒适。

（2）观察病情变化，预防压疮等并发症。

【评估】

（1）全身情况：病情、意识状态，有无输液、引流，有无活动受限等。

（2）床单位的清洁程度。

（3）病人的认识反应：心理反应、合作程度。

【准备】

（1）护士准备：着装整洁，洗手，戴口罩。

（2）病人准备：了解操作目的、方法、配合要点和注意事项。

（3）用物准备

1）卧有病人床的整理：扫床刷、一次性半湿刷套（图9-17）。

2）卧有病人床更换床单法：清洁大单、中单、被套、枕套，扫床巾、污衣袋，需要时备清洁衣裤。

（4）环境准备：病室内无病人进餐或治疗，关门窗或遮挡病人，按季节调节室内温度。

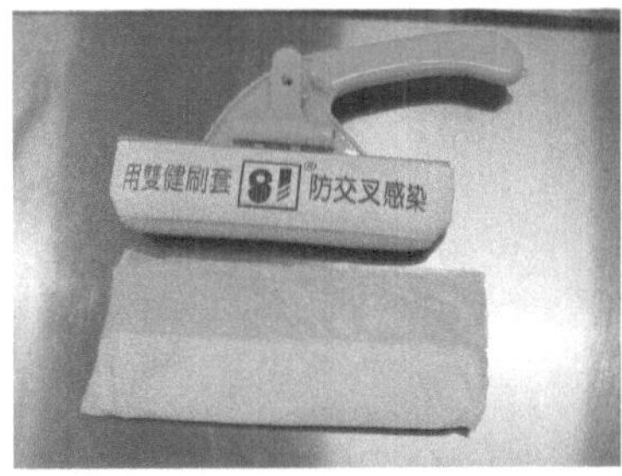

图9-17　扫床刷和一次性半湿刷套

【实施】

（1）操作步骤

1）卧有病人床整理法，见表9-9。

表 9-9 卧有病人床整理法

操作流程	操作要点
核对解释	携用物至床旁,核对病人并解释
移开桌椅	酌情关门窗,移开床旁桌、椅,若病情允许,放平床头、床尾支架
松开各单	松开床尾盖被,移枕至对侧,协助病人侧卧、背向护士,从床头至床尾松开近侧各层床单
清扫各单	取套好刷套的床刷,扫净中单、橡胶单,分别搭在病人身上,再从床头至床尾清扫大单,注意扫净枕下和身下的渣屑
铺好各单	分别将大单、橡胶单、中单逐层铺好
整理对侧	协助病人平卧,移枕至近侧,协助病人翻身侧卧至整理好的一侧。转至对侧同法整理后,协助病人平卧
整理盖被	将棉胎和被套拉平,叠成被筒,被尾折叠于床垫下或内折与床尾平齐
整理枕头	取下枕头,拍松后放于枕下
移回桌椅	协助病人取舒适体位,酌情摇起床头、床尾,移回床旁桌、椅
整理洗手	整理用物,洗手

2）卧有病人床侧卧位更换床单法:适用于卧床但病情允许翻身侧卧的病人(表 9-10)。

表 9-10 卧有病人床侧卧位更换床单法

操作流程	操作要点
核对解释	携用物至床旁,核对病人并解释,按需提供便器
移开桌椅	酌情关门窗,移开床旁桌、椅,若病情允许,放平床头、床尾支架
松开被单	松开床尾盖被,移枕至对侧,协助病人侧卧、背向护士。从床头至床尾松开近侧各层床单
卷单扫床	将中单污染面向内卷塞于病人身下,取套好床刷套的床刷,扫净橡胶单后搭在病人身上,再将大单污染面向内卷塞于病人身下(图 9-18),从床头至床尾扫净床褥(图 9-19)
铺近侧单	将按纵折法折叠好的清洁大单与床中线对齐,展开近侧大单后,将对侧向内卷,清洁面向内,塞于病人身下,按铺备用床法铺好近侧大单;将橡胶单拉下放平,将清洁中单铺于其上,展开近侧后将对侧中单向内卷,清洁面向内,塞于病人身下,将近侧橡胶单和中单一起塞于床垫下铺好
翻身移枕	协助病人平卧,移枕至近侧床头,协助病人翻身侧卧于更换好的一侧床上
松单扫床	护士转至对侧松开各层床单,将污中单卷至床尾,扫净橡胶单搭于病人身上,污大单与污中单卷在一起,放于护理车污物袋内;同法扫净床褥渣屑,取下床刷套放护理车下层
铺对侧单	从病人身下拉出清洁大单,按床头、床尾、床中部的顺序铺好;将橡胶单、中单逐层拉平铺好
整理盖被	协助病人平卧,将棉胎和被套拉平,叠成被筒,被尾折叠于床尾垫下或内折与床尾平齐
更换枕套	一手托住病人颈部,另一手取出枕头,更换枕套,拍松后放于枕下
整理归位	协助病人取舒适体位,移回床旁桌、椅,污被服送洗

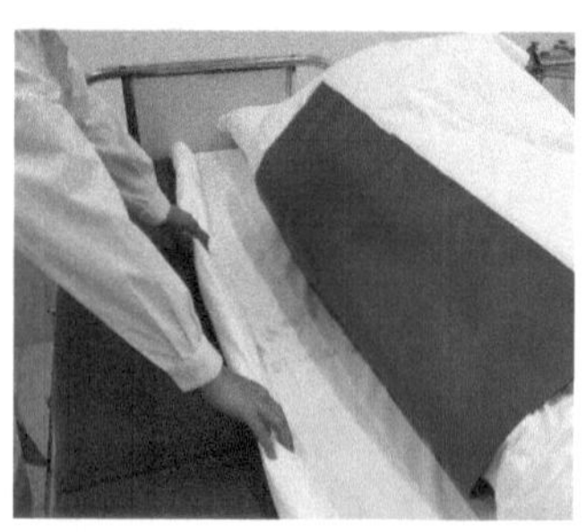
图 9-18 侧卧位卷污单

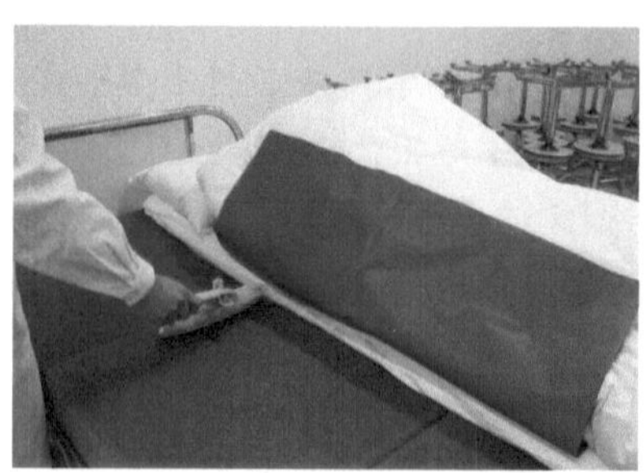
图 9-19 侧卧位扫床

3）卧有病人床仰卧位更换床单法：适用于卧床但病情不允许翻身侧卧的病人（表9-11）。

表9-11　卧有病人床仰卧位更换床单法

操作流程	操作要点
核对解释	同侧卧位更换床单法
移开桌椅	同侧卧位更换床单法
取枕卷单	托起病人头颈，取出枕头，拆下枕套放于护理车下层，枕芯放于床旁椅上，松开床头大单和两侧各单，将污大单横卷至病人肩下
铺清洁单	将清洁大单横卷成筒式放于床头，对齐中线后铺好床头大单
撤离污单	抬起病人上半身，将污大单、中单及橡胶单一起卷至病人臀下，同时将清洁大单拉至病人臀部放平病人上半身，抬起臀部，撤去各层污单，同时将清洁大单拉至床尾
铺好各单	展平大单并铺好，取橡胶单放于床中部，先铺好近侧，另半幅卷曲于病人身下，同法铺好清洁中单转至对侧，逐层拉平大单、橡胶单、清洁中单并铺好
换被枕套	同侧卧更换床单法
整理洗手	同侧卧更换床单法

（2）注意事项

1）保证病人安全，体位舒适，防止坠床、受凉。

2）动作敏捷轻稳，不过多翻动和暴露病人。

3）若病人身上带有管道，要妥善安置，防止扭曲、受压或脱落。

4）加强护患沟通，注意观察病人情况，有异常应立即停止操作，及时处理。

5）正确利用人体力学原理，防止职业损伤。

6）病床用湿式清扫，一床一巾一消毒；床单被服一周一换，若有污染应立即更换。

【评价】

（1）床单位整洁、美观。

（2）护士操作轻、稳、准，应用节力原理。

（3）护患沟通有效，病人感觉舒适、安全。

知识拓展

卧床病人更换被套法

1. 展被套、取棉胎　将被筒松开，解开被尾系带，由床尾至床头按内折叠法将棉胎在被套内竖向三折后，按“S”形折叠拉出至床尾正中。

2. 铺清洁被套　将清洁被套正面朝上，被套中线与床中线对齐，平铺于床上，将被尾打开1/3。

3. 套被套　将取出的棉胎放入清洁被套内，棉胎上缘与被套封口端平齐，展开棉胎，至床尾拉平被套及棉胎，系带。

4. 整理床单位　撤出污被套放于污物袋内，整理盖被，叠成被筒，被尾折叠于床垫下或内折与床尾平齐。

第5节　晨晚间护理

晨晚间护理是为了满足住院病人，尤其是活动受限或生活不能自理者，于晨间及晚间进行的护理活动，可让病人清洁舒适，满足身心需要，促进疾病康复。

一、晨间护理

晨间护理一般在每日清晨诊疗工作开始前完成。

【目的】

(1) 使病人清洁舒适,预防压疮及肺炎等并发症,保持病室的整洁。

(2) 观察和了解病情,为诊断、治疗和护理计划的制订提供依据。

(3) 进行心理护理及卫生宣传。

【评估】

(1) 病人病情、自理能力。

(2) 病人衣物及床单位清洁程度和皮肤受压情况。

(3) 病人的心理反应及合作程度。

【准备】

(1) 护士准备:着装整洁,洗手,戴口罩。

(2) 病人准备:了解晨间护理的目的、方法及配合要点。

(3) 用物准备:护理车上备梳洗用具,口腔护理、压疮护理的用物,床刷,消毒的毛巾袋或扫床巾(一床一巾),清洁衣裤、床单等。

(4) 环境准备:根据病室情况通风换气,调节温湿度,避免让病人吹对流风。

【实施】

(1) 操作步骤见表9-12。

表9-12 晨间护理

操作流程	操作要点
核对解释	携用物至床旁,核对病人并解释
留取标本	遵医嘱留取标本,若有引流袋,检查后按需更换
协助排便	酌情协助病人排便
清洁护理	酌情协助病人刷牙、洗脸、洗手、梳发、进餐等;检查皮肤受压情况,擦洗背部,用50%乙醇溶液按摩骨隆突处;用一次性半湿刷套套上扫床刷扫床,必要时更换床单、被套及衣裤
观察病情	询问病人睡眠情况,观察和了解病情,进行心理护理和健康宣教
整理洗手	整理床单位,酌情开窗通风,洗手

(2) 注意事项

1) 保护病人隐私,保证病人安全舒适,维护身体管道通畅。

2) 对眼睑不能闭合的病人,应保持角膜湿润,防止角膜感染。

3) 发现局部皮肤黏膜异常,及时处理并上报。

考点:晨间护理的时间、目的及内容

二、晚间护理

晚间护理一般在每日晚餐后2小时开始进行。

【目的】

(1) 保持病室安静、整洁,使病人清洁、舒适、易于入睡。

(2) 观察病情,预防并发症。

【评估】

(1) 病人病情、自理能力。

(2) 病人衣物、床单位清洁程度和皮肤受压情况。

(3) 病人的心理反应及合作程度。

【准备】

(1) 护士准备:着装整洁,洗手,戴口罩。

(2) 病人准备:了解晚间护理的目的、方法及配合要点。

(3) 用物准备:同晨间护理。

(4) 环境准备:酌情开关门窗。

【实施】

(1) 操作步骤见表 9-13。

表 9-13　晚间护理

操作流程	操作要点
核对解释	携用物至床旁,核对病人并解释
清洁护理	酌情协助病人如厕、刷牙、洗脸、洗手、梳头、泡脚,进行预防压疮的护理,女病人清洁会阴
观察病情	了解夜间睡眠情况,观察病情,进行心理护理,开展健康教育
保持安静	保持病室安静,开窗通风后酌情关门窗,关大灯,开小灯(或壁灯)
整理洗手	整理床单位,将便器放于易取处,用物归类,洗手

(2) 注意事项

1) 保护病人隐私,保证病人安全舒适,维护身体管道通畅。

2) 对眼睑不能闭合的病人,应保持角膜湿润,防止角膜感染。

3) 夜班护士执行操作和巡视病房时,应做到"四轻",即走路轻、操作轻、说话轻、关门轻。

考点:晚间护理的时间、目的及内容

知识拓展

协助病人使用便器法

当病人不能自行如厕时,护士应协助病人床上使用便器,保证病人舒适安全。

1. 便盆使用方法

(1) 便盆应清洁、干燥、无破损,放于易取处。

(2) 协助病人脱裤,抬起背部、臀部,护士一手托起病人腰骶部,另一手将便盆置于其臀下,便盆扁平端朝向床头(图 9-20)。如病人不能自行抬高臀部,护士应先协助病人侧卧,再将便盆对准病人臀部放置,一手紧托便盆(图 9-21),另一手帮助病人向回转身至便盆上。

(3) 为了防止尿液溅出污染被褥,女病人可用手纸折成长方形,放于耻骨联合上方遮挡;男病人递便盆的同时递给尿壶。

(4) 将手纸及信号灯开关放在易取处,护士可离开在门外等候片刻。

(5) 大便完毕,放平床头,取出便盆,酌情协助病人擦净肛门、穿裤,整理病床。必要时观察排泄物性状、颜色、量、留取标本,做好记录。

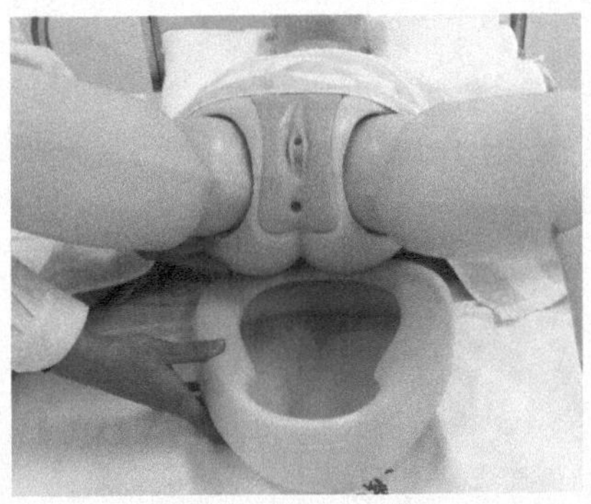

图 9-20　扁平端朝向床头

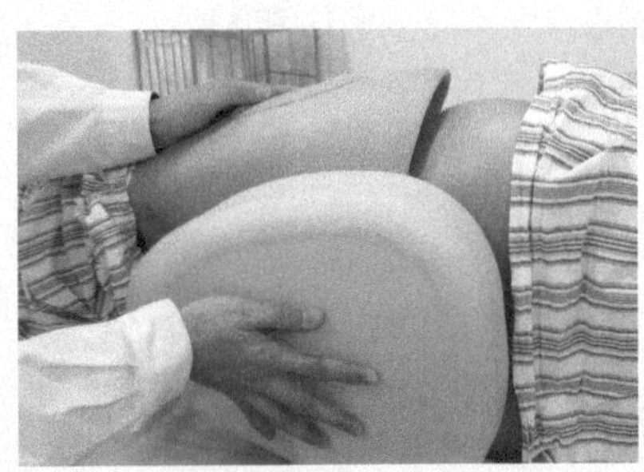

图 9-21　侧卧位给便盆法

(6) 及时倒掉排泄物，洗净便器，晾干备用，协助病人洗手，开窗通风。

2. 尿壶使用方法

(1) 男性使用小口尿壶(图 9-22)，女性使用广口尿壶(图 9-23)。

(2) 向病人交待使用方法，取出尿壶时，注意防止尿液溅出污染被服。

(3) 酌情观察尿液性状，测量尿量，并记录。

(4) 使用后的尿壶应及时洗净，晾干备用。

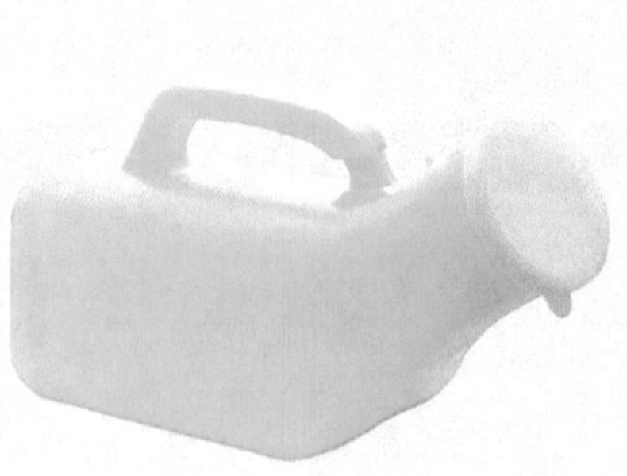

图 9-22　男性尿壶

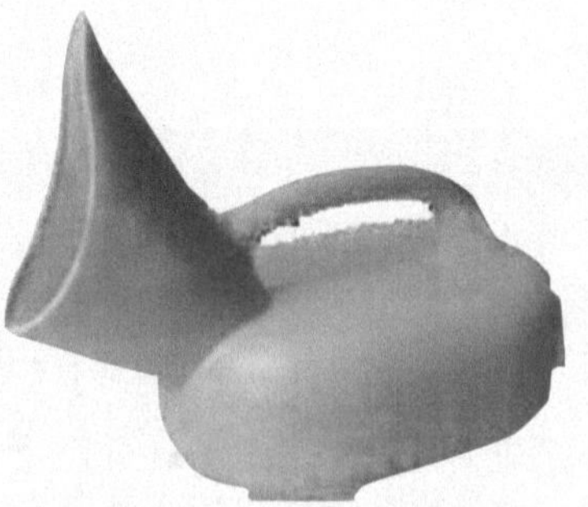

图 9-23　女性尿壶

小结

病人的清洁护理技术主要包括口腔、头发、皮肤、阴部、足部等护理。护士应按照相关操作步骤指导或协助住院病人做好清洁护理，尽可能满足病人的需要，让病人清洁舒适，增强战胜疾病的信心，增进护患感情，构建和谐护患关系。护士应特别注意长期卧床病人的清洁护理，要鼓励和协助病人勤翻身，经常按摩受压局部皮肤，促进血液循环，做好晨晚间护理，同时增加营养，积极预防压疮等并发症的发生。对待压疮病人，护士应积极配合医生做好治疗护理工作。

自 测 题

A_1 型题

1. 不属于特殊口腔护理适用对象的是
   A. 昏迷病人　B. 禁食病人
   C. 高热病人　D. 鼻饲病人
   E. 产妇
2. 去除口臭抑菌宜选用的漱口液是
   A. 0.9% 氯化钠　B. 复方硼酸溶液
   C. 1%~4% 碳酸氢钠　D. 0.1% 醋酸
   E. 1%~3% 过氧乙酸
3. 为昏迷病人护理口腔，防止误吸的措施是
   A. 使用开口器时从臼齿放入
   B. 从外向里擦净口腔及牙齿的各面
   C. 血管钳夹紧棉球，并挤出多蘸的液体
   D. 取下的活动性义齿浸泡在冷水中
   E. 长期应用抗生素的病人，注意口腔黏膜有无真菌感染
4. 为昏迷病人进行口腔护理时开口器应从
   A. 门齿处放入　B. 尖齿处放入
   C. 臼齿处放入　D. 双腭处放入
   E. 脸颊处放入
5. 危重病人做口腔护理，取下的活动性义齿应放入
   A. 热水中　B. 清水中
   C. 乙醇中　D. 0.9% 氯化钠中
   E. 碳酸氢钠中
6. 为昏迷病人做口腔护理时，应特别注意
   A. 动作轻柔　B. 禁忌漱口
   C. 取下义齿　D. 头偏向一侧
   E. 棉球不可过湿
7. 为卧床病人进行床上洗发时适宜的水温是
   A. 20~24℃　B. 28~32℃
   C. 40~45℃　D. 45~50℃
   E. 50~60℃
8. 关于灭头虱的药液成分，正确的是
   A. 10g 百部，30% 乙醇 60ml
   B. 20g 百部，40% 乙醇 80ml
   C. 30g 百部，50% 乙醇 100ml

D. 40g 百部,60% 乙醇 120ml
E. 50g 百部,30% 乙醇 140ml

9. 下列适宜选择盆浴的病人是
A. 妊娠 8 个月的孕妇　B. 心功能不全病人
C. 腹部外伤肝破裂　D. 年老体弱者
E. 胃炎病人

10. 长期卧床病人易导致压疮发生,压疮发生的原因除外
A. 大量出汗　B. 肌肉软弱萎缩
C. 营养不良　D. 床上有碎屑
E. 皮肤弹性差

11. 长期仰卧位病人最易发生压疮的部位是
A. 坐骨结节处　B. 骶尾部
C. 大转子处　D. 髋部
E. 耳郭

12. 预防压疮时,为缓解对局部的压迫不宜使用
A. 海绵垫　B. 气垫褥
C. 橡皮气圈　D. 水褥
E. 软枕

13. 完成晨间护理的时间应该在
A. 清晨诊疗工作前　B. 清晨诊疗工作后
C. 交接班前　D. 医生查房时
E. 医生查房后

14. 护士为危重病人进行晨间护理应特别注意的是
A. 协助更换衣服,整理床铺
B. 口腔护理
C. 与病人沟通,了解病人心理变化
D. 皮肤受压情况
E. 协助病人进食

A_2 型题

15. 病人,男性,65 岁,因"慢性支气管炎"入院。细菌培养示铜绿假单胞菌感染。护士为其做口腔护理时应选用的漱口水是
A. 0.9% 氯化钠
B. 复方硼酸溶液
C. 0.02 呋喃西林溶液
D. 1%~4% 碳酸氢钠溶液
E. 0.1% 醋酸溶液

16. 某病人使用抗生素数周,今日发现口腔黏膜有乳白色分泌物,为其做口腔护理应选择的漱口液是
A. 2% 硼酸　B. 0.02% 呋喃西林
C. 4% 碳酸氢钠　D. 2% 过氧化氢
E. 0.1% 醋酸

17. 病人,女性,45 岁,乳腺癌入院,今早护士为病人检查口腔时,发现病人口臭明显,于是护士打算用下列哪种溶液为病人进行口腔护理
A. 2% 过氧化氢　B. 0.02% 呋喃西林
C. 4% 碳酸氢钠　D. 朵贝尔溶液
E. 0.1% 醋酸

18. 病人,男性,65 岁,因"下肢肢体瘫痪"入院,近几日病人突发高热,护士为其进行口腔护理的方法错误的是
A. 协助病人侧卧或仰卧头偏向右侧
B. 口腔黏膜如有溃疡,可酌情涂药,口唇干裂可涂液状石蜡或唇膏
C. 为擦洗干净,棉球尽量擦至病人咽部
D. 每擦洗一个部位,更换 1 个湿棉球
E. 必要时协助病人清洁义齿并佩戴

19. 病人,男性,20 岁,血小板减少性紫癜。护士查房时发现其唇和口腔有瘀点,轻触牙龈出血。该护士为病人行口腔护理时应特别注意
A. 动作轻稳,勿损伤黏膜
B. 夹紧棉球防止遗留在口腔
C. 棉球不可过湿,以免呛咳
D. 先去下义齿,避免操作中脱落
E. 擦拭勿深,以免恶心

20. 病人,女性,57 岁,肝性脑病,意识障碍。护士为其口腔护理,可不必准备的用物是
A. 开口器　B. 吸痰管
C. 吸水管　D. 一次性棉签
E. 0.9% 氯化钠

21. 病人,男性,48 岁,截瘫,骶尾部有压疮。查体:创面 2cm×1.5cm,组织发黑、恶臭,脓性分泌物多,处理该创面的方法不包括
A. 0.9% 氯化钠、3% 过氧化氢等溶液冲洗创面
B. 外敷抗生素,并用无菌敷料包扎
C. 必要时采用外科治疗,如手术修刮引流、清除坏死组织、植皮修补缺损组织等
D. 增加翻身次数,避免摩擦、潮湿等刺激,保持局部清洁、干燥,促进血液循环
E. 辅以物理疗法,如红外线灯照射、鸡蛋内膜覆盖、白糖覆盖、局部氧疗等,以促进创面愈合

22. 病人因心肌缺血、心绞痛发作卧床 4 周。为其床上洗发时,病人突感胸痛、心悸、面色苍白、出冷汗。护士应立即采取的措施是
A. 请家属协助洗发
B. 加快洗发,迅速完成
C. 注意保暖,为病人添加衣物后继续
D. 短暂休息,鼓励病人坚持片刻
E. 停止操作,使病人平卧,吸氧,立即通知医生

23. 病人,男性,30 岁,右股骨干骨折,骨牵引治疗。护士协助其床上洗发,对水温和室温的要求是
A. 水温 30~35℃,室温 22℃左右
B. 水温 35~40℃,室温 24℃左右
C. 水温 40~45℃,室温 24℃左右
D. 水温 46~49℃,室温 22℃左右
E. 水温 50~55℃,室温 24℃左右
24. 患儿 11 岁,放羊时从山上跌下。入院时发现有头虮,则入院卫生处理的重点是
A. 床上洗发　B. 剃发、淋浴
C. 乙醇拭浴　D. 清洁伤口周围的皮肤
E. 用百部酊灭虱
25. 病人,男性,78 岁。护士为病人进行擦浴后,用 50% 乙醇按摩,其目的是
A. 消毒皮肤　B. 促进血液循环
C. 营养皮肤　D. 清洁皮肤
E. 降低局部温度
26. 病人,女性,52 岁。左上肢二度烧伤,病区护士为其擦浴,正确的操作不包括
A. 擦浴过程中注意保暖
B. 先擦前胸后擦后背
C. 脱衣时,先健侧后患侧
D. 穿衣时,先健侧后患侧
E. 保护自尊,注意避挡
27. 病人,女性,70 岁,右侧肢体偏瘫,护士为其进行床上擦浴,错误的做法是
A. 室温保持在 24℃
B. 水温 40~45℃
C. 脱衣时先左侧后右侧
D. 穿衣时先右侧后左侧
E. 骨隆突处用 50% 乙醇按摩
28. 病人,女性,68 岁。1 年前因车祸导致脑外伤,术后成为植物生存状态,长期卧床、极度消瘦,现给予鼻饲和深静脉营养,病人最可能发生的问题是
A. 压疮　B. 口腔溃疡
C. 便秘　D. 坠积性肺炎
E. 泌尿系统感染
29. 病人,男性,89 岁,消瘦,卧床。护士巡视发现其骶尾部红肿、硬结、有小水疱和上皮剥脱,触痛,有渗液。判断该病人的情况是
A. 压疮淤血红润期　B. 压疮浸润溃疡期
C. 压疮炎性浸润期　D. 压疮炎性浸润前期
E. 局部皮肤感染
30. 病人,男性,75 岁,因“脑梗死”入院。护士交接班时发现病人肩胛部及骶尾部各有 2.5cm×3cm 大小皮肤发红、触痛,判断该压疮属于
A. 淤血红润期　B. 淤血浸润期
C. 浅层溃疡期　D. 深层溃疡期
E. 坏死溃疡期
31. 病人,男性,70 岁,肺癌晚期,昏迷。病人骶尾部皮肤有 2.5cm×3cm 大小压疮,水疱破溃,创面脓性分泌物较多。判断该病人压疮分期是
A. 淤血红润期　B. 淤血浸润期
C. 浅层溃疡期　D. 深层溃疡期
E. 坏死溃疡期
32. 病人,女性,64 岁,脑中风后卧床 2 周。护士查看病人臀部时,判断其压疮属于淤血红润期,该期的主要特点是
A. 局部皮肤红、肿、热、痛
B. 皮肤有破溃
C. 表皮有水疱形成
D. 局部皮肤可闻及臭味
E. 浅表组织有脓液流出
33. 病人,女性,60 岁,高血压,脑出血,左下肢瘫痪。预防压疮最好的护理措施是
A. 每 2 小时翻身、按摩 1 次
B. 每天请家属检查皮肤是否有破损
C. 骨隆突处用气圈
D. 使病人保持右侧卧位
E. 帮助病人做肢体功能锻炼
34. 病人,男性,70 岁,脑血管意外后后遗症,长期卧床,自理困难。晨间护理时发现病人骶尾部皮肤发红,除去压力后无法恢复正常肤色。护士拟采用的护理措施应除外
A. 加强晨晚间护理,增加背部按摩次数
B. 每 1 到 2 小时变换体位一次
C. 减少受压部位的按摩次数,避免加重皮肤组织损伤
D. 蘸 50% 乙醇按摩发红皮肤
E. 酌情给予抗生素治疗
35. 病人,男性,48 岁,截瘫,骶尾部有压疮。查体:创面 2cm×1.5cm,组织发黑、恶臭,脓性分泌物多,去除表面坏死组织,可见暗红色肌肉。处理该创面的正确方法是
A. 用 50% 乙醇按摩创面及周围皮肤
B. 清水冲洗创面,无菌纱布覆盖
C. 暴露创面,紫外线每天照射 30 分钟
D. 剪去坏死组织,过氧化氢溶液冲洗,纱布引流
E. 保护创面,涂厚层润滑油
36. 病人,女性,78 岁,左侧肢体瘫痪,卧床。骶尾部有

一红、肿硬块，触痛。该病人压疮的治疗可采用

A. 红外线、紫外线照射
B. 局部湿冷敷
C. 局部麻醉止痛
D. 1∶5000 呋喃西林外涂抹
E. 局部持续吹氧

A_3/A_4 型题

(37～39 题共用题干)

病人，男性，72 岁，肺性脑病，昏迷，给予呼吸机辅助呼吸。近一周病人高热并发肺部感染，给予大量抗生素治疗。护士查房时发现病人口腔黏膜破溃，并附着白色膜状物，用棉签拭去附着物可见底部轻微出血。

37. 分析该病人口腔病变最可能的原因是
A. 病毒感染　B. 真菌感染
C. 缺乏食物刺激　D. 凝血功能障碍
E. 大肠埃希菌感染

38. 护士为其口腔护理时，最适宜的漱口液是
A. 0.1% 醋酸
B. 复方硼酸
C. 0.2% 呋喃西林
D. 0.2%～0.3% 硼酸
E. 1%～4% 碳酸氢钠

39. 护士为其口腔护理时，操作不正确的是
A. 棉球不可过湿
B. 用止血钳夹紧棉球，每次 1 个
C. 从磨牙处放入开口器
D. 由内向外擦洗舌面
E. 擦洗完毕，协助病人漱口

(40～42 题共用题干)

病人，女性，58 岁，脑血管意外，左侧肢体偏瘫。主诉骶尾部疼痛，护士仔细观察后确认是压疮的炎性浸润期。

40. 支持该护士判断的临床依据是
A. 主诉骶尾部疼痛
B. 局部皮肤发红、水肿
C. 骶尾部皮肤紫色，有皮下硬结，出现水疱
D. 创面湿润，有脓液流出
E. 伤口周围有坏死组织

41. 针对该病人的情况护士拟定了护理计划，其中不妥的是
A. 定时帮助病人翻身
B. 抽出水疱内液体
C. 轻轻剪去水疱表皮，加压包扎
D. 增加背部及受压皮肤的护理
E. 身体空隙处垫软枕

42. 为病人进行晨晚间护理时，护士应特别注意
A. 健康教育　B. 心理护理
C. 床单位整理　D. 体位舒适
E. 观察局部皮肤情况

(黄丽微)

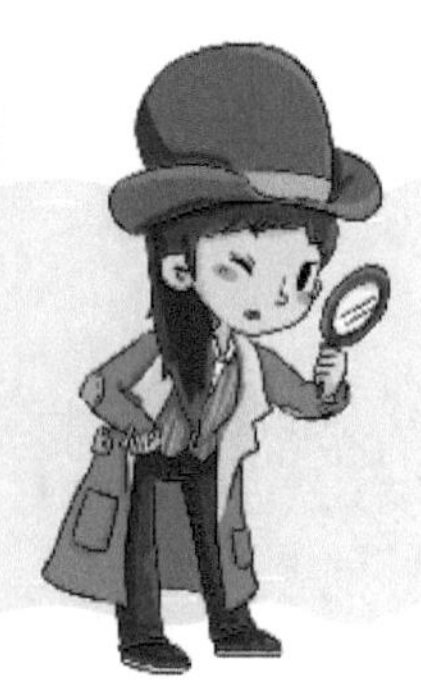

第10章 生命体征的评估与护理

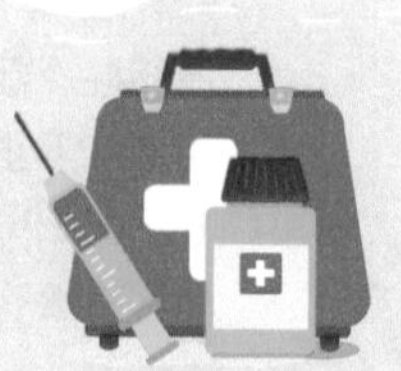

生命体征是体温、脉搏、呼吸和血压的总称。生命体征受大脑皮质控制，是机体内在活动的客观反映，也是衡量机体身心状况的重要指标。正常人的生命体征在一定范围内相对稳定，相互之间存在内在联系，当机体患病时，生命体征可发生不同程度的改变。护士正确测量和观察生命体征，可以为诊断、治疗、护理提供依据。

第1节 体温的评估及护理

情境案例10-1

病人李某，男性，48岁，咳嗽、胸痛、发热4天，自行服用"感冒清、复方板蓝根"等药，未见好转，到医院就诊。查体：T 39℃，P 90次/分，R 22次/分，BP 138/86mmHg，X线显示病人右下肺部有片状阴影，病人神志清楚，精神较差，以"肺炎"收住院。入院后护士应如何观察病人体温情况？采取何种方法为病人降温？

体温温度分为体核温度和体表温度。体温也称体核温度，常用"T"表示，指身体内部胸腔、腹腔和中枢神经的温度，具有相对稳定且较体表皮肤温度高的特点。体表温度指皮肤表面的温度，低于体核温度，可随环境温度和衣着情况而变化。体温的相对恒定是机体新陈代谢和生命活动正常进行的必要条件。

一、体温的产生与生理调节

（一）体温的产生

体温是由三大营养物质——糖、脂肪、蛋白质氧化分解而产生。三大营养物质在体内氧化分解时释放能量，其总能量的50%以上迅速转化为热能，以维持体温，并不断散发到体外。机体的产热过程是细胞新陈代谢的过程。

（二）体温的生理调节

正常人的体温是由大脑皮质和丘脑下部体温调节中枢所调节，并通过神经、体液因素调节产热和散热的过程，使产热和散热保持动态平衡，所以正常人有相对恒定的体温。

（三）散热方式

人体的散热方式有辐射、传导、对流和蒸发四种。

1. 辐射　指热由一个物体表面通过电磁波的形式传至另一个与它不接触物体表面的一种形式。它是人体安静状态下处于气温较低环境中主要的散热方式。辐射散热量同皮肤与外界环境的温差及机体有效辐射面积等有关。

2. 传导和对流　传导是机体的热量直接传给同它接触的温度较低的物体的一种散热方式。传导散热与物体接触面积、温差大小及导热性有关。由于水的导热性能好，临床上采用冰袋、冰帽、冰（凉）水湿敷为高热病人降温，就是利用传导散热的原理。对流是传导散热的一种特殊形式，是指通过气体或液体流动来交换热量的一种散热方式。对流散热受气体或液体流动速度、温差大小的影响，它们之间呈正比关系。

3. 蒸发　水分由液态转变为气态，同时带走大量热量的一种散热方式。蒸发的量受环境温度和湿度的影响。蒸发散热可有不感蒸发（不显汗）、发汗两种形式。如临床上对高热病人采用乙醇拭浴方法，通过乙醇的蒸发，起到降温作用。

二、正常体温及生理变化

（一）正常体温

体核温度不易直接测出，临床上常以口温、直肠、腋下等处温度来代表体温。在三种测量方法中，直肠温度最接近人体深部的温度，而口腔、腋下温度更为方便、常用。正常体温是一个温度范围，而不是一个具体数值，其正常范围如下（表 10-1）。

表 10-1　成人体温平均值及正常范围

[illegible]	[illegible]	[illegible]
腋下	36.5°C	36.0~37.0℃
舌下	37.0°C	36.3~37.2℃
直肠	37.5°C	36.5~37.7℃

（二）生理性变化

体温可随各种因素而出现生理性变化，但其波动范围很小，一般不超过 0.5~1.0℃，常见因素如下。

1. 昼夜　正常人体温在 24 小时呈周期性波动，一般清晨 2~6 时体温最低，下午 2~8 时体温最高。这种规律性变化与机体昼夜活动的生物节律有关。长期从事夜间工作的人员，也可出现夜间体温上升，白天体温下降的现象。

2. 年龄　新生儿因体温调节功能不完善，其体温易受环境温度影响而波动；儿童由于新陈代谢率高，体温略高于成人，老人由于代谢率低，体温处在正常范围内的低值。

3. 性别差异　女性较男性体温高约 0.3℃。女性在排卵后至月经期前，由于黄体酮的影响，体温可轻度升高 0.2~0.3℃。

4. 环境因素　受外界环境温度的影响，体温可略高或略低。例如，室内温度或天气炎热，体温可升高约 1℃，这与机体散热受到加强或抑制有关。

5. 运动影响　运动后机体代谢率增强，体温可升高 1~2℃，安静、睡眠时因机体代谢率低，体温可略降低。

6. 情绪　心理紧张及情绪波动可使体温升高。

7. 其他　日常生活中，如沐浴、进食、药物等因素均可使体温发生变化，如饥饿、服用镇静剂后可使体温下降。

考点：正常体温与生理变化

三、异常体温的评估及护理

（一）体温过高

1. 定义　体温过高指机体体温超过正常范围。由于致热源作用于体温调节中枢，或体温调节中枢功能障碍等原因，导致体温超出正常范围，称为发热。

2. 临床分级　以口腔温度为例，发热程度可划分为：

低热　37.3~38℃

中度热　38.1~39℃

高热　39.1~41℃

超高热　41℃以上

3. 发热过程和表现　一般发热过程包括 3 个阶段。

（1）体温上升期：此期特点为产热大于散热。病人表现为畏寒、皮肤苍白、皮肤温度下降、无汗，部分病人可出现寒战，继寒战之后体温开始上升。体温上升方式有骤升和渐升两种。体温在数小时内升至高峰为骤升，常见于肺炎球菌性肺炎、疟疾等；体温逐渐上升，在数日内升至高峰称为渐升，常见于伤寒等。

（2）高热持续期：此期特点是产热和散热在较高水平趋于平衡。主要表现为面色潮红、皮肤灼热、口唇干燥、呼吸脉搏加快、头痛头晕、食欲下降、全身不适、软弱无力等。

（3）退热期：此期特点是散热大于产热，体温恢复至正常水平。主要表现为大量出汗，皮肤潮湿。体温下降可有骤退和渐退两种方式，骤退的体温于数小时内急剧下降，渐退的体温于数日内逐渐下降。体温骤退者由于大量出汗，汗液大量丧失，易出现血压下降、脉搏细速、四肢厥冷等虚脱或休克现象，护理中应加强观察。

4. 常见热型　各种体温曲线的形态临床上称为热型。某些发热性疾病具有独特热型，加强观察有助于对疾病的诊断。但须注意，由于目前抗生素的广泛使用（包括滥用）或由于应用（包括不适当使用）解热药、肾上腺皮质激素等，使热型变得不典型。常见热型有以下四种（图 10-1）。

（1）稽留热：体温持续在 39～40℃，持续数日或数周，24 小时波动范围不超过 1℃。常见于伤寒、肺炎球菌性肺炎等。

（2）弛张热：体温在 39℃以上，24 小时内温差达 1℃以上，体温最低时仍高于正常水平。常见于败血症、风湿热、化脓性疾病等。

（3）间歇热：体温骤然升高至 39℃以上，持续数小时或更长，然后下降至正常或正常以下，经过一个间歇，体温又升高，并反复发作，即高热期和无热期交替出现。常见于疟疾等。

（4）不规则热：发热无一定规律，且持续时间不定。常见于流行性感冒、癌性发热等。

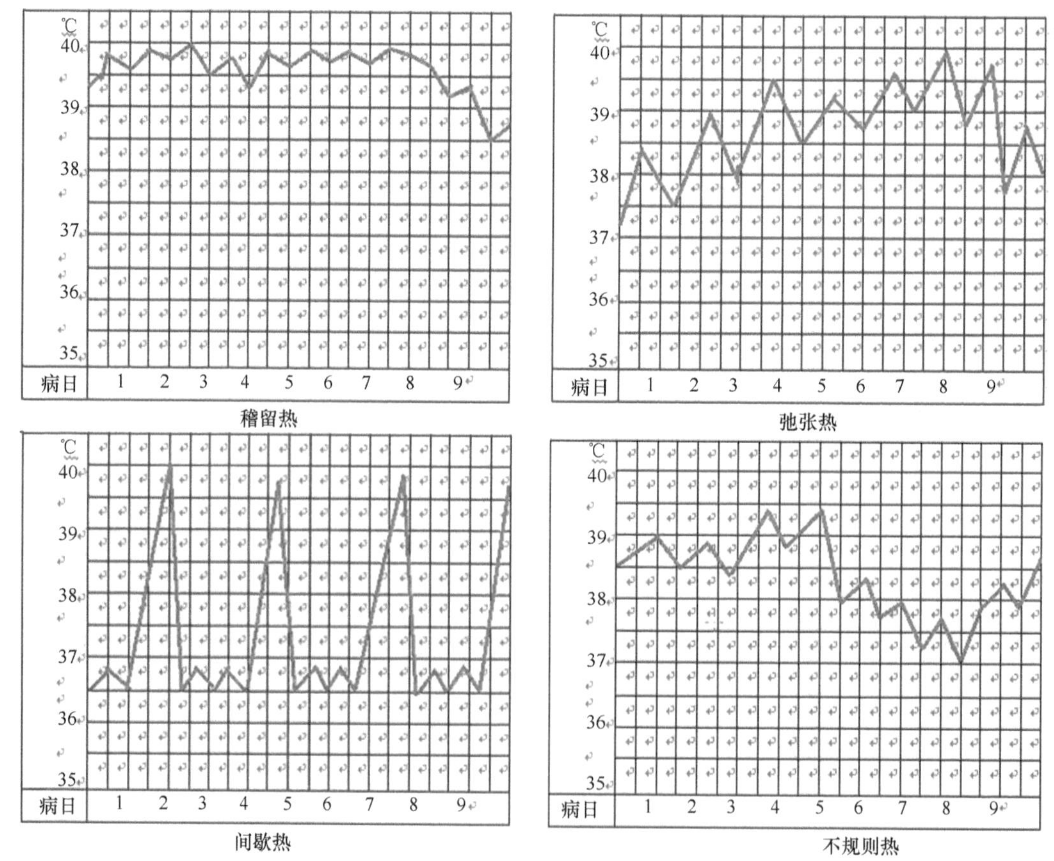

图 10-1　常见热型

护考链接

病人吴某,女性,40 岁,腹泻。体温 39~40℃,持续数日,诊断为细菌性痢疾。此病人体温热型为

A. 不规则热　B. 间歇热　C. 弛张热　D. 稽留热　E. 波浪热

[illegible]

5. 护理措施

(1) 观察:定时测量体温,高热病人每 4 小时测量体温 1 次,待体温恢复正常 3 日后,改为每日 2 次。同时,注意观察发热的临床过程、热型、伴随症状及治疗效果等,如病人的面色、脉搏、呼吸、血压及出汗等体征,小儿高热易出现惊厥,应密切观察。如有异常及时与医生联系。

(2) 保暖:体温上升期,病人如伴寒战,应及时通过调节室温、卧具和衣着等方式提供保暖。

(3) 降温:根据病情及医嘱为病人采取物理或药物降温。若体温超过 39.0℃可用冰袋冷敷头部;体温超过 39.5℃给予乙醇拭浴、温水擦浴或大动脉冷敷。给予药物降温时应注意防止体温骤退大量出汗引起虚脱或休克。采取降温措施 30 分钟后应测量体温,并做好记录和交班。

(4) 补充营养和水分:病情允许时,应给予高热量、高蛋白、高维生素、易消化的流质或半流质饮食,嘱病人少量多餐。同时鼓励病人多饮水,以补充大量消耗的水分,促进毒素和代谢产物的排出。对不能进食的病人,遵医嘱给予鼻饲或静脉输液,以补充水分、电解质和营养物质。

(5) 口腔护理:高热病人由于唾液分泌减少,口腔黏膜干燥,且自身抵抗力下降,极易引起感染。护士应协助病人在清晨、餐后及睡前漱口,或用生理盐水棉球清洁口腔,口唇干裂应涂润滑油保护。

(6) 皮肤护理:应及时为高热病人擦干汗液,更换衣服和床单,以保持皮肤清洁、干燥,防止着凉。对长期高热卧床的病人,还应预防压疮和坠积性肺炎等并发症的发生。

(7) 卧床休息:发热病人由于消耗增加,进食量少,可酌情减少活动,适当休息。高热者应绝对卧床休息,并为病人提供温湿度适宜、安静舒适、通风良好的休养环境。

(8) 心理护理:根据发热的不同阶段给予相应的心理支持。了解其不适的感受,对体温变化及伴随症状等耐心解答,关心体贴病人,尽量满足病人的需要,以缓解其紧张情绪。

(9) 健康教育:讲解有关发热方面的自我护理知识,合理安排饮食及休息等。

考点:发热的程度、过程、热型及护理措施

情境案例 10-1 问题分析

(1) 病人入院后护士应密切观察病人体温情况,每 4 小时测量体温 1 次,同时注意观察病情,如有异常及时与医生联系。

(2) 根据病情及医嘱,为病人采取物理或药物降温,可给予冰袋冷敷头部和乙醇拭浴为病人降温。给予药物降温时应注意防止体温骤退而大量出汗引起虚脱或休克。采取降温措施 30 分钟后应测量体温,并做好记录和交班。

(二) 体温过低

1. 定义　体温低于正常范围称为体温过低。若体温低于 35℃以下称为体温不升。常见于早产儿及全身衰竭的危重病人。

2. 原因

(1) 散热过多:长时间暴露在低温环境中,使机体散热过多、过快;在寒冷环境中大量饮酒,使血管过度扩张热量散失。

(2) 产热减少:重度营养不良、极度衰竭,使机体产热减少。

(3) 体温调节中枢受损:中枢神经系统功能不良,如颅脑外伤、脊髓受损;药物中毒,如麻醉剂、镇静剂;重症疾病,如败血症、大出血等。

3. 临床分级

轻度　　32.1～35.0℃

中度　　30.0～32.0℃

重度　　<30.0℃，瞳孔散大，对光反射消失

致死温度　　23.0～25.0℃

4. 临床表现　体温过低时病人常表现为体温不升、呼吸减慢，皮肤苍白、四肢冰冷、躁动不安、嗜睡、意识障碍，甚至出现昏迷。

5. 护理措施

（1）采取适当保暖措施：提供合适的环境温度，维持室温在22.0～24.0℃，新生儿可置温箱中；也可采取局部保暖措施，如给予毛毯、棉被、电热毯、热水袋，添加衣服，防止体热散失。给予热饮，提高机体温度。

（2）密切观察病情：观察生命体征，持续监测体温变化，至少每小时测量体温一次，直至体温恢复正常且稳定。同时注意呼吸、脉搏、血压的变化。

（3）病因治疗：去除引起体温过低的原因，使体温恢复至正常。

（4）随时做好抢救准备：体温过低提示着疾病的严重程度和愈后不良，应做好抢救准备工作。

考点：体温过低病人的护理措施

四、体温测量法

（一）体温计的种类及构造

1. 水银体温计　又称玻璃体温计，是最常用、最普通的体温计，分口表（图10-2）、肛表（图10-3）和腋表（图10-4）三种。它是一种外标刻度的真空玻璃管，内部真空玻璃管末端为储汞槽，当储汞槽受热后，汞膨胀沿毛细管上行，其上行高度与受热程度呈正比，体温计毛细管和储汞槽有一凹陷部分，使汞预热膨胀后不能自动回缩，从而保证体温测试值的准确性。口表和肛表的玻璃管似三棱镜状，腋表的玻璃管呈扁平状；腋表和口表的储汞槽较细长，有利于测量时扩大接触面；肛表的储汞槽粗短，可防止插入肛门时折断或损伤直肠黏膜。

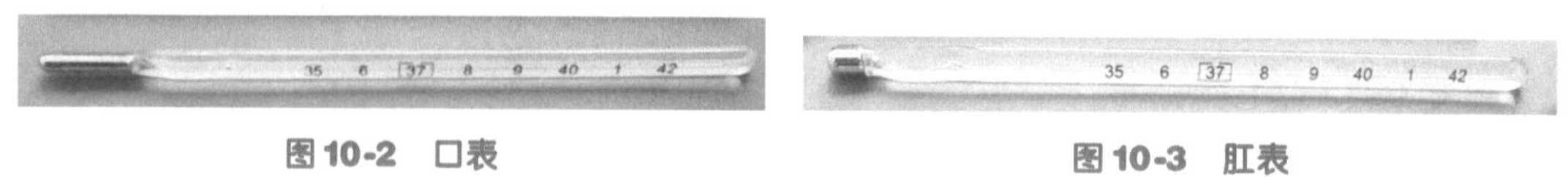

图10-2　口表　　　　图10-3　肛表

体温计的刻度是35～42℃，每1℃之间分成10小格，每小格0.1℃，在0.5℃和1℃的刻度处用较粗的线标记。有的体温计在37℃刻度处以红色表示，以示醒目（图10-4）。

2. 电子体温计　采用电子感温探头来测量体温，测得的温度直接由数字显示，读数直观，测量准确，灵敏度高。分有医院用电子体温计和个人电子体温计两种（图10-5）。医院用电子体温计只需将探头放入外套内，外套使用后按一次性用物处理，以防止交叉感染。个人用电子体温计，其形状如钢笔，方便携带。

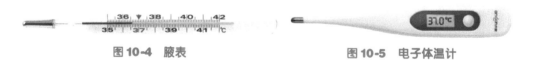

图10-4　腋表　　　　图10-5　电子体温计

3. 可弃式体温计　又称化学点式体温计，为单次使用的体温计，其构造是对热敏感的化学指示点薄片，每个指示点上都有对应的化学感温试剂，受热时指示点的颜色会改变，当颜色由白色变成墨绿色或蓝色时，即为所测的温度。

4. 额温仪　利用红外线的感应功能，快速测试人体温度（图 10-6），常用于人员聚集较多而又需快速测体温时，如车站、机场、码头等。

5. 报警体温计　是一种能连续监测病人体温的器械，体温计的探头和报警器相连，当病人的体温超过一定限度时，就自动报警。一般用于危重病人测体温。

6. 红外线耳温枪　采用新型红外线原理，将耳温枪伸入耳道，1 秒能测出正确的体温（图 10-7）。优点是可连续测量，没有使用次数的限制。适用于体弱多病的卧床老人，哭闹或者睡眠中的孩子。

7. 感温胶片　对体温敏感的胶片，可置于前额或腹部，根据其颜色的变化可知晓体温的变化，但不能显示具体的体温数值，只能用于判断是否在正常范围。适用于小儿测体温。

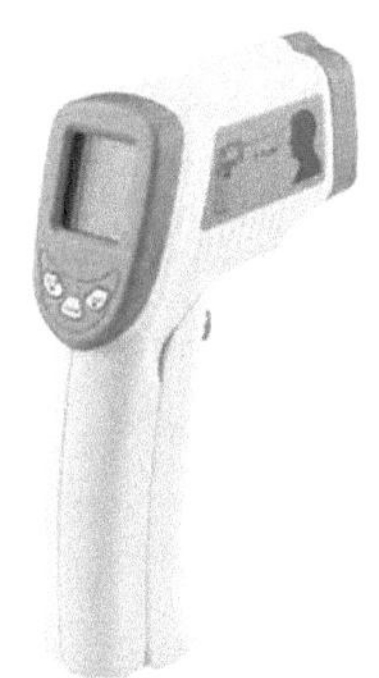

图 10-6　额温仪

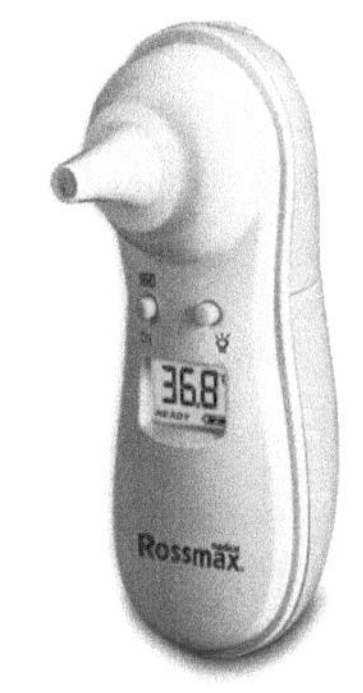

图 10-7　红外线耳温枪

（二）体温测量的方法

【评估】

（1）病人的年龄、病情、意识情况。

（2）影响测量体温准确性的因素。

（3）病人心理状态、合作程度。

【准备】

（1）护士准备：着装整齐、洗手、戴口罩。

（2）病人准备：了解测量体温的目的、方法、注意事项及配合要点。

（3）用物准备

1）治疗盘内备清洁干燥的容器（内置已消毒的体温计）、消毒液纱布、弯盘、记录本、笔及表（有秒针）。

2）如测肛温可另备润滑油、棉签、卫生纸。

（4）环境准备：病室安静、整洁、温度适宜。

【实施】

（1）操作步骤见表 10-2。

表 10-2　体温测量方法

[illegible]	[illegible]
核对解释	携用物至床旁，核对并解释
测量	根据病人的情况选择测量体温的方法
口温	
放置口表	口表水银端斜放于舌下热窝处（图 10-8），舌下热窝是口腔中温度最高的部位（在舌系带两侧，左右各一，由舌动脉供血）

续表

[illegible]	[illegible]
正确测量	嘱病人闭唇含住口表,勿用牙齿咬住体温计,用鼻呼吸,测量3分钟
	腋温
放置腋表	擦干汗液,将腋表水银端放于腋窝处(图10-9)
正确测量	指导病人屈臂过胸,夹紧体温计,紧贴皮肤,测量10分钟
	肛温
放置肛表	协助病人取侧卧、俯卧或屈膝仰卧位,暴露测量部位,必要时屏风遮挡
正确测量	润滑水银端,轻轻插入肛门3~4cm(婴儿1.25cm,幼儿2.5cm),测量时间3分钟。婴幼儿测量肛温时,可取仰卧位,护士一手握住病儿双踝,提起双腿,另一手将已润滑的肛表插入肛门并握住肛表(图10-10),用手掌根部和手指将双臀轻轻捏拢并固定
取表	取出体温计,用消毒纱布擦拭,若测肛温,用卫生纸擦净肛表和病人的肛门处
读数记录	正确读数,记录于记录本上。告知病人测量结果,感谢病人配合
整理消毒	协助病人取舒适卧位,整理床单位,将体温计浸泡于盛有消毒液的容器中
绘制体温	洗手后将测量结果绘制体温单

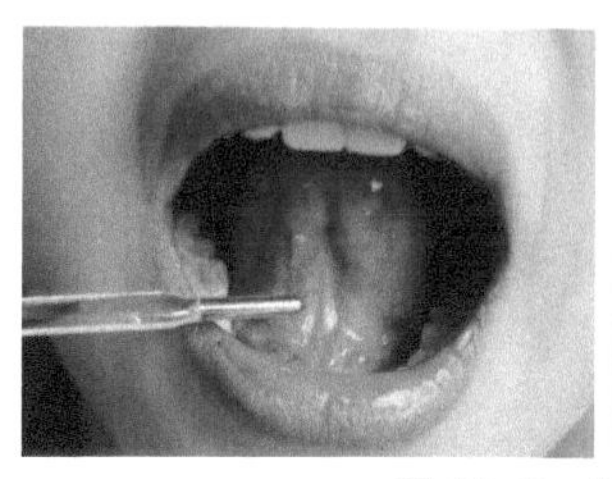
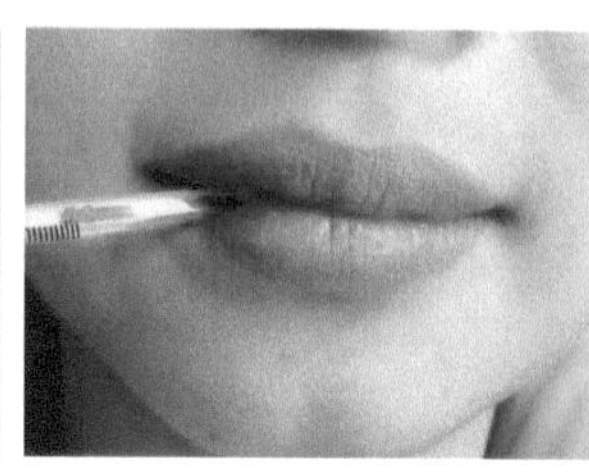

图10-8　口温测量法

(2) 注意事项

1) 测量体温前后,应清点体温计数目并检查体温计是否完好,水银柱是否在35℃以下。如用手甩体温计时,勿触及他物,以防破碎。

2) 婴幼儿、精神异常、昏迷、口腔疾病、口鼻手术、张口呼吸者禁忌口温测量。腋下有创伤、手术、炎症者,腋下出汗较多者,肩关节受伤或消瘦夹不紧体温计者禁忌腋温测量;直肠或肛门手术、腹泻者、禁忌肛温测量;心肌梗死者不宜测肛温,以免刺激肛门引起迷走神经反射,导致心动过缓。

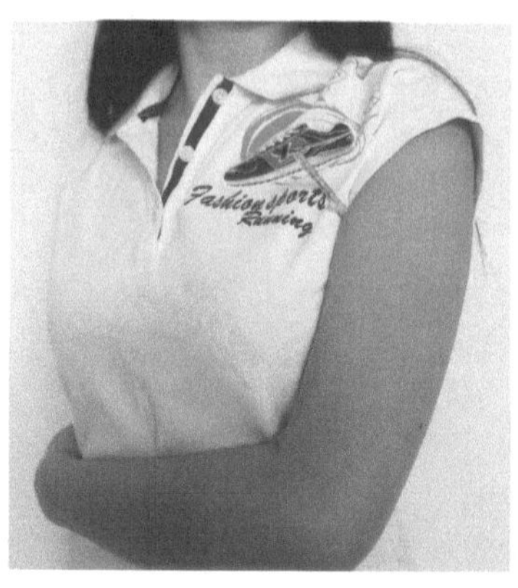

图10-9　腋温测量法

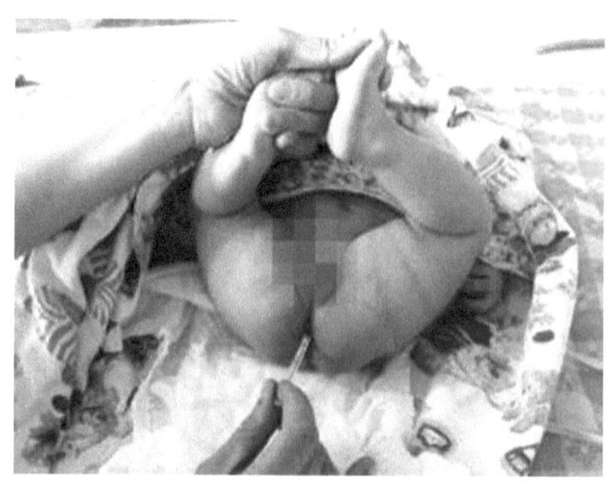

图10-10　肛温测量法

3) 病人进冷、热饮食,蒸汽吸入,面颊冷热敷等需隔30分钟后,方可口温测量;沐浴、乙醇拭浴应隔30分钟后,方可腋下测量;灌肠、坐浴后30分钟,方可直肠测温。

4) 如病人不慎咬破体温计,应立即清除玻璃碎屑以免损伤唇、舌、口腔、食管和胃肠道黏膜,再口服蛋清或牛奶,以延缓汞的吸收。若病情允许,可食用粗纤维食物,加速汞的排出。

5）发现体温和病情不符合，应守护在病人身旁重测，必要时可同时做口温和肛温对照，予以复查。

6）严格做好体温计的清洁消毒工作，防止交叉感染。传染病病人的体温计应固定使用。

考点：各种测体温的方法及注意事项

【评价】

（1）病人能理解测量体温的目的，愿意配合。

（2）测量体温过程顺利，测量结果准确。

（3）病人及家属了解体温的正常值及测量过程中的注意事项。

（三）体温计的消毒及检测

1. 体温计的消毒　对测量体温后的体温计应消毒，防止引起交叉感染。常用的消毒溶液有 75% 的乙醇、1% 过氧乙酸、0.5% 碘伏溶液等，采用有盖容器盛装消毒溶液浸泡体温计。

（1）口表、腋表消毒方法：将使用后的体温计放入盛有消毒液的容器中浸泡，5 分钟后取出，清水冲洗，用手或离心机将体温计的水银柱甩至 35℃以下，再放入另一消毒容器中浸泡 30 分钟，取出后冷开水冲洗，擦干后放入清洁容器中备用。

（2）肛表消毒方法：使用后先用消毒液纱布擦净肛表，再按上述方法单独进行消毒。

（3）电子体温计消毒法：仅消毒电子感温探头部分，应根据制作材料的性质选用不同的消毒方法，如浸泡、熏蒸等。

2. 体温计的检查　在使用新的体温计前或对使用中的体温计进行检查，保证其准确性。检测时将全部体温计的水银柱甩至 35℃以下，于同一时间放入已测好的 40℃以下的水中，3 分钟后取出检查，若误差在 0.2℃以上、玻璃管有裂痕，水银柱自行下降，则不能使用。合格体温计用纱布擦干，放入清洁容器内备用。

第 2 节　脉搏的评估及护理

脉搏是指随着心脏节律性的收缩和舒张，在表浅动脉上可触到的搏动。常用“P”表示。

一、正常脉搏及生理性变化

（一）正常脉搏

1. 脉率　指每分钟脉搏搏动的次数。正常成人安静状态下脉率 60～100 次/分，脉率受诸多因素影响而变化（表 10-3）。

2. 脉律　指脉搏的节律性，它反映了左心室的收缩情况，正常脉律跳动均匀、规则，间隔时间相等。

3. 脉搏的强弱　正常情况下每搏强弱相同。脉搏的强弱取决于心排血量、动脉的充盈程度、脉压大小、动脉壁的弹性和外周血管的阻力。

4. 动脉壁的情况　触诊可感觉到动脉壁的性质。正常动脉管壁光滑、柔软、富有弹性。

（二）生理变性化

正常情况下，脉率和心率是一致的，当脉搏微弱不易测定时，应测心率。脉搏与呼吸比例约 4：1。

1. 年龄　一般新生儿、婴幼儿的脉率较快，成人逐渐减慢、平稳，老年人稍增快。

2. 性别　女性脉率比男性稍快，通常相差 5 次/分左右。

3. 体型　身材细高者常比矮壮者的脉率慢。因体表面积越大，脉搏越慢。

4. 活动、情绪　运动、兴奋、恐惧、愤怒、焦虑使脉率增快，休息、睡眠则脉率减慢。

5. 饮食、药物　进食、使用兴奋剂、饮用浓茶或咖啡能使脉率增快，禁食、使用镇静剂或洋地黄药物可使脉率减慢。

考点：正常脉搏与生理变化

二、异常脉搏的评估及护理

（一）异常脉搏

1. 频率异常

（1）速脉：在安静状态下成人脉率超过100次/分，又称为心动过速。常见于发热、甲状腺功能亢进、心力衰竭、血容量不足等病人。一般体温每升高1℃，成人脉率约增加10次/分，儿童则增加15次/分。

（2）缓脉：在安静状态下成人脉率少于60次/分，又称为心动过缓。常见于颅内压增高、房室传导阻滞、甲状腺功能减退等。

2. 节律异常

（1）间歇脉：在一系列正常规则的脉搏中，出现一次提前而较弱的脉搏，其后有一正常延长的间隙（代偿性间歇），称间歇脉。如每隔一个或两个正常搏动后出现一次期前收缩，前者称二联律，后者称三联律。常见于各种器质性心脏病，正常人过度疲劳、精神兴奋、体位改变时偶尔也会出现间歇脉。发生机制是心脏异位起搏点过早地发生冲动而引起的心脏搏动提早出现。

（2）脉搏短绌：在单位时间内脉率少于心率，称为脉搏短绌，又称为绌脉。其听诊时心律完全不规则，心率快慢不一，心音强弱不等。发生机制是由于心肌收缩力强弱不等，有些心排血量少的搏动可发生心音，但不能引起周围血管的搏动，造成脉率低于心率。常见于心房颤动的病人。

3. 强弱异常

（1）洪脉：当心排血量增加，周围动脉阻力较小，动脉充盈度和脉压较大时，脉搏强大有力，称洪脉。常见于高热、甲状腺功能亢进等病人。

（2）丝脉：当心排血量减少，周围动脉阻力较大，动脉充盈度降低时，脉搏搏动细弱无力，扪之如细丝，又称细脉。常见于心功能不全、大出血、休克、主动脉瓣狭窄等病人。

（3）交替脉：指节律正常，而强弱交替出现的脉搏。主要由于心室收缩强弱交替出现而引起。为心肌损害的一种表现，常见于高血压心脏病、冠状动脉粥样硬化性心脏病等病人。

4. 动脉壁异常　通常脉搏用手指按压时，远端动脉管不能触及，若仍能触及，则提示动脉硬化。早期动脉硬化可触及动脉壁变硬，失去弹性，呈条索状，严重时动脉迂曲甚至呈结节状。其原因为动脉壁的弹力纤维减少、胶原纤维增多，使动脉管壁变硬，呈条索、迂曲状。

（二）护理措施

1. 休息与活动　指导病人增加卧床休息时间，适量活动，减少心肌耗氧量。

2. 病情观察　观察脉搏的频率、节律和强弱，指导病人按时服药并观察药物疗效及不良反应。

3. 急救准备　危重病人需备好急救设备和药品。

4. 心理护理　稳定情绪，以减轻或消除病人紧张、恐惧心理。

5. 健康教育　指导病人进清淡易消化的饮食；戒烟戒酒；善于控制情绪，勿用力排便；学会自我监测脉搏及观察药物的不良反应。

考点：异常脉搏及常见疾病

三、脉搏测量法

（一）测量的部位

脉搏测量部位多选用浅表、靠近骨骼的大动脉。常选择桡动脉，其次为颞动脉、颈动脉、肱动脉、腘动脉、足背动脉、胫后动脉和股动脉等（图10-11）。

（二）测量的方法（以桡动脉为例）

【评估】

（1）病人年龄、病情、治疗等情况，有无偏瘫及功能障碍。

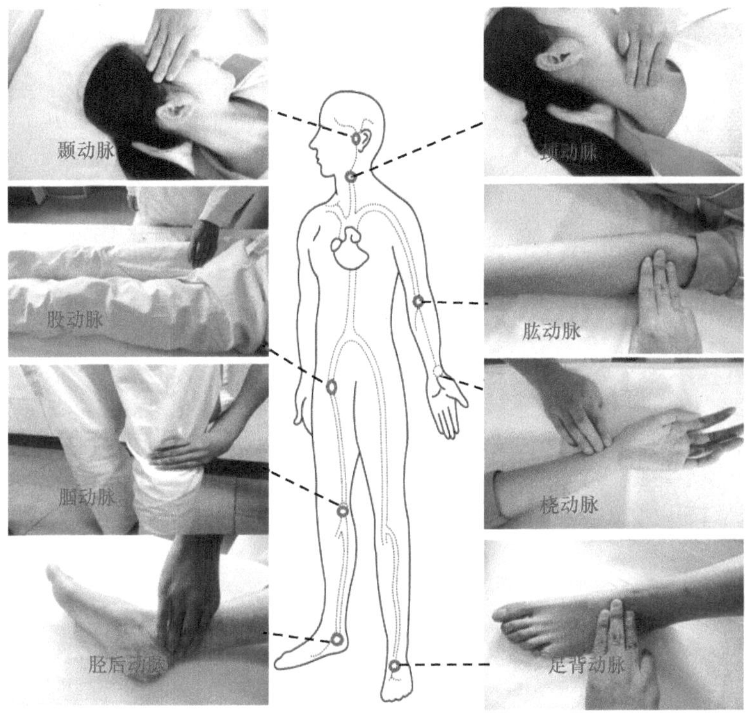

图 10-11　常用诊脉部位

(2) 影响脉搏测量准确性的因素。

(3) 病人心理状态、合作程度。

【准备】

(1) 护士准备:着装整齐、洗手、戴口罩。

(2) 病人准备:了解测量脉搏的目的、方法、注意事项及配合要点。

(3) 用物准备:治疗盘内备表(有秒针)、记录本和笔,必要时备听诊器。

(4) 环境准备:环境安静、整洁,光线适宜。

【实施】

(1) 操作步骤见表 10-3。

表 10-3　脉搏测量技术(以桡动脉为例)

[illegible]	[illegible]
核对解释	携用物至床旁,核对病人床号、姓名
选择体位	病人取卧位或坐位,手腕伸展,手臂放舒适位置
正确测量	护士以示指、中指、无名指的指端按压在桡动脉处,按压力度适中,以能清楚测得脉搏搏动为宜(图 10-12)
测量时间	正常脉搏测 30 秒,将所测得值乘以 2,即为脉率。异常脉搏、危重病人应测 1 分钟。如触脉不清可用听诊器测心率 1 分钟。心脏听诊部位可选左锁骨中线内侧第 5 肋间处
绌脉测量	应由两名护士同时测量。一人听心率,另一人测脉率,由听心率者发出“起”与“停”口令,计时 1 分钟(图 10-13)
记录结果	将脉率数记录于记录本上。记录方式为次/分,如 80 次/分。绌脉:心率/脉率,如心率 126 次/分,脉率 80 次/分,则应写成 126/80 次/分
整理病人	告知病人测量结果,整理衣被,协助病人取舒适体位
绘制脉搏	洗手后将测量结果绘制在体温单上

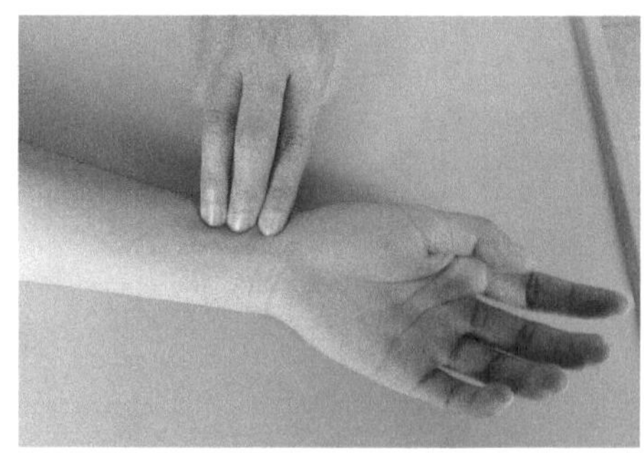

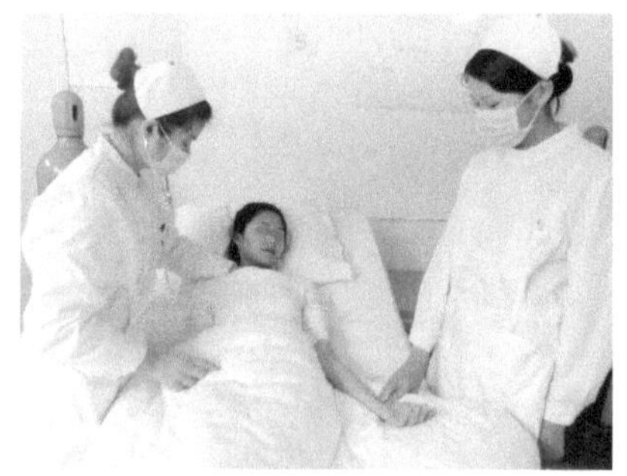

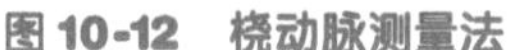

图 10-12　桡动脉测量法　　图 10-13　脉搏短绌测量法

护考链接

病人李某,女性,40 岁,“以风湿性心脏病、心房颤动、左侧肢体偏瘫”收入院。护士为其测量心率、脉率的正确方法是　A. 先测心率,再在健侧肢体测脉率　B. 先测心率,再在患侧肢体测脉率　C. 一人同时测心率和脉率　D. 一人听心率,一人在健侧肢体测脉率,同时测一分钟　E. 一人听心率,一人在患侧肢体测脉率,同时测一分钟

(2) 注意事项

1) 勿用拇指诊脉,因拇指小动脉的搏动较强,易与病人的脉搏相混淆。

2) 为偏瘫或四肢有损伤的病人测脉搏时,应选择健侧肢体测量,保证测量结果的准确性。

【评价】

(1) 病人理解脉搏测量的意义、目的,主动配合。

(2) 病人了解脉搏的正常值及测量过程中的注意事项。

(3) 护士测量方法正确,测量结果准确,测量过程中病人有安全感。

(4) 有效沟通,病人满意。

考点:脉搏测量方法及注意事项

第 3 节　呼吸的评估与护理

机体在新陈代谢过程中,需要不断地从外界环境中摄取氧气,并把自身产生的二氧化碳排出体外,机体和环境之间所进行的气体交换过程,称为呼吸,常用“R”表示。

一、正常呼吸及生理性变化

(一) 正常呼吸

正常成人安静状态下呼吸频率为 16 ~ 20 次/分,节律规则,呼吸运动均匀无声且不费力。呼吸与脉搏的比例为 1 : 4,男性及儿童以腹式呼吸为主,女性以胸式呼吸为主。

(二) 生理性变化

1. 年龄　年龄越小,呼吸频率越快,如新生儿呼吸约 44 次/分。

2. 性别　同年龄的女性呼吸比男性稍快。

3. 活动　剧烈运动可使呼吸加深加快;休息和睡眠时呼吸减慢。

4. 情绪　强烈的情绪变化,如紧张、恐惧、愤怒、悲伤、害怕等可刺激呼吸中枢,引起呼吸加快或屏气。

5. 血压　大幅度变动时,可以反射性地影响呼吸,血压升高,呼吸减慢减弱;血压降低,呼吸加快加强。

6. 其他　如高温环境、海拔增高可使呼吸加深加快。

考点:正常呼吸与生理变化

二、异常呼吸的评估及护理

(一) 异常呼吸

1. 频率异常

(1) 呼吸过速:在安静状态下成人呼吸频率超过 24 次/分,也称气促。常见于发热、疼痛、甲状腺功能亢进等病人。

(2) 呼吸过缓:在安静状态下成人呼吸频率低于 12 次/分。常见于颅内压增高、巴比妥类药物中毒等病人。

2. 深度异常

(1) 深度呼吸:库斯莫呼吸,指一种深而规则的大呼吸。常见于糖尿病、尿毒症等引起代谢性酸中毒的病人。

(2) 浅快呼吸:是一种浅表而不规则的呼吸,有时成叹息样。常见于呼吸肌麻痹、肺炎、胸膜炎,也可见于濒死的病人。

3. 节律异常

(1) 潮式呼吸:又称陈-施呼吸,是一种呼吸由浅慢变为深快,然后再由深快变为浅慢,经过一段时间呼吸暂停(5~20 秒)后,又开始重复以上过程的周期变化,其形态犹如潮水起伏。潮式呼吸的周期可长达 30 秒~2 分钟。多见于中枢神经系统疾病,如脑炎、脑膜炎、颅内压增高、巴比妥类药物中毒等病人。

潮式呼吸产生机制是由于呼吸中枢的兴奋性降低,只有当缺氧严重,二氧化碳积聚到一定程度时,才能通过颈动脉体和主动脉弓的化学感受器反射性地刺激呼吸中枢,使呼吸恢复或加强,当积聚的二氧化碳呼出后,呼吸中枢又失去有效的兴奋,呼吸再次减弱而暂停,从而形成了周期性变化。

(2) 间断呼吸:又称比奥呼吸。其特点为有规律的呼吸几次后,突然停止呼吸,间隔一个短时间后又开始呼吸,如此反复交替,即呼吸和呼吸暂停现象交替出现。其产生机制同潮式呼吸,但比潮式呼吸更为严重,预后更为不良,常在临终前发生。

4. 声音异常

(1) 蝉鸣样呼吸:表现为吸气时产生一种似蝉鸣样的音响,产生机制是由于声带附近阻塞,使空气吸入发生困难。常见于喉头水肿、喉头异物等。

(2) 鼾声呼吸:表现为呼吸时发出一种粗大鼾声,由气管或支气管内有较多的分泌物积蓄所致。多见于昏迷病人,也可见于睡眠呼吸暂停综合征的病人。

5. 呼吸困难　是一个常见的症状和体征,病人主观上感到空气不足,客观上表现为呼吸费力,可出现发绀、鼻翼扇动、端坐呼吸、辅助呼吸肌参与呼吸运动,造成呼吸频率、深度、节律的异常。临床上分类如下。

(1) 吸气性呼吸困难:其特点是吸气显著困难、吸气时间延长,有明显三凹征(吸气时胸骨上窝、锁骨上窝、肋间隙出现凹陷)。由上呼吸道部分梗阻,气流不能顺利进入肺,吸气时呼吸肌收缩,肺内负压极度增高所致。常见于喉头水肿、喉头异物等。

(2) 呼气性呼吸困难:其特点是呼气费力,呼气时间延长。由下呼吸道部分梗阻,气流呼出不畅所致。常见于支气管哮喘、阻塞性肺气肿。

(3) 混合性呼吸困难:其特点是吸气、呼气均感费力,呼吸频率增加。由广泛性肺部病变使呼吸面积减少,影响换气功能所致。常见于重症肺炎、广泛性肺纤维化、大面积肺不张、大量胸腔积液等。

6. 正常呼吸与异常呼吸类型的特点比较(表 10-4)

表 10-4　正常呼吸与异常呼吸类型的特点比较

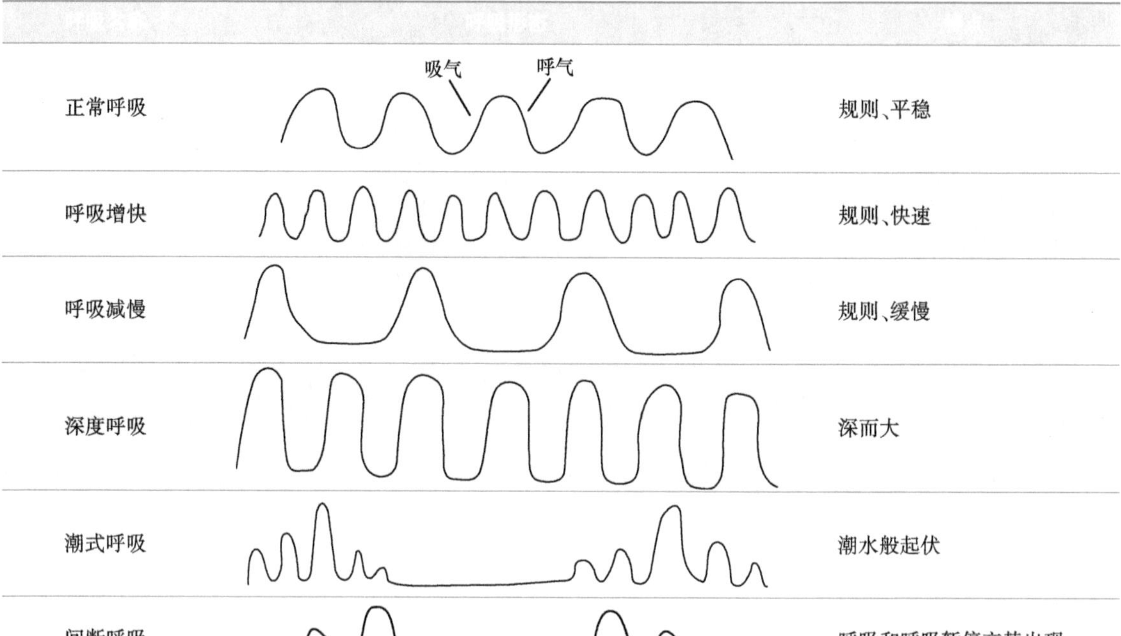

正常呼吸		规则、平稳
呼吸增快		规则、快速
呼吸减慢		规则、缓慢
深度呼吸		深而大
潮式呼吸		潮水般起伏
间断呼吸		呼吸和呼吸暂停交替出现

护考链接

病人吴某，男性，70 岁。因脑出血出现潮式呼吸，该呼吸节律中呼吸变为深快的主要机制是　A. 呼吸中枢兴奋性增强　B. 高度缺氧刺激颈动脉体和主动脉弓的化学感受器　C. 二氧化碳浓度降低刺激主动脉弓的化学感受器　D. 二氧化碳浓度增高刺激颈动脉体和主动脉弓的化学感受器　E. 高度缺氧刺激呼吸中枢，使其兴奋增强

（二）护理措施

1. 保持呼吸道通畅　及时清除呼吸道分泌物，指导病人有效咳嗽，进行体位引流，对痰液黏稠者给予雾化吸入以稀释痰液，必要时给予吸痰，保持呼吸道通畅。

2. 氧气吸入　根据病情给予氧气吸入或使用人工呼吸机，提高动脉血中的氧含量，以改善呼吸困难。

3. 加强观察　观察呼吸频率、深度、节律、声音、形态有无异常，有无咳嗽、咳痰、咯血、呼吸困难及胸痛表现，观察药物的治疗效果和不良反应。

4. 改善环境　调节室内温度、湿度，保持空气清新，提供安静环境以有利于病人休息，减少耗氧量。

5. 心理护理　紧张及恐惧的情绪因素会加重缺氧，应细心安慰和呵护病人，使病人情绪稳定。

6. 健康教育　戒烟限酒，减少对呼吸黏膜的刺激；培养良好生活方式；教会病人呼吸训练的方法，如缩唇呼吸、腹式呼吸等。

考点：异常呼吸及常见疾病

三、呼吸测量法

【评估】

（1）病人年龄、病情、治疗等情况。

（2）影响测量呼吸准确性的因素。

【准备】

（1）护士准备:着装整齐、洗手、戴口罩。

（2）用物准备:治疗盘内备表(有秒针)、记录本和笔,必要时备棉花。

（3）环境准备:病室安静、整洁、温度适宜。

【实施】

（1）操作步骤见表 10-5。

表 10-5　呼吸测量方法

[illegible]	[illegible]
核对解释	携用物至床旁,核对病人床号、姓名
选择体位	取舒适体位
正确测量	护士将手放在病人的诊脉部位似诊脉状,分散其注意力,使病人处于自然呼吸状态,观察病人胸部或腹部的起伏(一起一伏为 1 次呼吸)
测量时间	正常情况下测量 30 秒,将所测得值乘以 2,即为呼吸频率,如病人呼吸不规则或婴儿应测 1 分钟,危重病人呼吸微弱不易观察时,可用棉花置于病人鼻孔前,观察棉花纤维被吹动的情况,计时 1 分钟
整理病人	告知病人测量结果,整理衣被,协助病人取舒适体位
记录结果	记录于记录本上,记录方式为次/分,如 16 次/分
绘制呼吸	洗手后将呼吸测得值绘制在体温单上

（2）注意事项

1）测呼吸时应转移病人的注意力,使其处于自然呼吸状态,以保持测量的准确性。

2）幼儿易先测量呼吸,再测量体温,接着测量其他生命体征。因测量体温幼儿易哭闹而不配合影响呼吸测量。

考点:呼吸的测量方法及注意事项

【评价】

（1）病人理解呼吸测量的意义、目的,主动配合。

（2）病人了解呼吸的正常值及测量过程中的注意事项。

（3）护士测量方法正确,测量结果准确,测量过程中病人有安全感。

（4）有效沟通,病人满意。

第 4 节　血压的评估与护理

一、正常血压及生理性变化

（一）血压的概念

血压是指血管内流动着的血液对单位面积血管壁的侧压力。血压分为动脉血压、毛细血管压和静脉压,而一般所说的血压指动脉血压,常用“BP”表示。动脉血压随着心室的收缩和舒张而发生规律性的波动,在心室收缩时,动脉血压达到最高值称为收缩压。在心室舒张时,动脉血压下降达到最低值称为舒张压。收缩压与舒张压的差值称为脉搏压,简称脉压。

（二）正常血压及生理性变化

1. 正常血压　测量血压,一般以肱动脉为标准。正常人安静状态下的血压范围比较稳定,其正常范围为收缩压 90 ~ 139mmHg(12.0 ~ 18.5kPa),舒张压 60 ~ 89mmHg(8.0 ~ 11.8kPa),脉压 30 ~ 40mmHg(4.0 ~ 5.3kPa)。

表 10-6　各个年龄的血压平均值

年龄	血压(mmHg)	年龄	血压(mmHg)
1 个月	84/54	14～17 岁	120/70
1 岁	95/65	成年人	120/80
6 岁	105/65	老人	140～160/80～90
10～13 岁	110/65		

血压的计量单位有 kPa 和 mmHg 两种，kPa 和 mmHg 的换算关系：1mmHg = 0.133kPa，1kPa = 7.5mmHg。

2. 血压的生理变化

(1) 年龄：随着年龄的增长，收缩压和舒张压均有增高的趋势，但收缩压升高比舒张压升高更为显著(表 10-6)。

(2) 性别：女性在更年期前，血压低于男性；更年期后，血压升高，差别较小。

(3) 昼夜和睡眠：一般清晨血压最低，然后逐渐升高，至傍晚血压最高。

(4) 环境：寒冷环境，由于末梢血管收缩，血压略有升高。高温环境，由于皮肤的血管扩张，血压可略有下降。

(5) 体型：高大、肥胖者血压较高。

(6) 体位：立位血压高于坐位血压，坐位血压高于卧位血压，这与重力引起的代偿机制有关。对于长期卧床或使用某些降压药物的病人，若由卧位改为立位时，可出现头晕、心慌、站立不稳，甚至晕厥等直立性低血压的表现。

(7) 身体不同部位：一般右上肢血压高于左上肢血压，其原因是右侧肱动脉来自主动脉弓的第一大分支无名动脉，而左侧肱动脉来自主动脉弓的第三大分支左锁骨下动脉，由于能量的消耗，右侧血压比左侧高 10～20mmHg，下肢血压高于上肢血压 40mmHg，其原因与股动脉管径较肱动脉粗，血流量大有关。

此外，情绪波动、紧张、恐惧、疼痛、吸烟等均可导致收缩压升高，舒张压一般无变化。饮酒、摄盐过多、应用药物等对血压也有影响。

考点：正常血压与生理变化

二、异常血压的评估及护理

(一) 异常血压

1. 高血压　指未使用降压药物的情况下，18 岁以上成年人收缩压≥140mmHg 和(或)舒张压≥90mmHg(《中国高血压分类标准》)。

护考链接

病人杨某，女性，60 岁，中风致左侧肢体偏瘫入院，血压 180/80mmHg，经治疗后血压稍下降，波动在 170～150/110～120mmHg，病人紧张、焦虑。你认为对该病人血压定义最为准确的是　A. 正常血压　B. 临界高血压　C. 高血压　D. 单纯收缩期高血压　E. 单纯舒张期高血压

2. 低血压　指血压低于 90/60mmHg。常见于大量失血、休克、急性心力衰竭等病人。

3. 脉压异常

(1) 脉压增大：常见于主动脉硬化、主动脉关闭不全、动静脉瘘、甲状腺功能亢进等病人。

(2) 脉压减小：常见于心包积液、缩窄性心包炎、末梢循环衰竭等病人。

(二) 护理措施

1. 监测血压　血压有异常时，应密切观察血压并做到“四定”，即定时间、定部位、定体位、定血压计，同时密切观察伴随症状。

2. 合理饮食　协助病人选择高维生素、低胆固醇、低脂、低盐、富含纤维素、易消化的饮食，控制烟、酒、咖啡和浓茶的摄入。

3. 生活规律　良好的生活习惯是保持健康、维持正常血压的重要条件，如保证足够的睡眠、养成定时排便的习惯、注意保暖、避免冷热刺激等。

4. 控制情绪　精神紧张、情绪激动、烦躁、焦虑等都是诱发高血压的精神因素，因此高血压病人应加强自我修养，随时调整情绪，保持心情舒畅。

5. 劳逸结合　根据病人血压情况合理安排休息与活动，高血压初期不限制一般的体力活动，可进行散步、打太极拳等适度运动。病人血压较高时应嘱其卧床休息，如血压过低，应迅速安置病人平卧位，并针对病因给予应急处理。

6. 健康教育　介绍高血压的相关知识，教会病人及家属学会自我监测血压与紧急情况的处理方法。指导病人建立良好的生活行为习惯，帮助病人消除影响血压变化的不良生活方式，如戒烟戒酒。低血压的病人应注意适度运动，增强体力，注意营养均衡，避免受凉。

三、血压的测量

(一) 血压计的种类

血压计主要有汞柱式血压计(图 10-14)、压力表式血压计(图 10-15)和电子血压计(图 10-16)三种。其中汞柱式血压计又分为立式和台式两种，立式血压计可以调节高低。

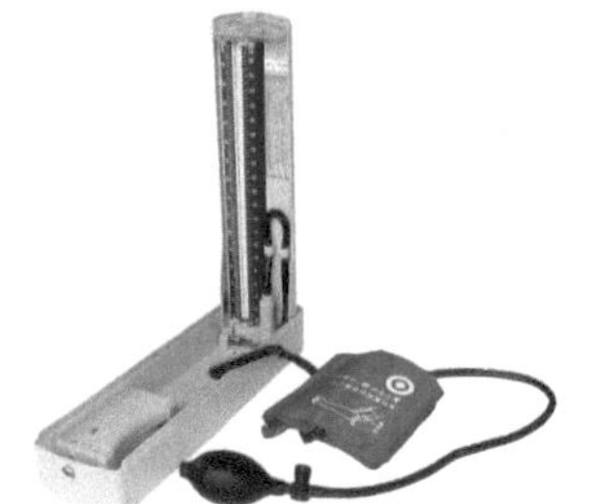

图 10-14　汞柱式血压计

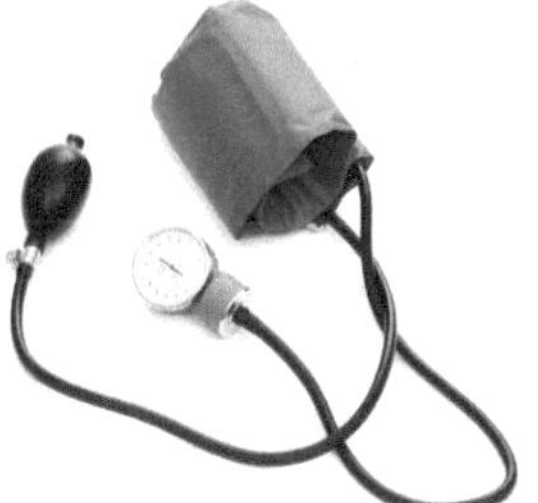

图 10-15　压力表式血压计

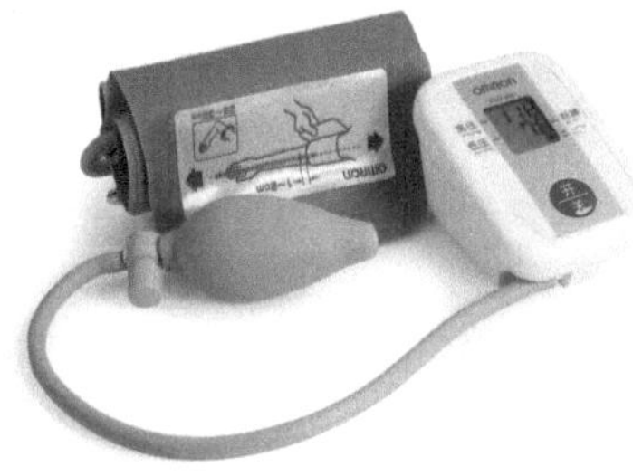

图 10-16　电子血压计

(二) 血压计的构造

血压计由 3 部分组成。

1. 加压气球和压力活门　加压气球可向袖带气囊充气；压力活门可调节压力大小。

2. 袖带　由内层长方形扁平的橡胶袋和外层布套组成。内层橡胶袋一般长 24cm，宽 12cm(下肢袖带长约 135cm，比上肢宽 2cm)。橡胶袋上有 2 根橡胶管，1 根连接输气球，1 根与压力表相接。

3. 测压计

(1) 汞柱式血压计：由玻璃管、标尺、水银槽三部分组成。在血压计盒盖内面板固定一根玻璃管，管面上标有双刻度(标尺)0~300mmHg(0~40kPa)，最小刻度值为 2mmHg(0.5kPa)，玻璃管上端盖以金属帽和大气相通，其下端和水银槽(储有水银 60g)相通。汞柱式血压计优点是测得数值准确可靠，但体积较大且玻璃部分易破裂。

(2) 压力表式血压计：又称弹簧式血压计，无液血压计。外盘形状呈圆盘状，正面盘上标有刻度，盘中央有一指针提示血压数值。其优点是携带方便，但应定期和汞柱式血压计校验。

(3) 电子血压计：袖带内有一换能器，有自动采样电脑控制数字运算及自动放气程序。数秒内可得到收缩压、舒张压、脉搏数值。其优点是操作方便，也可排除听觉不灵敏、噪声干扰等造成的误差，但需定期校验。

(三) 血压测量的方法

【评估】

(1) 病人年龄、病情、治疗等情况，有无偏瘫及功能障碍。

（2）影响测量血压准确性的因素。

（3）病人心理状态、合作程度。

【准备】

（1）护士准备：着装整齐、洗手、戴口罩。

（2）用物准备：治疗盘内备血压计、听诊器、笔、记录本。例如，汞柱式血压计应检查玻璃管有无裂损，水银有无漏出，加压气球与橡胶管有无漏气。

（3）环境准备：病室安静、整洁、温度适宜。

【实施】

（1）操作步骤见表 10-7。

表 10-7　血压测量方法

[illegible]	[illegible]
核对解释	携用物至床旁，核对病人并解释操作目的及配合要点
	肱动脉
安置体位	手臂位置（肱动脉）与心脏成同一水平线。坐位时手臂平第 4 肋软骨，仰卧位时平腋中线，卷袖露臂（必要时脱袖），手掌向上，肘部伸直 放妥血压计，开启水银槽开关，血压计“0”点应与肱动脉、心脏位于同一水平线上，避免倾倒血压计
驱气缠带	驱尽袖带内空气，平整置于上臂中部，下缘距肘窝 2～3cm（图 10-17），松紧以能插进一指为宜
加压充气	将听诊器胸件置于肱动脉搏动最明显处（图 10-18），避免听诊器塞在袖带下，以免局部受压过大和听诊时出现干扰声），一手固定，另一手握加压气球关闭气门，均匀充气至肱动脉搏动音消失（肱动脉搏动消失表示袖带内压力大于心脏收缩压，血流被阻断）再升高 20～30mmHg
缓慢放气	缓慢放气速度以水银柱下降 4mmHg/s 为宜，注意水银柱刻度和肱动脉声音的变化
判断测值	听诊器出现第一声搏动音，此时水银柱所指的刻度，即为收缩压，当搏动音突然变弱或消失，水银柱所指的刻度即为舒张压
整理归位	排尽袖带内余气，扪紧压力活门，整理袖带放入盒内，血压计盒盖右倾 45°角，使水银全部流回槽内，关闭水银开关，盒盖放妥，平稳放置 告知病人测量结果，整理衣被，协助病人取舒适体位
记录读数	将所测血压值按收缩压/舒张压 mmHg（kPa）记录于记录本上，当变音和消失音有差异时，两个读数都应记录，方式为：收缩压/变音/消失音 mmHg（kPa），如 180/90/40mmHg
记录测值	洗手后将血压值记录在体温单上
	腘动脉
安置体位	病人取仰卧、俯卧或侧卧位，协助病人卷裤或脱去一侧裤腿，露出测量部位放妥血压计，开启水银槽开关
驱气缠带	袖带缠于大腿下部，其下缘距腘窝 3～5cm，听诊器置腘动脉搏动最明显处
加压充气	操作同肱动脉
缓慢放气	操作同肱动脉
判断测值	操作同肱动脉
整理归位	操作同肱动脉
记录读数	操作同肱动脉，并注明为下肢血压
记录测值	操作同肱动脉，并注明为下肢血压

（2）注意事项

1）测量血压前，常规检查血压计。检查血压计的汞柱玻璃管是否损坏，汞柱是否在“0”处，橡胶管、输气球有无老化、漏气，水银是否充足等，听诊器是否完好，以保证测量结果的准确性。

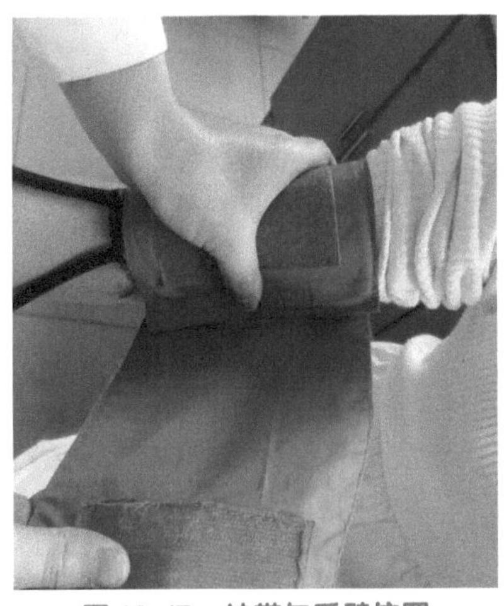

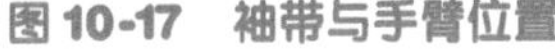

图 10-17　袖带与手臂位置

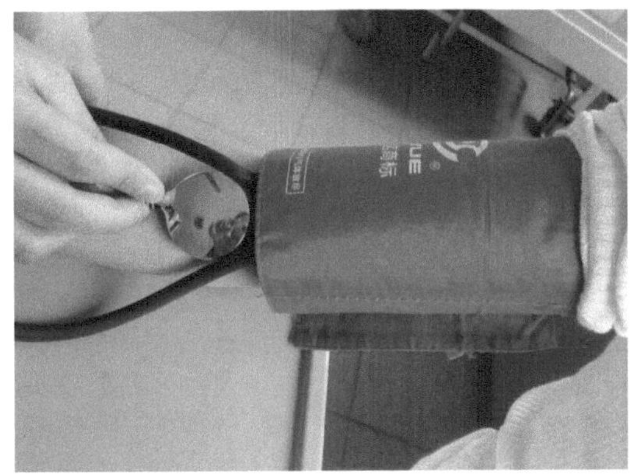

图 10-18　听诊器放置位

2）需长期密切观察血压的病人应做到“四定”，即定时间、定部位、定体位、定血压计，以确保所测血压的准确性及可比性。

3）偏瘫病人测血压时应选择健肢测量。因患侧肢体肌张力降低及血循环障碍，不能真实反映血压的变化。

4）排除影响血压的因素：①袖带太窄需要较高的压力才能阻断动脉血流，故测得的血压值偏高；②袖带过宽使大段血管受压，以致搏动音在达到袖带下缘之前已消失，故测出血压值偏低；③袖带过松使橡胶袋充气后呈球状，以至有效的测量面积变窄，测得血压偏高；④袖带过紧使血管在未充气前已受压，故测出血压偏低；⑤肱动脉高于心脏水平，测得血压值偏低，肱动脉低于心脏水平，测得血压值偏高；⑥视线低于汞柱，使血压读数偏高；视线高于汞柱，使血压读数偏低。

5）充放气速度均不宜过快。充气不可过猛、过高，防止水银外溢和病人不适。放气不可过快，以免一时看不清或听不清搏动音变化而使测得的血压值不准确。

6）如所测血压异常或搏动音听不清时，需重新测量。先将袖带内气体驱尽，使汞柱降至“0”处，稍待片刻再进行测量，一般连续测 2～3 次，取其最低值，必要时可行双侧肢体测量对照。

操作前解释：

(1)“您好！请问您叫什么名字？”(“您是×床李××吗？)”

(2)“根据您的病情，我将为您测量体温、脉搏、呼吸和血压。请问您在半小时内有进食吗？喝过热水吗？做过剧烈运动吗？如果有上述情况，会影响测量的准确性，您先休息 30 分钟，我再来为您测量。”

操作中指导：

(1)（查看床号）“请问您是×床李××叔叔吗？”

(2)“现在我协助您躺好（坐好），您这样舒服吗？请您将衣领解开，您的腋下有汗吗？腋下有汗会影响体温测量的准确性，我为您擦干腋下汗液。请您将体温计水银端放在腋窝深处，屈臂过胸夹紧，测量时间为 10 分钟。”

(3)“现在我为您测量脉搏，请暂时不要说话，尽量放松（保持诊脉姿势，测量病人呼吸）。”

(4)“现在我为您测量血压，我帮您脱一侧衣袖，请您将手放平，稍外展。现在充气，您会感觉手臂有点胀，请放松，一会就好。测量好了，我帮您穿上衣袖。”

操作后嘱咐：

(1)“李叔叔，测量时间到了，请您将体温表给我（我帮你取出体温计）。”

(2)“李叔叔，您的体温为 38.5℃，脉搏、呼吸、血压测量值正常。您的体温偏高，请您别紧张，我马上报告医生，请医生处理。您如果还有其他需要或不舒适，请您按传呼铃！您好好休息，谢谢您的配合！”

考点：血压的测量方法及注意事项

【评价】

(1) 病人理解血压测量的意义、目的，主动配合。

(2) 病人了解血压的正常值及测量过程中的注意事项。

(3) 护士测量方法正确，测量结果准确，测量过程中病人有安全感。

(4) 有效沟通，病人满意。

小结

生命体征是体温、脉搏、呼吸、血压的总称。正常人的生命体征在一定范围内相对稳定，变化很小相互之间存在内在联系，护士通过对生命体征的评估，可以了解重要器官的功能和疾病的发生、发展与转归，协助临床做出诊断和治疗；同时还可以发现护理对象现存的或潜在的健康问题，为正确制订护理计划提供依据。

掌握生命体征正常范围值和生命体征异常的护理措施，掌握生命体征测量的目的、操作方法、注意事项。

自测题

A_1 型题

1. 人在安静状态下、处于气温较低的环境中，主要的散热方式是
   A. 辐射　B. 传导
   C. 对流　D. 蒸发
   E. 降温
2. 关于体温生理性变化的错误论述是
   A. 新生儿体温易受环境温度的影响
   B. 老年人因代谢率低，体温在正常范围的低值
   C. 体温的昼夜波动与人体的活动、代谢的相应周期性变化有关
   D. 女性经前和妊娠早期受黄体酮的影响使体温升高
   E. 饥饿、紧张均可使体温一时性增高
3. 发热最常见的病因是
   A. 感染　B. 无菌坏死组织的吸收
   C. 变态反应性疾病　D. 恶性肿瘤
   E. 体温调节中枢功能失常
4. 除哪项外均可用于体温计的消毒
   A. 1% 消毒灵　B. 20% 碘伏
   C. 40% 甲醛　D. 70% 乙醇
   E. 1% 过氧乙酸
5. 可选择口腔测量体温的病人是
   A. 精神异常者　B. 大面积烧伤者
   C. 昏迷病人　D. 口鼻手术者
   E. 呼吸困难者
6. 对体温过低的老年病人，下列护理措施哪项不正确
   A. 提高室温　B. 足部放热水袋
   C. 做好抢救准备　D. 加盖棉被
   E. 增加病人活动量
7. 成人在安静状态下，其脉率的正常范围为
   A. 40 ~ 80 次/分　B. 40 ~ 100 次/分
   C. 60 ~ 80 次/分　D. 60 ~ 100 次/分
   E. 60 ~ 120 次/分
8. 脉搏的生理性变化，下述哪项不正确
   A. 幼儿比成人快　B. 男性比女性快
   C. 老年人比较慢　D. 情绪激动时增快
   E. 睡眠时减慢
9. 属于节律异常的脉搏是
   A. 速脉　B. 绌脉
   C. 细脉　D. 缓脉
   E. 洪脉
10. 绌脉常由下列哪些因素造成
    A. 心房扑动　B. 心房颤动
    C. 心室颤动　D. 期前收缩
    E. 心动过缓
11. 测血压时，松开气门使汞柱缓慢下降，当听到第一声搏动时
    A. 袖带压力大于心脏收缩压
    B. 袖带压力等于心脏收缩压
    C. 袖带压力小于心脏收缩压
    D. 袖带压力等于心脏舒张压
    E. 袖带压力小于心脏舒张压
12. 失血性休克病人的脉搏是
    A. 缓脉　B. 丝脉
    C. 细脉　D. 洪脉
    E. 不规则脉
13. 缩窄性心包炎的病人，脉搏常表现为
    A. 间歇脉　B. 奇脉
    C. 丝脉　D. 洪脉
    E. 水冲脉
14. 不可用拇指测量脉搏是因为

A. 拇指太大
B. 拇指太粗
C. 拇指的动脉搏动强,易与病人的动脉混淆
D. 操作不雅观
E. 不方便操作

15. 测量异常脉搏的时间为
A. 30 秒×2　　B. 15 秒×4
C. 1 分钟　　D. 5 秒×12
E. 10 秒×6

16. 测量呼吸时,护士的手仍置于病人脉搏部位是为了
A. 保持病人体位不变
B. 便于看表计时
C. 易于观察呼吸的深浅度
D. 转移病人的注意力
E. 保持护士姿势不变,以免疲劳

17. 测血压时听见搏动音突然变弱或消失时,此时袖带内压力
A. 大于心脏收缩压　　B. 等于心脏收缩压
C. 小于心脏收缩压　　D. 等于心脏舒张压
E. 大于心脏舒张压

18. 胸腔大量积液时,出现浅而快的呼吸,其机制是
A. 肺泡和支气管黏膜淤血
B. 肺组织实变
C. 支气管痉挛
D. 患侧肺脏受压后,呼吸运动受限
E. 呼吸中枢兴奋性降低

19. 脉压差增大主要见于
A. 心包积液　　B. 肺心病
C. 缩窄性心包炎　　D. 动脉硬化
E. 休克

20. 测量血压,被测者坐位或仰卧位时,肱动脉应分别平
A. 第 3 肋软骨,腋中线　　B. 第 4 肋软骨,腋中线
C. 第 5 肋软骨,腋前线　　D. 第 6 肋软骨,腋后线
E. 第 6 肋软骨,腋前线

A_2 型题

21. 病人,女性,27 岁,诊断为甲状腺功能亢进,病人常测到的脉搏为
A. 二联律　　B. 间歇脉　　C. 洪脉
D. 脉搏短绌　　E. 丝脉

22. 病人,男性,体温 39.8℃,护士用冰袋为其降温,利用的散热方式是
A. 辐射　　B. 传导　　C. 对流
D. 蒸发　　E. 寒战

23. 病人,男性,体温突然上升至 40.5℃左右约 4 小时,面色潮红,皮肤灼热,无汗,呼吸脉搏增快。判断此时的临床表现属于
A. 低热上升期　　B. 高热上升期
C. 高热持续期　　D. 中度热上升期
E. 过高热持续期

24. 病人,男性,50 岁,诊断为"慢性细菌性痢疾",5 分钟前用温水服药,护士前来测量体温,了解情况后应该
A. 暂停测一次
B. 参照上一次测量值记录
C. 改测量直肠温度
D. 嘱其用冷开水漱口后再测量
E. 嘱咐病人 30 分钟后再测量口腔温度

25. 某病人在测量口腔温度时,不慎咬碎体温计,护士应首先给予
A. 口服蛋清液
B. 立即服用大量膳食纤维丰富的食物
C. 催吐
D. 洗胃
E. 清除口腔内玻璃碎屑

26. 某心脏病病人,在用洋地黄类药物治疗时,出现黄视现象,疑为洋地黄中毒,此时病人的脉搏可出现
A. 缓脉　　B. 间歇脉　　C. 洪脉
D. 脉搏短绌　　E. 丝脉

27. 病人,女性,61 岁,因"服用过量巴比妥类药物"入院。其呼吸表现为:由浅慢逐渐加深加快,达高潮后又逐渐变浅变慢,然后暂停数秒钟,又出现上述状态,如此周而复始。称为
A. 叹息样呼吸　　B. 蝉鸣样呼吸
C. 潮式呼吸　　D. 间断呼吸
E. 点头呼吸

28. 病人,男性,76 岁,处于濒死期,病人呼吸浅表微弱,不易观察,此时测量呼吸频率的方法是
A. 仔细听呼吸音响并计数
B. 手置于病人鼻孔前,以感觉气流通过计数
C. 手按胸腹部,以胸腹部起伏次数计数
D. 测量脉率乘以 1/4,以推测呼吸的次数
E. 用少许棉花置于病人鼻孔前观察棉花飘动次数计呼吸频率

29. 病人,女性,60 岁,因"肺炎"入院,体温 39.5℃,在退热的过程中护士应注意监测病人情况,提示有可能发生虚脱的症状是
A. 皮肤苍白、寒战、出汗　　B. 头晕、恶心、无汗
C. 脉搏、呼吸渐慢、无汗　　D. 脉速、四肢湿冷、出汗
E. 脉速、面部潮红、无汗

30. 病人,女性,69 岁,连续 3 天测得的血压为 85/50mmHg,此病人属于
A. 低血压 B. 正常血压
C. 临界低血压 D. 收缩压正常,舒张压降低
E. 收缩压降低,舒张压正常
31. 病人,男性,45 岁,体检时测得血压值是 168/80mmHg,主诉:偶感头晕、头疼、眼花,该病人的血压属于
A. 正常血压 B. 临界高血压
C. 1 级高血压 D. 2 级高血压
E. 3 级高血压
32. 王教授,上呼吸道感染,腋温 39℃,脉搏 110 次/分,强而有力,呼吸 25 次/分,下述判断正确的是
A. 中度热、速脉、呼吸增快
B. 中度热、速脉、洪脉、呼吸增快
C. 高热、速脉、呼吸在正常范围
D. 高热、速脉、洪脉、呼吸增快
E. 过高热、速脉、洪脉、呼吸增快
33. 某病人,呼吸微弱,左半身偏瘫,呈昏迷状态,观察生命体征正确的方法是
A. 测口温、右上肢血压、脉搏,听呼吸音响
B. 测腋温、左上肢血压、脉搏,看胸部起伏
C. 测腋温、右上肢血压、脉搏,置少许棉花于鼻孔前观察呼吸
D. 测口温、右上肢血压、脉搏,置少许棉花于鼻孔前观察呼吸
E. 以上均不对
34. 某病人,25 岁,因"高热,咳嗽"而入院,诊断急性肺炎,住院第 2 天突然出现烦躁,四肢厥冷,血压 84/47mmHg、脉细弱 120 次/分、体温 36.2℃、呼吸 20 次/分,护士此时观察病情的重点是
A. 血压 B. 体温热型
C. 皮肤温度 D. 意识状态
E. 呼吸频率及深度

A_3/A_4 型题

(35 ~ 37 题共用题干)

病人,男性,75 岁,因"发热待查"入院,体温常在 39℃以上,24 小时内温差达 1℃以上,体温最低时依然高于正常水平;脉搏 106 ~ 112 次/分;呼吸 22 ~ 26 次/分;伴咳嗽、胸痛。今天上午 8 点发现病人出现脉搏短绌。

35. 病人的热型呈
A. 弛张热 B. 间歇热
C. 稽留热 D. 不规则热
E. 波浪热
36. 对高热病人的护理,下列哪项措施不正确
A. 每 4 小时测体温一次
B. 及时补充营养和水分
C. 给予物理降温
D. 观察脉搏、呼吸、血压变化
E. 体温上升期不应保暖
37. 病人脉搏短绌,其测量方法是
A. 一人测脉率,一人测心率,各测一分钟
B. 先测心率再测脉率
C. 二人各测心率和脉率后互相核对
D. 一人测心率,一人测脉率,两人同时开始测一分钟
E. 两人反复测量,分别记录

(38 ~ 40 题共用题干)

病人杨某,68 岁,因"中风致左侧肢体偏瘫"入院,血压 180/80mmHg,经治疗后血压稍下降,波动在 170 ~ 150/110 ~ 120mmHg,病人紧张焦虑。

38. 你认为对该病人血压定义得最为准确的是
A. 正常血压 B. 临界高血压
C. 高血压 D. 单纯收缩期高血压
E. 单纯舒张期高血压
39. 对该病人的护理措施,下列哪项不正确
A. 测得血压值偏高时,护士应保持镇静
B. 如血压值偏高应与其基础血压对照后做合理解释
C. 测得血压值偏高时如实告知病人结果,提醒病人提高警惕
D. 安慰病人,保持乐观情绪
E. 向病人讲解治疗原则,给予保健指导
40. 为该病人测量血压的方法,正确的是
A. 于病人右侧肢体上测量血压
B. 袖带不能缠得过紧,充气后袖带呈半球状为宜
C. 袖带下缘与肘窝平齐
D. 病人取仰卧位时肱动脉平腋前线
E. 听诊器胸件塞于袖带内

(范明珍)

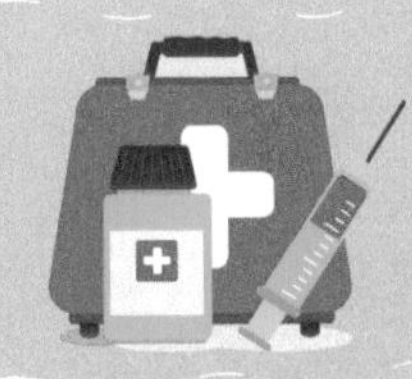

第11章 饮食与营养的护理

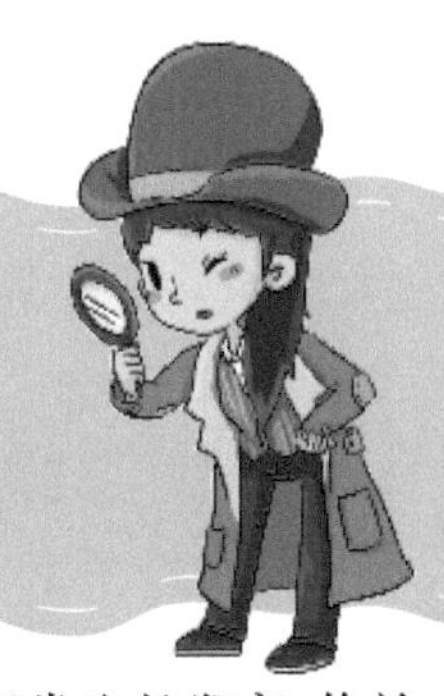

饮食与营养和健康与疾病有着密切的关系。合理的饮食和营养是维持机体正常生长发育、修补组织、提高免疫力等生命活动的基本条件。不良的饮食和营养可引起营养的不均衡,甚至导致疾病的发生。因此,护理人员应掌握有关饮食和营养方面的知识,准确地评估病人的营养状况、饮食习惯等,制订并实施科学的饮食计划,满足病人的营养需要,促进其早日康复。

第1节 医院饮食

情境案例 11-1

病人李某,女性,45 岁,胃部疼痛不适,伴呕吐 1 个月。病人消瘦、营养状态差,经胃镜等多项检查后确诊为胃癌而入院,限期手术。护士应为病人选何种饮食?

人体所需要的营养素有七大类:蛋白质、脂肪、糖类、矿物质、维生素、水和膳食纤维。由于病人疾病和营养状况不同,所需的营养素也有差异,因此,护理人员应掌握人体对营养的需要,满足病人的营养需求。根据病人不同的病情需要,医院饮食可分为三大类:基本饮食、治疗饮食、试验饮食。

一、基本饮食

基本饮食是对营养素的种类和摄入量不做限定性控制,适合大多数病人需要的饮食。医院中常用的基本饮食有四种,即普通饮食、软质饮食、半流质饮食、流质饮食,见表 11-1。

表 11-1 基本饮食

类别	适用范围	饮食原则	用法及热量
普通饮食	病情较轻或疾病恢复期,消化功能正常者	易消化、无刺激性食物	每日进餐 3 次、蛋白质 70~90g/d,总热量 9.5~11MJ/d
软质饮食	老、幼病人,口腔疾患或术后恢复期病人	以软烂、无刺激、易消化食物为主,如面条、软食	每日进餐 3~4 次、蛋白质 70g/d、总热量 8.5~9.5MJ/d
半流质饮食	消化道疾患、吞咽咀嚼困难、发热及术后的病人	少食多餐、无刺激性、易于咀嚼和吞咽,膳食纤维含量少,粥、面条、豆腐、馄饨蒸鸡蛋等	每日进餐 5~6 次,每次 300ml,蛋白质约 60g/d,总热量 6.5~8.5MJ/d
流质饮食	急性消化道疾患、高热、口腔疾患、各种大手术后及危重或全身衰竭的病人	食物呈流体状,如奶类、豆浆、米汤、肉汁、菜汁、果汁等,此类饮食含热量营养不足	每日进餐 6~7 次,每次 200~300ml,蛋白质约 40g/d,总热量 3.5~5.0MJ/d

考点:基本饮食适用范围及饮食原则

护考链接

病人李某,45 岁,体温 38.5℃,口腔糜烂,应采取半流食,下列哪项不妥? A. 馄饨 B. 面条 C. 炒芹菜 D. 蒸鸡蛋 E. 煮烂的肉沫粥

解析:病人口腔溃疡,芹菜比较硬,损伤口腔黏膜增加病人的痛苦。故答案选 C。

二、治疗饮食

治疗饮食是以基本饮食为基础，调整总热能和营养素的摄入量，以达到治疗和辅助治疗目的的饮食。护理人员有责任帮助病人选择适合的饮食，以满足治疗的要求。治疗饮食的种类，见表11-2。

表11-2 治疗饮食

类别	适用范围	饮食原则
高热量饮食	用于热能消耗较高的病人，如甲状腺功能亢进、高热、大面积烧伤、结核及产妇等	在基本饮食的基础上加餐2次，可进食牛奶、豆浆、鸡蛋、巧克力、及甜食等，总热量约为12.55MJ/d
高蛋白饮食	长期消耗性疾病，如结核、甲状腺功能亢进、恶性肿瘤、营养不良、严重贫血、大面积烧伤、肾病综合征、大手术等	在基本饮食的基础上，增加蛋白质的摄入量，如肉类、鱼类、蛋类、豆类、奶类等。蛋白质供给量每日每千克体重为1.5～2.0g，总量不超过120g/d，总热量为10.5～12.5MJ/d
低蛋白饮食	限制蛋白质摄入的病人，如急性肾炎尿毒症、肝性脑病等	成人蛋白质摄入总量在40g/d以下，视病情需要也可以在20～30g/d，多给予蔬菜和含糖量较高食物，以维持能量
低脂肪饮食	冠心病、高脂血症，肝、胆、胰、疾患，肥胖、腹 泻等病人	成人脂肪摄入量在50g/d以下，患肝胰腺疾病的病人可少于40g/d，尤其要限制动物脂肪的摄入，少用油、禁食肥肉、蛋黄等食物
低盐饮食	心脏病、急慢性肾炎、肝硬化腹水高血压及各种原因所致水钠潴留的病人	成人食盐摄入量不超过2g/d，（含钠0.8g，不包括食物内自然存在量）禁食腌制食品，如咸菜、香肠、皮蛋等
无盐低钠饮食	适用范围同低盐饮食，但病人水肿较重者	无盐饮食：除食物内自然含钠量之外，不放食盐烹调。低钠饮食：除无盐外，还应控制摄入食物中自然存在的钠含量（控制在0.5g/d以下）。对于无盐低钠者，还应禁用含钠食物和药物，如含碱食品（馒头、油条、挂面）和碳酸氢钠药物等
高纤维素饮食	便秘、肥胖、高脂血症、糖尿病	进食含纤维素多的食物，成人食物纤维素量>30g/d
少渣饮食	用于伤寒、痢疾、腹泻、肠炎、肛门疾病、食管-胃底静脉曲张、咽喉部及消化道手术的病人	少用含纤维素多的食物，如韭菜、芹菜、粗粮等，不用刺激性调味品和坚硬的食物，肠道疾患少用油
低胆固醇饮食	用于高胆固醇血症、动脉粥样硬化、冠心病等病人	成人胆固醇摄入量低于300g/d，少用含胆固醇高的食物，如动物内脏、脑及蛋黄、饱和脂肪等
要素饮食	严重烧伤、创伤、化脓性感染、手术前后需要营养支持者，肿瘤、腹泻消化道瘘、急性胰腺炎、短肠综合征及营养不良者	要素饮食是由人工配制的符合机体生理需要的各种营养素合成，很少消化或不需要消化即可吸收的无渣饮食，可口服、鼻饲或由造瘘管处滴入：口服时，每次50～100ml，每2～3分钟1次、滴注温度保持在36～38℃，滴速40～60滴/分，最多不超过150ml/h，不宜高温蒸煮，但可适当加温，使用时可用蒸馏水、盐水或冷开水稀释。溶液需新鲜配制、并严格执行无菌技术操作，配制24小时内用完

考点：治疗饮食适用范围及饮食原则

护考链接

1. 病人李某，身体烧伤面积达到40%，该病人应采用的饮食为 A. 高热量、低蛋白 B. 高维生素、低蛋白 C. 高蛋白、高热量 D. 高脂肪、高蛋白 E. 高热量、低脂肪

解析：身体大面积烧伤的病人由于体液大量丢失，消耗比较大。故答案选C。

2. 病人，男性，肝硬化腹水，入院后给予利尿剂治疗，腹水减少，但病人出现了沉默少语、反应迟钝、言语不清，考虑可能出现了肝性脑病。该病人的饮食因注意 A. 限制蛋白质每天在20g以内 B. 易消化高蛋白、高热量 C. 少饮水、少吃蔬菜和水果 D. 首选动物蛋白增加营养 E. 控制糖的摄入量

解析：蛋白质摄入量高可加重肝性脑病的症状。故答案选A。

三、试验饮食

试验饮食也称诊断饮食，通过对饮食内容进行特定的调整，从而协助疾病的诊断和保证检验结果正确的一种饮食。试验饮食的种类见表 11-3。

表 11-3　试验饮食

类别	适用范围	方法及注意事项
隐血试验饮食	大便隐血试验期内用，试验期为 3～5 日，诊断有无消化道出血或原因不明的出血	试验前 3 日忌食造成潜血试验假阳性的食物，如绿色蔬菜、肉类、动物血、含铁食物和药物。可进食牛奶、豆制品、白菜、土豆、冬瓜、粉丝等。第 4 日起连续留取 3 日粪便做潜血试验
胆囊造影饮食	需要用 X 线、B 超进行胆囊检查的病人	检查前 1 日中午进高脂肪饮食，使胆囊收缩和排空，便于造影剂进入胆囊 检查前 1 日晚进无脂肪、低蛋白高糖的清淡饮食。晚饭后口服造影剂并禁食、禁烟至次日上午 检查当日晨禁早餐，第 1 次摄 X 线片后，如胆囊显影良好，可进食高脂肪餐（脂肪量 25～50g），半小时后进行第 2 次摄片观察胆囊收缩情况
吸碘试验饮食	甲状腺功能亢进或甲状腺功能减退的病人进行同位素检查	检查前 7～60 日禁食含碘高的食物，其中：需禁食 60 日（2 个月）的有海带、海蜇、紫菜等。需禁食 14 日的有海蜒、毛蚶、干贝等，需禁食 7 日的有带鱼、黄鱼、目鱼、虾米等

考点：试验饮食适用范围及注意事项

护考链接

病人，女性，47 岁，因“饱餐后出现右上腹疼痛”而入院。诊断为胆囊结石，该病人应忌食　A. 高蛋白饮食　B. 高纤维素饮食　C. 高维生素饮食　D. 油腻饮食　E. 高热量饮食

解析：该病人应忌食油腻饮食。因油腻饮食可使胆囊收缩加强，引起剧烈疼痛。故答案选 D。

情境案例 11-1 问题分析

病人为胃癌病人，消瘦、营养状态差，属于消耗性疾病。故需要特殊饮食满足其机体需要量，应给予高蛋白饮食。

第 2 节　营养评估与一般饮食的护理

情境案例 11-2

病人，女性，56 岁，因“肝昏迷”入院，经治疗症状好转，现处于恢复期，病人较虚弱，不能离床活动。护士应为病人选择什么样的饮食？应如何协助病人进食？

对病人进行科学合理的饮食护理，是满足病人最基本的生理需要的重要护理措施之一，护士通过对病人饮食与营养的全面评估，确认病人在营养方面存在的健康问题，并采取适宜的护理措施，帮助病人改善营养状况，以促进早日康复。

一、营养状况及影响因素的评估

（一）营养状况的评估

营养状况的评估见表 11-4。

表 11-4　不同营养状况的身体征象

评价项目	营养良好	营养不良
体重	正常范围	肥胖或低于正常体重

续表

评价项目	营养良好	营养不良
毛发	浓密、有光泽	干燥、稀疏、无光泽
皮肤	有光泽、弹性好	无光泽、干燥、弹性差、肤色过淡或过深
黏膜	红润	苍白、干燥
皮下脂肪	丰满	菲薄
指甲	粉色、坚实	粗糙、无光泽;反甲,易断裂
肌肉和骨骼肌	结实、皮下脂肪丰满而有弹性	肌肉松弛无力,皮下脂肪菲薄,肋间隙、锁骨上窝凹陷、肩胛骨和髂骨嶙峋突出

(二) 影响营养状况因素的评估

1. 生理因素

(1) 年龄:不同年龄阶段,对营养的需求也不同,饮食的自理能力不同。例如,婴幼儿、青少年、生长发育快,需摄入足够的蛋白质、各种维生素和微量元素等。老年人由于新陈代谢逐渐减慢,对营养的需要量相对减少,但对钙的需求也有所增加。另外,婴幼儿、老年人饮食的自理能力较成人低。

(2) 活动量:由于职业、性格等不同,活动量也不同,活动量大的人所需要的热量及营养素高于活动量少的人。

(3) 身高与体重:一般情况下,体格健壮、高大的人对营养的需求量较高。

(4) 特殊身体情况:妊娠与哺乳期妇女营养的需求量明显增加,并会有饮食习惯的改变。

2. 心理因素　不良的情绪,如焦虑、抑郁、烦躁或过度兴奋、悲哀等均可引起交感神经兴奋,抑制胃肠蠕动和消化液的分泌,使病人食欲减退、进食减少甚至厌食。而愉快的心理状态会促进食欲。个人爱好、进食环境的整洁、食品的清洁美观,食物的感官性状如色、香、味等可影响食欲。

3. 疾病因素　疾病影响病人的食欲、食物的摄取量和食物的消化和吸收,个别对食物过敏和不耐受等。

4. 治疗因素　某些药物(化疗药物)可以引起胃肠道反应,出现食欲减退、恶心、呕吐等。

5. 社会文化因素　经济状况、饮食习惯、营养知识等也可称为影响病人饮食和营养的因素。

考点:影响病人饮食和营养的因素

二、病人饮食的护理

病人入院后,由医生开出饮食医嘱,确定病人所需饮食种类,护士遵医嘱填写入院饮食通知单,填写完毕后将通知单交于营养室,并在病区的饮食单上注明饮食种类,同时在病人的床头或床位做上标记以方便分发饮食。

(一) 进食前准备

1. 护士准备　衣帽整洁、洗手、必要时戴口罩。

2. 饮食准备　尊重病人的饮食习惯,在病情允许的情况下尽可能提供病人喜爱的食物和清洁美观的餐具。

3. 环境准备　营造良好的进食环境,保证进食环境清洁、整齐、空气清新。

(1) 饭前半小时整理床单位,开窗通风,去除一切不良气味和不愉快场景,如便器、呕吐物、噪声等。

(2) 进食前暂停非紧急检查、治疗和护理。

(3) 对同病室危重病人应以屏风遮挡,病情允许可以安排在餐厅进餐。

4. 病人准备

(1) 减少或去除引起病人不舒服的因素:如疼痛者于饭前半小时遵医嘱给予止痛剂;高热者适时

给予降温;检查敷料包扎松紧是否适度,必要时给予调整;特定卧位引起疲劳时,帮助病人更换卧位等。

(2) 协助病人洗手、漱口,必要时给予口腔护理。条件允许时可让家属陪伴进餐。

(3) 采取舒适的进食体位:如果病情允许,可协助病人下床进食。不能下床者,协助病人取坐位或半坐位,放好洁净的跨床小桌。卧床病人可取侧卧位或仰卧位,头偏向一侧,并给予适当的支托。

(4) 加强心理护理,消除忧虑、烦躁等不良情绪,保持愉快心情进餐。

(二) 进食时护理

1. 核对、分发食物　护士根据饮食单上的要求仔细查对,协助配餐员及时将饭菜准确无误的分发给每一位病人。

2. 协助进食

(1) 将治疗巾、餐巾或毛巾围于病人胸前,以保持衣服及被单清洁。

(2) 不能进食的病人,需要护理人员喂食,按病人的饮食习惯和喜好顺序进行,喂食的态度要和蔼、耐心,速度适中、温度适宜。固体食物和液体食物交替喂食,液体食物可用吸管吸吮,不可催促病人,以保证咀嚼和吞咽。

(3) 双目失明或双眼遮盖的病人,喂食除遵循上述原则外,喂食前应告知病人食物名称,以增进食欲、促进消化;如病人要求自己进食,可设置时钟平面图放置食物,并告知方位、名称,有利于病人按顺序进行。可按照时钟的方位如在6点处放饭,12点、3点处放菜,9点处放汤。进流质饮食,可用吸管或水壶吸吮,但要注意温度适宜,防止烫伤。

(4) 不能由口进食的病人,可采用鼻饲法或特殊方式进食。

3. 解释、观察　对饮食有特殊要求的病人,如限量或禁食者,应告知原因,以取得合作。对访客带来的食物,需经护士检查,符合治疗原则的方可食用。进食期间护士应不断巡视进食情况,检查督促治疗饮食、试验饮食的实施情况,鼓励病人进食。

4. 发现问题及时处理

(1) 某些病人在进食过程中如出现恶心,应鼓励其做深呼吸,并暂时停止进食。

(2) 呕吐者及时给予帮助,提供装呕吐物的容器,头偏向一侧,及时更换被污染的被服,开窗通风,去除异味。协助病人漱口,不能自理者给予口腔护理。征求病人意见是否继续进食。不愿意者应妥善保存剩下的食物,同时注意观察呕吐物的性质、颜色、量、气味,并做好记录。

考点:不能自己进食的病人喂食注意事项

(三) 进食后护理

1. 及时清理食物残渣、撤去餐具、整理床单位。

2. 督促并协助病人进食后洗手、漱口或进行口腔护理,以保持餐后的清洁和舒适。

3. 根据需要做好记录,如进食的种类、量、病人进食时和进食后的反应等,以了解病人的进食是否满足病人的需求。

4. 对进食的特殊情况,如暂时需要禁食、延迟进食等应做好交接班工作。

(四) 健康指导

护士在协助病人进食的同时,应选择合适的时机,有目的地向病人讲解有关饮食与营养方面的知识,有助于其早日康复。

1. 讲解营养的种类、功能及主要食物来源,指导病人摄取平衡膳食,并养成良好的饮食习惯。

2. 对病人讲解根据其病情确定的饮食种类,对病人治疗及恢复的意义和作用,让病人理解并自觉遵守饮食医嘱。

情境案例 11-2 问题分析

(1) 根据病人的病情,护士应该为病人选择低蛋白饮食,低蛋白饮食可以减少氨的产生,减轻肝脏负担。为了取得病人合作,护士应向病人解释低蛋白饮食的意义及作用,使病人理解并配合。

(2) 病人目前处于恢复期,身体较虚弱,护士应根据病人身体情况协助进食或喂食。进食或喂食过程中,需注意病人的饮食习惯或喜好,注意食物的温度适宜。护士态度要和蔼、耐心,喂食速度适中,不可催促病人,保证食物的咀嚼和吞咽。

第 3 节　特殊饮食护理

情境案例 11-3

病人李某,女性,66 岁,牙龈癌根治术后,不能通过口腔进食。护士应给病人提供什么样的营养支持?操作中需注意什么?

一、管 饲 饮 食

管饲饮食是将导管插入胃肠道,通过导管给病人提供食物、水、药物等,以维持病人营养和治疗需要的方法。根据喂养导管远端放置的位置,管饲饮食可分为胃内管饲和肠内管饲。

1. 胃内管饲　因导管的远端留于胃内,故称胃内管饲,临床有鼻-胃管、食管造瘘管、胃造瘘管等方式。

2. 肠内管饲　导管的远端留于肠内。临床上短期喂养者可选用鼻-十二指肠或鼻-空肠置管,长期喂养者可经空肠造口途径。

考点:管饲饮食的概念及种类

二、鼻 饲 法

(一) 鼻饲法的概念

鼻饲法是将胃管经一侧鼻腔插入胃内,从管内灌注流质饮食、水和药物的方法。

考点:鼻饲法的概念

(二) 适应证和禁忌证

1. 适应证

(1) 不能经口进食的病人,如昏迷、口腔疾患、某些手术后或肿瘤、食管狭窄、食管气管瘘等。

(2) 拒绝进食的病人,如精神疾患病人。

(3) 早产儿和病情危重的婴幼儿。

2. 禁忌证

(1) 食管及胃底静脉曲张病人。

(2) 食管梗阻。

考点:鼻饲的适应证和禁忌证

护考链接

下列关于饮食护理,哪项是错误的　A. 对禁食或限制饮食的病人,应讲解原因、取得合作　B. 为病人创造良好的进餐环境　C. 为鼻饲病人喂食时应该注意速度和温度　D. 为胃底食管静脉曲张的病人插胃管提供胃肠内营养　E. 为食管狭窄的病人插胃管提供胃肠内营养

解析:对胃底食管静脉曲张的病人插胃管提供胃肠内营养,插胃管的过程中容易损伤胃底或是管的曲张静脉,引起出血,甚至有生命危险。故答案选 D。

（三）鼻饲的操作方法

【评估】

（1）评估病人病情、意识状态、既往有无鼻饲经历。

（2）病人及家属对鼻饲法的反应及配合程度。

（3）评估病人的鼻腔情况，如鼻黏膜有无肿胀、炎症、鼻中隔偏曲、息肉等。

【准备】

（1）护士准备：衣帽整洁、剪指甲、洗手、戴口罩。

（2）病人准备：了解鼻饲的目的、配合要求及注意事项，取舒适体位。

（3）用物准备

1）鼻饲包：内放镊子、压舌板、胃管（一次性胃管另备）、纱布、液体石蜡棉球。

2）治疗盘（插管时用）：内放治疗巾、治疗碗、弯盘、50ml 注射器、棉签、胶布、夹子或橡皮圈、安全别针、听诊器、水温计、适量的温开水、量杯（内盛流质饮食 200ml 温度为 38～40℃）、手套。

3）治疗盘（拔管时用）：内放治疗碗、纱布、弯盘、松节油或汽油、乙醇棉签、手套等。根据病人需要可备漱口液。

（4）环境准备：环境安静、整洁、宽敞，光线适宜，符合无菌操作要求。

【实施】

（1）操作步骤见表 11-5。

表 11-5　鼻饲法的操作流程

操作流程	操作要点
核对解释	核对床号、姓名，告知病人进行鼻饲的目的和方法，以取得病人配合
安置卧位	可取坐位、半坐卧位和仰卧位（头偏向一侧）、抬高床头，昏迷病人取平卧位头后仰
铺治疗巾	铺治疗巾于病人颌下，弯盘置于病人口角旁
检查清洁	戴上手套、观察并检查鼻腔，选择畅通无疾患的一侧，用温开水棉签清洁鼻腔 准备胶布 2～3 条
测量长度	打开鼻饲包，取出胃管（一次性胃管另备），检查是否通畅，测量插管长度，并做好标记 插管长度测定方法：鼻尖→耳垂→剑突或前额发际→剑突的距离，成人为 45～55cm。小儿胃管插入长度为眉间→剑突与脐中点的距离
润滑胃管	用液状石蜡油棉球，润滑胃管前段 10～20cm
插入胃管	一手持纱布托住胃管，另一手持镊子夹住胃管，沿一侧鼻孔缓缓插入，至咽喉部（14～16cm）时，嘱病人做吞咽动作，以利于将管顺利插入胃内 插管中易出现的问题： （1）插管过程中，若插管不畅，嘱病人张口，检查胃管是否盘曲在口腔中；不可强行插入，以免损伤黏膜 （2）插管时，若病人出现恶心、呕吐，可暂停片刻，嘱病人深呼吸或做吞咽动作，稍后插入，减轻病人的不适 （3）插管时病人出现呛咳、呼吸困难、发绀等情况，表示误入气管，应立即拔管，休息片刻后重新插入
验证胃管	当胃管插到预定长度时，需确定胃管是否到达胃内方法如下： （1）接注射器于胃管末端回抽，能抽出胃液 （2）将听诊器放于胃部，用注射器快速注入 10ml 空气，能听到气过水声 （3）将胃管末端放入盛有水的治疗碗中，无气泡逸出。有气泡逸出，表示误入气管
固定胃管	确定胃管在胃内后，用胶布固定胃管于鼻翼及同侧面颊部
注入流食	将注射器接在胃管的开口端，先注入少量的温开水，湿润管腔，避免流质食物黏附在管壁上，然后缓慢注入流质食物或药液。注入过程中，应询问和观察病人感受，以调整注入速度。鼻饲完毕，再注入少量温开水，冲净胃管，避免鼻饲液残留于管腔中发酵、变质、造成胃肠炎和堵塞管腔
处理末端	鼻饲完毕，将胃管开口用纱布包好反折，再用橡皮圈或夹子夹紧，防止空气进入及食物返流。再用安全别针固定于枕边或衣领处，防止脱落

续表

操作流程	操作要点
整理用物	整理床单位，协助病人舒适卧位，交代注意事项整理用物、清洁并消毒备用，鼻饲用物每日消毒一次
洗手记录	记录插管时间、病人反应、鼻饲液的种类及量等
	拔除胃管
备齐用物	洗手、准备用物、携用物至床旁
核对解释	解释拔管的原因及配合方法
夹紧末端	置弯盘于病人颌下，夹紧胃管末端放于弯盘内或反折，轻轻揭去固定胶布
拔出胃管	戴手套，用纱布包裹近鼻孔的胃管，嘱病人深呼吸，在病人呼气时拔管，到咽喉部时快速拔出，以防管内液体滴入气管。将拔出的胃管放人盛有消毒液的容器中(一次性胃管投入销毁袋中)
清洁面部	清洁病人口鼻及面部，用松节油擦去胶布痕，再用乙醇擦去松节油，协助病人漱口
整理记录	整理床单位，协助病人取舒适卧位，清理用物洗手、记录拔管时间、病人反应

考点：鼻饲的操作方法

(2) 注意事项

1) 插胃管前：护患之间进行有效的沟通，向病人及家属解释鼻饲的目的、配合方法以取得合作。

2) 插胃管中：插管过程中病人出现呛咳、呼吸困难、发绀等情况，表示误入气管，应立即拔管，休息片刻后重新插入。注意动作轻稳，以免损伤鼻黏膜和食管黏膜。

歌诀助记

鼻饲法操作口诀

颌下铺巾擦鼻孔，润滑胃管量长度
管到咽部要吞咽，胃管入胃须证明
固定胃管缓注水，再注流食和药液
温度适宜勿烫伤，最后冲管莫忘记

3) 喂食前：每次应检查胃管是否在胃内，并检查病人有无胃潴留，当胃内容物超过150ml时，应当通知医生减量或暂停鼻饲。证实胃管确实在胃内又无胃潴留时，用注射器注入少量温开水后再喂食。

4) 喂食时：鼻饲液缓慢注入，温度以37～40℃左右为宜；每次鼻饲量不超过200ml，间隔时间不少于2小时。

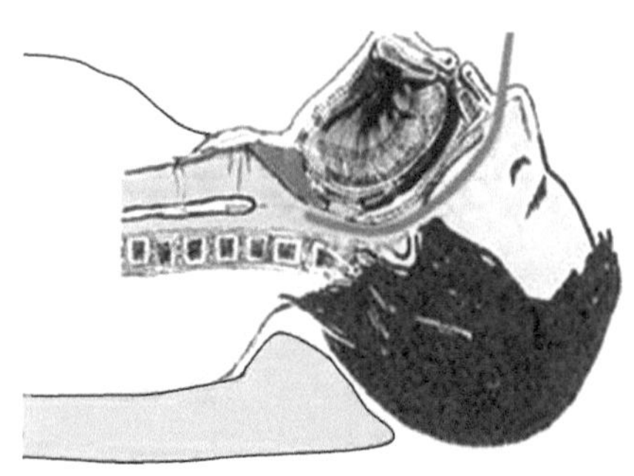

图 11-1 昏迷病人插管头后仰

5) 鼻饲给药：将药片研碎、溶解后再注入。

6) 鼻饲后：不要立即翻动病人，以免引起呕吐及呕吐物逆流至气管。同时记鼻饲量。

7) 长期鼻饲者：应当每日进行口腔护理2次，每周更换一次胃管，于前一日晚最后一次喂食后拔管，第二日早晨从另一侧鼻腔插入。

8) 昏迷病人插管：应将病人头向后仰(图 11-1)，当胃管插入会厌部约15cm时，左手托起头部，使下颌靠近胸骨柄(图 11-2)，加大咽部通道的弧度，使管端沿后壁滑行，插入所需长度。插入后病人平卧(图 11-3)。

考点：鼻饲法的注意事项

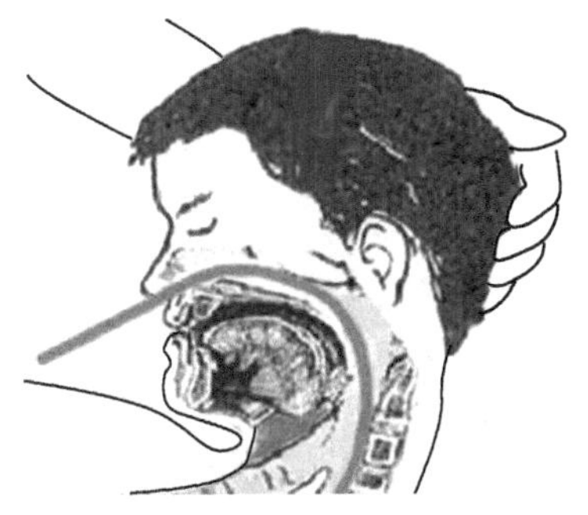

图11-2　昏迷病人下颌靠近胸骨柄以增大弧度

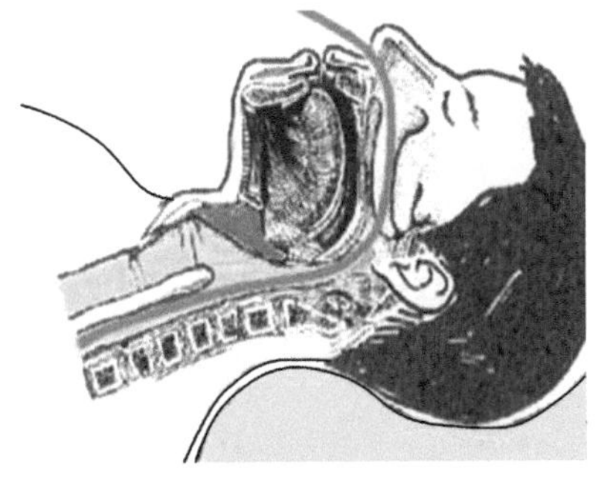

图11-3　昏迷病人插入食管后平卧

情境案例11-3问题分析

病人因牙龈癌根治术后，不能通过口腔进食，护士应给病人进行鼻饲以提供营养支持。鼻饲插管时，护士应向病人解释鼻饲的目的及配合方法，以取得病人配合。同时注意插管动作的轻稳，以免损伤鼻黏膜和食管黏膜。该病人术后恢复需要一定时间，为保障营养供给，病人需长期鼻饲，护士应每日给病人行口腔护理，以保持口腔清洁，预防口腔并发症的发生。

情境案例11-3护患沟通

操作前解释：

(1)“您好！请问您是×床，李××吗？”

(2)“李阿姨，您好！由于您术后不能进食，医生根据您的病情，决定给您通过鼻饲补充营养。我一会儿将为您插鼻饲管，通过鼻饲管给您喂食以补充营养。我先检查一下您的鼻腔。您的鼻腔黏膜完好，无破损及其他问题，可以插管。您休息一下，我去准备用物。”

操作中指导：

(1)(查看床号)“请问您是×床，李××吗？”

(2)“李阿姨，用物已准备好，下面为您插管。我协助您躺好，您这样舒服吗？”

(3)“插管时可能有点不适，我会做到动作轻柔，请您不要紧张。”

(4)“现在给您插管，请您做吞咽动作。有点难受吧？请做深呼吸，一会就好，请忍耐一下。好了，插管很顺利，您配合的非常好！谢谢！”

操作后嘱咐：

(1)“李阿姨，我给您固定胃管。”

(2)“现在给您喂食牛奶，您感觉怎样？这次给您注入了200ml牛奶，您没有不舒适吧？”

(3)“阿姨，胃管我已固定好，您翻身、活动时要当心，注意防止鼻饲管脱落，也不要把管子给压住。”

(4)“您如果还有其他需要或不舒适，请您按传呼铃。请您好好休息，谢谢(您的配合)！”

【评价】

(1)护患沟通有效，病人能配合操作，且对服务满意。

(2)操作方法正确，达到目的，无并发症发生。

护考链接

1. 病人，女性，由于气管食管瘘不能由口进食，护士准备通过鼻饲为其提供营养，护士插胃管时，病人出现呛咳、发绀，下列哪项正确　A. 立即拔出胃管　B. 嘱病人深呼吸　C. 继续插入　D. 稍停片刻　E. 指导病人做吞咽动作

护考链接

解析:护士为病人进行鼻饲时,病人出现呛咳、发绀时不能继续插入胃管,理由是胃管可能误入气管。故答案选 A。

2. 该病人停止鼻饲,护士为其拔胃管时,下列哪项不妥 A. 嘱病人深呼吸,在呼气时拔管 B. 嘱病人深呼吸,在吸气时拔管 C. 通过咽喉部时快速拔出 D. 拔出的胃管放入盛有消毒液的容器中 E. 拔管前胃管的末端反折

解析:拔管时嘱病人深呼吸,在呼气时拔管,防止管内液体滴入气管。胃管插管和拔管的注意事项是易考的题目。故答案选 B。

第4节 出入液量记录

正常人每天的液体摄入量与排出量是保持动态平衡的,当病人休克、大面积烧伤、大手术后或患有心脏病、肾脏病、肝硬化腹水等疾病时,常需要记录每日摄入量和每日排出量,作为了解病情、协助诊断、决定治疗方案的重要依据。因此,要求护理人员根据诊断和治疗的需要,及时、准确的记录液体出入量。

一、记录内容与要求

临床上对出入液量记录的内容包括摄入量和排出量。

(一) 摄入量

1. 摄入量内容 包括每日饮水量、输液量、输血量、食物中的含水量等。

2. 记录要求 病人饮水或进食时,使用固定的已测量的容器或量杯,以便准确记录;固体食物应记录其固体单位量及所含水量,如馒头一个(50g),含水量25ml等。

(二) 排出量

1. 排出量内容 包括尿量、粪便量,以及其他排出液,如胃肠减压吸出液、胸腹腔吸出液、痰液、呕吐液、伤口渗出液、胆汁引流液等。

2. 记录要求 测量应准确,记录应及时。除排便记录次数外,能自行排尿的病人,可记录每次尿量,24小时总计,也可将尿液集中倒在一个容器内,定时测量记录;对尿失禁的病人应采取接尿措施,必要时采取留置导尿,以保证计量准确,液体均以毫升为单位记录。

考点:摄入量和排出量的内容

二、记录方法

1. 以蓝笔填写出入液量记录单的眉栏项目,如床号、姓名、住院号、日期等。

2. 出入液量记录,晨7时至晚7时用蓝笔记录,晚7时至次日晨7时用红笔记录。

3. 出入液量总结,一般每日晚7时做12小时总结,次日晨7时做24小时总结,并使用蓝笔将24小时的总出入液量填写在体温单相应栏目里。

4. 记录要求及时、准确、完整。

考点:摄入量和排出量的记录方法

小结

为适应病人不同的病情需要,医院的饮食分为三大类:基本饮食、治疗饮食、试验饮食。试验饮食是通过对饮食内容进行特定的调整,从而协助疾病的诊断和保证检验结果正确的一种饮食。试验饮食有隐血试验饮食、胆囊造影饮食、吸碘试验饮食。鼻饲法是将胃管经一侧鼻腔插入胃内,从管内灌注流质饮食、水和药物的方法。为保证病人摄入足够的营养、水分和药物,护士应掌握出入液量记录方法,临床上对出入液量记录的内容包括摄入量和排出量。

自测题

A₁型题

1. 低盐饮示指每日食盐量不超过
   A. 2g　B. 4g　C. 6g
   D. 8g　E. 10g
2. 高热病人适宜的饮食为
   A. 禁食　B. 普通饮食　C. 软质饮食
   D. 流质饮食　E. 半流质饮食
3. 要素饮食温度应保持在
   A. 34～36℃　B. 36～38℃　C. 38～40℃
   D. 40～42℃　E. 42～44℃
4. 肾病综合征病人应摄入
   A. 高热量饮食　B. 高蛋白饮食　C. 低盐饮食
   D. 低蛋白饮食　E. 少渣饮食
5. 急性胰腺炎病人禁食脂肪的主要目的是
   A. 防止呕吐　B. 减轻腹痛　C. 减少腹胀
   D. 减少胃液分泌　E. 减少胰液分泌
6. 每日蛋白质摄入量不超过40g的病人是
   A. 营养不良　B. 伤寒
   C. 妊娠高血压综合征　D. 尿毒症
   E. 肾病综合征
7. 护士在为下列哪类疾病病人进行饮食知指导时告诉其多进高蛋白食物
   A. 尿毒症　B. 胆囊炎　C. 急性肾炎
   D. 肝昏迷　E. 严重贫血
8. 病人陈某，女性，46岁。为伤寒病人，其最适宜的饮食是
   A. 高热量饮食　B. 低盐饮食　C. 少渣饮食
   D. 低胆固醇饮食　E. 高纤维素饮食
9. 病人，男性，35岁。因“怕热、多汗、消瘦半年”入院，入院后诊断为甲状腺功能亢进。需做吸碘试验，检查前7～60天，可食用的食物是
   A. 海蜇　B. 紫菜　C. 海带
   D. 苔菜　E. 淡水鱼
10. 病人，男性，73岁。因“呼吸道疾病”入院，有数颗牙齿丢失。宜采用
    A. 半流质饮食　B. 软质饮食　C. 普通饮食
    D. 流质饮食　E. 要素饮食
11. 下列有关进食的叙述不正确的是
    A. 创造轻松愉快的进食环境
    B. 催促病人尽快进食以免食物变冷
    C. 与病人共同讨论有关营养的问题
    D. 讨论一些病人感兴趣的话题
    E. 指导病人饮食
12. 病人的一般进食情况不包括
    A. 每日进餐次数　B. 每日用餐时间
    C. 摄入食物的种类　D. 摄入食物的量及规律
    E. 治疗对饮食的影响
13. 下列不属于营养良好的叙述是
    A. 黏膜红润
    B. 肌肉结实
    C. 皮肤肌肉光泽有弹性
    D. 肥胖
    E. 毛发浓密有光泽
14. 干扰病人进食的因素不包括
    A. 疼痛、抑郁
    B. 衣服、床单位不整洁
    C. 食物的色、香、味、形不佳
    D. 疼痛病人餐前用止痛剂
    E. 进食环境噪声
15. 饮食健康教育的内容不包括
    A. 讲解营养素的种类、功能、来源
    B. 教育病人养成良好的饮食习惯
    C. 讲解可以选用和不可以选用的食物
    D. 讲解食物的烹调方法
    E. 指导病人摄取平衡饮食
16. 实施饮食护理时错误的一项是
    A. 观察病人进食情况
    B. 督促和协助配餐员分发饭菜
    C. 检查治疗和试验饮食的实施情况
    D. 随时征求病人对饮食的意见
    E. 昏迷病人应谨慎喂食以避免进入气管
17. 下列哪类病人不适合使用鼻饲法
    A. 口腔手术
    B. 昏迷
    C. 食管下段静脉曲张病人
    D. 破伤风
    E. 病情危重的婴幼儿
18. 关于鼻饲饮食护理操作不妥的是
    A. 喂食前判断胃管是否在胃内
    B. 灌注药物时先将药片研碎溶解
    C. 每次鼻饲量不超过200ml
    D. 进食间隔不少于1.5小时
    E. 长期鼻饲者应每日进行口腔护理
19. 长期鼻饲的病人，胃管更换的时间是
    A. 每日一次　B. 每2周一次
    C. 每周一次　D. 每月一次

E. 每周2次

20. 护士在为病人鼻饲喂食后,再注入少量温开水的目的是
A. 使病人舒适
B. 防止病人呕吐
C. 防止食物反流
D. 便于冲洗胃管,避免食物积存
E. 便于给病人补充更多的水分

21. 进行鼻饲插管护理操作中下列哪项不妥
A. 动作轻稳、防止损伤鼻腔和食管黏膜
B. 病人出现呛咳、呼吸困难时继续插管
C. 用液状石蜡油棉球润滑胃管前端
D. 病人出现恶心可暂停片刻
E. 指导病人深呼吸

22. 鼻饲完毕后胃管末端处理正确的一项是
A. 末端用纱布包好、反折,用夹子夹紧固定衣领处
B. 胃管末端不用处理
C. 用纱布盖好,放在枕边
D. 末端用安全别针固定于床旁
E. 末端放在水碗里

23. 成人插胃管测量长度的正确方法是
A. 从眉心到剑突　B. 从口到剑突
C. 从耳垂到剑突　D. 从前额发际到剑突
E. 从鼻到剑突

24. 成人胃管插入深度是
A. 20~30cm　B. 30~35cm　C. 35~40cm
D. 45~55cm　E. 50~60cm

25. 不需要管饲喂食的病人是
A. 手术后不能张口进食者
B. 拒绝进食者
C. 昏迷病人
D. 高热病人需补充高热量流质饮食
E. 晚期食管癌病人

A_2 型题

26. 病人,男性,55岁,因肝硬化致食管-胃底静脉曲张,护士应指导病人摄入
A. 低胆固醇饮食 B. 低盐饮食　C. 低脂饮食
D. 少渣饮食　E. 高蛋白饮食

27. 病人,女性,45岁,患冠心病5年,护士应指导病人摄入
A. 高蛋白饮食　B. 少渣饮食　C. 低盐饮食
D. 低胆固醇饮食 E. 高热量饮食

28. 病人,男性,30岁,重症肝炎、护士应指导病人摄入
A. 无盐饮食　B. 少渣饮食　C. 低脂肪饮食
D. 高蛋白饮食　E. 高纤维素饮食

29. 病人,男性,34岁,胃溃疡,需要做潜血试验,预计试验期内不可进的食物为
A. 白菜　B. 土豆　C. 冬瓜
D. 豆腐　E. 绿色蔬菜

30. 病人,男性,46岁,患慢性肺源性心脏病,为减轻心脏负担。饮食宜采用
A. 高蛋白饮食　B. 低脂肪饮食　C. 少渣饮食
D. 低盐饮食　E. 低胆固醇饮食

31. 病人,男性,32岁,患甲状腺功能亢进,需要做吸碘试验。在检查前7~60天病人应忌食
A. 牛肉　B. 鸡肉　C. 猪肝
D. 猪肚　E. 海蜇

32. 病人,男性,45岁,因食物中毒导致腹泻、每日大便10余次。护士应指导病人摄入
A. 高蛋白饮食　B. 高纤维素饮食 C. 低蛋白饮食
D. 低盐饮食　E. 少渣饮食

33. 病人,女性,37岁,因“甲状腺功能亢进”入院,病人该摄入哪种饮食
A. 高热量饮食　B. 高蛋白饮食　C. 低蛋白饮食
D. 低盐饮食　E. 高纤维素饮食

34. 病人,男性,45岁,二度烧伤面积50%,饮食需要
A. 少渣饮食　B. 高纤维素饮食 C. 高热量饮食
D. 低蛋白饮食　E. 高脂肪饮食

35. 病人周某,需做胆囊造影,检查准备错误的一项是
A. 检查前一日午餐进高脂肪餐,晚餐进无脂肪、低蛋白清淡饮食
B. 检查前一日午餐进无脂肪、低蛋白的清淡饮食,晚餐进高脂肪餐
C. 检查前当日早餐禁食
D. 检查时第一次摄片后如胆囊显影良好则进高脂肪餐
E. 30分钟后第2次摄片观察

36. 王先生,50岁,患胃溃疡多年,近日胃部疼痛,大便颜色变黑,来院检查需做潜血试验,3天内应禁食
A. 大米稀饭　B. 面包　C. 鸡蛋
D. 豆浆　E. 瘦肉

37. 病人何某,40岁,体温38℃,口腔糜烂,根据病情应给予半流质饮食,下列哪项不妥
A. 粥　B. 面条　C. 蒸鸡蛋
D. 炒青菜　E. 煮烂的肉末

38. 病人李某,心力衰竭伴严重水肿,护士嘱咐病人应用的饮食是
A. 低蛋白饮食　B. 无盐低钠饮食 C. 低盐饮食
D. 低脂肪饮食　E. 高脂肪饮食

39. 护士在病人进行饮示指导时低纤维少渣饮食不适

合哪一类病人

A. 伤寒 B. 肠炎 C. 高血压
D. 腹泻 E. 食管静脉曲张

40. 病人胡某,男性,57 岁。患有尿毒症,护士指导其每日蛋白质的需要量不超过

A. 60g B. 45g C. 50g
D. 54g E. 40g

41. 护士在为病人喂食的过程中,病人出现恶心、呕吐,下列处理哪项不妥

A. 嘱病人深呼吸
B. 协助病人、提供容器
C. 尽快清除,不做记录
D. 开窗通风、去除异味
E. 征求病人意见是否继续进食

42. 护士对进食有特殊要求(如限量、治疗饮食)的病人,进食时哪项不妥

A. 说明原因
B. 观察进食情况
C. 鼓励进食
D. 访客带来的食物随便食用
E. 检查并督促特殊饮食的实施情况

43. 护士为长期卧床不能自己进食的病人喂食后,下列哪项不妥

A. 及时清理食物残渣
B. 观察进食后的反应
C. 整理床单位
D. 不用记录进食的种类和量
E. 协助病人洗手漱口

44. 护士为病人插入胃管后,应仔细检查胃管是否在胃内,检查中错误的一项是

A. 注入 10ml 空气,同时在胃部听气过水声
B. 胃管末端放入水杯无气体溢出
C. 注入温开水,同时在胃部听气过水声
D. 用注射器抽吸胃液
E. 将打入的 10ml 空气抽出

45. 长期鼻饲的病人,胃管需要每周更换一次,更换方法正确的一项是

A. 随时更换、无特殊要求
B. 于晚间末次喂食后拔管,于次日晨换管,从另一侧鼻腔插入
C. 于晚间末次喂食后拔管,换管从另一鼻腔插入
D. 于晚间末次喂食后拔管,从同一鼻腔插入
E. 于早晨喂食后拔管,晚上从另一鼻腔插入

A_3 型题

46. 病人,女性,48 岁,是卵巢癌术后化疗病人,化疗期间病人食欲极差,经常恶心、呕吐,为了促进病人的食欲,护士哪项做的不妥

A. 保持病室清洁安静
B. 提供清洁美观的餐具
C. 注重食物的色、香、味、形
D. 要求病人呕吐后马上进食
E. 加强心理护理消除不良情绪

(47 ~52 题共用题干)

病人,男性,65 岁,因脑外伤昏迷,需要长期鼻饲。

47. 护士进行鼻饲操作,插管时病人取何种卧位

A. 中凹位 B. 平卧位,头后仰
C. 半坐卧位 D. 端坐位
E. 侧卧位

48. 当胃管插到会厌部约 15cm 时,护士做法正确的是

A. 加快插入动作,使管顺利插入
B. 使病人头部继续后仰
C. 将病人头部托起,使下颌靠近胸骨柄
D. 使病人半坐位
E. 使病人平卧位,头偏向护士侧

49. 上述做法的目的是

A. 避免损伤食管黏膜
B. 减轻病人痛苦
C. 使咽喉部肌肉舒张便于插管
D. 加大咽喉部通道的弧度
E. 减少恶心、呕吐的症状

50. 每次为病人灌注的食物量不超过

A. 400ml B. 500ml C. 450ml
D. 200ml E. 320ml

51. 该病人的鼻饲用物消毒时间正确的是

A. 每周一次 B. 每周 2 次 C. 每日一次
D. 每 2 周一次 E. 每日 2 次

52. 该病人鼻饲期间护理方法错误的是

A. 每次鼻饲量不超过 200ml
B. 每次灌注前应检查胃管是否通畅
C. 每次鼻饲前注入少量温开水,证实胃管是否在胃内
D. 药品研碎溶解后灌入
E. 在病人呼气时拔管,拔管时夹紧胃管末端快速拔出

(尹红梅)

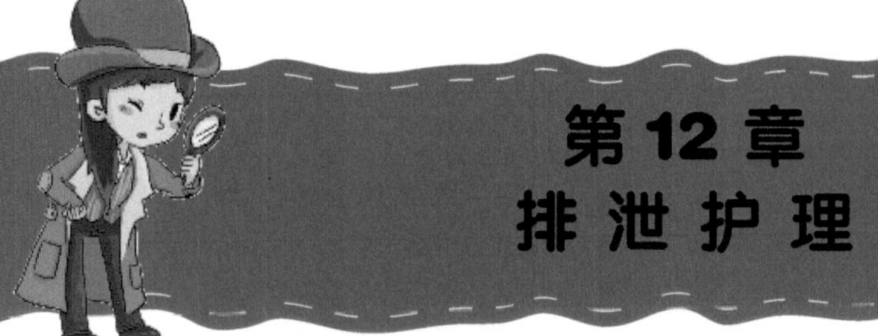

第12章 排泄护理

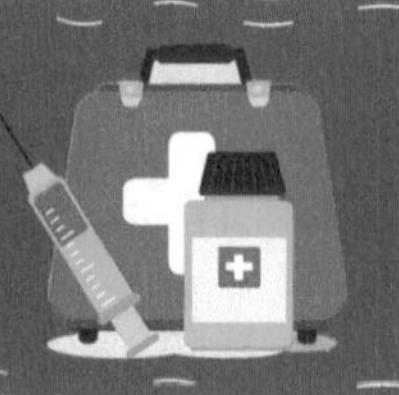

排泄是机体主要通过消化道和泌尿道将新陈代谢所产生的废物排出体外，维持人体正常生理功能的过程。当某些因素直接或间接地影响人体的排泄活动，使之发生障碍时，即导致机体出现健康问题。因此，护士应掌握与排泄有关的知识和技术，协助、指导和帮助病人排便和排尿，满足其排泄的需要，为诊断、治疗和护理工作提供资料。

第1节 排尿护理

情境案例 12-1

病人李女士，45岁，因交通事故造成腰椎骨折，入骨科住院治疗。由于腰椎骨折需严格卧床休息，病人排尿困难，焦虑不安。护理查体：生命体征正常，耻骨联合上触及膨胀的膀胱。病人的排尿出现了什么情况？护士可采取哪些护理措施帮助病人解除排尿困难问题？

一、尿液的评估

（一）正常尿液

正常情况下排尿受意识支配，无痛、无障碍、可自主随意进行。

1. 尿量与次数　一般成人日间排尿3～5次，夜间0～1次，每次尿量200～400ml，每24小时排出尿量1000～2000ml，平均约1500ml。

2. 颜色　新鲜尿液由尿胆原和尿色素所致呈淡黄色。

3. 透明度　新鲜尿液澄清、透明，静置后可出现絮状沉淀物。

4. 气味　尿液气味来自尿液中的挥发性酸，长时间放置后因尿素分解产生氨，可出现氨臭味。

5. 比重　尿液的比重为1.015～1.025，尿比重的高低主要取决于肾脏的浓缩功能，尿比重与尿量成反比。

6. 酸碱度　尿液呈弱酸性，pH为4.5～7.5，平均值约为6。

（二）异常尿液

1. 尿量与次数　尿量是反映肾脏功能的重要指标之一。24小时尿量超过2500ml称多尿，见于糖尿病、尿崩症等；24小时尿量少于400ml或每小时尿量少于17ml称少尿，见于发热、休克及肝、肾、心功能衰竭的病人；24小时尿量少于100ml或12小时内完全无尿称无尿或尿闭，见于严重的心、肾疾病和休克病人。如果每次尿量少，并伴有尿频、尿急、尿痛及排尿不尽等症状称为膀胱刺激征，见于泌尿系统感染病人。

2. 颜色　黄褐色或深黄色为胆红素尿，见于肝细胞性黄疸及阻塞性黄疸；白色浑浊为脓尿，见于泌尿系统感染；乳白色为乳糜尿，因尿液中含淋巴液，见于丝虫病；每升尿液中含血量超过1ml可呈淡红色，称为肉眼血尿，见于急性肾小球肾炎、泌尿系统结核及肿瘤；溶血时尿液呈酱油或浓茶色为血红蛋白尿。

3. 透明度　尿中有脓细胞、红细胞和大量上皮细胞、管型时新鲜尿液即为浑浊状，常见于泌尿系统感染等病人。

4. 气味　新鲜尿液有氨臭味,应考虑泌尿道感染;糖尿病伴酮症酸中毒时,尿液有烂苹果味;有机磷农药中毒者,尿液有大蒜臭味。

5. 比重　尿比重固定在1.010左右,提示肾功能严重受损。

6. 酸碱度　酸碱性的改变可受疾病或药物影响,严重呕吐病人的尿液可呈强碱性,酸中毒病人的尿液可呈强酸性。

二、影响排尿的因素

1. 年龄和性别　3岁以下的婴幼儿大脑发育不完善,排尿不受意识控制;老年人因膀胱肌肉张力降低,容易有尿频症状;老年男性前列腺肥大压迫尿道可引起滴尿和排尿困难;妊娠期妇女因增大的子宫压迫膀胱可出现尿频。

2. 饮食与气候因素　大量饮水或摄入水分多的食物可增加尿量,饮用咖啡、茶及酒类等饮料有利尿作用;摄入含钠量高的食物可导致机体水钠潴留,使尿量减少;夏季气温高时人体大量出汗,呼吸增快,可使尿量减少;冬季寒冷时,身体外周血管收缩,循环血量增加,反射性抑制抗利尿激素的分泌,导致尿量增加。

3. 排尿习惯　排尿的时间常与个人习惯有关,如在晨起或睡前、工作结束、饭前排尿等;排尿的姿势、时间和环境,往往影响排尿活动。

4. 治疗及检查因素　某些诊断性检查要求病人暂时禁食、禁水,导致体液减少影响尿量;手术使用麻醉剂及术后疼痛会导致尿潴留;某些药物也可影响排尿,如使用利尿剂会使尿量增加等。

5. 心理因素　过度的情绪紧张、焦虑、恐惧等可引起尿频、尿急或因抑制排尿而出现尿潴留。排尿还会受暗示的影响,如听到流水声会产生排尿的愿望。

6. 疾病因素　泌尿系统的肿瘤、结石或狭窄等可导致排尿功能障碍,出现尿潴留;神经系统损伤或病变,使排尿神经反射传导及排尿的意识控制障碍,出现尿失禁;肾脏病变可使尿液生成障碍,出现少尿或无尿。

三、排尿异常及护理

(一) 排尿活动的异常

1. 尿潴留　指膀胱内潴留大量尿液而不能自主排出。病人主诉下腹胀痛、伴有排尿困难,体检可见耻骨上膨隆,可达脐部,膀胱容积可增至3000~4000ml。扪及囊样包块,有压痛,叩诊呈实音。其分类及原因如下。

(1) 机械性梗阻:尿道或膀胱颈部有梗阻性病变,如前列腺肥大或肿瘤压迫尿道,造成排尿受阻。

(2) 动力性梗阻:由于排尿功能障碍引起,如外伤、疾病或使用麻醉剂所致初级排尿中枢活动发生障碍或受到抑制,不能形成排尿反射,膀胱、尿道无器质性梗阻病变。

(3) 其他:各种原因引起的不能用力排尿或不习惯卧床排尿,还有焦虑、窘迫等心理因素导致不能及时进行排尿等。由于膀胱过度充盈,膀胱收缩无力,造成尿潴留。

2. 尿失禁　是指排尿不受意识控制,尿液不自主流出。其分类及原因如下。

(1) 真性尿失禁:又称完全性尿失禁,膀胱处于空虚状态,不能储存尿液,持续滴尿。其原因见于:①排尿中枢与大脑皮质之间联系受损,排尿反射活动失去大脑皮层的控制,膀胱逼尿肌出现无抑制性收缩,如昏迷、截瘫;②各种原因造成的膀胱括约肌损伤或支配括约肌的神经损伤,如分娩、手术或病变。

(2) 压力性尿失禁:又称不完全性尿失禁。当提举重物、咳嗽、喷嚏、大笑时,腹肌收缩使腹腔内压力增加时出现不自主少量尿液排除。原因是膀胱括约肌张力降低、骨盆底部肌肉及韧带松弛或肥大,见于老年女性。

(3) 假性尿失禁:又称充溢性尿失禁,膀胱内尿液达到一定压力时不自主地溢出少量尿液。原因是由于排尿中枢排尿活动受抑制，膀胱充满尿液，膀胱内压增高，迫使少量尿液流出。

（二）尿失禁病人的护理

1. 室内环境　保持室内空气清新，除去不良气味，定期打开门窗通风换气，使病人舒适。

2. 皮肤护理　保持皮肤、床铺的清洁干燥，使用一次性尿垫或床上加铺橡胶单和中单，勤洗勤换；勤用温水清洗会阴部，定时按摩受压部位，防止压疮的发生。

3. 外部引流　女病人可用女式接尿器接取尿液；男病人可用尿壶置于外阴合适部位接取尿液，或采用阴茎套连接引流袋接取尿液，但此法不宜长期使用。

4. 留置导尿管引流　对于长期尿失禁的病人必要时给予导尿管留置术，可持续导尿或定时放尿，避免尿液浸湿床褥，刺激皮肤发生压疮。

5. 心理护理　尿失禁病人的心理压力较大，要主动关心、理解和尊重病人，给予安慰和鼓励，使其树立信心，积极配合治疗和护理。

6. 健康教育及指导

（1）摄入足量水分：病情允许的情况下，指导病人每日摄水量为2000～3000ml，预防泌尿系统感染。入睡前应适当限制饮水，减少尿量，以免影响病人休息。

（2）训练膀胱功能：合理安排排尿时间，建立规律的排尿习惯，开始时白天可每隔1～2小时给予便器一次，以训练有意识的排尿。排尿时指导病人用手轻按膀胱，并向尿道方向压迫，使尿液被动排出。以后逐渐延长憋尿的时间，促进排尿功能的恢复。也可以根据病人尿失禁发生的规律，嘱其在尿液流出之前排尿。

（3）训练肌肉力量：指导病人进行收缩和放松盆底肌肉的锻炼，以增强控制排尿的能力。方法是协助病人取坐位、立位或卧位，试做排尿或排便动作，每次10秒左右，连续10遍，每日5～10次，先慢慢收紧盆底肌肉，再缓慢放松，以病人不感到疲乏为宜。病情允许可鼓励病人做抬腿或下床走动，以增强腹部肌肉的张力。

（三）尿潴留病人的护理

1. 心理护理　给予解释和安慰，使其精神放松，解除心理压力，消除紧张及焦虑情绪，利于排尿。

2. 提供适宜的排尿环境　排尿时用屏风遮挡，以保护病人自尊，使病人安心排尿。适当调整治疗和护理时间，使病人安心排尿。

3. 诱导排尿　利用条件反射促进排尿，如让病人听流水声，或用温水冲洗会阴部。热敷、按摩下腹部，以放松肌肉，促进排尿。

4. 调整体位和姿势　在病情允许的情况下酌情为卧床病人抬高上身或扶助病人坐起，尽量以习惯姿势排尿。鼓励病人身体前屈，用手轻轻加压并按摩腹部以增加膀胱的压力促进排尿。

5. 药物或针灸　根据医嘱口服或肌内注射卡巴胆碱，利用针灸治疗，松弛尿道括约肌，促进排尿，如针刺中极、曲骨、三阴交等穴位。

6. 健康教育　指导病人养成按时排尿的习惯，教会病人自我放松的正确方法。

7. 实施导尿　经上述方法处理无效后，可根据医嘱采取导尿术。

情境案例12-1问题分析

（1）李女士，排尿困难，体检耻骨联合上触及膨胀的膀胱，病人出现尿潴留。

（2）护士应做好病人的心理护理，给予解释和安慰，消除其紧张和焦虑情绪；给予热敷、按摩等方法促进排尿；若上述方法未能解除病人排尿困难时，遵医嘱为病人行导尿术，帮助病人排尿。

四、导　尿　术

导尿术是在严格无菌操作下，将无菌导尿管经尿道插入膀胱引出尿液的方法。

【目的】

(1) 为尿潴留病人引流出尿液，以解除痛苦。

(2) 协助临床诊断，如留取无菌尿标本，进行细菌培养等；测定膀胱容量、压力及残余尿量等膀胱功能的检查；进行膀胱或尿道造影时注入造影剂。

(3) 为膀胱肿瘤病人注入化疗药物，进行膀胱化疗。

【评估】

(1) 病人的病情、临床诊断、导尿的目的。

(2) 病人的意识状态、自理能力、会阴部情况、膀胱的充盈度。

(3) 病人对导尿的认识、心理反应及合作程度。

(4) 病室环境是否符合病人要求。

【准备】

(1) 护士准备：衣帽整洁、洗手、戴口罩，态度和蔼。

(2) 病人准备：需了解导尿的目的、过程及配合操作的方法。

(3) 用物准备

1) 治疗盘内备无菌导尿包、无菌手套 1 副、消毒溶液(0.1% 苯扎溴铵酊或 0.5% 碘伏)、治疗碗(内置消毒棉球若干、血管钳 1 把)、无菌持物钳、一次性手套、弯盘 1 个、小橡胶单、治疗巾(或一次性尿垫)、男性病人，另增无菌纱布 2 块。

无菌导尿包(内有弯盘 2 个、导尿管 8 号、10 号各 1 根、血管钳 2 把、小药杯内置棉球数个、石蜡油棉球瓶、洞巾 1 块、标本瓶或标本试管 1 个、纱布 2 块)。

一次性导尿包：内有弯盘 3 个、导尿管(硅胶管)8 号 1 根、塑料镊子 3 把、内置聚维酮碘棉球 2 袋、石蜡棉球 1 个、标本试管 1 个、洞巾 1 块、纱布 2 块、包布 1 块、1000ml 引流袋 1 个、清洁手套 1 只、无菌手套 1 副。

2) 大浴巾、便器和便器巾、屏风。

(4) 环境准备：关闭门窗，调节室温，必要时用屏风或挂帘遮挡。

附：人体尿道解剖特点

女性尿道短、粗、直，长 3～5cm，富有扩张性，尿道外口位于阴蒂下方，阴道口上方，呈矢状裂(图 12-1)。

成年男性尿道长 18～20cm，有两个弯曲(耻骨前弯和耻骨下弯，耻骨前弯可活动，耻骨下弯为固定)和三个狭窄(尿道外口，膜部和尿道内口)(图 12-2)。

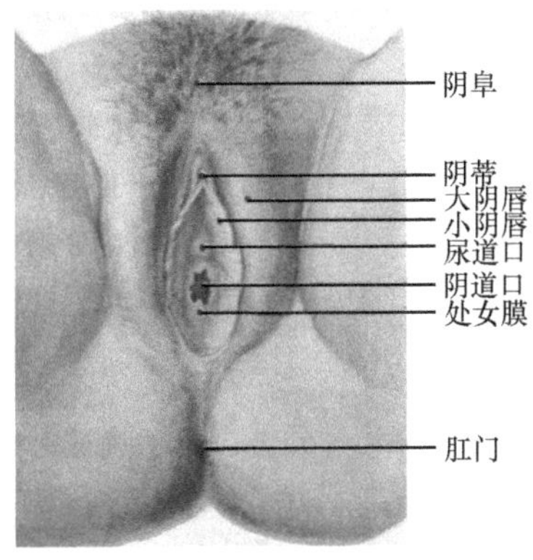

图 12-1　女性外阴、尿道解剖

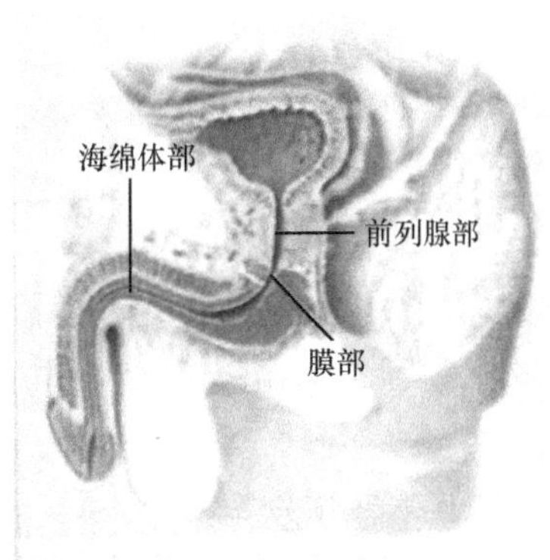

图 12-2　男性尿道解剖

【实施】

(1) 操作步骤见表 12-1、表 12-2。

表 12-1　女病人导尿术

操作流程	操作要点
核对解释	携用物至床旁,核对并解释
准备环境	关闭门窗,屏风遮挡或拉上布帘,调节室温,便器放于同侧床旁椅上
安置卧位	帮助病人脱对侧裤腿,盖在近侧腿部并盖上浴巾,对侧腿用盖被遮盖,病人取屈膝仰卧位,双腿略外展,暴露外阴
清洗会阴	不能自理者清洗会阴
垫巾置盘	将小橡胶单、治疗巾(或一次性尿垫)垫于病人臀下
初次消毒	左手戴手套,弯盘放于近会阴处,装有聚维酮碘棉球的治疗碗放于弯盘附近。右手持血管钳夹消毒棉球消毒阴阜、大阴唇,左手分开大阴唇,消毒小阴唇、尿道口。顺序为由外向内,自上而下,先对侧再近侧。每只棉球只用一次,将污棉球放于弯盘内。消毒完毕脱下手套放于弯盘内,将弯盘置于治疗车的下层或床尾
开包倒液	检查导尿包,按无菌要求打开导尿包,置于病人两腿之间打开,用无菌持物钳取出小药杯,倒入消毒液
铺巾润管	戴无菌手套,铺洞巾,使洞巾和导尿包内层包布形成一无菌区域,按操作顺序摆放物品。选择合适导尿管,检查导尿管是否通畅,用液状石蜡棉球润滑导尿管前端
再次消毒	左手拇指、示指分开并固定小阴唇,右手用血管钳夹消毒棉球,再次消毒尿道口,双侧小阴唇、尿道口(顺序为由内向外,自上而下,先对侧再近侧)。每只棉球限用一次,污棉球放于弯盘内。消毒毕,小药杯置于弯盘内,用血管钳将弯盘移至包布内层左后侧,左手持续固定小阴唇
插导尿管	右手将另一盛装导尿管及血管钳的无菌弯盘移至会阴处,导尿管末端放于弯盘内,嘱病人缓慢呼吸,持血管钳夹导尿管前端,轻轻插入尿道 4 ~6cm,见尿流出后再插入 1cm 左右
留取标本	松开固定小阴唇的左手,下移固定导尿管(图 12-3),将尿液引入弯盘。当弯盘内尿液盛 2/3 满后,用血管钳夹闭导尿管末端,将尿液倒入便盆中。如有需要,继续打开导尿管放尿。若需做尿培养,用无菌标本瓶或无菌试管接取中段尿 5ml,盖好盖子,放于合适处
拔导尿管	导尿毕,拔出导尿管,撤下洞巾,擦净外阴,脱去手套,放于弯盘内,将用物置于治疗车下层
安置病人	协助病人穿衣裤,整理床单位
整理用物	清理用物,撤去屏风,打开门窗
记录送检	测量尿量,洗手,记录导尿时间、引流量、尿液性状和病人反应。尿标本瓶贴好标签,送检

表 12-2　男病人导尿术

操作流程	操作要点
核对解释	同女病人导尿术
准备环境	同女病人导尿术
安置卧位	病人取仰卧位,脱裤子至膝部,暴露外阴,两腿平放略分开
垫巾置盘	同女病人导尿术
初次消毒	戴清洁手套,右手持止血钳夹消毒液棉球消毒,消毒顺序依次为阴阜、阴茎、阴囊、自阴茎根部向尿道口消毒,左手用无菌纱布裹住阴茎将包皮向后推暴露尿道口,自尿道口向外向后旋转擦拭尿道口、龟头及冠状沟,每个棉球只用一次,将污棉球放于弯盘内。消毒完毕脱下手套放于弯盘内,将弯盘置于治疗车的下层或床尾
开包倒液	检查导尿包,按无菌要求打开导尿包,置于病人两腿之间打开,用无菌持物钳取出小药杯,倒入消毒液
铺巾润管	戴无菌手套,铺洞巾,使洞巾和导尿包内层包布形成一无菌区域,按操作顺序摆放物品。选择合适导尿管,检查导尿管是否通畅,用液状石蜡棉球润滑导尿管前端

续表

操作流程	操作要点
再次消毒	左手用纱布包住阴茎将包皮向后推,暴露尿道口,右手持止血钳夹消毒液棉球再次消毒尿道口、龟头及冠状沟。每只棉球限用一次,污棉球放于弯盘内。消毒毕,小药杯置于弯盘内,用血管钳将弯盘移至床尾
插导尿管	右手将另一盛装导尿管及血管钳的无菌弯盘移至会阴处,导尿管末端放于弯盘内,嘱病人缓慢呼吸,左手用无菌纱布固定阴茎并提起,使之与腹壁成60°角,使耻骨前弯消失,利于插管,嘱病人深呼吸放松,用另一止血钳夹导尿管对准尿道口轻轻插入尿道20~22cm,见尿液流出再插入1~2cm,将尿液引至弯盘内,插管时动作要轻柔,切忌用力而损伤尿道黏膜(图12-4)
留取标本	同女病人导尿术
拔导尿管	同女病人导尿术
安置病人	同女病人导尿术
整理用物	同女病人导尿术
记录送检	同女病人导尿术

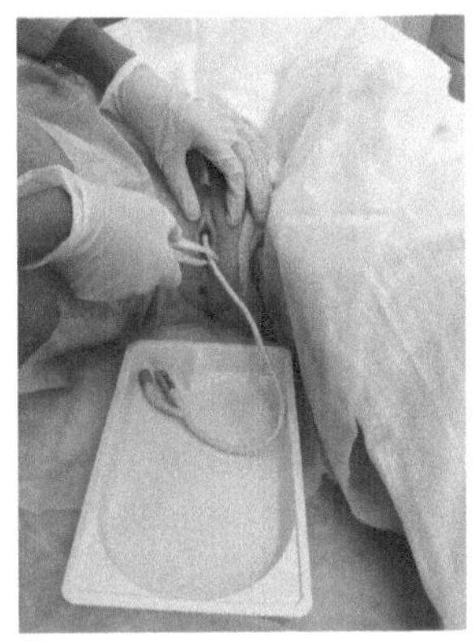

图12-3 女病人导尿固定尿管

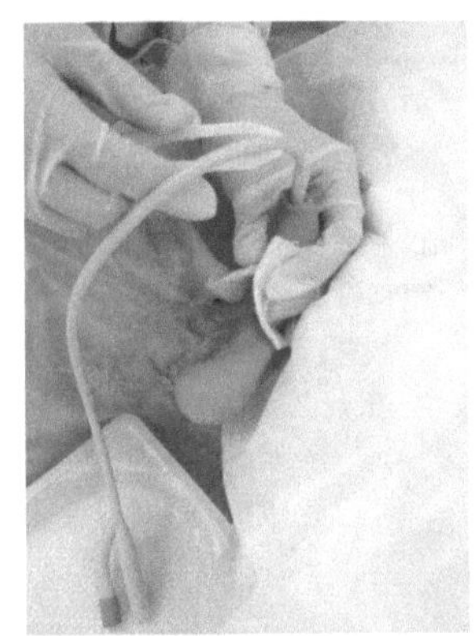

图12-4 男病人导尿插管

(2) 注意事项

1) 严格执行无菌操作原则,防止泌尿系统感染。

2) 操作前做好护患沟通以取得合作,导尿过程中注意保护病人隐私。

3) 为女病人导尿时,如导尿管误入阴道,应立即拔出,更换无菌导尿管重新插入。

4) 选择光滑、粗细适宜的导尿管。插管时动作要轻柔,以免损伤尿道黏膜。

5) 对膀胱高度膨胀且又极度虚弱的病人,第一次放尿不可超过1000ml,以防大量放尿,导致腹腔内压突然降低,大量血液滞留于腹腔血管内,造成血压下降,出现虚脱;亦可因膀胱突然减压,引起膀胱黏膜急剧充血,引起血尿。

【评价】

(1) 病人理解导尿的目的,主动配合,操作顺利。

(2) 无菌观念强,操作过程无污染。

(3) 病人身心痛苦减轻,感觉舒适。

(4) 沟通有效,病人满意

考点: 男女病人导尿操作要点及注意事项

情境案例 12-1 护患沟通

操作前解释：

(1)“您好！请问您叫什么名字？(您是×床李××吗?)让我看一下您的腕带好吗?”

(2)“由于您不能自行排尿,遵医嘱我一会儿将为您进行导尿。导尿是用无菌的导尿管经尿道插入膀胱,这样就可以将您膀胱里的尿液引流出来,您下腹胀痛感就会缓解了。”

(3)“导尿插管时,会有一些不舒适,操作时我会尽量轻柔些的,您放心。”

操作中指导：

(1)(查看床号)“请问您是×床李××阿姨吗?”

(2)“现在我帮您清洗一下外阴,我帮您将裤子脱下来。请您屈膝,双腿略外展。现在给您消毒,会有点凉,请您不要紧张。我现在给您插管,请您张口深呼吸。尿管已插好了,您有什么不舒服吗？您膀胱里的尿液已引流出来了,下腹还胀痛吗？现在我给您将尿管拔出,请您放松,您配合得很好。”

操作后嘱咐：

(1)“李阿姨,导尿已经完毕了,您感觉怎样？您多喝点水,这样有利于冲洗尿道,减少感染。”

(2)“您这样睡得舒服吗？如果您还有其他需要或不舒适,请按传呼铃。我们也会经常来看您的。请您放心休息。谢谢(您的配合)。”

知识拓展

pH 与导尿管更换时间的确定

一般硅胶导尿管在使用 3~4 周后才能发生硬化现象,美国疾控中心推荐的时间原则是:应尽量减少更换导尿管的次数,以避免尿路感染,导尿管只在发生堵塞时才更换,因为频繁更换导尿管会给病人带来不必要的痛苦,导尿管发生堵塞的时间有较大的个体差异,其中病人尿液的 pH 是影响微生物的繁殖和尿液沉淀的重要因素,尿液 pH>6.8 者发生堵塞的概率比尿液 pH<6.7 者高 10 倍。因此,临床护理中应动态监测留置导尿病人尿液的 pH 且将病人进行分类,pH>6.8 为高危堵塞类,每 2 周更换 1 次导尿管;pH<6.7 为非堵塞类,每 4 周或更长时间更换 1 次导尿管。

五、导尿管留置术

留置导尿术指在导尿后将无菌导尿管保留在膀胱内持续引流尿液的方法。

【目的】

(1)为尿失禁、昏迷、会阴部有伤口的病人引流尿液,保持外阴部干燥、清洁,以及进行膀胱功能训练。

(2)为盆腔内器官手术的病人排空膀胱,保持膀胱空虚,避免术中误伤膀胱。

(3)某些泌尿系统疾病手术后的病人,便于持续引流和冲洗,并可减轻手术切口张力,保护外阴部创面清洁不受污染,有利于伤口的愈合。

(4)抢救危重、休克、某些大手术后或大面积烧伤病人时正确记录尿量,测尿比重,以观察病情。

【评估】

(1)病人病情、临床诊断、留置导尿的目的。

(2)病人膀胱充盈度及会阴部情况。

(3)病人对导尿的认识、心理反应、自理能力及合作程度。

(4)病室环境是否适合病人做留置导尿。

【准备】

(1)护士准备:衣帽整洁、洗手、戴口罩。

(2)病人准备:了解留置导尿的目的、过程及配合方法,学会活动时防管脱落的方法。

(3)用物准备:治疗盘内备无菌导尿包或一次性导尿包,另备无菌导尿管 1 根(双气囊导尿管

16～18号），10ml无菌注射器一支，0.9%氯化钠10～20ml，无菌集尿袋1个，橡胶圈和安全别针各1个。其余同女病人导尿用物。

（4）环境准备：酌情关闭门窗，调节室温；采光充足；必要时应用屏风或挂帘遮挡，请无关人员回避。

【实施】

（1）操作步骤见表12-3。

表12-3 留置导尿术

操作流程	操作要点
核对解释至再次消毒	同导尿术
消毒插管	同导尿术消毒会阴部及尿道口，轻轻插入导尿管，见尿液流出后再插入5～7cm
固定尿管	按导尿管上注明的气囊容积向气囊内注入等量的0.9%氯化钠溶液，然后立即夹住气囊末端，将导尿管向内伸入少许再向外轻拉至有阻力感时，证明导尿管已固定于膀胱内，向内再推入约2cm，以免气囊卡在尿道内口造成损伤和不适（图12-5）
接集尿袋	将导尿管尾端与集尿袋的引流管接头连接，将无菌集尿袋的引流管固定在床单上并开放导尿管，集尿袋固定应低于膀胱的高度，以防尿液逆流造成泌尿系统感染，引流管的长度应足够，以防病人翻身时牵拉，导致导尿管滑出（图12-6）
安置病人	协助病人穿上裤子，取舒适卧位
整理用物	整理床单位，清理用物
洗手记录	洗手，记录引流量、尿液性状和病人反应

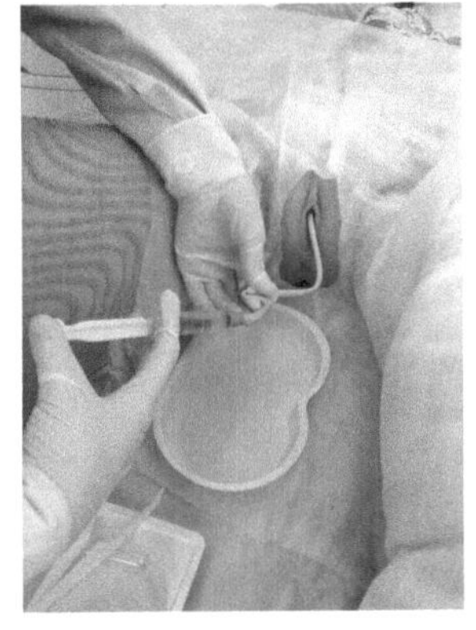

图12-5 气囊导尿管固定法

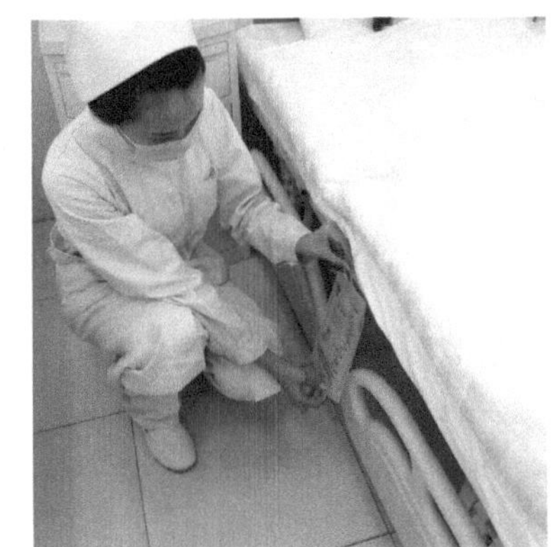

图12-6 集尿袋的固定

（2）注意事项

1）向病人及家属解释留置导尿的目的及护理方法，鼓励其主动积极配合参与护理，使其认识到预防泌尿系统感染的重要性。

2）保持尿液引流通畅，引流管应妥当安置，避免导管受压、扭曲、堵塞而导致引流不畅。

3）密切观察尿液情况，注意倾听病人主诉，若发现尿液混浊、沉淀或出现结晶，应及时进行膀胱冲洗。一般情况下，每周查尿常规1次。

4）训练膀胱反射功能，在拔管前采用间歇性夹管方法阻断引流，每3～4小时松开1次，使膀胱定时充盈和排空，促进膀胱功能的恢复。

5）防止逆行感染：

A. 保持尿道口清洁：女病人用消毒液棉球擦洗外阴及尿道口，男病人用消毒液棉球擦洗尿道口、龟头及包皮，每日1～2次，保持尿道口清洁。

B. 每日定时更换集尿袋,更换时引流管及集尿袋不可高于膀胱位置,及时排空并记录尿量。

C. 每周更换导尿管 1 次,硅胶导尿管可酌情延长更换时间。

D. 在病情允许的情况下,鼓励病人多饮水,以达到自然冲洗尿道的目的;协助病人勤更换卧位,适当进行床上活动,促进排尿。

【评价】

(1) 病人理解留置导尿的目的,主动配合,操作顺利。

(2) 无菌观念强,操作过程无污染。

(3) 引流通畅,护理得当,未发生感染。

(4) 沟通有效,病人满意

考点:留置导尿的注意事项

护考链接

1. 王某,女性,30 岁,因行剖宫产需进行术前准备,护士准备给其插导尿管,但其不同意,此时护士应 A. 让病人自行排尿,解除膀胱压力 B. 请示护士长,改用其他办法 C. 请家属协助劝说 D. 报告医生择期手术 E. 耐心解释,讲清导尿的重要性,用屏风遮挡

解析:向病人解释因行剖宫产术,避免术中损伤膀胱,使膀胱处于空虚状态,故需导尿,注意屏风遮挡,隐蔽环境。故答案选 E。

2. 留置导尿管时防止逆行感染的措施错误的一项是 A. 女病人每日 1 ~2 次用碘伏棉球擦拭外阴及尿道口 B. 每周更换导尿管 1 次 C. 每周定时更换集尿袋 D. 集尿袋引流管应低于耻骨联合 E. 男病人用苯扎溴铵酊棉球擦拭尿道口及龟头等

解析:每日定时更换集尿袋,排空集尿袋。故答案选 C。

六、膀胱冲洗术

膀胱冲洗是通过留置导尿管或耻骨上膀胱造瘘管,将药液输注膀胱内,然后再经导管排出体外,如此反复多次将膀胱内残渣、血液、脓液等冲出,防止感染或堵塞尿路的方法。

【目的】

(1) 对留置导尿的病人,保持尿液通畅。

(2) 清除膀胱内的血凝块、细菌、黏液等异物,预防感染。

(3) 治疗某些膀胱疾病,如膀胱炎、膀胱肿瘤。

【评估】

(1) 病人病情、临床诊断、膀胱冲洗的目的。

(2) 病人对膀胱冲洗的认识、心理反应、自理能力及合作程度。

【准备】

(1) 护士准备:衣帽整洁、洗手、戴口罩。

(2) 病人准备:了解膀胱冲洗的目的、过程及配合方法。

(3) 用物准备

1) 同导尿术和留置导尿术。

2) 开放式膀胱冲洗:无菌治疗盘内治疗碗 1 个,内置镊子 1 把,纱布 1 块,治疗碗一个,内置 70% 乙醇棉球数个,无菌膀胱冲洗器。

3) 密闭式膀胱冲洗术:治疗盘,输液调节器,输液架,无菌膀胱冲洗器,血管钳。

4) 常用冲洗溶液:0. 9% 氯化钠溶液,0. 02% 呋喃西林液,洗必泰溶液,0. 1% 新霉素溶液。

(4) 环境准备:酌情关闭门窗,调节室温,必要时应用屏风或挂帘遮挡,请无关人员回避。

【实施】

（1）操作步骤见表 12-4。

表 12-4　膀胱冲洗术

操作流程	操作要点
核对解释	携用物至病人床旁，核对并解释操作目的和配合方法
消毒插管	同导尿术消毒会阴部及尿道口，轻轻插入导尿管，按留置导尿术固定
冲洗膀胱	（1）开放式： 1）分开导尿管与集尿袋引流管接头处后消毒 2）取膀胱冲洗器吸取冲洗液，接导尿管 3）将 200～300ml 冲洗液缓慢注入膀胱 4）取下冲洗器，让冲洗液自行流出 5）如此反复，直至冲洗后流出液澄清为止 （2）密闭式： 1）取冲洗液，消毒瓶塞，打开冲洗装置，将冲洗导管针头插入 2）将冲洗液瓶倒挂在输液架上，排气后用血管钳夹闭导管 3）打开引流管夹子，排空膀胱 4）分开导尿管与集尿袋引流管连接处后消毒，与 Y 形管相连接 5）夹闭引流管，开放冲洗管，使溶液滴入膀胱，调节滴速 6）滴入 200～300ml 后，夹闭冲洗管，放开引流管 7）按需要量，如此反复，观察病人反应及引流液性状
冲洗完毕	取下冲洗管，消毒导尿管口与引流管接头连接
清洁固定	清洁外阴部，固定导尿管
整理用物	整理床单位，清理用物
洗手记录	洗手，记录冲洗液名称、冲洗量、引流量、性质及病人的反应

（2）注意事项

1）膀胱冲洗应严格执行无菌操作技术。

2）开放式冲洗抽吸时不宜用力过猛，吸出的液体不得再注入膀胱。

3）密闭式冲洗瓶内液面距床面约 60cm，滴速一般为 60～80 滴/分，每天冲洗 3～4 次，每次 500～1000ml。

4）冲洗过程中，病人出现不适或出血情况，应立即停止冲洗。

【评价】

（1）病人理解膀胱冲洗的目的，主动配合，操作顺利。

（2）无菌观念强，操作过程无污染。

第 2 节　排便护理

情境案例 12-2

张先生，45 岁，主诉：腹胀、5 天未排便。护理体检：腹部较硬且紧张，可触及包块。病人排便出现什么情况？护士如何采取护理措施以帮助病人排便？

食物经口进入胃和小肠消化吸收后，残渣储存于大肠内，经细菌发酵和腐败作用后形成粪便，其性质与形状可以反映消化系统的功能状况。

一、粪便的评估

（一）正常粪便

1. 排便次数及量　婴幼儿每日排便3～5次，成人1～3次(平均每次的量为150～300g)。

2. 颜色　成人的粪便呈黄褐色或棕黄色，婴儿的粪便呈黄色或金黄色。摄入食物或药物种类的不同，粪便颜色会发生变化。

3. 形状　粪便柔软成形，主要为食物残渣，并含有极少量混匀的黏液，与直肠的形状相似。

4. 气味　粪便有气味，是由蛋白质被细菌分解发酵产生的，气味因食物的种类不同而异。

5. 混合物　粪便由食物残渣、细菌、部分白细胞、上皮细胞、水分及肠道分泌物构成。

（二）异常粪便

1. 排便次数及量　成人每日排便超过3次或每周少于3次，应视为排便异常。消化不良或急性肠炎，排便次数可增多；食物消化吸收未完全，致使排便总量也会增加。肠梗阻或便秘时排便次数减少甚至停止排便。

2. 颜色　在病理情况下，漆黑光亮的柏油样粪便见于上消化道出血；暗红色便见于下消化道出血；果酱样便见于阿米巴痢疾或肠套叠；陶土色便见于胆道完全阻塞；粪便表面鲜红或排便后有鲜血滴出，见于肛裂、直肠息肉、痔疮出血；白色“米泔水”样便见于霍乱或副霍乱。

3. 形状　便秘时大便干结、坚硬呈栗子样；肛门、直肠狭窄或部分肠梗阻时粪便呈扁条状、带状。消化不良或急性肠炎时，呈水样便或糊状。

4. 气味　腐臭味见于直肠溃疡、肠癌病人；腥臭味见于上消化道出血的柏油样便；酸臭味见于消化不良者。

5. 混合物　粪便中混有大量黏液见于肠炎；有脓血见于痢疾和直肠癌；肠道寄生虫感染时，粪便内可见蛔虫、绦虫等。

二、影响排便的因素

1. 年龄　2～3岁以下的婴幼儿因神经肌肉系统发育不健全，不能控制排便；而老年人由于腹部肌肉张力降低，胃肠蠕动减弱，盆底肌和肛门括约肌松弛，造成排便异常；有些老年人因肛门括约肌松弛而难以控制排便。

2. 饮食　是影响排便的主要因素。摄入富含膳食纤维丰富的食物，可刺激肠蠕动，减少水分的重吸收，使粪便柔软易于排出。如果摄食量过少、食物中缺乏纤维素或摄入的液体量不足等，均会导致粪便干硬不易排出。

3. 运动　适当的运动可以维持肌肉的张力，刺激肠蠕动，使排便正常。长期卧床或缺少活动，易导致排便困难。

4. 排便习惯　日常生活中，许多人有自己习惯的排便姿势、固定的排便时间。当环境变化时，导致生活习惯的改变，会影响正常排便活动，如出差、旅游等。

5. 心理因素　情绪紧张、焦虑或恐惧时，迷走神经兴奋性增强、肠蠕动增快，导致腹泻；当精神抑郁时，肠蠕动减慢，导致便秘。

6. 疾病因素　骶尾部、外阴部有伤口，伤口的疼痛可抑制便意；脊髓损伤、脑卒中等可导致排便失禁；结肠炎、大肠癌可使排便次数增加。

7. 药物因素　有些药物可直接影响肠活动，如长期服用抗生素，会干扰肠道正常菌群的功能而导致腹泻；缓泻剂可软化粪便，刺激肠蠕动，促进排便；麻醉剂、止痛药物可使病人胃肠蠕动减弱导致便秘。

8. 治疗与检查　某些治疗和检查可影响排便活动。如腹部、肛门手术，肠道平滑肌的暂时麻痹或伤口疼痛而造成的排便困难；胃肠道的诊断性检查时进行灌肠或服用钡剂，也可影响正常排便。

三、排便异常及护理

(一) 排便活动的异常

1. 便秘 指正常的排便形态改变,次数减少,粪便干硬,排便不畅、困难。常伴有腹胀、腹痛、消化不良、食欲不振、疲乏无力、头痛等症状。其原因如下。

(1) 不良的饮食、生活习惯:如长期摄入低纤维素、高脂肪饮食;常抑制便意的不良习惯;饮水量不足;长期卧床或缺少活动等。

(2) 药物不合理的应用:如滥用缓泻剂导致正常排泄反射消失。

(3) 各种直肠、肛门术后。

(4) 其他疾病:如肠道器质性病变、神经系统功能障碍导致神经冲动传导受阻等而导致便秘的发生。

(5) 情绪消沉或强烈的情绪反应。

2. 粪便嵌塞 指粪便持久滞留堆积在直肠内,坚硬不能排出。病人有排便的冲动,但不能排出粪便,伴有食欲差、腹部胀痛,肛门直肠疼痛难忍。其原因如下。

(1) 便秘未能及时解除,粪便滞留在直肠内,水分被持续吸收,粪便变得坚硬,最终粪块又大又硬不能排出。

(2) 慢性便秘者。

3. 腹泻 指正常排便形态的改变,肠蠕动增快,排便次数增多,粪便稀薄不成形,甚至呈水样便。常伴有腹痛、恶心、呕吐、肠鸣音、里急后重、疲乏等症状。其原因如下。

(1) 饮食不当或食物过敏:如食用不洁食物,饮用牛奶后出现腹泻。

(2) 肠道疾患:如急性肠炎、消化不良等。

(3) 消化系统发育不成熟,常见于婴幼儿。

(4) 内分泌疾病:如甲状腺功能亢进的病人等。

(5) 其他:经常大量使用过量缓泻剂或情绪紧张、焦虑等。

4. 排便失禁 是指肛门括约肌不受意识控制而不自主地排便。任何引起肛门括约肌功能完整性受损的情况均可导致排便失禁。常见原因有肠道疾病、神经系统功能障碍、情绪失调等。

5. 肠胀气 指胃肠道内有过多气体不能排出,引起腹胀、腹痛等不适的症状。正常情况下,胃肠道内的气体约有150ml,胃内的气体可通过口腔嗝出,肠道内的气体部分被小肠吸收,其余通过肛门排出。其原因如下。

(1) 饮食不当:摄入产气性食物过多或饮水吞入大量的空气等。

(2) 肠蠕动减慢:小肠吸气和排气功能异常。

(3) 手术后麻醉药物的影响或肠道手术后等。

(二) 便秘病人的护理

1. 提供适宜的排便环境和体位 病人排便时,应提供充足的排便时间和单独隐蔽的环境,拉床帘或屏风遮挡,避开查房、治疗和进餐时间,以利于病人安心排便。适当的姿势有助于腹肌收缩,增加腹内压,促进排便,病情允许应尽量下床采取坐位或蹲位排便,床上使用便器的病人可酌情抬高床头,利于排便。

2. 腹部按摩 排便时可自右沿结肠解剖位置向左环行按摩,按顺时针方向环行按摩,力量由轻到重、再由重到轻,可增加腹内压,以刺激肠蠕动,促进排便。

3. 使用简易通便剂及口服缓泻剂缓解便秘 常用简易通便剂有开塞露、甘油栓、肥皂栓等。通过软化粪便、润滑肠壁、刺激肠蠕动而促进排便。儿童应选择作用温和的泻剂,慢性便秘的病人可选用番泻叶、蓖麻油、液状石蜡、大黄、植物油等缓泻剂,促进排便。但应注意长期使用缓泻剂或灌肠,肠道会失去正常排便功能，易造成慢性便秘。

4. 心理护理　解释便秘的原因和护理措施，消除心理紧张因素，减轻其精神压力。

5. 灌肠　以上方法无效时，遵医嘱给予灌肠术。

6. 健康教育　嘱病人养成定时排便的习惯；建立合理的膳食，多吃粗粮、蔬菜、水果等含膳食纤维丰富的食物，病情允许情况下，应增加每日的液体摄入，每日摄入量应不少于2000ml。鼓励病人适当进行活动，如散步、体操、打太极拳等，卧床病人可进行床上活动，教会病人盆底肌锻炼方法；对某些手术前病人，应有计划地训练床上使用便器，以逐渐适应卧床排便的需要。指导病人及家属正确使用简易通便剂，但不可长期使用。

（三）粪便嵌塞病人的护理

1. 早期可使用口服缓泻剂、栓剂来润肠通便。

2. 灌肠无效者可进行人工取便，病人若出现心悸、头晕应立即停止操作。

3. 必要时先行油类保留灌肠，2～3小时候再清洁灌肠。

（四）腹泻病人的护理

1. 卧床休息　减少肠蠕动，注意腹部保暖。

2. 心理支持　减少肠蠕动和体力消耗，注意腹部保暖，给予安慰、耐心解释，消除焦虑不安的情绪。

3. 药物治疗　严重腹泻时，遵医嘱给予止泻药和抗生素、静脉补液等，防止水、电解质紊乱。

4. 饮食调理　鼓励病人多饮水，给予清淡的流质或无渣半流质饮食；避免油腻、辛辣、高纤维食物；腹泻严重者应暂禁食。

5. 肛周皮肤护理　便后用软纸轻擦，再用温水清洗，肛门周围涂油膏，以保护局部皮肤。

6. 观察病情　观察粪便的次数、性质及颜色，及时记录，需要时留取标本送验。疑为传染病按肠道隔离原则护理。

7. 健康教育　针对病因告知病人注意饮食卫生的重要性，指导病人科学饮食，养成良好的卫生习惯。

（五）大便失禁病人的护理

1. 皮肤护理　保持床铺和皮肤清洁干燥，使用尿布垫或一次性尿布，一经污染立即更换，每次便后用温水洗净肛门周围及臀部皮肤，涂油保护，避免局部皮肤感染和破损，防止压疮发生。

2. 重建控制排便的能力　观察排便前表现，了解病人排便规律，适时或定时给病人使用便器促使病人自行排便；教会病人进行肛门括约肌及盆底肌功能锻炼，每次20～30分钟，每日数次。

3. 心理护理　给予病人安慰和理解，定时开窗通风换气，保持室内空气清新，及时换洗污染的衣物及被服，帮助建立战胜疾病的信心。

4. 健康教育　病情允许的情况下，指导病人摄入足够的液体，并注意饮食卫生。教会病人进行盆底肌收缩运动锻炼的方法，先慢慢收紧盆底肌肉，再缓缓放松，每次10秒左右，连续10遍，每日5～10次，逐步恢复肛门括约肌的控制能力。

（六）肠胀气病人的护理

1. 调整饮食　避免进食易产气的食物和饮料，如豆类、糖类食物及碳酸饮料；养成细嚼慢咽的习惯，嘱其进食速度不宜过快；积极治疗肠道疾病。

2. 适当活动，促进排气　如病情允许，可鼓励卧床病人变换体位、床上活动或下床活动，促进肠蠕动，缓解肠胀气。

3. 中医针灸、腹部热敷或按摩　针刺穴位（天枢、足三里、气海等）；也可遵医嘱给予药物治疗。

4. 心理护理　解释肠胀气的原因及将采取的措施，缓解紧张不安的情绪。

5. 其他　必要时进行肛管排气。

四、与排便有关的护理技术

（一）灌肠法

灌肠法是将一定量的液体通过肛管，由肛门经直肠灌入结肠，以帮助病人排除粪便和积气或由肠道输入药物，达到确定诊断和进行治疗的方法。

根据灌肠的目的分为不保留灌肠和保留灌肠。不保留灌肠根据灌注量的不同分为大量不保留灌肠、小量不保留灌肠和清洁灌肠。

不保留灌肠

1. 大量不保留灌肠

【目的】

（1）解除便秘和腹胀。

（2）稀释并清除肠道内的有害物质，减轻中毒。

（3）为高热病人降温。

（4）为肠道手术、检查、分娩做准备。

【评估】

（1）病室环境是否符合灌肠的要求。

（2）病人的病情，临床诊断、灌肠的目的、排便的情况。

（3）病人对灌肠的认识、心理反应、自理能力及合作程度。

【准备】

（1）护士准备：衣帽整洁、洗手、戴口罩。

（2）病人准备：了解大量不保留灌肠的目的、方法、注意事项及配合要点，灌肠前协助病人排尿。

（3）用物准备

1）治疗盘：一次性灌肠袋或新型灌肠器，肛管（18～22号）、弯盘、止血钳、棉签、纸巾、水温计、液状石蜡、一次性尿垫、搅棒、一次性手套。

2）灌肠溶液：常用灌肠溶液有0.9%氯化钠溶液和0.1%～0.2%肥皂水。

3）溶液量及温度：成人每次用量为500～1000ml，小儿用量为200～500ml，灌肠溶液的温度为39～41℃，降温时温度为28～32℃，中暑病人可用4℃的0.9%氯化钠溶液。

4）其他用物：输液架、毛毯、屏风、便器及便器巾。

（4）环境准备：酌情关闭门窗，调节室温，必要时屏风或挂帘遮挡。

【实施】

（1）操作步骤见表12-5。

表12-5　大量不保留灌肠

操作流程	操作要点
核对解释	携用物至病人床旁，核对病人，并向病人解释操作目的和配合方法
准备环境	创设隐蔽环境，屏风遮挡，保护病人隐私，调节室温，光线充足
安置卧位	协助病人取左侧卧位，双膝屈曲，退裤至膝部，臀部移至床沿，垫一次性尿垫于臀下，置弯盘于臀边
挂灌肠袋	检查灌肠袋，灌入溶液，挂灌肠袋于输液架上，液面距肛门40～60cm（图12-7）
润管排气	戴手套，润滑肛管前段，排尽肛管内空气，夹管
插管灌液	一手垫纸巾分开肛门，暴露肛门，嘱病人深呼吸，一手将肛管轻轻插入直肠7～10cm，小儿插入深度4～7cm，固定肛管，放开止血钳，使液体缓缓流入

续表

操作流程	操作要点
观察处理	观察筒内液面下降情况，并根据病人反应，控制灌肠液流速：如溶液流入受阻，可稍移动肛管，轻轻挤压肛管前端，使堵塞管腔的粪便脱落；如病人有便意，可将灌肠筒适当放低，降低压力，减慢流速，减轻腹压，并嘱病人深呼吸，转移病人注意力；如病人主诉腹部剧烈疼痛，面色苍白，可能发生剧烈痉挛或出血，应立即停止操作，与医生联系，给予及时处理
拔出肛管	待溶液流尽时，夹住肛管，用纸巾包住肛管轻轻拔出，擦净肛门（图 12-8）
安置病人	脱下手套，协助病人取舒适体位，嘱其尽可能平卧，保留 5～10 分钟后再排便，降温灌肠时，保留 30 分钟，排便后 30 分钟，测量体温并记录
排便观察	卧床病人，保留垫巾，将纸巾、呼叫器放在病人易取处，约 10 分钟后给予便器，协助排便，能下床的病人可协助其自行排便，观察粪便的性状，必要时留取标本送检
整理用物	排便后及时取出便器，整理床单位，开窗通风，清理用物
洗手记录	洗手，在体温单相应栏内记录灌肠结果

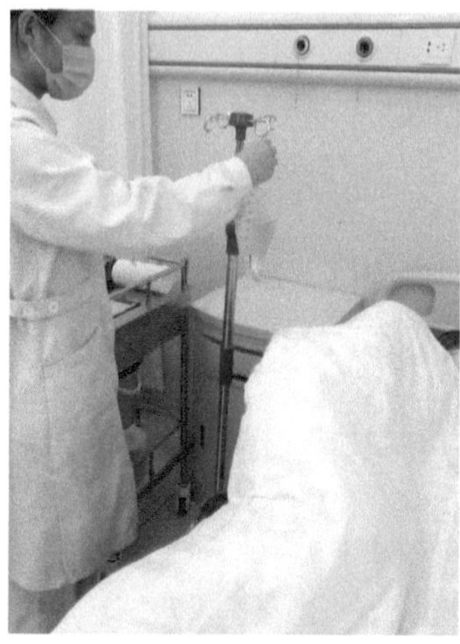

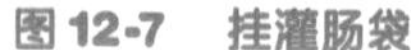

图 12-7　挂灌肠袋

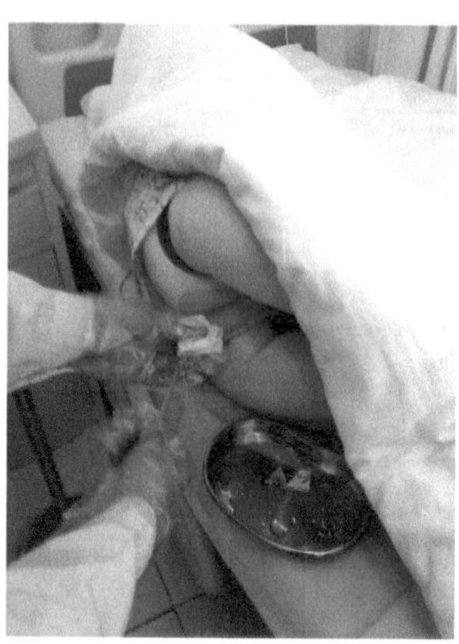

图 12-8　拔出肛管

（2）注意事项

1）操作中尽量少暴露病人肢体，防止着凉，保护病人的隐私。

2）根据医嘱和评估资料正确选用灌肠溶液，注意溶液的温度、浓度、流速、压力和量。伤寒病人灌肠，液量不超过 500ml，压力要低，灌肠筒内液面不得高于肛门 30cm；肝昏迷病人禁用肥皂液灌肠，以减少氨的产生和吸收，以免加重中毒；充血性心力衰竭和水钠潴留病人，禁用 0.9% 氯化钠溶液灌肠，以减少钠的吸收，以免增加心脏负担；清洁灌肠先用肥皂液，再用 0.9% 氯化钠溶液，禁忌用清水反复灌洗，以防水、电解质紊乱。

3）灌肠过程中应随时观察病人的病情变化，如出现面色苍白、出冷汗、剧烈腹痛、心慌气急、脉速等立即停止灌肠，并与医生联系给予紧急处置。

4）降温灌肠应保留 30 分钟后排便，排便后隔 30 分钟再测量体温并做记录。

5）禁忌证：急腹症、消化道出血、妊娠、严重心血管疾病等病人禁忌灌肠。

情境案例 12-2 问题分析

病人主诉腹胀、5 天未排便，护理体检时腹部较硬且紧张，可触及包块。病人出现便秘。护士可根据医嘱为病人进行大量不保留灌肠，以帮助病人排便。

情境案例 12-2 护患沟通

操作前解释：

(1)“您好！请问您叫什么名字？(您是×床张××先生吗?)让我看一下您的腕带好吗?”

(2)“张先生,因为您5天未解大便,根据您的病情,遵医嘱我一会儿将为您进行灌肠,帮助您排出粪便和积存的气体,解除便秘给您带来的痛苦。灌肠中如您感觉有便意,请您张口深呼吸,放松腹肌,不适感便会减轻。”

操作中指导：

(1)(查看床号)“请问您是×床张××先生吗?”

(2)“灌肠的用物已准备好了,我已拉上床帘了。现在我协助您向左侧卧位躺好,臀部靠近床沿,您这样舒服吗？我帮您把裤脱至膝行吗？我帮您盖好被子。”

(3)“现在开始插管了,请您张口深呼吸,好了,您感觉怎样？想排便吗？能坚持一会吗？我已减慢灌肠液的流速,请您做深呼吸,一会就好。您配合的非常好!”

操作后嘱咐：

(1)“张先生,灌肠已经结束了,您感觉怎样？灌肠后尽可能保留5~10分钟再排便。”

(2)“如果您还有其他需要或不舒适,请您按床旁呼叫器,我们也会经常来看您的,请您放心休息。谢谢(您的配合)。”

【评价】

(1)护患沟通有效,病人能配合操作,且对服务满意。

(2)操作方法正确,达到目的,无并发症发生。

考点：大量不保留灌肠的操作要点及注意事项

护考链接

1. 病人,男性,56岁。患胃癌入院,术前遵医嘱行清洁灌肠。灌肠时,病人采取的体位是　A. 仰卧位　B. 俯卧位　C. 头高足低位　D. 左侧卧位　E. 右侧卧位

解析：因左侧卧位乙状结肠、降结肠处于低位,利用重力作用使灌肠液顺利流入。故答案选D。

2. 灌肠结束后,护士应嘱病人尽量保留灌肠溶液多久后再排便　A. 20~30分钟　B. 15~20分钟　C. 10~15分钟　D. 5~10分钟　E. 灌肠后立即排便

解析：灌肠后尽可能保留5~10分钟再排便。故答案选D。

2. 小量不保留灌肠

【目的】

(1)解除便秘：用于保胎孕妇,危重、年老体弱、小儿等病人。

(2)清除肠道内的气体,减轻腹胀：用于腹腔、盆腔术后的病人。

【评估】

(1)病室环境是否符合灌肠的要求。

(2)病人的病情,临床诊断、灌肠的目的、排便的情况。

(3)病人对灌肠的认识、心理反应、自理能力及合作程度。

【准备】

(1)护士准备：衣帽整洁、洗手、戴口罩。

(2)病人准备：了解小量不保留灌肠的目的、方法、注意事项及配合要点,灌肠前协助病人排尿。

(3)用物准备

1)治疗盘：注洗器、量杯或一次性灌肠袋,肛管(14~16号)、弯盘、止血钳、棉签、纸巾、水温计、温开水5~10ml、液状石蜡、一次性尿垫、搅棒、一次性手套。

2）灌肠溶液：常用灌肠溶液“1、2、3”溶液，即50%硫酸镁30ml、甘油60ml、温开水90ml；甘油50ml加等量温开水。温度为39～41℃。

3）其他物品：输液架、毛毯、屏风、便器及便器巾。

（4）环境准备：酌情关闭门窗，调节室温；采光充足；必要时屏风或挂帘遮挡。

【实施】

（1）操作步骤见表12-6。

表12-6 小量不保留灌肠

操作流程	操作要点
核对解释	携用物至病人床旁，核对病人，并向病人解释操作目的和配合方法
准备环境	创设隐蔽环境，屏风遮挡，保护病人隐私，调节室温，光线充足
安置卧位	协助病人取左侧卧位，双膝屈曲，脱裤至膝部，臀部移至床沿，垫一次性尿垫于臀下，弯盘置于臀边
润管排气	戴手套，润滑肛管前段，用注洗器抽吸灌肠液，连接肛管，排尽肛管内空气，夹管
插管灌液	一手垫纸巾分开肛门，暴露肛门，嘱病人深呼吸，一手将肛管轻轻插入直肠7～10cm，小儿插入深度4～7cm，固定肛管，放开止血钳，缓慢注入灌洗液，以免刺激肠道黏膜引起排便反射，注毕夹管，取下注洗器再吸取灌肠液，松夹后再行灌洗，如此反复，直至溶液注完。再注入温开水5～10ml，抬高肛管末端，使溶液全部灌入
拔出肛管	夹住肛管，用纸巾包住肛管轻轻拔出，分离肛管放入弯盘，擦净肛门
安置病人	脱下手套，协助病人取舒适体位，嘱其尽可能平卧，保留10～20分钟后再排便
排便观察	卧床病人，保留垫巾，将纸巾、呼叫器放在病人易取处，约10分钟后给予便器，协助排便，能下床的病人可协助其自行排便，观察粪便的性状，必要时留取标本送检
整理用物	排便后及时取出便器，整理床单位，开窗通风，清理用物
洗手记录	洗手，在体温单相应栏内，记录灌肠结果

（2）注意事项

1）注意灌肠液的温度、浓度、流速、压力和量，注入速度不可过快，压力宜低，如用灌肠筒，液面距肛门不能超过30cm。

2）每次抽吸灌肠液时，应反折肛管尾端，防止空气进入肠道，引起腹胀。

【评价】

（1）病人理解灌肠的目的，主动配合，操作顺利，无污染。

（2）病人排除粪便，症状减轻，感觉舒适。

（3）护患沟通有效，病人满意。

保留灌肠

保留灌肠是将药液通过肛管经直肠灌入到结肠内，通过肠黏膜吸收达到治疗疾病的目的。

【目的】

（1）彻底清除滞留在结肠中的粪便。为直肠、结肠检查和手术前的肠道做准备。

（2）排除体内毒素。

【评估】

（1）病室环境是否符合灌肠的要求。

（2）病人的病情，临床诊断、灌肠的目的、排便的情况。

（3）病人对灌肠的认识、心理反应、自理能力及合作程度。

【准备】

（1）护士准备：洗手、戴口罩，衣帽整洁。

(2) 病人准备:了解清洁灌肠的目的、方法、注意事项及配合要点,灌肠前病人排尽大小便。

(3) 用物准备

1) 治疗盘:注洗器、量杯或小容量灌肠袋、橡胶肛管或硅胶肛管(12~14号),温开水5~10ml,弯盘、止血钳、液状石蜡、棉签、纸巾、水温计、一次性垫巾、搅棒、一次性手套。

2) 灌肠溶液:镇静、催眠常用10%水合氯醛;治疗肠道感染常用2%小檗碱、0.5%~1%新霉素及其他抗生素等,药量不超过200ml,温度39~41℃。

3) 其他物品:按需备毛毯、屏风、便器及便器巾等。

(4) 环境准备:酌情关闭门窗,调节室温;采光充足,必要时用屏风或挂帘遮挡。

【实施】

(1) 操作步骤见表12-7。

表12-7 保留灌肠

操作流程	操作要点
核对解释	携用物至病人床旁,核对病人,并向病人解释操作目的和配合方法
准备环境	创设隐蔽环境,屏风遮挡,保护病人隐私,调节室温
安置卧位	根据病情选择不同的体位,垫小枕,抬高臀部约10cm,慢性细菌性痢疾病变多在乙状结肠和直肠,取左侧卧位;阿米巴痢疾病变部位多见于回盲部,取右侧卧位,铺一次性垫巾于臀下,放弯盘于臀边
润管排气	戴手套,润滑肛管前段,用注洗器抽吸灌肠液,连接肛管,排尽肛管内空气,夹管
插管灌液	一手垫纸巾分开肛门,暴露肛门,嘱病人深呼吸,一手将肛管轻轻插入直肠15~20cm,缓慢注入灌洗液,夹管,取下注洗器再吸取灌肠液,松夹后在行灌洗,如此反复,直至溶液注完,再注入温开水5~10ml,抬高肛管末端,使溶液全部灌入
拔出肛管	夹住肛管,用纸巾包住肛管轻轻拔出,分离肛管放人弯盘,擦净肛门
保留药液	脱下手套,协助病人取舒适体位,嘱其尽可能平卧,保留1小时后再排便,使药液,充分吸收,达到最好治疗效果
排便观察	卧床病人,保留垫巾,将纸巾、呼叫器放在病人易取处,协助排便,能下床的病人可协助其自行排便
整理用物	排便后及时取出便器,整理床单位,开窗通风,清理用物
洗手记录	洗手,在体温单相应栏内记录灌肠结果

(2) 注意事项

1) 灌肠前正确评估病人,了解目的及病变部位,便于确定适宜的体位和肛管插入的深度。

2) 为提高疗效,可在晚间临睡前进行灌肠,嘱病人灌肠前排便、排尿,掌握"细、深、少、慢、温、静"的操作原则,即肛管要细,插入要深,液量要少,流速应慢,药液保留时间要长,利于肠黏膜对药液的充分吸收。

3) 肛门、直肠和结肠等手术后及排便失禁的病人均不宜保留灌肠。

【评价】

(1) 病人理解灌肠的目的,主动配合。

(2) 操作顺利,达到治疗目的。

(3) 沟通有效,病人满意。

考点:保留灌肠的操作要点及注意事项

护考链接

1. 王女士,40岁,慢性菌痢,用2%黄连素灌肠,下述哪项不妥 A. 于晚上睡前灌入 B. 药量<200ml C. 病人取右侧卧位 D. 插入肛管12cm长 E. 嘱病人保留1~2小时

解析:因慢性菌痢的病变部位在乙状结肠和直肠,故取左侧卧位。故答案选C。

护考链接

2. 张女士,55 岁,患阿米巴痢疾,护士为其安置右侧卧位,进行保留灌肠治疗,安置卧位的依据是 A. 医嘱内容 B. 病人要求 C. 病变部位 D. 操作程序 E. 合作程度

解析:阿米巴痢疾病变部位在回盲部,故取右侧卧位。故答案选 C。

清洁灌肠

【目的】

彻底清除肠道内粪便,为直肠、结肠检查和手术做肠道准备。

【评估】【准备】

同大量不保留灌肠。

【方法】

反复多次进行大量不保留灌肠。首次用肠皂水,以后用 0.9% 氯化钠溶液,直至排出液无粪质为止。注意灌肠时应降低压力液面距肛门高度不超过 40cm。每次灌肠后让病人休息片刻。

(二) 简易通便法

简易通便法是采用通便剂协助病人排便的简单易行的技术。

【目的】

协助病人排出肠腔积气,减轻腹胀。

【评估】

(1) 病室环境是否符合操作要求。

(2) 病人的病情,临床诊断、排便的情况。

(3) 病人对使用通便剂的认识、心理反应、自理能力及合作程度。

【准备】

(1) 护士准备:洗手、戴口罩,衣帽整洁。

(2) 病人准备:了解简易通便法的目的、方法、注意事项及配合要点。

(3) 用物准备:治疗盘内备通便剂、剪刀、卫生纸、弯盘、一次性手套,纱布、便器、一次性垫巾,另备屏风。

通便剂:由高渗液和润滑剂制成,具有润滑肠壁、刺激肠蠕动的作用,常用的有开塞露、甘油栓、肥皂栓等。

(4) 环境准备:酌情关闭门窗,调节室温;采光充足;必要时用屏风或挂帘遮挡。

【实施】

(1) 操作步骤见表 12-8。

表 12-8 简易通便法

操作流程	操作要点
核对解释	携用物至病人床旁,核对病人,并向病人解释操作目的和配合方法
准备环境	创设隐蔽环境,屏风遮挡,调节室温
安置卧位	协助病人取左侧卧位,脱裤至膝,暴露肛门
置入栓剂	(1) 开塞露:用剪刀剪去塑料囊顶端,捏住塑料膨大部位,将颈部插入肛门,将药液全部挤入,去除塑料囊,嘱病人保留 5~10 分钟后排便 (2) 甘油栓:戴手套捏住栓剂底部轻轻插入肛门,用示指推入 6~7cm,用卫生纸抵住,嘱病人尽量保留 (3) 肥皂栓:将削好的肥皂栓蘸热水后插入肛门,用示指推入 6~7cm,用卫生纸抵住,嘱病人尽量保留

续表

操作流程	操作要点
安置病人	协助病人穿裤,取舒适卧位
整理用物	整理床单位,开窗通风,清理用物
洗手记录	洗手,观察病人排便效果并记录

(2) 注意事项

1) 开塞露剪开处要尽量光滑,无锐角,以免损伤肛门、直肠黏膜。

2) 甘油栓如插入粪块,不起作用,必须插至肛门内括约肌以上,并确定栓剂靠在直肠黏膜上。

3) 有肛门黏膜溃疡、肛裂及肛门剧烈疼痛者,不宜用肥皂栓通便。

【评价】

(1) 护患沟通有效,病人能配合操作,且对服务满意。

(2) 操作方法正确,达到目的,无并发症发生。

(三) 肛管排气法

肛管排气法是将肛管从肛门插入直肠,以排出肠腔内积气的方法。

【目的】

帮助病人排出肠腔积气,减轻腹胀

【评估】

(1) 病室环境是否符合操作要求。

(2) 病人的病情,临床诊断、灌肠的目的、排便的情况。

(3) 病人对灌肠的认识、心理反应、自理能力及合作程度。

【准备】

(1) 护士准备:洗手、戴口罩,衣帽整洁。

(2) 病人准备:了解肛管排气的目的、方法、注意事项及配合要点。

(3) 用物准备:治疗盘内备肛管(26号左右),玻璃接管,橡胶管,玻璃瓶(内盛水3/4满),瓶口系带,润滑油,棉签,弯盘,一次性手套、纸巾,胶布条,另备屏风。

(4) 环境准备:酌情关闭门窗,调节室温、采光充足,必要时用屏风或挂帘遮挡。

【实施】

(1) 操作步骤见表12-9。

表12-9 肛管排气

操作流程	操作要点
核对解释	携用物至病人床旁,核对病人,并向病人解释操作目的和配合方法
准备环境	创设隐蔽环境,屏风遮挡,保护病人隐私,调节室温
安置卧位	协助病人取左侧卧位或仰卧位,暴露肛门
系瓶连管	将瓶系于床边,橡胶管一端插入玻璃瓶液面下,另一端与肛管相接(图12-9)
插管固定	戴手套,润滑肛管前段,嘱病人深呼吸,左手分开肛门,右手将肛管轻轻插入直肠15~18cm,用胶布将肛管固定于臀部,再将橡胶管固定于床单上
观察处理	观察和记录排气情况,如有气体排出时,瓶中可见水泡;如排气不畅,应帮助病人更换体位及按摩腹部,促进排气(图12-10)
拔出肛管	保留肛管时间一般不超过20分钟,夹住肛管,用纸包住肛管轻轻拔出放入弯盘内,擦净肛门,用纸巾在肛门处轻轻按摩

续表

操作流程	操作要点
安置病人	协助病人取舒适卧位
整理用物	整理床单位,开窗通风,清理用物
洗手记录	洗手,观察病人反应并记录

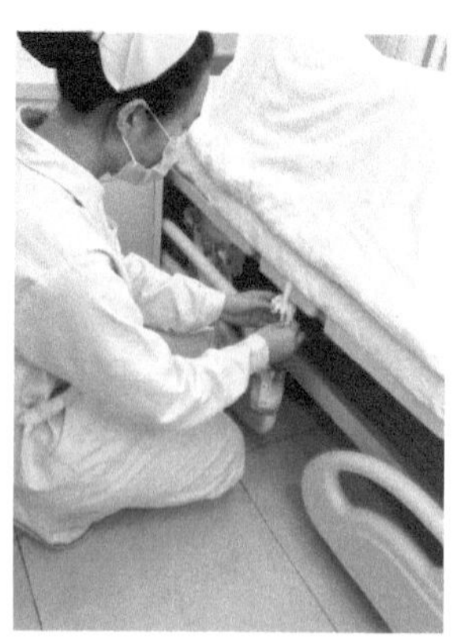

图 12-9　系瓶连管

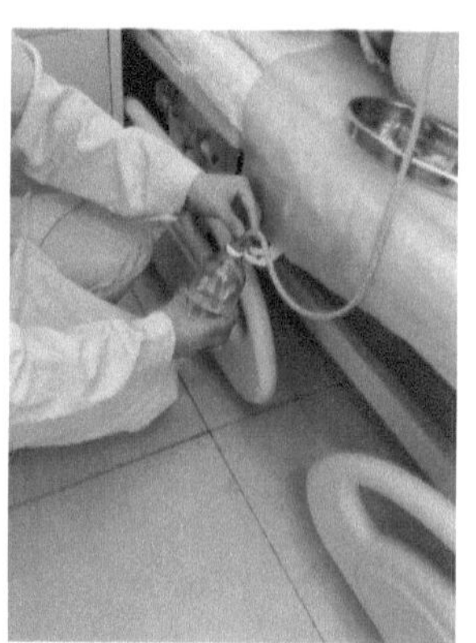

图 12-10　观察处理

(2) 注意事项

1) 注意遮挡,保护病人隐私。

2) 保留肛管一般不超过 20 分钟,防止长时间留置肛管,会降低括约肌的反应,甚至导致肛门括约肌永久性松弛。如有必要可间隔 2 ~ 3 小时后再重复插管排气。

【评价】

(1) 护患沟通有效,病人能配合操作,且对服务满意。

(2) 操作方法正确,达到目的,无并发症发生。

考点:肛管排气插入的长度及保留的时间

小结

排泄护理是广泛应用于临床的护理技术。机体在疾病和创伤时,排泄活动易出现异常,通过观察异常大小便的颜色、气味、性状等能了解病人的病情,对诊断治疗起着重要的作用。护士必须严格执行操作规程,掌握导尿术、留置导尿及各种灌肠的目的、操作方法、注意事项。熟练地进行排泄异常的护理,确保病人排尿、排便的正常进行。

自 测 题

A_1 型题

1. 尿液呈酱油色见于
   A. 阻塞性黄疸　B. 急性溶血
   C. 肝细胞性黄疸　D. 肾脏肿瘤
   E. 晚期丝虫病
2. 新鲜尿有氨臭味,见于
   A. 健康者　B. 膀胱炎
   C. 糖尿病　D. 有机磷农药中毒
   E. 肾病综合征
3. 多尿见于下列哪一种病人
   A. 发热　B. 休克
   C. 严重心肾疾病　D. 肝衰竭病人
   E. 糖尿病
4. 关于正常尿液的描述,下列哪项是错误的
   A. 每次尿量 200 ~ 400ml
   B. 24 小时尿量 1000 ~ 2000ml
   C. 尿液澄清透明

D. 比重在1.015~1.025

E. pH 5.5~7.5

5. 病人的尿液呈烂苹果味的疾病是

A. 肝昏迷　B. 有机磷农药中毒

C. 急性肾小球肾炎　D. 泌尿系统感染

E. 糖尿病酮症酸中毒

6. 尿频、尿急、尿痛常见于

A. 妊娠压迫　B. 膀胱结核

C. 情绪紧张　D. 尿道感染

E. 膀胱造瘘

7. 为解除非梗阻性尿潴留,用温水冲洗会阴部的目的是

A. 使病人感觉舒适

B. 分散注意力

C. 清洗会阴、防止尿路感染

D. 利用条件反射、促进排尿

E. 促进局部肌肉放松、利于排尿

8. 尿失禁常见的并发症有

A. 肾小球肾炎　B. 静脉血栓

C. 盆腔炎　D. 尿路感染

E. 肾结核

9. 膀胱肿瘤病人采用导尿术的目的是

A. 放出尿液,减轻痛苦

B. 取不受污染的尿标本做细菌培养

C. 测量膀胱容量

D. 检查残余尿

E. 进行膀胱腔内化疗

10. 为女病人导尿时,导尿管误入阴道时应立即

A. 拔出导尿管,重新插入

B. 更换导尿管,重新插入

C. 嘱病人休息片刻再插

D. 重新消毒外阴,更换导尿管插入

E. 重新更换导尿包后再插

11. 果酱样便可见于

A. 上消化道出血　B. 胆道阻塞

C. 细菌性痢疾　D. 阿米巴痢疾

E. 直肠息肉

12. 小量不保留灌肠所用"1、2、3"液的成分是

A. 50%硫酸镁30ml、甘油60ml、温开水90ml

B. 50%硫酸镁60ml、甘油90ml、温开水30ml

C. 50%硫酸镁60ml、甘油30ml、温开水90ml

D. 50%硫酸镁90ml、甘油60ml、温开水30ml

E. 50%硫酸镁30ml、甘油90ml、温开水60ml

A_2 型题

13. 李某,男性,45岁。因"下腹剧痛伴排尿困难"急诊入院,B超检查为尿道结石,值班护士判断可能是尿道梗阻引起的尿潴留,下列正确的处理方法是

A. 鼓励病人自行排尿

B. 注射利尿剂

C. 立即行导尿术

D. 立即与医生联系,给予对症处理

E. 热敷、按摩下腹部

14. 王某,女性,43岁。因脊髓损伤致尿失禁,给予留置导尿管7天,近日发现尿液浑浊,可采用的措施是

A. 及时拔除导尿管

B. 进行膀胱冲洗

C. 每天更换导尿管

D. 定时更换卧位

E. 定期消毒尿道口

15. 护士小张,为女病人导尿时,以下符合无菌操作原则的是

A. 先戴好无菌手套,再铺孔巾

B. 打开导尿包后,先用手将小药杯置于边角

C. 用物污染后应立即用乙醇棉球擦拭

D. 导尿管误入阴道,应拔出后重插

E. 留取前段尿液5ml左右做细菌培养

16. 章老汉,73岁。因前列腺肥大造成排尿困难,腹痛,尿潴留,已16小时未排尿。正确的护理是

A. 让病人坐起来排尿

B. 用温水冲洗会阴

C. 听流水声

D. 下腹部置热水袋

E. 行导尿术

17. 王阿姨,50岁。因尿路感染,医嘱做尿培养,病人神志清醒,一般情况好。留取尿标本的方法是

A. 嘱病人留晨起第一次尿

B. 留取中段尿

C. 行导尿术

D. 嘱病人随机留尿100ml

E. 收集12小时尿

18. 杨小妹,50岁,因"尿毒症"入院,病人精神委靡、食欲差,24小时尿量80ml,下腹部空虚无胀痛,请评估病人目前排尿的状况是

A. 尿潴留　B. 尿失禁

C. 少尿　D. 尿闭

E. 尿少

19. 张先生,男性,30岁,腰麻下行阑尾切除术后4小时,烦躁不安,生命体征正常,查体见:下腹部膨隆,叩诊浊音,首先考虑为

A. 腹腔内出血　B. 肠梗阻
C. 急性腹膜炎　D. 尿潴留
E. 急性胃扩张

20. 陈阿姨,58 岁,近日来出现咳嗽,打喷嚏时有不自主排尿现象,这种现象称为
A. 急迫性尿失禁　B. 压力性尿失禁
C. 充溢性尿失禁　D. 真性尿失禁
E. 假性尿失禁

21. 陈大姐,30 岁,于 23:00 顺利分娩一女婴,至次晨 7:00 未排尿,主诉下腹胀痛难忍,查体发现膀胱高度膨胀。对该产妇护理下列哪项不妥
A. 协助其坐起排尿
B. 让其听流水声
C. 用手轻轻按摩下腹部
D. 用 0.9% 氯化钠冲洗会阴
E. 施行导尿术

22. 林小姐,女性,20 岁,行阑尾切除术后 8 小时未排尿,主诉腹胀难受,下列护理措施哪项不妥
A. 协助病人坐起排尿
B. 用力按压膀胱区
C. 让其听流水声
D. 用温水冲洗会阴
E. 上述方法无效可考虑施行导尿术

23. 王奶奶,80 岁。膀胱高度膨胀至脐部。据医嘱给予导尿。正确的护理措施是
A. 备好用物携至床边开窗通风,保证操作环境干净无味
B. 插管时须用力,以便插入
C. 导尿管不慎插入阴道,应立即拔出,用乙醇棉球擦拭后,再插入
D. 见尿液留出后,再插入 1 ~ 2cm
E. 第一次放尿量约 2000ml

24. 裴女士,长期便秘,在为该病人进行健康指导中哪项不妥
A. 建立正常排便习惯
B. 选择富含纤维素的食物
C. 多使用缓泻剂
D. 适当增加运动量
E. 增加液体摄入量

25. 王丽,30 岁,诊断为伤寒,现体温正常。据医嘱给予大量不保留灌肠。正确的护理措施是
A. 准备灌肠溶液 800ml
B. 溶液温度为 37 ~ 39℃
C. 嘱病人取右侧卧位
D. 用小垫枕将臀部抬高 10cm
E. 液面距肛门不超过 30cm

26. 谢阿姨,58 岁,胃癌、胃大部切除术后 4 天未能排便,腹胀、腹部叩诊鼓音,正确的护理措施是
A. 保留灌肠
B. 大量不保留灌肠
C. 口服甘露醇溶液代替清洁灌肠
D. 小量不保留灌肠
E. 清洁灌肠

27. 王阿姨,50 岁。明日拟进行结肠 X 线摄片检查。正确的肠道准备方法是
A. 大量不保留灌肠　B. 小量不保留灌肠
C. 保留灌肠　D. 清洁灌肠
E. 肛管排气

28. 贾先生,阑尾切除术后,3 天未排气,腹部胀痛,遵医嘱给予肛管排气,下列操作不妥的是
A. 排气橡胶管要插入水瓶液面以下
B. 排气不畅时可按摩腹部以助排气
C. 肛管插入直肠 15 ~ 18cm
D. 帮助病人取侧卧或仰卧
E. 保留肛管 1 小时左右,以便充分排气

29. 李先生,45 岁,患慢性阿米巴痢疾,用 2% 小檗碱溶液灌肠,下列措施哪项是错误的
A. 灌肠前嘱病人先排便
B. 在晚间睡前灌入
C. 垫橡胶单和治疗巾于臀下
D. 肛管轻轻插入 10 ~ 15cm
E. 灌肠时病人取左侧卧位

30. 陈小姐,30 岁。子宫全切除术后第一日病人腹胀应选用
A. 肛管排气　B. 1、2、3 溶液灌肠
C. 肥皂水灌肠　D. 保留灌肠
E. 肥皂栓通便

31. 张女士,39 岁。因"子宫肌腺症"入院。拟 11 月 8 日行子宫次全切除术。11 月 7 日下午用 0.1% 肥皂水 800ml 给病人行大量不保留灌肠做术前肠道准备,灌肠后护士在体温单相应的栏目内记录 $1^2/E$ 此记录方式表示
A. 灌肠后排便 1 次,自行排便 2 次
B. 灌肠后排便一天 2 次
C. 灌肠后排便 2 天 1 次
D. 2 次灌肠后排便 1 次
E. 自行排便 1 次,灌肠后又排便 2 次

32. 张某,男性,20 岁,持续高热和腹泻 8 天,大便每天 5 ~ 6 次,偶尔有黏液,右下腹隐痛,伴食欲差、恶心、呕吐。确诊为伤寒,遵医嘱为病人灌肠时的液

量及液面距肛门的距离分别是
A. 1000ml,不超过30cm
B. 1000ml,不超过60cm
C. 500ml以内,不超过30cm
D. 500ml以内,不超过60cm
E. 500ml,不超过40cm

33. 陈老师,47岁,肝昏迷,为病人灌肠时禁用肥皂水,因肥皂水灌肠可导致
A. 氨的产生和吸收增加
B. 电解质平衡失调
C. 腹痛
D. 腹泻
E. 对肠道刺激性增强

34. 张先生,60岁。患失眠症,遵医嘱给予10%水合氯醛20ml,9pm做保留灌肠。正确的操作是
A. 灌肠时嘱病人取右侧卧位
B. 液面与肛门距离35~40cm
C. 灌肠液的温度为28℃
D. 用小垫枕将臀部垫高10cm
E. 将肛管插入直肠7~10cm

35. 李师傅,45岁,车祸导致高位截瘫合并尿潴留,需长期留置导尿。护理此病人时,哪一项是错的
A. 每日定时倒尿液,倒尿时引流管不可高于耻骨联合
B. 每周更换集尿袋1次
C. 每周更换导尿管1次
D. 保持尿道口清洁,防止感染
E. 鼓励病人多饮水

36. 吴先生,57岁,因"直肠癌"入院,遵医嘱做术前肠道准备,灌肠过程中病人出现面色苍白,出冷汗,心慌气促,此时护士正确的处理方式是
A. 停止灌肠　　B. 提高灌肠袋高度
C. 嘱病人张口呼吸　D. 挤捏肛管
E. 移动肛管

37. 孙记者,37岁,出现肠胀气,护士为其肛管排气后肠胀气缓解不明显,再次进行排气时应间隔
A. 20~30分钟　　B. 30~40分钟
C. 40~50分钟　　D. 1~2小时
E. 2~3小时

38. 章文,30岁,患胆囊结石、胆管炎。皮肤黄染、尿液含胆红素。尿液的颜色应该为
A. 淡黄色　　B. 红色
C. 乳白色　　D. 酱油色
E. 黄褐色

39. 王阿姨,40岁,上午拟行子宫切除术,术前需留置导尿,护士导尿操作中应为病人安置的体位是
A. 去枕平卧位　　B. 头高足低位
C. 侧卧位　　D. 屈膝仰卧位
E. 截石位

40. 李阳,21岁,因颈椎骨折脊髓损伤瘫痪而尿失禁,留置导尿后,引流通畅,但近日尿颜色变黄、浑浊,有沉淀,护理时应注意
A. 注意观察尿量并记录
B. 经常清洗尿道口
C. 嘱病人多饮水并行膀胱冲洗
D. 及时更换导尿管
E. 协助病人更换体位

A_3 型题

(41~45题共用题干)

高某,男性,73岁,尿频且排尿不畅多年,近2日未排尿,主诉下腹部胀痛。查体:见耻骨上膨隆,扪及囊样包块,叩诊浊音,病人有尿潴留,遵医嘱行留置导尿。

41. 为病人插导尿管错误的是
A. 消毒时每个棉球只用一次
B. 插管动作应轻慢
C. 注意尿道的两个狭窄部分
D. 如插入困难,可稍停片刻,嘱病人深呼吸放松
E. 操作前做好护患沟通,注意保护病人的隐私

42. 插导尿管时,提起阴茎与腹壁呈60°角是使
A. 耻骨前弯扩大　　B. 耻骨下弯扩大
C. 耻骨前弯消失　　D. 耻骨下弯消失
E. 尿道膜部扩张

43. 导尿管插入的深度为
A. 6~8cm 见尿液流出再插入1cm
B. 8~10cm 见尿液流出再插入2cm
C. 10~14cm 见尿液流出再插入1cm
D. 15~19cm 见尿液流出再插入3cm
E. 20~22cm 见尿液流出再插入2cm

44. 病人留置导尿期间,护理人员应注意
A. 每日更换导尿管一次
B. 每周更换集尿袋一次
C. 尿管脱落后应立即插入尿道内
D. 集尿袋和引流管应低于耻骨联合
E. 每日用乙醇棉球擦拭尿道口1~2次

45. 为预防病人发生尿路感染,下列护理措施正确的一项是
A. 遵医嘱进行膀胱冲洗
B. 每天更换导尿管
C. 持续放尿

D. 定时挤压集尿袋以防引流不畅

E. 按医嘱正确使用抗生素

（46、47 题共用题干）

郑辉，男性，52 岁，膀胱高度膨隆又极度衰弱，顺利实施导尿术。

46. 护士为病人第一次放尿应不超过

A. 500ml　　B. 600ml

C. 800ml　　D. 900ml

E. 1000ml

47. 首次放尿过多可导致血尿，其原因是

A. 操作过程中损伤尿道内口

B. 尿道黏膜损伤

C. 腹压急剧下降，导致大量血液滞留于腹腔血管内

D. 操作中损伤输尿管

E. 膀胱内压力突然降低，导致膀胱黏膜急剧充血

（48、49 题共用题干）

孙先生，56 岁。患胃癌入院，术前遵医嘱行清洁灌肠。

48. 灌肠时，病人采取的体位是

A. 仰卧位　　B. 俯卧位

C. 头高足低位　　D. 左侧卧位

E. 右侧卧位

49. 灌肠结束后，护士应嘱病人尽量保留灌肠溶液多久后再排便

A. 20～30 分钟　　B. 15～20 分钟

C. 10～15 分钟　　D. 5～10 分钟

E. 灌肠后立即排便

（丁殿波）

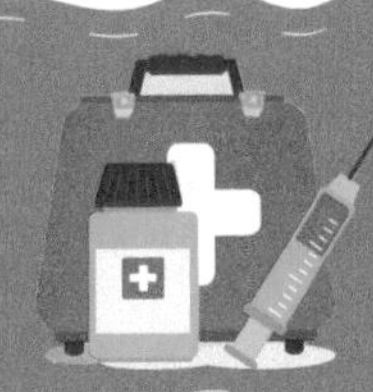

第13章 给药技术

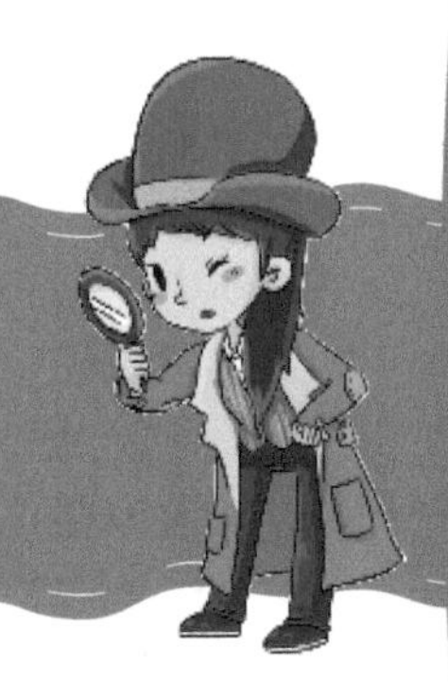

药物疗法是临床最常用的一种治疗手段,其目的包括治疗疾病、减轻不适、协助诊断、维持正常生理功能、预防疾病及促进健康。护士是药物疗法的直接执行者,又是病人用药安全的监护者。为保证病人准确、安全、有效的用药,护士必须了解用药的基本知识、熟练掌握正确的给药技术,指导病人安全用药,并观察用药后的疗效与反应。

第1节 给药的基本知识

情境案例13-1

病人何某,男性,43岁,雨淋后受凉,因"咽喉疼痛、异物感,声嘶、咳嗽"就诊。诊断为急性咽炎。医嘱:0.9%氯化钠溶液+庆大霉素8万U+地塞米松5mg氧气雾化吸入。护士如何为病人进行氧气雾化吸入?在操作中如何指导病人进行配合?

一、药物的种类、领取和保管

(一)药物的种类

1. 内服药　分为固体剂型和液体剂型,其中固体剂型有片剂、胶囊、丸剂、散剂等。液体剂型有溶液、合剂、酊剂。

2. 注射药　有水剂、粉剂、油剂、结晶、混悬液等。

3. 外用药　有溶液、软膏、滴剂、酊剂、粉剂、栓剂、洗剂、搽剂、涂膜剂等。

4. 新型制剂　有胰岛素泵、植入慢溶片、粘帖敷片等。

(二)药物的领取

1. 口服药　由中心药房专人负责查对配药、核对,病区护士负责核对领回后,再次进行核对,无误后发药。

2. 注射药、抢救药、临时医嘱的口服药　由病区护士专人负责。病区内应备有一定基数的常用药物,根据消耗量填写领药单,定期到药房领取补充。

3. 贵重药和特殊药　病人使用的贵重药、特殊药物,由医生开具处方,护士凭处方领取,方可给病人使用。

4. 剧毒药、麻醉药　病区内配备一定基数的剧毒药、麻醉药,使用后凭医生红色处方和空安瓿领取补充。

(三)药物的保管原则

1. 药柜放置　药柜应放在通风、干燥、光线明亮处,但避免阳光直射,保持整洁,专人负责,定期检查药品质量,以确保安全。

2. 分类保管　柜内所有药物应按注射、内服、外用、剧毒等分类放置,注意药物的有效期、顺序排列、计划使用以免浪费。贵重药和特殊药应加锁保管,对于剧毒药、麻醉药管理要实行"五专",即专人负责、专柜加锁、专用账册、专用处方、专册登记进行保管,并列入交班内容。

3. 标签明显　药瓶应有明显的标签，标签上的药名字迹要清晰，应用中、外文对照书写，并标明浓度和剂量。一般内服药用蓝色边标签，外用药用红色边标签，剧毒药、麻醉药用黑色边标签，凡没有标签或标签模糊的药品均不可使用。

4. 质量保证　药物使用前要按规定进行检查药品的质量和有效期，如药物发生混浊、沉淀、发霉、变色、异味、潮解、超过有效期等情况，均不可使用。

5. 妥善保存

(1) 根据药物不同性质妥善保管：①对容易被热破坏的药物，须放2～10℃的冰箱内冷藏，如各种疫苗、免疫球蛋白、抗毒血清等生物制品。②对容易挥发、潮解、风化的药物，须装瓶并盖紧瓶盖，如糖衣片、酵母片、乙醇等。③对易氧化和遇光变质类药物，口服药应装有色瓶中盖紧，放阴凉处，如氨茶碱、维生素C等；针剂类药的盒内用墨纸遮盖，如氢化可的松、盐酸肾上腺素等。④对容易燃烧的药品，应远离明火保存，以防意外，如乙醇、乙醚等。

(2) 病人专用药物：应单独存放，并注明床号、姓名，不能借他人使用。

考点：药物的保管原则

二、给药原则

(一) 根据医嘱给药

护士在用药前必须查对医嘱，严格按照医嘱执行。对有疑问的医嘱，须向医生了解清楚后方可给药，切不可机械地执行医嘱。一般情况下，护士只执行书面医嘱，且由医生签名后方能生效执行。紧急情况下，护士可执行口头医嘱，但医生在6小时内补写医嘱内容并由医生签名。

(二) 严格执行查对制度

1. "三查"　操作前、操作中、操作后查(查"八对"内容)。

2. "八对"　床号、姓名、药名、浓度、剂量、用法、有效期、时间。

3. "一注意"　用药后反应。

(三) 正确安全给药

1. 准确给药　护士在给药操作过程中做到"五准确"即准确的病人、准确的药物、准确的剂量、准确的方法、准确的时间。

2. 及时给药　根据药效学及药动学的原理，护士应科学合理地安排给药时间，避免药品久置引起污染和药效降低。

3. 防止过敏反应　对易发生过敏反应的药物，使用前要了解用药史、过敏史、家族史，按要求做过敏试验，结果阴性方可使用。

4. 注意配伍禁忌　两种或两种以上药品配伍使用时，应注意有无配伍禁忌。

(四) 观察用药反应

注意观察药物的疗效及不良反应，对易引起过敏及毒性不良反应较大的药物，更应加强用药前的询问和用药后的观察，必要时做好记录。

考点："三查"、"八对"

三、给药途径

给药途径应根据药物的性质、剂型、病变部位、组织对药物的吸收、病人的病情等情况而定。不同的给药途径可以影响药物吸收的速度。常用的给药途径有：口服、舌下含化、注射(皮内、皮下、肌内、静脉)、吸入、直肠给药、外敷等。

机体对药物吸收速度由快至慢顺序为：静脉注射>吸入>舌下含化>肌内注射>皮下注射>直肠给药>口服>外敷。

四、给药的时间及时间间隔

为了维持血液中有效药物浓度，保证药物的有效和无毒，发挥最大药效，根据药物的半衰期确定给药次数与间隔时间，同时要兼顾药物的特性和人体的生理节奏。例如，磺胺嘧啶半衰期为13小时，每日给药2次。医院常用给药时间缩写与时间安排见表13-1，外文缩写及中文译意见表13-2。

表13-1 给药时间缩写与时间安排

给药时间缩写	给药时间安排	给药时间缩写	给药时间安排
qm	6:00	q2h	6:00,8:00,10:00,12:00,14:00,16:00...
qd	8:00	q3h	9:00,12:00,15:00,18:00...
bid	8:00,16:00	q4h	8:00,12:00,16:00,20:00...
tid	8:00,12:00,16:00	q6h	8:00,14:00,20:00,2:00
qid	8:00,12:00,16:00,20:00	qn	20:00

表13-2 医院常用的外文缩写及中文译意

外文缩写	中文译意	外文缩写	中文译意
qd	每日1次	qod	隔日1次
bid	每日2次	biw	每周2次
tid	每日3次	qm	每晨1次
qid	每日4次	qn	每晚1次
q1h	每1小时一次	am	上午
q2h	每2小时一次	pm	下午
q3h	每3小时一次	st	立即
q4h	每4小时一次	DC	停止
q6h	每6小时一次	prn	需要时(长期)
hs	临睡前	sos	需要时(临时)
ac	饭前	aa	各
pc	饭后	ID	皮内注射
12n	中午12点	H	皮下注射
12mn	午夜12点	IM或im	肌内注射
gtt	滴	IV或iv	静脉注射

考点：医院常用的外文缩写及中文译意，给药时间缩写与时间安排

第2节 口服给药法

口服给药法是指药物经病人口服后，经胃肠道黏膜吸收进入血液循环，从而发挥局部和全身的作用，此法为最常用、方便及较安全的用药法。但口服给药吸收较慢，药物产生疗效的时间较长，不适用于急救、意识不清、呕吐不止、禁食病人。

【目的】

药物经胃肠道吸收而产生疗效，达到减轻症状、协助诊断、预防、治疗疾病的作用。

【评估】

(1) 病人的年龄、体重、病情、用药史和过敏史，治疗情况，肝肾功能情况。

(2) 病人的意识状态、遵医行为、心理反应及合作程度。

(3) 病人有无吞咽困难、呕吐,有无口腔、食道疾患。

【准备】

(1) 工作人员准备:着装整洁、洗手、戴口罩。

(2) 病人准备:明确用药目的、作用及不良反应,能配合口服用药。

(3) 用物准备

1) 治疗车上层:服药本、小药卡、药盘、包药纸、药杯、药匙、量杯、滴管、研钵、纱布、吸水管、治疗巾、水壶(内盛温开水)等。

2) 治疗车下层:医用垃圾桶、生活垃圾桶、消毒浸泡桶。

3) 常用药物。

(4) 环境准备:安静、整洁,光线明亮。

【实施】

(1) 操作步骤见表 13-3。

表 13-3 口服给药法

操作流程	操作要点
备物核对	核对医嘱、服药本、小药卡,按床号顺序将小药卡插入药盘内,放好药杯
配药摆药	根据服药本上床号、姓名、药名、浓度、剂量、用法、有效期、时间进行配药 固体药:用药匙取出所需药量,放入杯中(图 13-1) 液体药:先摇匀药液,用量杯量取。一手拇指置于所需刻度上并使之与护士视线平齐,另一手持药瓶,瓶签向上,倒出所需药液(图 13-2) 油剂或不足 1ml 液体:按滴计算药液,可先加入少量冷开水,再用滴管吸取药液(1ml 以 15 滴计算)(图 13-3)
配药完毕	再次核对医嘱、服药本、小药卡无误,盖上治疗巾。整理、清洁药柜及用物洗手
发药前	再次与另一护士核对药物(图 13-4)
发药准备	洗手,携带服药本、发药盘、水壶(内盛温开水)等,至病人床旁
核对解释	按序发药,核对床号、姓名、药名、浓度、剂量、用法、有效期、时间,确认无误后再发药,并给予用物指导
协助服药	协助病人取舒适体位及服药。对危重病人应喂服;对鼻饲病人给药时,应将药物研碎溶解后由胃管注入;对服特殊药,如麻醉药、催眠药、抗肿瘤药等,确认病人服后方可离开。发药后再次核对,收回药杯,取舒适卧位休息
整理记录	病人服药后,收回药杯放入消毒液浸泡,集中冲净擦干、消毒备用,油类药杯先去油污再做上述处理;一次性药杯用后消毒后做毁型处理;洗手,记录

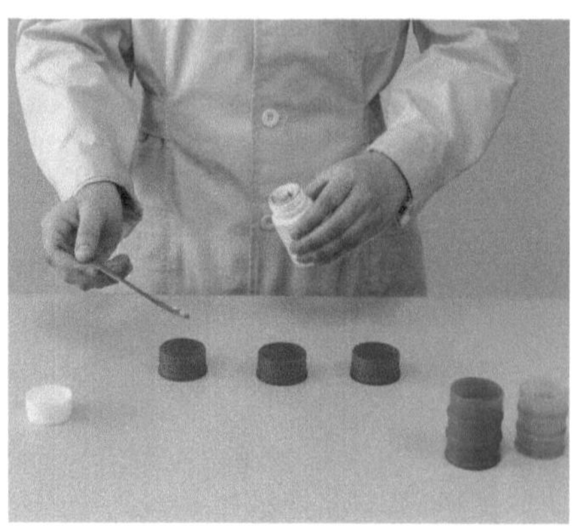

图 13-1 取片剂药物法

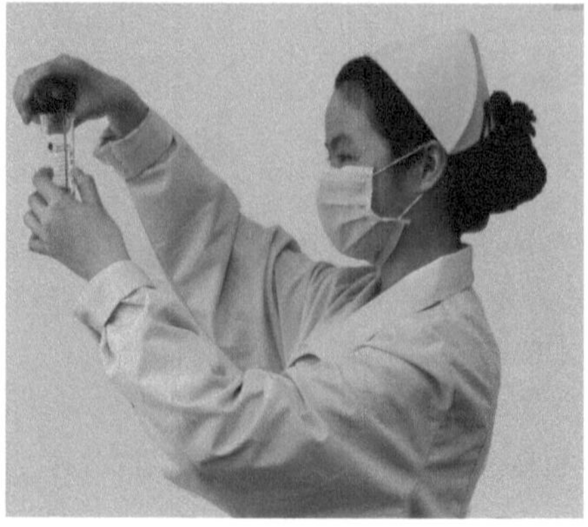

图 13-2 取水溶液法

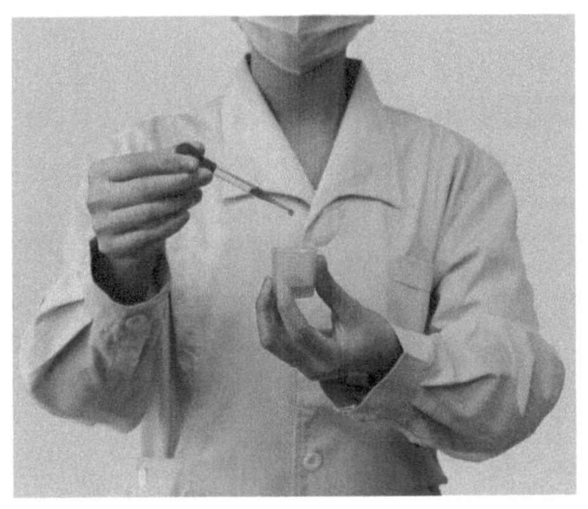

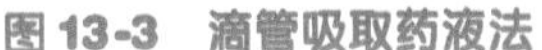
图13-3　滴管吸取药液法

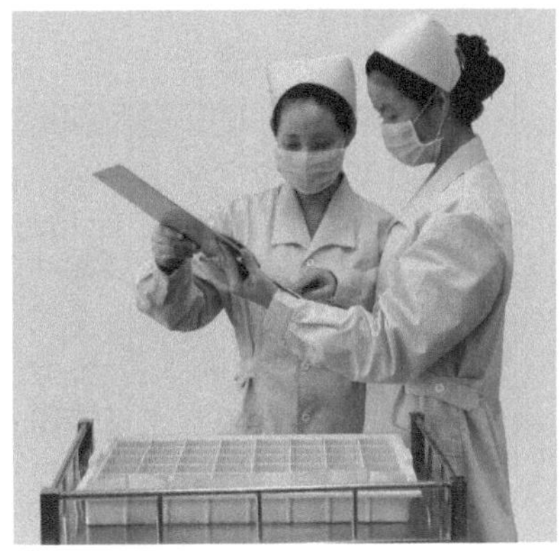

图13-4　护士核对药物

(2) 注意事项

1) 严格执行查对制度,防止差错事故的发生,保证病人用药安全。

2) 发药前了解病人的有关情况,凡因特殊检查或手术须禁食者,暂不发药,并做好交班;沟通障碍的病人,如病人听力或语言不通,发药护士除进行药物查对外,必须确认病人,采用非语言沟通技巧帮助病人服药。

3) 发药时如病人提出疑问时,应耐心听取,重新核对,确认无误后给予解释,再给病人服下。

4) 发药后随时观察服药效果及不良反应,若发现异常,应及时和医生联系,酌情处理。

考点:口服给药注意事项

(3) 用药指导

1) 一般药物用药指导:

A. 需吞服的药物用温开水送服,不宜用茶水。

B. 缓释片、肠溶片、胶囊吞服时不可嚼碎。

C. 舌下含片应放在舌下或两颊黏膜与牙齿之间待其溶化。

2) 特殊药物用药指导:

A. 抗生素及磺胺类药物需在血液内保持有效浓度,应准时服药。

B. 健胃及刺激食欲的药物宜饭前服,因其刺激舌味觉感受器,使胃液大量分泌,可以增进食欲。助消化药及对胃黏膜有刺激的药物宜饭后服,以便使药物和食物均匀混合,有助于消化或减少对胃壁的刺激。

C. 服强心苷类药物前应先测脉率(心率)及脉律(心律),如脉率低于60次/分或心律异常,应停服并报告医生。

D. 止咳糖浆对呼吸道黏膜有安抚作用,口服时勿稀释,服后不宜立即饮水,以免冲淡药液,降低疗效。若同时服用多种药物,应最后服用止咳糖浆。

E. 某些磺胺类药和退热药,服后宜多饮水,前者由肾脏排出,尿少时易析出结晶,使肾小管堵塞;后者起发汗降温作用,多饮水以增加尿量。

F. 对牙齿有腐蚀作用和使牙齿染色的药物,如酸剂、铁剂,服用时应避免与牙齿接触,可用吸水管吸入药液,服药后及时漱口。服用铁剂药物时忌饮茶,以免影响铁剂的吸收。

G. 对特殊用药,如麻醉药、催眠药、抗肿瘤药,待病人服下后,方可离开。

考点:口服给药用药指导

【评价】

(1) 病人理解服药的目的,主动配合。

(2) 病人感觉舒适,达到治疗目的。

(3) 护患有效沟通,病人满意。

护考链接

1. 不符合取药操作要求的是 A. 取固体药用药匙 B. 油剂药液滴入杯中后加入适量凉开水 C. 取水剂药液前将药液摇匀 D. 药液不足1ml,用滴管吸 E. 病人个人专用药不可互相借用

解析:油剂或不足1ml按滴计算的药液,可先加入少量温开水,再用滴管吸取药液(1ml以15滴计算)。故答案选B。

2. 指导病人服药,错误的方法是 A. 助消化药饭前服 B. 服酸类药物需用吸水管吸入 C. 服止咳糖浆后不宜饮水 D. 服铁剂忌饮茶 E. 对胃有刺激的药物饭后服

解析:助消化药、对胃黏膜有刺激性的药物应在饭后服;刺激食欲的健胃药应在饭前服。故答案选A。

3. 发口服药不符合要求的是 A. 根据医嘱给药 B. 做好心理护理 C. 危重病人要喂服 D. 病人提出疑问须重新核对 E. 鼻饲病人暂缓发药

解析:鼻饲者,应将药物研碎,用水溶解后,用注射器从胃管内注入,然后再注入温开水冲净。故答案选E。

第3节 雾化吸入法

雾化吸入法是利用雾化装置将药液吹散成细微的气雾喷出,经口或鼻吸入,以达到湿化呼吸道黏膜、祛痰、解痉、抗炎等目的。常用的雾化吸入方法有超声波雾化吸入法、氧气雾化法吸入法。

一、目 的

1. 控制呼吸道感染 消除炎症,减轻呼吸道黏膜水肿,稀释痰液,帮助祛痰。常用于咽喉炎、支气管扩张、肺炎等病人。
2. 预防呼吸道感染 常用于胸部手术前后的病人。
3. 湿化呼吸道 配合人工呼吸器,气管切开术后使呼吸道湿化。
4. 改善通气功能 解除支气管痉挛,保持呼吸道通畅。常用于支气管哮喘病人。
5. 治疗肺癌 间歇吸入抗癌药物,起到治疗作用。

考点:雾化吸入疗法目的

二、常用药物

1. 抗生素 常用庆大霉素、卡那霉素,可控制呼吸道感染,消除炎症。
2. 祛痰药 常用α-糜蛋白酶、易咳净(痰易净),稀释痰液,帮助祛痰。
3. 平喘药 常用氨茶碱、舒喘灵,可使支气管扩张,解除支气管痉挛。
4. 糖皮质激素 常用地塞米松与抗生素同用,增加抗炎效果,减轻呼吸道黏膜水肿。

考点:雾化吸入法常用药物

三、常用方法

(一) 超声波雾化吸入法

超声波雾化吸入法是利用超声波声能,将药液变成细微的气雾,由呼吸道吸入,以达到改善呼吸通气功能和防治呼吸道疾病的方法。

1. 基本结构 超声波雾化吸入器(图13-5)由超声波发生器、水槽、晶体换能器、雾化罐、透声膜、螺纹管和口含嘴或面罩组成。

2. 作用原理 超声波发生器通电后输出高频电能,使水槽底部晶体换能器发生超声波声能,声能

透过雾化罐底部的透声膜，作用于罐内的液体，破坏药液的表面张力，成为微细雾滴喷出，通过导气管随病人深吸气进入呼吸道。

3. 作用特点 雾量大小可以调节，雾滴小而均匀(直径5μm以下)。药液随着深而慢的吸入散布到终末气管和肺泡。因雾化器电子部分产热，能对雾化液轻度加温，病人感觉气雾温暖舒适。

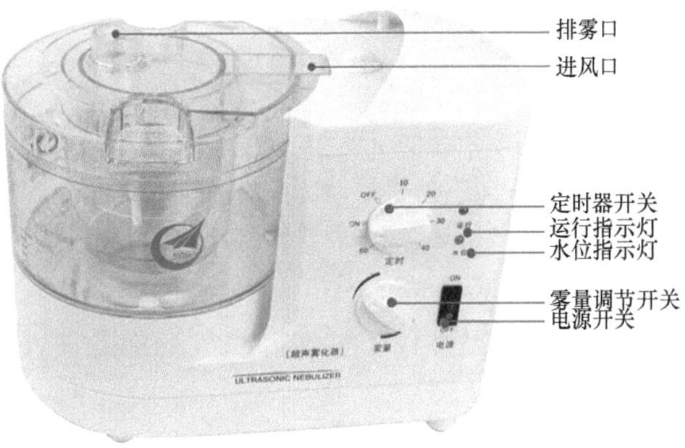

图13-5 超声波雾化吸入器

【评估】

(1) 病人的病情、呼吸系统功能状况。

(2) 病人面部、口腔黏膜及呼吸道情况。

(3) 病人的意识状态、自理能力。

(4) 病人的心理反应及合作程度。

【准备】

(1) 工作人员准备：着装整洁、洗手、戴口罩。

(2) 病人准备：明确治疗目的、配合方法。配合取坐位、半坐卧位或侧卧位。

(3) 用物准备：超声雾化吸入器一套、治疗盘内放药液、0.9%氯化钠溶液、冷蒸馏水、水温计、50ml注射器、纸巾、弯盘等。

(4) 环境准备：环境安静、整洁，温湿度适宜。

【实施】

(1) 操作步骤见表13-4。

表13-4 超声波雾化吸入法

操作流程	操作要点
连接装置	检查超声波雾化吸入器确保设备功能正常，主机与各附件连接
水槽加水	在水槽内加入冷蒸馏水，要求浸没雾化罐底部的透声膜
罐内加药	将药液用0.9%氯化钠溶液稀释至30～50ml，加入雾化罐内，盖紧水槽盖
核对解释	携用物至病人床旁，核对床号、姓名，解释目的，协助病人取舒适卧位
通电开机	打开电源开关，指示灯亮后，预热3～5分钟
设定时间	根据需要调节的雾量，定时，一般15～20分钟
调节雾量	调节雾量开关(大档雾量3ml/min、中档雾量2ml/min、小档雾量1ml/min)
雾化吸入	当气雾喷出时，将口含嘴或面罩放入病人口中，嘱病人做深呼吸
治疗完毕	取下口含嘴或面罩，协助病人擦干面部，取舒适卧位。先关雾化开关，再关电源开关，以防损坏电子管
整理用物	放出水槽内余水并擦干，清洁和消毒口含嘴或面罩、雾化罐、螺纹管
洗手记录	洗手、记录雾化时间和雾化效果

(2) 注意事项

1) 治疗前检查机器各部件，有无松动、脱落等异常情况，确保性能良好，连接正确。

2) 水槽底部晶体换能器和雾化罐底部的透声膜薄而脆，易破碎，放置时动作要轻，以免损坏。

3) 水槽和雾化罐内切忌加温水或开水，连续使用时应间隔30分钟，使用时注意测量水温，超出50℃时或水量不足，应关机换冷蒸馏水。

4) 治疗过程中需加药液时，不必关机，直接从盖上小孔内添加药液即可；若要加水入水槽，必须关机操作。

考点:超声波雾化吸入的操作方法

【评价】

(1) 病人理解治疗的目的,主动配合。

(2) 护士操作正确,机器性能良好。

(3) 护患有效沟通,病人需要得到满足。

(二) 氧气雾化吸入法

氧气雾化吸入法是利用高速的氧气气流,使药液形成雾状,随吸气进入病人呼吸道而产生疗效。

【评估】

同超声波雾化吸入法。

【准备】

(1) 工作人员准备:着装整洁、洗手、戴口罩。

(2) 病人准备:明确治疗目的、配合方法。

(3) 用物准备:氧气雾化吸入器1个、供氧气装置一套(湿化瓶内不盛水)、药液、0.9%氯化钠溶液、5ml注射器、纸巾、弯盘等。

(4) 环境准备:环境安静、整洁,温湿度适宜。

【实施】

(1) 操作步骤见表13-5。

表13-5 氧气雾化吸入法

操作流程	操作要点
检查装置	检查氧气雾化吸入器、氧气装置是否完好
配药	将药液用0.9%氯化钠溶液稀释至5ml注入雾化器内,盖紧
核对解释	携用物至病人旁,核对床号、姓名,解释目的,协助病人取舒适卧位
连接氧气	将雾化器的进口与氧气装置的输出口连接,调节氧流量6~8L/min,检查各部件是否紧密,有无漏气
雾化吸入	嘱病人手持雾化器,将口含嘴放入病人口中,紧闭嘴唇深吸气,用鼻呼气,如此反复,直至将药液吸完为止(图13-6)
治疗完毕	取出雾化器,关闭氧气开关,协助病人擦干面部,取舒适卧位
清理用物	整理用物,冲洗雾化器,并浸泡消毒(一次性吸入器按规定处理)
洗手记录	洗手、记录雾化时间和雾化效果

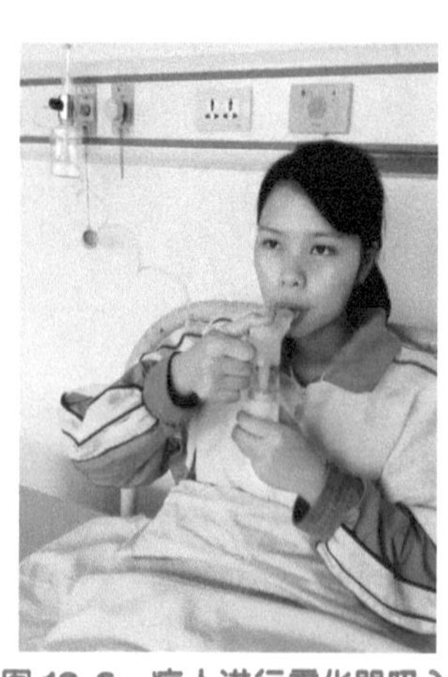

图13-6 病人进行雾化器吸入

(2) 注意事项

1) 使用前检查雾化器、氧气装置是否漏气,严禁接触烟火和易燃物品,以确保用氧安全。

2) 氧气湿化瓶内不能放水,以防液体进入雾化器影响药液浓度,降低疗效。

3) 雾化吸入时,指导病人做呼吸动作,以防药液丢失,保证疗效。

【评价】

(1) 病人理解治疗的目的,主动配合。

(2) 护士操作正确,用氧安全。

(3) 护患有效沟通,病人需要等到满足。

情境案例 13-1 护患沟通

操作前解释：

(1)"您好！请问您叫什么名字？"("您是×床，何××，对吗？")

(2)"因为您痰液比较黏稠，难以咳出，现按医嘱给您进行氧气雾化吸入，协助您将痰液排出。"

操作中指导：

(1)"我协助您取半坐卧位好吗？请您张口含住喷嘴，用口吸气，要深吸气，呼气时用鼻呼气。对！您做得很好。您感觉怎样？治疗时间大概需要15分钟，直至药液吸完为止。"

(2)"我已按要求调节好气雾量，请您不要自己随意去调节。"

(3)"请您告诉家人严禁在这里点火吸烟，以确保氧气的安全。"

(4)"在雾化过程中，如果有不适，请按呼叫器通知我们。我也会经常巡视病房查看吸入情况的。谢谢(您的配合)。"

操作后指导：

(1)"您好，治疗时间到了，雾化吸入已完毕，我帮您取出喷嘴、擦干面部，您现在感觉舒服一些吗？"

(2)"请您坐直身体，我帮您轻拍下背部。雾化吸入后，痰液被稀释，通过拍背使黏附在气管的痰液脱落，您容易咳出来。好了，您感觉有不舒服吗？我协助您躺好。"

(3)"如您感觉不适或需要帮助，请您按床旁呼叫器。您好好休息。"

情境案例 13-1 问题分析

(1) 护士为病人进行氧气雾化吸入时，应正确熟练进行操作，注意用氧安全。

(2) 病人在雾化吸入时，护士应注意指导病人配合：指导病人做深吸气动作，吸入时，含紧喷嘴，用口深吸气，呼气时用鼻呼气，可使药液随深吸气到达细支气管和肺泡。同时，氧气是易燃易爆气体，严禁接触烟火和易燃物品，以确保安全有效的治疗。

护考链接

1. 为病人稀释痰液做雾化吸入，药物首选 A. α-糜蛋白酶 B. 卡那霉素 C. 地塞米松 D. 氨茶碱 E. 舒喘灵

解析：祛痰药常用α-糜蛋白酶、易咳净(痰易净)，稀释痰液帮助祛痰。故选答案A。

2. 超声波雾化吸入治疗结束后，先关雾化开关再关电源开关，是防止损坏 A. 电晶片 B. 透声膜 C. 雾化罐 D. 晶体管 E. 电子管

解析：根据超声波雾化器构造。故答案选E。

第4节 注射法

情境案例 13-2

病人王某，女性，38岁。因"慢性肾功能不全"入院治疗。半小时前出现进餐后恶心、呕吐。查体：T 37°C，P 86次/分，R 20次/分，BP 100/70mmHg。医嘱：胃复安注射液10mg，肌内注射。护士如何给病人进行肌内注射？在注射时护士应如何进行准确定位？

注射法是将一定量的无菌药液或生物制剂用无菌注射器注入体内，达到预防、诊断、治疗疾病目的的一种给药方法。

注射给药的优点是药物吸收快、血药浓度迅速升高，适用于需要药物迅速发挥作用或因各种原因不宜口服给药的病人。但注射给药会造成病人一定程度的组织损伤，引起疼痛，产生感染等潜在并发症。在临床上常用的注射法有：皮内注射、皮下注射、肌内注射、静脉注射。

一、注射原则

(一) 严格遵守无菌操作原则

1. 操作环境清洁,光线适宜,符合无菌操作要求。

2. 注射前护士须剪指甲、洗手、戴口罩,保持衣帽整洁。

3. 注射器空筒活塞、针梗及针尖须注意保持无菌。

4. 注射部位皮肤按要求进行消毒,用无菌棉签蘸取2%碘酊,以注射点为中心,由内向外呈螺旋式涂擦,直径应在5cm以上,待干后用75%乙醇以同法脱碘1~2次,擦净残余碘,范围略大于碘酊的消毒范围,待乙醇挥发后方可注射;或用安尔碘或0.5%聚维酮碘以同样方法消毒2次,无需脱碘(静脉注射时,可用75%乙醇脱碘以清晰显示静脉)。

(二) 严格执行查对制度

1. 严格执行“三查”、“八对”,确保用药安全。

2. 严格检查药液质量,如发现药物混浊、沉淀、变质、变色、过期或安瓿有裂痕等现象,均不可使用。

3. 同时注射多种药物,应注意有无配伍禁忌。

(三) 严格执行消毒隔离制度

1. 注射时做到一人一套用物,包括注射器、针头、止血带、小垫枕,治疗巾,避免交叉感染。

2. 所有物品须按消毒隔离制度进行处理。

3. 一次性物品应按规定进行处理,不可随意丢弃。

(四) 选择合格的注射器和针头

1. 根据药液剂量、黏稠度和刺激性的强弱选择注射器和针头。

2. 注射器应完整无损,无漏气;针头应锐利、无钩、无弯曲、型号合适;注射器和针头衔接紧密。一次性注射器包装密封无破损,在有效期内。

(五) 选择合适的注射部位

1. 注射部位应避开神经和血管,不能在有炎症、化脓感染、瘢痕、硬结及患皮肤病处进针。

2. 需长期注射的病人,应有计划地更换注射部位。

(六) 注射药物应现用现配

注射药物应按规定时间内临时抽取,现用现配,及时注射,以防药物效价降低或被污染。

(七) 注射前排尽空气

注射前须排尽注射器内空气,尤其是动、静脉注射,防止空气进入血管形成空气栓塞。排气时应防止浪费药液。

(八) 进针后检查回血

进针后,注射药液前,应抽动注射器活塞,检查有无回血。静脉注射必须见到回血才能推注药液;皮下、肌内注射无回血方可注入药液。如有回血,须拔出针头更换部位重新进针。

(九) 应用无痛注射技术

1. 解除病人思想顾虑,分散其注意力。

2. 指导并协助病人取合适的体位,使注射部位肌肉放松,易于进针。

3. 注射时做到“两快、一慢”,即进针快、拔针快、推药速度慢且速度均匀。

4. 注射刺激性较强的药物,应选择较粗、长的针头,并且需深部注射。

5. 多种药物同时注射时,应先注射无刺激性或刺激性弱的药物,再注射刺激性强的药物,并注意药物配伍禁忌。

考点：注射原则

二、注射用物

（一）基础注射盘

常规放置下列物品。

1. 皮肤消毒液 常用2%碘酊和70%～75%乙醇或0.5%聚维酮碘。

2. 无菌持物镊 浸泡于消毒液内或放于灭菌后的干燥容器中。

3. 其他物品 无菌治疗巾、无菌纱布、无菌棉签、砂轮、启瓶器、弯盘等，静脉注射时另加止血带、小垫枕。

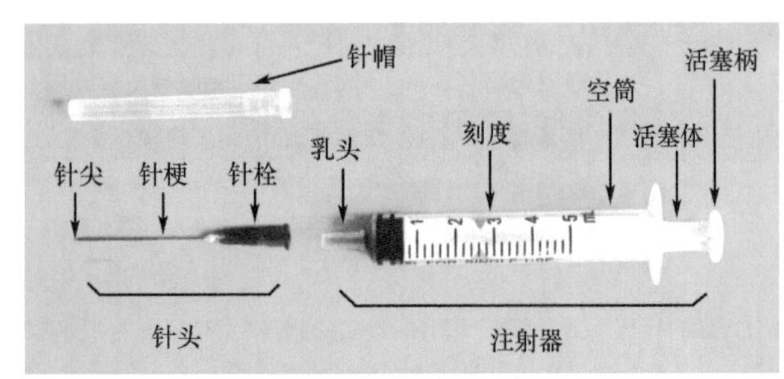

图13-7 注射器和针头的构造

（二）注射器和针头

1. 注射器和针头的构造（图13-7） 注射器由乳头、空筒和活塞（包括活塞体、活塞轴、活塞柄）构成。空筒上标有刻度，前端为乳头。针头由针尖、针梗、针栓三部分组成。

2. 注射器和针头的规格（表13-6）

表13-6 注射器和针头的规格

注射法	注射器	针头
皮内注射	1ml	4～5号
皮下注射	1ml、2ml	5～6号
肌内注射	2ml、5ml	6～7号
静脉注射	5、10、20、30、50或100ml	6～9号（或头皮针）
静脉采血	2ml、5ml、10ml，视采血量而定	6～16号

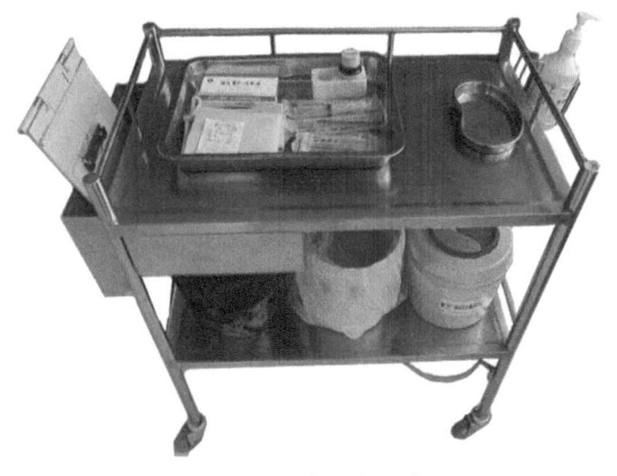

图13-8 治疗车备物

（三）注射药物

注射药物按医嘱准备。

（四）注射本或注射卡

根据医嘱转抄核对后的注射本或注射卡。

（五）治疗车备物

治疗车上层备喷雾式手消毒液，治疗车下层备医用垃圾桶、生活垃圾桶、利器回收盒（图13-8）。

三、药液抽吸法

药液抽吸应严格按照无菌操作原则和查对制度进行。药液抽吸包括自安瓿内吸药和自密封瓶内吸药。

【目的】

应用无菌技术，从安瓿内或密封瓶内准确抽吸药液，为各种注射做准备。

【评估】

给药目的、药物性能及给药方法。

【准备】

（1）护士准备：着装整洁、洗手、戴口罩。

(2) 用物准备:基础注射盘、注射器和针头、注射卡,药液。

(3) 环境准备:安静、清洁、光线充足,符合无菌操作要求。

【实施】

(1) 操作步骤见表13-7。

表13-7 药液抽吸法

操作流程	操作要点
核对药物	核对药物名称与注射卡、检查药物质量及有效期
自安瓿内吸药	消毒折断安瓿:轻弹安瓿顶端,将药液弹至体部,用消毒砂轮在安瓿颈部划一锯痕,消毒安瓿及拭去玻璃细屑,折断安瓿(安瓿颈部有蓝点标记,可消毒后免划痕直接折断) 抽吸药液:检查并取出注射器和针头,将针头斜面向下放入安瓿的液面以下,抽动活塞柄抽吸药液(图13-9、图13-10)
自密封瓶内吸药	消毒瓶塞:用启瓶器去除铝盖中心部分,用2%碘酊和75%乙醇消毒瓶塞及周围,待干(抽吸青霉素皮试液时,只可用75%乙醇消毒待干) 注入空气:检查注射器后向瓶内注入与所需药液等量的空气,以增加瓶内压力,避免形成负压,利于药液抽吸 抽吸药液:倒转药瓶使针头斜面在液面下,吸取所需药液量(图13-11),以示指固定针栓,拔出针头
排尽空气	将针头垂直向上,先回抽活塞使针头内的药液流入注射器内,并使气泡集中在乳头根部,轻推活塞,排出气体(图13-12)
再次核对	将安瓿或密封瓶套在针头上,再次核对后放于无菌盘或无菌巾、无菌棉垫内备用
整理	整理用物,洗手

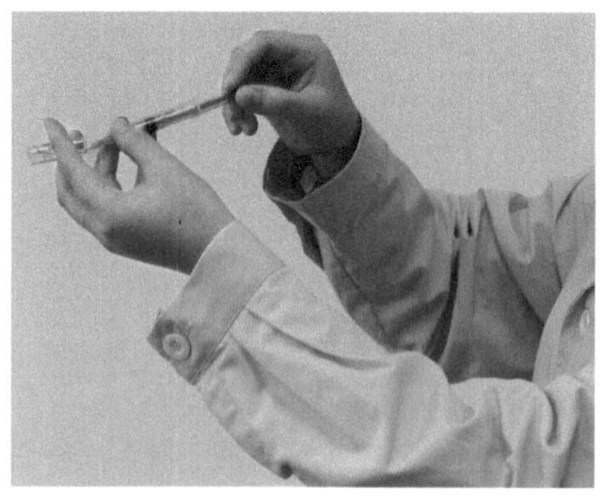

图13-9 自小安瓿内抽吸药液

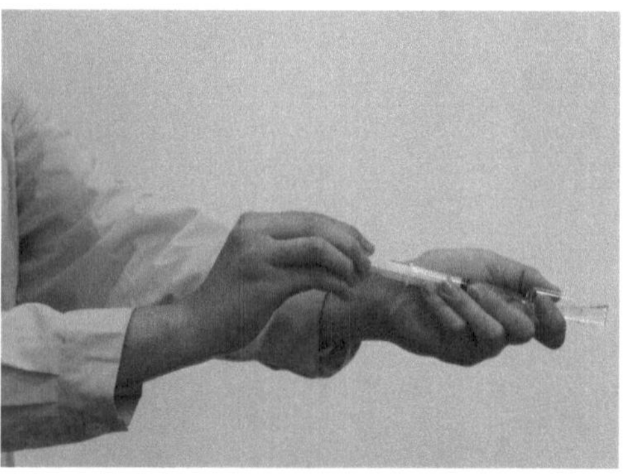

图13-10 自大安瓿内抽吸药液

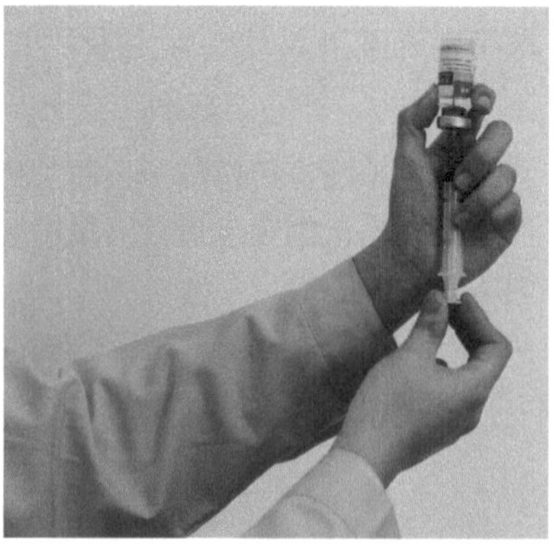

图13-11 自密封瓶内抽吸药液

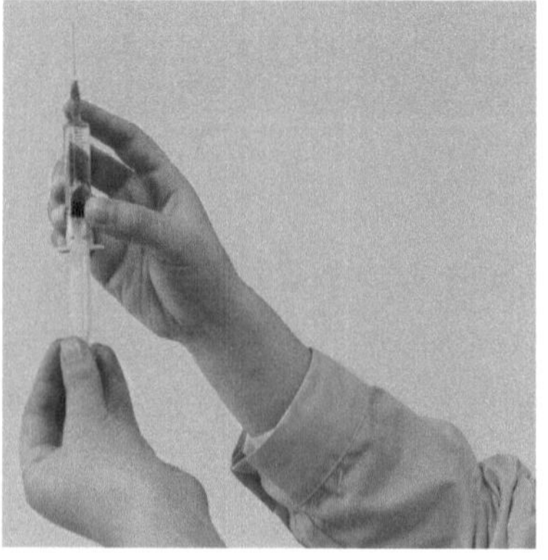

图13-12 排气

(2) 注意事项

1) 严格执行查对制度,防止差错事故发生。

2) 遵守无菌操作的原则。抽吸药液时,针栓不可以进入安瓿,针头在进入和取出安瓿时,不可触及安瓿外口;不得用手握住活塞轴,只能持活塞柄,以防污染空筒内的药液。

3) 根据药液的性质抽取药液。结晶、粉剂药用等渗盐水、注射用水或专用溶媒将其充分溶解后吸取,然后再抽吸;混悬剂应摇匀后吸取;黏稠油剂可稍加温或双手对搓药瓶(药液易被热破坏者除外)后,选用稍粗针头抽吸。

4) 排气时示指固定针栓,不可触及针梗。轻推活塞柄排气,不可浪费药液,以免影响药量的准确性。

5) 药液应现用现抽吸,避免药液污染和效价降低。

【评价】

(1) 严格按照操作程序抽吸药液,操作规范,手法正确,药量准确,无浪费。

(2) 吸药过程中无污染和差错发生。

四、常用注射法

(一) 皮内注射法

皮内注射法(ID)是将小量无菌药液或生物制剂注射于表皮与真皮之间的方法。

【目的及部位】

(1) 各种药物过敏试验:在前臂掌侧的下段,因该处皮肤较薄,易于注射;且皮肤色泽浅,便于观察药物过敏的皮肤反应。

(2) 预防接种:常选用上臂三角肌下缘。

(3) 局部麻醉的前驱步骤:实施局部麻醉处的皮肤。

【评估】

(1) 病人的病情、治疗情况及“三史”(用药史、过敏史、家族史)。

(2) 病人的心理状态,对注射的认知及合作程度。

(3) 病人注射部位的皮肤情况。

【准备】

(1) 护士准备:着装整洁、洗手、戴口罩。

(2) 病人准备:明确治疗目的,了解操作过程、配合方法。

(3) 用物准备

1) 治疗车上层:手消毒液、注射卡、基础注射盘、按医嘱备药、1ml 注射器和针头。如做药物过敏试验需备 0.1% 盐酸肾上腺素及一次性 2ml 注射器。

2) 治疗车下层:医用垃圾桶、生活垃圾桶、利器回收盒。

(4) 环境准备:安静、清洁、光线充足,符合无菌操作要求。

【实施】

(1) 操作步骤见表 13-8。

表 13-8　皮内注射法

操作流程	操作要点
备药	两人核对医嘱及注射卡,检查药液质量并吸取药液
核对解释	携用物至床旁,核对病人床号、姓名,查对无误后,解释操作目的和过程,做药物过敏试验者,再次核对有无用药史
选择部位	协助病人取合适的体位,选择并暴露注射部位
消毒	常规消毒皮肤待干(药物过敏试验时用 75% 乙醇消毒皮肤)

续表

操作流程	操作要点
再次核对	再次进行核对,排尽空气
进针	左手绷紧皮肤,右手持注射器,示指固定针栓,针头斜面向上与皮肤呈5°角刺入皮内
注药	左手拇指固定针栓,右手推注药液0.1ml,局部皮肤发白,毛孔变大,隆起呈半球状皮丘(图13-13)
拔针	注药完毕,勿用干棉签按压,快速拔针(图13-14)
再次核对	再次核对床号、姓名、药物
指导病人	告知注意事项,如做药物过敏试验,注射完毕应计时,与病人核对时间;嘱病人勿离开病室或观察区;不可用手按揉注射部位;如有不适立即告知护士
整理用物	协助病人取舒适体位,整理用物,洗手
观察记录	密切观察用药后反应,20分钟后观察试验结果,并记录

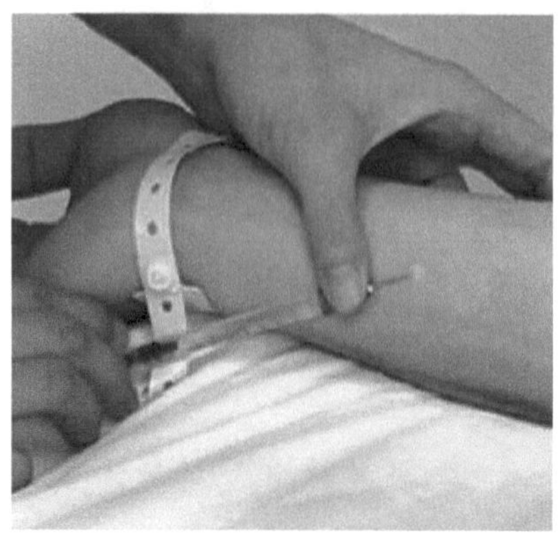
图13-13　皮内注射法标准皮丘

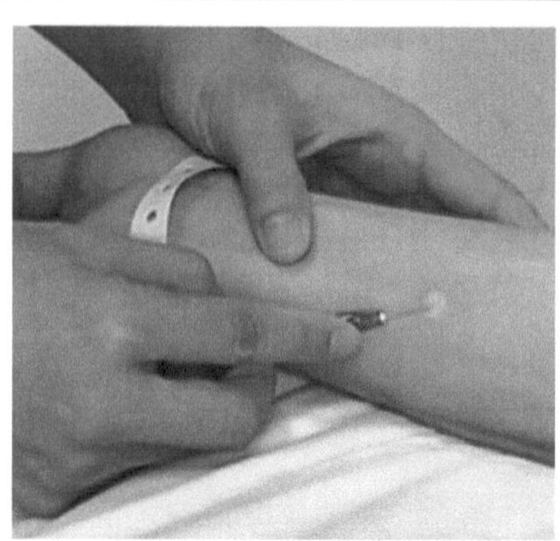
图13-14　皮内注射拔针法

(2)注意事项

1)做药物过敏试验前,应询问病人有无用药史、过敏史及家族史,如病人对该药物过敏,严禁做药物过敏试验,并与医生联系,更换其他药物。

2)做药物过敏试验时,禁用含碘皮肤消毒剂,以免着色影响对局部反应的观察,且与碘过敏反应相混淆。

3)进针角度不宜过大,以免将药液注入皮下,影响药物作用效果及过敏反应的观察。

4)试验结果不能确认时,可做对照试验,在另一前臂相同部位注射0.1ml 0.9%氯化钠溶液,20分钟后观察结果。

【评价】

(1)病人理解注射的目的,并积极配合,护患沟通有效。

(2)护士操作技术熟练,进针深度、选择部位及注入药物剂量准确,皮丘符合要求。

(二)皮下注射法

皮下注射法(H)是将小量无菌药液或生物制剂注入皮下组织的方法。

【目的】

(1)用于某些不宜经口服给药,又需在短时间内发挥药效的药物治疗,如肾上腺素、胰岛素等。

(2)局部给药:如局部麻醉、封闭疗法。

(3)各种疫苗、菌苗的预防接种。

【评估】

(1)病人病情及治疗情况。

(2)病人的意识状态、肢体活动能力,对药物治疗的认知及合作程度。

(3) 注射部位皮肤和皮下组织情况,根据注射目的选择注射部位。

【准备】

(1) 护士准备:着装整洁、洗手、戴口罩。

(2) 病人准备:了解皮下注射的目的、方法、药物作用、注意事项及配合要求,取舒适体位并暴露注射部位。

(3) 用物准备

1) 治疗车上层:注射卡、基础注射盘、按医嘱备药、1~2ml 注射器、5~6 号针头、手消毒液。

2) 治疗车下层:医用垃圾桶、生活垃圾桶、利器回收盒。

(4) 环境准备:安静、清洁、光线充足,符合无菌操作要求。

【实施】

(1) 操作步骤见表 13-9。

表 13-9 皮下注射法

操作流程	操作要点
备药	两人核对医嘱及注射卡,检查药液质量并吸取药液
核对解释	携用物至床旁,核对病人床号、姓名,确认无误后,解释操作目的和过程
选择部位	常选用上臂三角肌下缘,也可选上臂外侧(中 1/3)、腹部、后背、臀部、大腿前侧及外侧(图 13-15),协助病人取合适的体位
消毒	常规消毒皮肤,待干
再次核对	再次进行核对,排尽空气
进针	左手拇指绷紧注射部位皮肤,右手持注射器,示指固定针栓,针头斜面向上和皮肤呈 30°~40°角(图 13-16),迅速刺入针梗的 1/2~2/3 刺入皮下(过瘦者可捏起注射部位皮肤刺入,进针角度适当减小)(图 13-17)
回抽	右手保持原姿势,松开左手,抽动活塞,查看回血情况
注药	如无回血,缓慢、均匀推注药液
拔针	注药完毕,用干棉签轻压穿刺点,快速拔针后按压片刻
再次核对	再次核对床号、姓名、药物
观察	并观察用药后反应
整理记录	协助病人取舒适体位,整理用物,洗手,记录

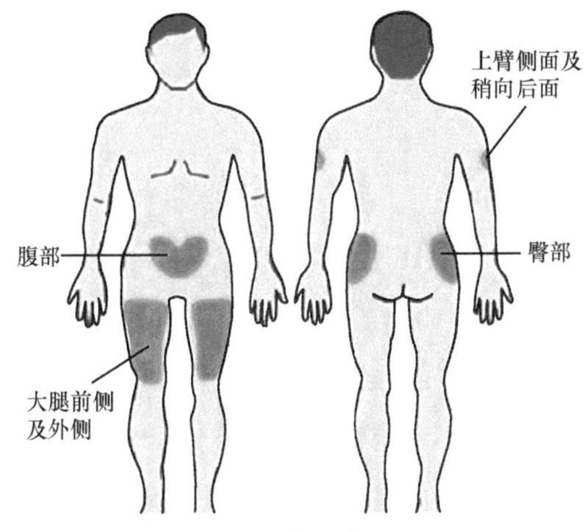

图 13-15 皮下注射部位

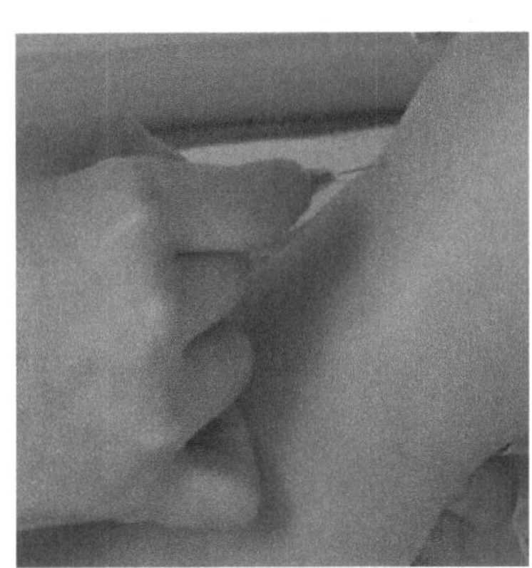

图 13-16 皮下注射进针角度

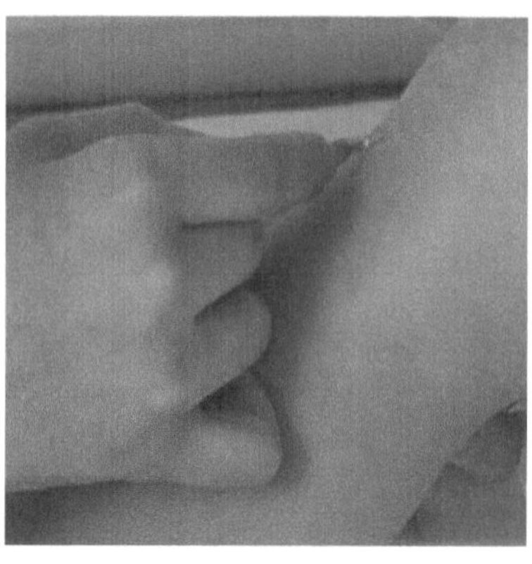
图 13-17 皮下注射进针深度

(2) 注意事项

1) 需要长期皮下注射的病人,应有计划地更换注射部位,轮流注射,以促进药物充分吸收,避免出现红肿、硬结现象。

2) 针头刺入角度不宜大于45°,以免刺入肌层。

3) 注射少于1ml的药液时,应选择1ml注射器,以保证注入药液剂量准确。

4) 对局部组织刺激性强或剂量较大的药物不宜皮下注射。

【评价】

(1) 病人理解注射的目的及药物作用相关知识,能积极配合,护患沟通有效。

(2) 护士操作技术熟练规范,进针深度、角度正确。

(三) 肌内注射法

肌内注射法(IM)是将一定量的无菌药液注入肌肉组织的方法。

【目的】

(1) 不宜或不能口服或静脉注射,且需要短时间内迅速发挥疗效者。

(2) 注射刺激性较强或药量较大的药物,不宜皮下注射者。

【部位及定位方法】

(1) 部位:一般选择肌肉丰厚且距大血管、神经较远处的部位。其中最常用的部位为臀大肌,其次为臀中肌、臀小肌、股外侧肌及上臂三角肌(图 13-18)。

(2) 定位方法

1) 臀大肌注射定位法:

A. 十字法:从臀裂顶点向左或向右划一水平线,然后自髂嵴最高点做一垂线,将一侧臀部分为四个象限,其外上象限避开内角(髂后上棘与股骨大转子连线)为注射部位(图 13-19)。

B. 连线法:取髂前上棘与尾骨连线的外上 1/3 处为注射部位(图 13-20)。

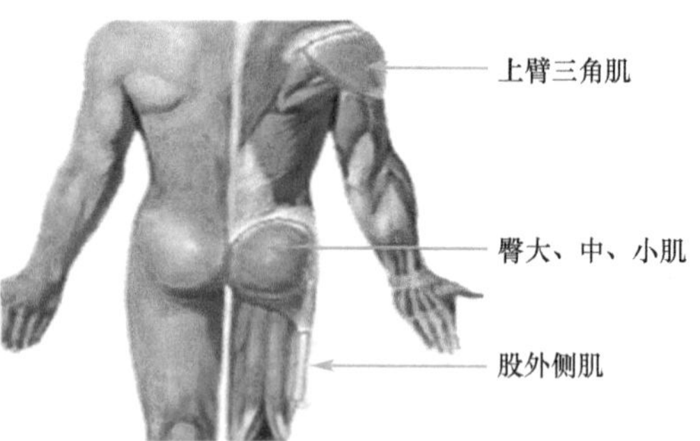

图 13-18 常用肌内注射部位

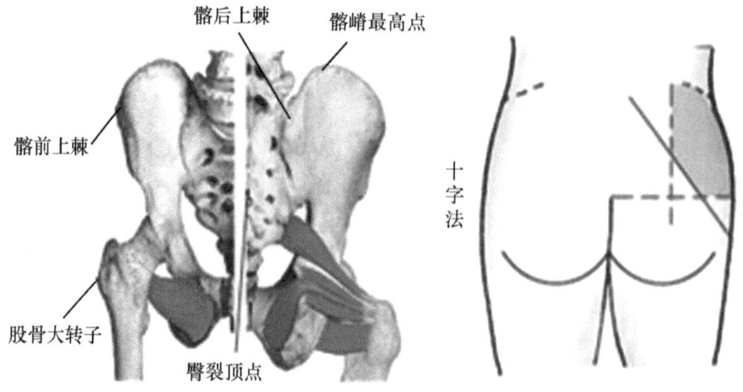

图 13-19 臀大肌注射定位法(十字法)

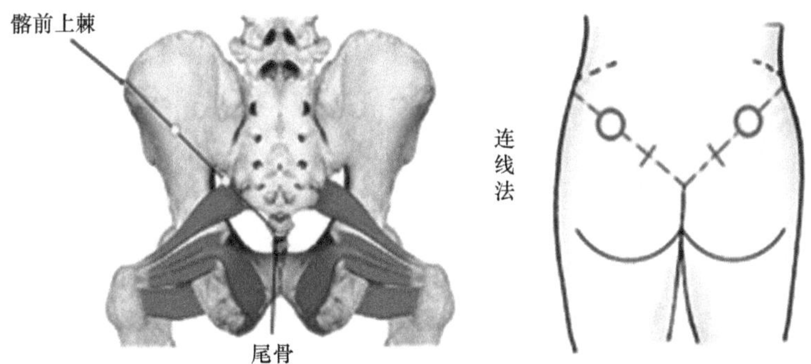

图13-20　臀大肌注射定位法(连线法)

2）臀中肌、臀小肌注射定位法：

A：三横指法：髂前上棘外侧三横指处(以病人的手指宽度为标准)。

B：构角法：掌根置于股骨大转子上，示指尖和中指尖尽量分开，分别置于髂前上棘和髂嵴下缘处，此时示指、中指和髂嵴之间构成一个三角形区域，此区域即为注射部位(图13-21)。

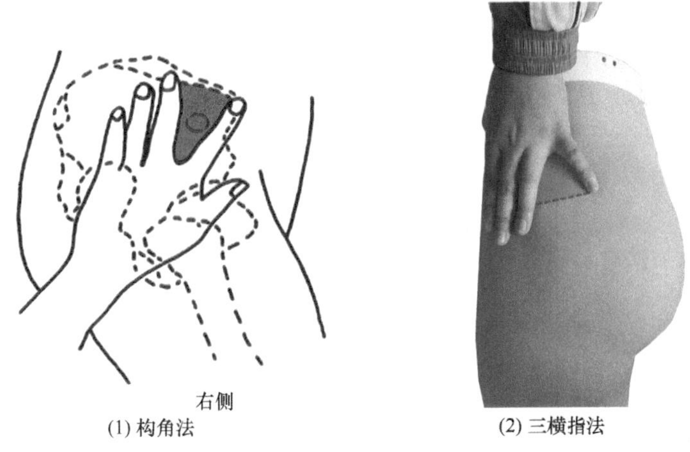

图13-21　臀中肌、臀小肌注射定位法

3）股外侧肌注射定位法：取大腿中段外侧，膝关节上10cm，髋关节下10cm，宽约7.5cm的范围(图13-22)。此处范围较广，较少有大血管、神经干通过，适用于多次注射者。

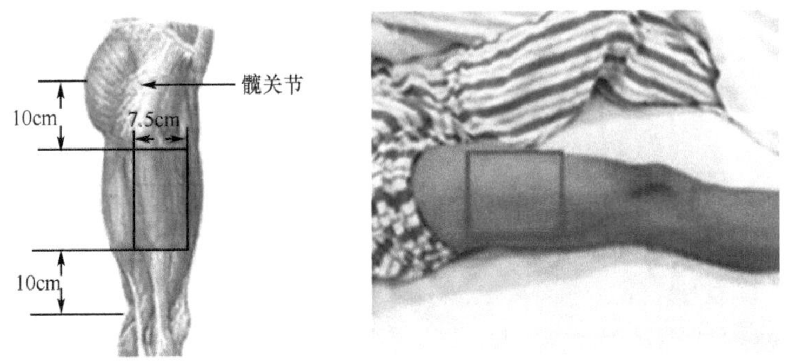

图13-22　股外侧肌注射定位法

4）上臂三角肌注射定位法：上臂外侧，肩峰下2~3横指处(图13-23)。此处肌肉较薄，只能做小剂量注射。

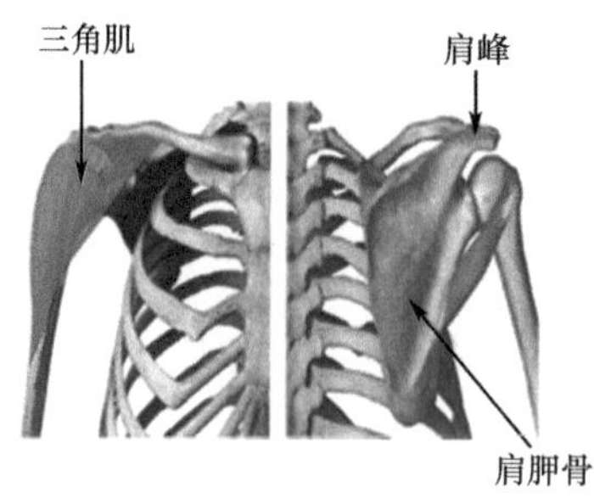

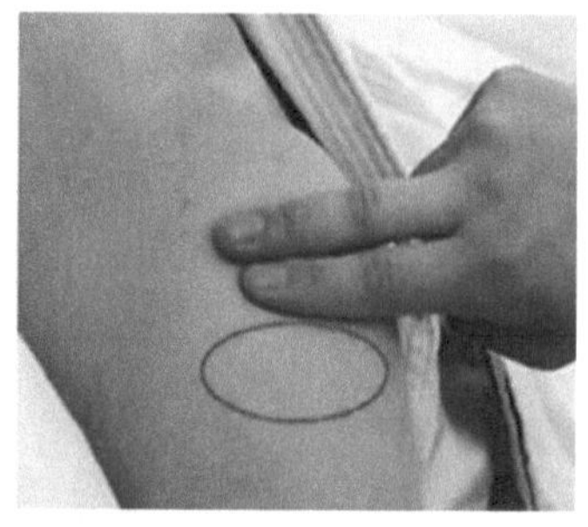

图 13-23　上臂三角肌注射定位法

情境案例 13-2 问题分析

(1) 护士应根据医嘱,严格执行查对制度和无菌操作制度,熟练、准确为病人进行肌内注射。

(2) 护士给病人肌内注射时,应选择肌肉组织丰厚且远离大血管、神经处,首选部位为臀大肌。为避免损伤坐骨神经,应运用“十字法”或“连线法”对臀大肌注射部位准确地进行定位,保证病人用药安全。

【体位】

为了使注射部位肌肉放松,减轻疼痛与不适,肌内注射时病人可采用以下体位。

(1) 侧卧位:上腿伸直,下腿稍弯曲,使注射一侧臀部肌肉放松。

(2) 俯卧位:足尖相对,足跟分开,头偏向一侧。

(3) 仰卧位:自然平卧,肌肉放松。常用于危重及不能翻身的病人,采用臀中、小肌注射较为方便。

(4) 坐位:为门诊病人注射时常用的体位。

【评估】

(1) 病人病情及治疗情况。

(2) 病人的意识状态、肢体活动能力,对药物治疗的认知及合作程度。

(3) 病人注射部位皮肤及肌肉组织状况。

【准备】

(1) 护士准备:着装整洁、洗手、戴口罩。

(2) 病人准备:了解肌内注射的目的、方法、药物作用、注意事项及配合要求。

(3) 用物准备

1) 治疗车上层:手消毒液、注射卡、基础注射盘、按医嘱备药、2 ~ 5ml 注射器,6 ~ 7 号针头。

2) 治疗车下层:医用垃圾桶、生活垃圾桶、利器回收盒。

(4) 环境准备:安静、清洁、光线充足,符合无菌操作要求;注意遮挡病人,必要时以屏风或围帘遮挡。

【实施】

(1) 操作步骤见表 13-10。

表 13-10　肌内注射法

操作流程	操作要点
备药	两人核对医嘱及注射卡,检查药液质量并吸取药液
核对解释	携用物至床旁,核对病人床号、姓名,确认无误后,解释操作目的和过程
选择部位	协助病人取合适的体位,进行肌内注射定位并暴露注射部位
消毒	常规消毒皮肤,待干

续表

操作流程	操作要点
再次核对	再次进行核对,排尽空气
进针	左手拇指和示指绷紧皮肤,右手持针,如握笔姿势,以中指固定针栓,针头与注射部位呈90°角(图13-24),迅速刺入针梗的2/3(2.5~3cm)(图13-25),消瘦者及儿童酌减
回抽	右手保持原姿势,松开左手,抽动活塞(图13-26)
注药	如无回血,固定针头,缓慢推注药液(图13-27)
拔针	注药完毕,用干棉签轻压穿刺点,快速拔针后按压片刻
再次核对	再次核对床号、姓名、药物
观察	观察用药后反应
整理记录	协助病人取舒适体位,整理用物,洗手,记录

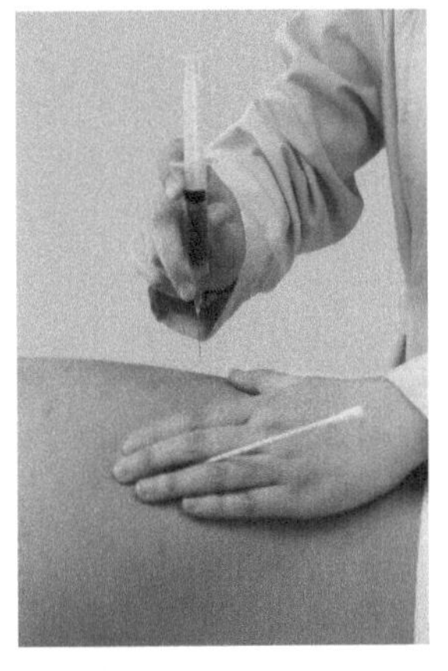

图13-24 肌内注射进针角度

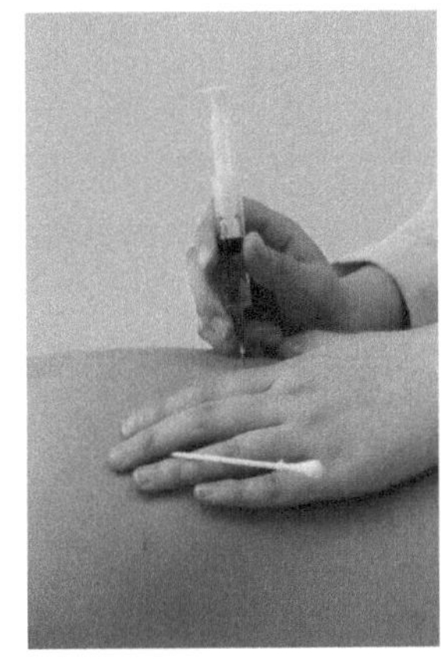

图13-25 肌内注射进针深度

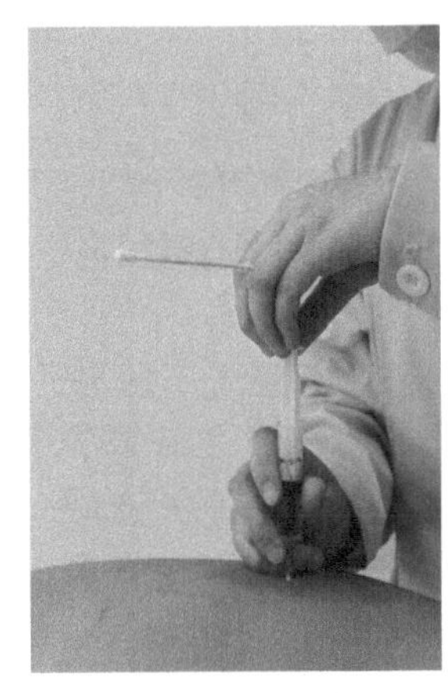

图13-26 肌内注射抽动活塞

(2) 注意事项

1) 2岁以下婴幼儿,不宜选用臀大肌注射。因为婴幼儿在独立行走之前,臀部肌肉发育不完善,进行臀大肌注射时有损伤坐骨神经的危险,一般应选择臀中、小肌注射。

2) 进针时切勿将针梗全部刺入,以免发生断针。若针梗折断,应先稳定病人情绪,嘱病人保持原体位不动,防止断针移动,迅速用无菌血管钳取出断针。如断端全部埋入肌肉内,应迅速告诉医生处理。

3) 两种药物同时注射时,注意配伍禁忌。

4) 需要长期肌内注射的病人,应经常更换注射部位,选用细长针头,并注意观察局部对药物的吸收情况。

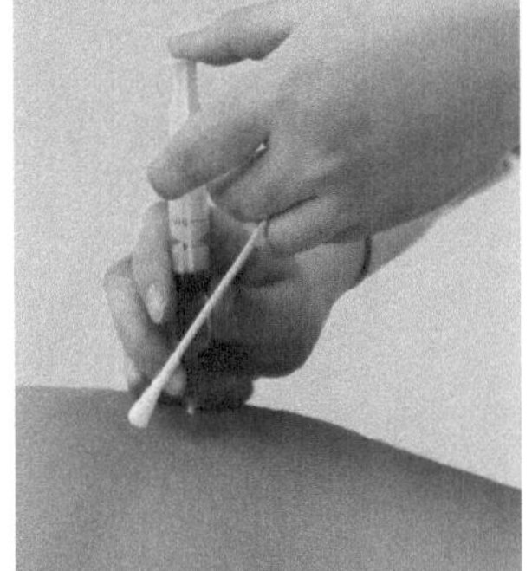

图13-27 肌内注射推注药液

【评价】

(1) 病人理解肌内注射的目的及药物作用的相关知识,积极配合,护患沟通有效。

(2) 护士操作技术熟练,进针深度、选择部位合适,能按无痛注射法进行操作。

情境案例 13-2 护患沟通

操作前解释：

(1)“您好！请问您叫什么名字？”(“您是×床，王××，对吗？”)

(2)“由于您恶心、呕吐，现按医嘱为您注射胃复安 10mg，缓解您的不适。请问您对什么药物有过敏吗？一会要在您的臀部进行注射，我为您检查一下臀部皮肤。您右侧臀部皮肤完好，局部没有炎症、硬结、瘢痕，一会就在这里注射。请您稍等，我去准备用物。”

操作中指导：

(1)“请问您是×床，王××，对吗？”

(2)“用物已准备好，我已关好门窗、拉上帘子了。请您将裤子稍稍拉下来，我协助您向左边侧卧，上腿伸直，下腿弯曲，这样使肌肉放松，减轻注射疼痛。我再核对一下，您是×床王××吧？我现在给您注射胃复安 10mg，进针时有点疼，请您放松，不要紧张。”

操作后嘱咐：

“您好！药物已注射完毕，等药物发挥药效后您会感觉好些。我协助您平躺，如您呕吐，请把头偏一侧，便于呕吐物排出。呼叫器放在您的枕边了，如您感觉不适或需要帮助，请您按铃通知我们，我也会经常来巡视病房的。感谢您的配合，您好好休息。”

(四) 静脉注射法

静脉注射法(IV)是指将一定量无菌药液注入静脉的方法。

【目的】

(1) 药物不适于口服、皮下或肌内注射，又需要迅速发挥药效时。

(2) 静脉输液、输血或静脉高营养治疗。

(3) 做诊断、试验检查时，由静脉注入造影剂做诊断性检查，如对肝、肾、胆囊造影检查。

(4) 股静脉注射，主要用于急救时加压输液、输血或采集血标本。

【部位】

(1) 四肢浅静脉：上肢常选用手背、腕部及肘部浅静脉(贵要静脉、正中静脉、头静脉)；下肢常选用大隐静脉、小隐静脉和足背静脉(图 13-28)。

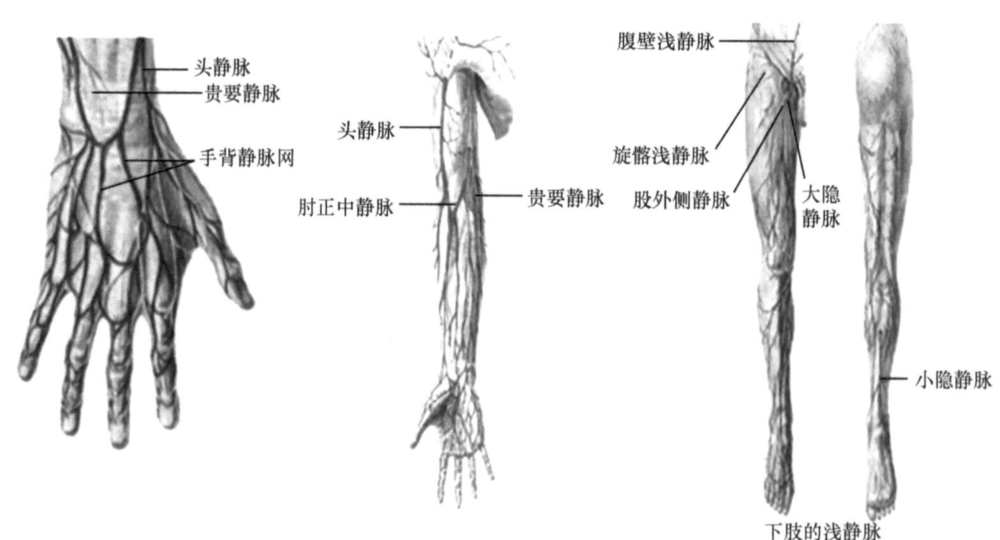

图 13-28 四肢浅静脉分布图

(2) 头皮静脉：颞浅静脉、额前正中静脉、耳后静脉和枕后静脉(图 13-29)。

(3) 股静脉：位于股三角区，髂前上棘和耻骨结节连线的中点为股动脉定位，股动脉的内侧

0. 5cm 处为股静脉(图 13-30)。

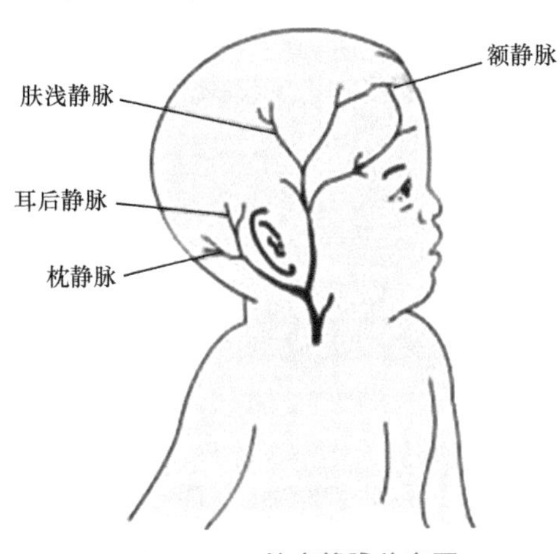

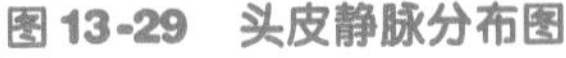

图 13-29　头皮静脉分布图

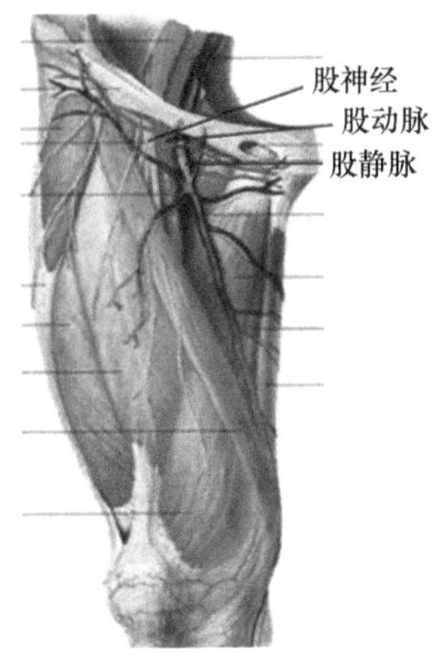

图 13-30　股静脉解剖位置

【评估】

(1) 病人病情、年龄、治疗情况。

(2) 病人的意识状态、肢体活动能力,对药物治疗的认知及合作程度。

(3) 注射部位的皮肤情况、静脉情况等。

【准备】

(1) 护士准备:着装整洁、洗手、戴口罩,必要时戴手套。

(2) 病人准备:了解静脉注射的目的、方法、注意事项、药物作用及配合要求。

(3) 用物准备

1) 治疗车上层:手消毒液、注射卡、基础注射盘、按医嘱备药、注射器(规格视药量而定)、6 ~9 号针头或头皮针、止血带、小垫枕、胶布。

2) 治疗车下层:医用垃圾桶、生活垃圾桶、利器回收盒。

(4) 环境准备:安静、清洁、光线充足,温度适宜,符合无菌操作要求。

【实施】

(1) 操作步骤见表 13-11。

表 13-11　静脉注射法

操作流程	操作要点
	四肢浅静脉
备药	两人核对医嘱及注射卡,检查药液质量并吸取药液
核对解释	携用物至床旁,核对病人床号、姓名,确认无误后,解释操作目的和过程
选择静脉	选择粗直、弹性好、易固定的血管,避开关节和静脉瓣,将小垫枕放于穿刺部位下,在穿刺点上方 6cm 处扎止血带,止血带断端向上,嘱病人握拳
消毒	常规消毒皮肤,待干
再次核对	再次进行核对,排尽空气
进针	以左手绷紧静脉下端皮肤,右手持注射器,示指固定针栓,针头斜面向上与皮肤呈 15° ~30°角(图 13-31),由静脉上方或侧方刺入皮下,再沿静脉方向潜行刺入
回抽	右手保持原姿势,松开左手,抽动活塞,见回血再顺静脉进针少许(图 13-32),左手松开止血带,嘱病人松拳
注药	左手缓慢注入药液,推注过程中密切观察病情变化及局部情况,间歇试抽回血以确认针头在血管内,并随时听取病人主诉

续表

操作流程	操作要点
拔针	注药完毕,用干棉签轻压皮肤穿刺点上方的同时快速拔针,将棉签以向心方向按压;按压3~5分钟,直至不出血
再次核对	再次核对床号、姓名、药物
观察	观察用药后反应
整理记录	协助病人取舒适体位,整理用物,洗手,记录
股静脉注射	
备药	同四肢浅静脉注射
核对解释	携用物至床旁,核对病人床号、姓名,确认无误后,解释操作目的和过程
安置体位	协助病人取仰卧位,两腿伸直略外展外旋,必要时在穿刺侧腹股沟下垫一软枕
消毒定位	常规消毒局部皮肤及操作者左手示指、中指,在髂前上棘和耻骨结节连线的中点扪及股动脉最明显部位并做标志
再次核对	再次进行核对,排尽空气
穿刺	左手示指、中指扪及股动脉,右手持注射器,示指固定针栓,针头与皮肤呈45°或90°角,在股动脉内侧0.5cm处刺入
回抽	右手保持原姿势,左手抽动活塞,见有暗红色血液,提示进入股静脉
注药	右手固定针头,左手缓慢推注药物
拔针	注射完毕,快速拔针,用无菌纱布按压局部5~10分钟,直至不出血即可
再次核对	再次核对床号、姓名、药物
观察	观察用药后反应
整理记录	协助病人取舒适体位,整理用物,洗手,记录

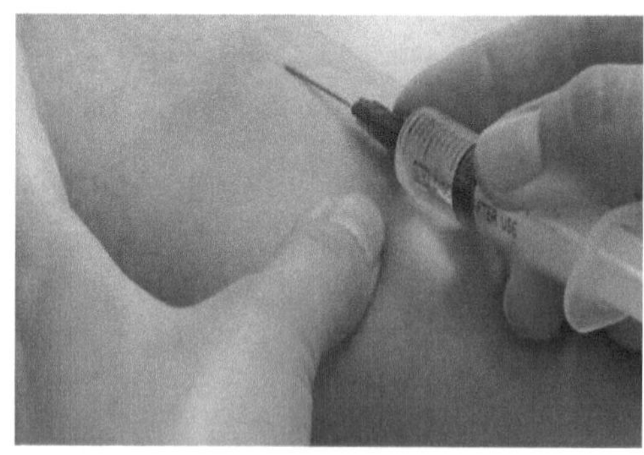
图13-31 静脉注射进针角度

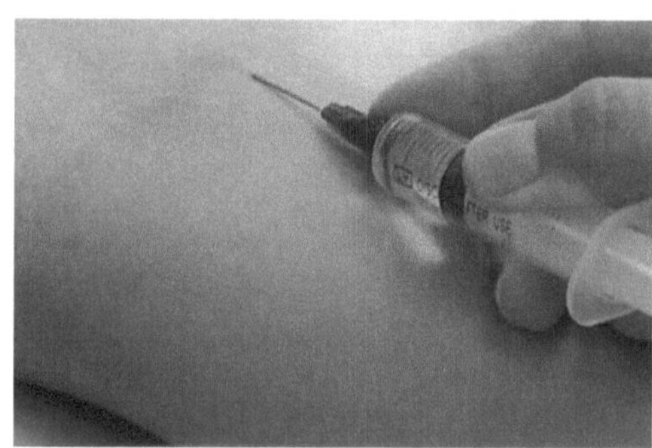
图13-32 静脉注射进针后见回血

(2) 注意事项

1) 根据病人病情、年龄及药物性质,掌握注入药液的速度,并随时听取病人主诉,观察局部情况及病情变化。

2) 注射对组织有强烈刺激性的药物,应另备装有0.9%氯化钠溶液的注射器和头皮针,穿刺成功后,先注入少量0.9%氯化钠溶液,确认针头在血管内,再更换吸有药液的注射器进行缓慢注射,以避免药液外溢而发生组织坏死。

3) 需长期静脉注射者,要有计划地使用和保护静脉,应由小到大,由远心端向近心端选择静脉。

(3) 静脉注射失败的常见原因

1) 针头未刺入静脉内:针头刺入过浅,或因静脉滑动,针头未刺入静脉。表现为抽吸无回血,注入药液局部肿胀,并有疼痛感。

2) 针尖斜面未完全刺入静脉:针尖斜面部分在皮下,部分在静脉内。表现为抽吸虽有回血,但注药时部分药液溢至皮下,致局部肿胀、疼痛。

3) 针尖刺破对侧血管壁:针尖斜面部分在静脉内,部分在静脉外。表现为抽吸有回血,注入少量药液局部无肿胀,但因部分药液溢出至深层组织,病人有疼痛感。

4)针头穿透对侧血管壁:针头刺入过深。表现为抽吸无回血,药液注入深部组织,有疼痛感。

【评价】

(1)病人理解静脉注射的目的及药物作用的相关知识,积极配合,护患沟通有效。

(2)护士严格按注射原则进行,操作技术熟练,一次性注射成功,注射部位无渗出、肿胀。

考点:各种注射法定义、目的、部位、进针角度及注意事项

知识拓展

特殊病人静脉穿刺要点

1. 老年病人 老年人皮下脂肪较少,血管硬化易滑动且脆性大,针头难以刺入静脉或易穿破血管对侧。注射时,可用手指分别固定穿刺段静脉上下两端,在静脉的上方进针,角度稍减小,同时注意穿刺不可过猛,以防血管破裂。

2. 脱水病人 其血管充盈不良,穿刺困难。注射前可在局部从远心端向近心端方向反复推揉、按摩,或局部热敷,待静脉充盈后再穿刺。

3. 水肿病人 其皮下组织积液,静脉难以辨识。注射前可沿静脉解剖位置,用手按揉局部,以暂时驱散皮下水分,使静脉充分显露后再行穿刺。

4. 肥胖病人 肥胖者皮下脂肪较厚,静脉较深,难以辨认,但相对固定。注射前先摸清血管走向,然后由静脉上方进针,进针角度稍加大(30°~40°)。

(五)动脉注射法

动脉注射法是将无菌药液注入动脉的方法。常用股动脉、颈总动脉、锁骨下动脉等。

【目的】

(1)用于抢救重度休克,经动脉加压输入血液,以迅速增加有效血容量。

(2)做某些特殊检查,如经动脉注入造影剂进行脑血管造影、下肢动脉造影等。

(3)经动脉注射抗癌药物做区域性化疗。

(4)用于动脉血标本采集。

【评估】

(1)病人病情、治疗情况、用药史、过敏史和家族史。

(2)病人的意识状态、肢体活动能力,对药物治疗的认知及合作程度。

(3)注射部位的皮肤和动脉情况。

【准备】

(1)护士准备:着装整洁、洗手、戴口罩,必要时戴手套。

(2)病人准备:了解动脉注射的目的、方法、注意事项、药物作用及配合要点。

(3)用物准备

1)治疗车上层:手消毒液、注射卡、基础注射盘、按医嘱备药、注射器(规格视药量而定)、6~9号针头或头皮针、止血带、小垫枕、胶布。

2)治疗车下层:医用垃圾桶、生活垃圾桶、利器回收盒。

(4)环境准备:安静、清洁、光线充足,温度适宜,符合无菌操作要求。

【实施】

(1)操作步骤见表13-12。

表13-12 动脉注射法

操作流程	操作要点
备药	两人核对医嘱及注射卡,检查药液质量并吸取药液
核对解释	携用物至床旁,核对病人床号、姓名,确认无误后,解释操作目的和方法

续表

操作流程	操作要点
摆好体位	协助病人取适当体位,以股动脉为例:病人平卧,下肢伸直略外展
消毒	常规消毒病人皮肤和操作者左手示指、中指,待干
再次核对	再次进行核对,排尽空气
穿刺注药	用左手示指和中指固定所选动脉,另一手持注射器,垂直刺入动脉(股动脉多用)或与动脉走向呈40°刺入
注药	见有鲜血涌入注射器时,即以一手固定好穿刺针,同时用另一手以尽可能快的速度推注药液
按压拔针	注药完毕迅速拔出针头,局部用无菌纱布加压按压5~10分钟,直至不出血为止
再次核对	再次核对床号、姓名、药物
观察	密切观察病人用药后全身和局部情况
整理记录	整理用物,洗手,记录

(2) 注意事项

1) 凝血功能障碍病人禁忌采用股动脉注射。

2) 新生儿不宜选择股动脉注射,进针时易损伤髋关节,多选用桡动脉。

【评价】

(1) 病人理解,积极配合,护患沟通有效。

(2) 护士严格按注射原则进行,操作技术熟练,一次性注射成功,注射部位无渗出、肿胀。

五、电脑微量注射泵的使用

电脑微量注射泵是指将小剂量药液持续、均匀、定量注入人体静脉的注射装置,是医院急救、治疗及护理方面的常规使用设备。使用方便、有可靠的报警功能,尤其是适用于长时间、微量、均匀精确的输液。临床常用于在ICU或CCU连续低流量注射液体药剂;连续注射麻醉剂、癌症剂或抗凝剂;早产儿或新生儿营养剂的连续注射;低流量注射、输血;各种激素的连续注射等。

【目的】

准确控制注液速度,使药物速度均匀,用量准确并安全地进入病人体内发生作用。

【评估】

(1) 病人病情及治疗情况。

(2) 病人的意识状态,对药物治疗的认知及合作程度。

(3) 注射部位的皮肤和血管情况。

(4) 注射泵的性能。

【准备】

(1) 护士准备:着装整洁、洗手、戴口罩,必要时戴手套。

(2) 病人准备:了解静脉注射的目的、方法、注意事项、药物作用及配合要点。

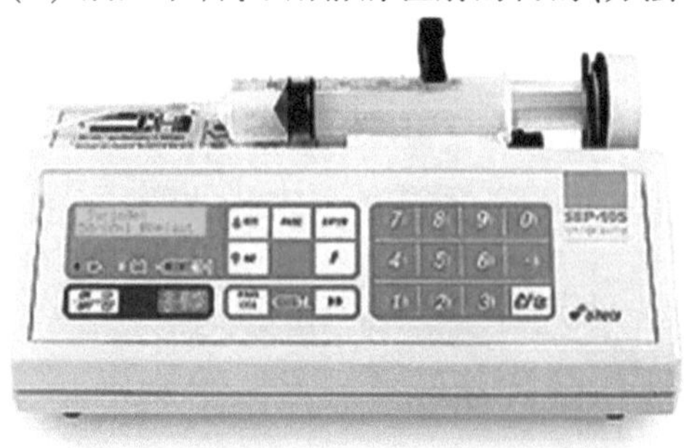

图13-33 微量注射泵

(3) 用物准备

1) 治疗车上层:手消毒液、注射卡、基础注射盘、按医嘱备药、注射器(规格视药量而定)、6~9号针头或头皮针、止血带、小垫枕、胶布。除按静脉注射的用物准备外,另备电脑微量注射泵(图13-33)和注射泵延长管。

2) 治疗车下层:医用垃圾桶、生活垃圾桶、利器回收盒。

(4) 环境准备:安静、清洁、光线充足,温度适宜,符合无菌操作要求。

【实施】

(1) 操作步骤见表13-13。

表13-13　电脑微量注射泵使用法

操作流程	操作要点
备药	两人核对医嘱及注射卡,检查药液质量并吸取药液
核对解释	携用物至床旁,核对病人床号、姓名,确认无误后,解释操作目的和方法
固定	连接电源,将吸好药液的注射器稳妥地固定在机器上
设定参数	根据医嘱设定注射速度:一般10ml注射器注射速度为0.1～200ml/h;20～50ml注射器注射速度为0.1～300ml/h
连接	将注射器与静脉穿刺针连接
静脉穿刺	同四肢浅静脉注射法
注药	按"开始"键,注射泵开始注射
观察运行	观察注射泵的运行及药物液输入的情况
停止运行	药液注射完毕,按下"停止"运行键
拔出针头	拔出针头,松开注射器与静脉穿刺针的连接,取出注射器
关闭机器	关闭注射泵,切断电源
整理记录	整理用物,洗手,记录

(2) 注意事项

1) 在使用微量注射泵期间,应随时观察药液输入情况及病人的反应。

2) 密切观察注射泵的运行状态,遇有故障及时排除。

【评价】

(1) 病人理解使用注射泵的目的,能积极配合。

(2) 护士能正确使用微量注射泵,药液有计划、顺利地输入,保持均匀、恒定的速度。

第5节　药物过敏试验法

临床上使用药物时,有些药物会引起不同程度的过敏反应,甚至发生过敏性休克,如不及时抢救可危及生命。因此,为了安全合理用药,护士在使用易致敏的药物前,应详细询问病人的用药史、过敏史、家族史,正确进行药物过敏试验,认真观察反应,正确判断试验结果,熟练掌握发生过敏性休克的急救技术。

一、药物过敏反应的特点

药物过敏反应是一种异常的免疫反应,是抗原抗体相互作用的结果,具有以下特点。

1. 发生于少数用药人群　各种药物引起过敏反应的发生率高低不一,一般仅发生于用药人群中的少数人,不具有普遍性。

2. 小剂量即可发生过敏反应　对药物过敏者,无论剂量大小均可发生过敏反应,即使只用小剂量的药物,也可引起过敏反应。

3. 过敏的发生与体质有关　药物过敏反应的发生与机体本身过敏体质有关,是对药物"质"的过敏,而非"量"的中毒。

4. 表现与正常药理反应或毒性反应无关　药物过敏反应是在用法、用量都正常的情况下的不正常反应,其临床表现与正常药理反应或毒性反应无关。

5. 多发生于再次用药过程中　药物过敏反应的发生需要致敏阶段,因此,药物过敏反应通常在再次用药后发病。

二、常用药物过敏试验法

(一) 青霉素过敏试验

青霉素具有杀菌性强、毒性低的优点,临床应用广泛。但在青霉素使用中易发生过敏反应。其过敏反应发生率在各种抗生素中最高,人群中3% ~6% 对青霉素过敏。多发生于多次接受青霉素治疗者,偶见初次用药的病人。对青霉素过敏的人,任何年龄、性别、给药途径、剂量、制剂均可发生过敏反应。因此在使用各种剂型的青霉素之前都应先做过敏试验,试验结果阴性方可给药。

1. 青霉素过敏反应的原因　青霉素本身不具有免疫原性,其制剂中所含的高分子聚合物及其降解产物(如青霉烯酸、青霉噻唑酸等)作为半抗原进入人体后,可与蛋白质、多糖及多肽类结合而成为全抗原,刺激机体产生特异性抗体 IgE,IgE 黏附于皮肤、鼻、咽、声带、支气管黏膜下微血管周围的肥大细胞及血液中的嗜碱粒细胞表面,使机体呈致敏状态。当具有过敏体质的人再次接触该抗原后,该抗原即与人体内的特异性抗体(IgE)结合,发生抗原-抗体反应,导致细胞破裂,释放组胺、缓激肽、5-羟色胺等血管活性物质。这些物质作用于效应器官,使平滑肌痉挛、微血管扩张、毛细血管通透性增高、腺体分泌增多,从而产生一系列过敏反应的综合临床表现。

2. 青霉素过敏反应的临床表现　青霉素过敏反应涉及皮肤、呼吸、循环、中枢神经、消化等系统,其临床表现为综合性表现,但最严重的表现为过敏性休克。

(1) 过敏性休克:是过敏反应中最严重的一种,发生率为 5 ~ 10 人/万。大多发生在用药后 30 分钟内,也有的发生在注射药物后数秒内呈闪电式,少数发生于连续用药的过程中,主要表现如下。

1) 呼吸道阻塞症状:因喉头水肿、支气管痉挛、肺水肿可引起胸闷、气促、哮喘、发绀、呼吸困难、喉头阻塞伴濒死感。

2) 循环衰竭症状:因周围血管扩张及通透性增加,导致有效循环血容量不足,病人感觉心慌,表现为面色苍白、出冷汗、脉细弱、血压下降等。

3) 中枢神经系统症状:因脑组织缺氧可引起头晕眼花、面部及四肢麻木、躁动不安、抽搐、意识丧失、大小便失禁等。

4) 皮肤过敏症状:表现为皮肤瘙痒、荨麻疹及其他皮疹。

以上症状中常以呼吸道阻塞症状或皮肤瘙痒最早出现。

考点:青霉素过敏性休克的临床表现

(2) 血清病型反应:一般发生于用药后的 7 ~ 12 天,临床表现和血清病相似,如皮肤发痒、荨麻疹、发热、关节肿痛、全身淋巴结肿大、腹痛等症状。

(3) 各器官或组织的过敏反应

1) 皮肤过敏反应:表现为瘙痒、荨麻疹,严重者可发生剥脱性皮炎。

2) 呼吸道过敏反应:可引起哮喘或诱发原有哮喘发作。

3) 消化系统过敏反应:可引起过敏性紫癜,以腹痛和便血为主要症状。

3. 青霉素过敏性休克的处理

(1) 立即停药,就地抢救,将病人平卧,注意保暖,报告医生。

(2) 注射盐酸肾上腺素:立即皮下注射 0.1% 盐酸肾上腺素 0.5 ~ 1ml,患儿酌减。如症状不缓解,可每隔 30 分钟皮下或静脉注射该药 0.5ml,直至脱离危险期。盐酸肾上腺素是抢救过敏性休克的首选药物,它具有收缩血管、增加外周阻力,兴奋心肌、增加心排血量及松弛支气管平滑肌的作用。

(3) 维持有效呼吸与循环功能:①立即给予氧气吸入,改善缺氧症状;②呼吸受抑制时,应立即进行人工呼吸,并遵医嘱肌内注射尼可刹米、洛贝林等呼吸兴奋药;③喉头水肿导致窒息时,应尽快气管插管或施行气管切开;④按医嘱加入多巴胺、间羟胺等升压药物。如病人发生心搏骤停,立即进行胸外心脏按压。

(4) 根据医嘱给予抗过敏药物:根据医嘱静脉注射地塞米松5～10mg或将氢化可的松200mg加入5%或10%葡萄糖溶液500ml内静脉滴注,此药有抗过敏作用,能快速缓解症状。

(5) 密切观察病人生命体征、神志和尿量等病情变化,做好病情动态记录。病人未脱离危险期前不宜搬动。

4. 青霉素过敏反应的预防

(1) 使用各种剂型的青霉素前,须认真询问了解病人用药情况:必须详细询问病人"三史"(用药史、过敏史、家族史),对有青霉素过敏史者禁止做过敏试验;无过敏史者,凡初次用药、停药3天后再用者,或使用中更换药物批号时,均须按常规做过敏试验,试验结果阴性方可用药。

(2) 正确实施药物过敏试验:准确配制青霉素皮试液,正确实施皮内注射、配制皮试液的浓度与注射剂量要准确,并注意及时观察、正确判断结果。

(3) 试验药液要现用现配:试验液放置过久除引起效价降低外,还可分解产生各种致敏物质,易导致过敏性反应的发生。

(4) 试验结果阳性的处理:试验结果为阳性者,禁用青霉素,并在"两单四卡"(即体温单、医嘱单、病历卡、门诊卡、注射卡、床头卡)上醒目地注明"青霉素阳性",同时告知病人及家属。

(5) 密切观察,做好急救准备工作:在做过敏试验前及用药过程中,均须密切观察病人反应,并做好相应的急救准备工作。如备好0.1%盐酸肾上腺素、无菌注射器、氧气及其他急救药物和器械等;用药后嘱咐病人勿马上离开,继续观察30分钟,无过敏反应后方可离开。

(6) 不宜病人空腹时进行过敏试验或药物注射:以免因低血糖导致晕厥时,易与过敏反应症状相混淆。

(7) 不宜在同一时间内做两种药物的过敏试验:不能在同一时间内、同一手臂上做两种及以上药物的过敏试验,以免影响结果判断的准确性。

考点:青霉素过敏反应的预防

护考链接

病人何某,女性,45岁,因患子宫肌肿需行子宫切除术,术前准备做青霉素皮试时,错误的做法是　A. 青霉素更换批号重做皮试　B. 停用青霉素超过3天重做皮试　C. 青霉素试验液应现配现用　D. 如青霉素过敏需做皮试　E. 皮试前应准备急救药物

解析:考核青霉素过敏反应预防的知识,必须掌握:对有青霉素过敏史者禁止做青霉素过敏试验。故答案选D。

5. 青霉素过敏皮内试验法操作

【目的】

预防青霉素过敏反应。

【评估】

(1) 病人病情、用药史、过敏史、家族史、进食情况。

(2) 病人对药物过敏试验的认识,试验部位皮肤情况、心理反应及合作程度。

【准备】

(1) 护士准备:着装整洁、洗手、戴口罩。

(2) 病人准备:病人理解试验目的、方法、注意事项,能主动配合。

(3) 用物准备

1) 治疗车上层:喷雾式手消毒液、注射卡、基础注射盘、青霉素、10ml 0.9%氯化钠溶液、一次性注射器(1ml、5ml),0.1%盐酸肾上腺素、地塞米松、氧气等急救器械。

2）治疗车下层：医用垃圾桶、生活垃圾桶、利器回收盒。

（4）环境准备：安静、清洁、光线充足，温度适宜，符合无菌操作要求。

【实施】

（1）试验液配制：青霉素皮试液以每毫升含青霉素200～500U为标准。

现以皮内试验剂量0.1ml（含青霉素50U），即每毫升含青霉素500U的皮试液，以青霉素制剂规格80万U/瓶为例进行配制，具体配制方法见表13-14。

表13-14　青霉素皮内试验液的配制方法

步骤	青霉素	加0.9%氯化钠溶液	药液浓度	要求
溶解药物	80万U/瓶	4ml	20万U/ml	充分溶解
稀释1	取上液0.1ml	0.9ml	2万U/ml	混匀
稀释2	取上液0.1ml	0.9ml	2000 U/ml	混匀
稀释3	取上液0.1ml 或者取上液0.25ml	0.9ml 0.75ml	200 U/ml 500 U/ml	混匀

（2）试验方法：确定病人无青霉素过敏史，按皮内注射方法于病人前臂掌侧下段注射青霉素皮试溶液0.1ml（含青霉素20～50U），计时，20分钟后观察，两人判断结果并记录。

（3）结果判断

1）阴性：皮丘无改变，周围无红肿、无红晕，无自觉症状。

2）阳性：局部皮丘隆起，出现红晕硬块，直径大于1cm或红晕周围有伪足伴局部痒感，严重时可发生胸闷、气促、呼吸困难、皮肤瘙痒等过敏症状，甚至过敏性休克。

（4）记录皮试结果：按要求正确记录皮试结果和青霉素批号。

（5）注意事项：

1）皮试液配制时药液要准确，每次应充分混匀，以确保试验液的浓度、剂量准确。

2）皮试后须严密观察病人反应并准确记录，要求由两名护士共同观察判断皮试结果并签名。

【评价】

（1）病人明确皮试目的，能主动配合操作。

（2）护士严格执行无菌操作和查对制度，操作方法和试验结果判断正确。

（3）护患沟通有效，病人有安全感。

（二）头孢菌素过敏试验

头孢菌素是一类高效、低毒、广谱的抗生素。因可致过敏反应，故用药前需做皮肤过敏试验。同时头孢菌素和青霉素之间可呈现不完全的交叉过敏反应，对青霉素过敏者有10%～30%对头孢菌素过敏，而对头孢菌素过敏者绝大多数对青霉素过敏。以先锋霉素Ⅵ 0.5g/瓶为例介绍过敏试验法。

【目的】

预防头孢菌素过敏反应。

【评估】

同青霉素过敏皮内试验法。

【准备】

同青霉素过敏皮内试验法，需将青霉素换成头孢菌素。

【实施】

（1）试验液配制：以每毫升含500μg的先锋霉素Ⅵ（500μg/ml）为标准，皮内试验的剂量为0.1ml（含50μg）。具体配制方法见表13-15。

（2）其他：皮试的准备、方法、结果判断及过敏反应处理与青霉素过敏皮内试验法内容相同。

表 13-15　先锋霉素Ⅵ试验液的配制方法

步骤	先锋霉素Ⅵ	加 0.9% 氯化钠溶液	药液浓度	要求
溶解药物	0.5g/瓶	2ml	250mg/ml	充分溶解
稀释 1	取上液 0.2ml	0.8ml	50mg/ml	混匀
稀释 2	取上液 0.1ml	0.9ml	5mg/ml	混匀
稀释 3	取上液 0.1ml	0.9ml	500μg/ml	混匀

（三）破伤风抗毒素（TAT）过敏试验及脱敏注射法

破伤风抗毒素（TAT）是一种特异性抗体，能中和病人体液中的破伤风毒素，使机体产生被动免疫。但 TAT 是一种免疫马血清，对人体是异种蛋白，具有抗原性，注射后也容易引起过敏反应。临床上常用于预防或治疗破伤风病人。因此，在首次使用 TAT 前，必须做过敏试验，或曾用过 TAT 停用超过 7 天者，如再次使用，还须重做过敏试验。

1. 破伤风抗毒素（TAT）过敏试验

【目的】

预防 TAT 过敏反应。

【评估】

同青霉素过敏皮内试验法。

【准备】

同青霉素过敏皮内试验法，需将青霉素换成 TAT。

【实施】

（1）试验液配制：以每毫升含 150U 的 TAT 皮试液为标准。具体配制方法：取 1 毫升含 1500U 的 TAT 原液 0.1ml，加 0.9% 氯化钠溶液至 1ml 即为标准试验液。

（2）试验方法：皮内注射 TAT 试验液 0.1ml（含 15U），计时，观察 20 分钟后，两人判断试验结果并记录。

（3）结果判断

1）阴性：局部皮丘无变化，周围无红肿，全身无异常反应。

2）阳性：局部皮丘红肿硬结，直径大于 1.5cm，红晕直径超过 4cm，有时出现伪足、痒感。全身过敏反应与青霉素过敏反应类似，以血清病型反应多见，偶见过敏性休克。

如试验结果不能确定时，应在另一手的前臂内侧用 0.9% 氯化钠溶液做对照试验。对照试验为阴性者，将需要剂量一次进行肌内注射；对照试验结果为阳性者，应采取脱敏注射。

（4）注意事项：同青霉素过敏皮内试验法。

考点：TAT 过敏试验结果的判断

2. 脱敏注射法　对 TAT 过敏试验阳性病人，可采取小剂量多次注射的疗法。其机制是小量抗原进入人体后，同吸附于肥大细胞或嗜碱粒细胞上的免疫球蛋白 E（IgE）结合，使其逐步释放出少量的组胺等活性物质。而机体本身有一种组胺酶释放，因此临床上可不出现症状。经过多次小量的反复注射后，可使细胞表面的 IgE 抗体大部分甚至全部被结合而消耗掉，最后大量注射 TAT（抗原）时，便不会发生过敏反应。但这种脱敏是暂时的，经过一定时间后，IgE 能再产生，重建致敏状态，以后如再用 TAT，需重做皮内试验。脱敏注射步骤见表 13-16。

表 13-16　破伤风抗毒素脱敏注射法

次数	TAT	加0.9%氯化钠溶液	注射方式	间隔时间
1	0.1ml	0.9ml	肌内注射	20分钟
2	0.2ml	0.8ml	肌内注射	20分钟
3	0.3ml	0.7ml	肌内注射	20分钟
4	余量	稀释至1ml	肌内注射	20分钟

在脱敏注射前应按抢救过敏性休克的需要准备好急救物品，注射过程中应密切观察，如发现病人有气促、发绀、荨麻疹等全身反应或发生过敏性休克时应立即停止注射，并迅速处理。如反应轻微，待反应消退后，酌情增加注射次数，减少每次注射剂量，以达到顺利注入所需药量的目的。

考点：TAT 脱敏注射法

【评价】

(1) 病人明确试验目的及注意事项，并主动配合。

(2) 护患沟通有效，病人有安全感，无不良反应。

（四）链霉素过敏试验

链霉素主要对许多的革兰阴性杆菌抗菌有较，特别是结核分枝杆菌有较强的抗菌作用，但过量对第八对脑神经有不同程度的损害。链霉素可引起类似于青霉素的过敏反应，其过敏性休克发生率虽较青霉素低，但反应更严重、死亡率更高，故使用链霉素时，必须做药物过敏试验，试验结果阴性方可用药。

【目的】

预防链霉素过敏反应。

【评估】

同青霉素过敏皮内试验法。

【准备】

同青霉素过敏皮内试验法，需将青霉素换成链霉素，另备10%葡萄糖酸钙或5%氯化钙。

【实施】

(1) 试验液配制：以每毫升含2500U的链霉素皮试溶液为标准，皮内试验的剂量0.1ml（含250U），具体配制方法见表13-17。

表 13-17　链霉素皮内试验液的配制方法

步骤	链霉素	加0.9%氯化钠溶液	药液浓度	要求
溶解药物	100万U/支	3.5ml	25万U/ml	充分溶解
稀释1	取上液0.1ml	0.9ml	2.5万U/ml	混匀
稀释2	取上液0.1ml	0.9ml	2500U/ml	混匀

(2) 试验方法：在病人前臂掌侧下段皮内注射链霉素皮试液0.1ml（含250U），计时，观察20分钟后，判断试验结果。

(3) 结果判断和记录结果：同青霉素过敏皮内试验法。

(4) 过敏反应的临床表现与急救处理

1) 链霉素过敏反应临床较少见，其表现同青霉素过敏反应大致相同。轻者表现为发热、皮疹、荨麻疹，重者可致过敏性休克。链霉素的毒性反应较其过敏反应更常见、更严重，可出现全身麻木、肌肉无力、耳鸣、耳聋、眩晕等症状。

2）急救措施：除采取青霉素过敏反应的抢救措施外，还应静脉注射10%葡萄糖酸钙或5%氯化钙溶液。由于钙离子可与链霉素络合，从而减轻毒性症状。

（5）注意事项：同青霉素过敏皮内试验法。

【评价】

同青霉素过敏皮内试验法。

（五）普鲁卡因过敏试验

普鲁卡因是一种常用局部麻醉药，可用作浸润麻醉、传导阻滞麻醉、腰椎麻醉及硬膜外麻醉。极少数病人用药后可发生过敏反应。因此，首次手术或特殊检查需用普鲁卡因时，须先做皮肤过敏试验，结果阴性才可使用。

【目的】

预防普鲁卡因过敏反应。

【评估】

同青霉素过敏皮内试验法。

【准备】

同青霉素过敏皮内试验法，需将青霉素换成普鲁卡因。

【实施】

（1）试验液配制：以0.25%普鲁卡因溶液为标准。具体配制方法应根据普鲁卡因原液浓度而异，如为1%普鲁卡因，则取0.25ml加0.9%氯化钠溶液至1ml即可；如为0.5%普鲁卡因，则取0.5ml加0.9%氯化钠溶液至0.5ml即配成。

（2）试验方法：取0.25%普鲁卡因液0.1ml皮内注射，观察20分钟后判断试验结果并记录。

（3）结果判断和过敏反应的处理：同青霉素过敏反应。

（4）注意事项：同青霉素过敏皮内试验法。

【评价】

同青霉素过敏皮内试验法。

（六）细胞色素C过敏试验

细胞色素C是一种细胞呼吸激活剂，能够改善缺氧时细胞呼吸，临床用于组织缺氧的急救和辅助用药。极少数病人用药后可发生过敏反应，用药前须做过敏试验。

【目的】

预防细胞色素C过敏反应。

【评估】

同青霉素过敏皮内试验法。

【准备】

同青霉素过敏皮内试验法，需将青霉素换成细胞色素C。

【实施】

（1）试验液配制：以每毫升含0.75mg细胞色素C为标准，皮内试验的剂量0.1ml（含0.075mg），具体配制方法如下：取细胞色素C（每支2ml含15mg）0.1ml，加0.9%氯化钠溶液稀释至1ml（0.75mg/ml）。

（2）试验方法

1）皮内注射法：取细胞色素C试验液0.1ml（含细胞色素C 0.075mg）皮内注射，观察20分钟后判断结果。

2）划痕试验法：在前臂下段内侧，用75%乙醇常规消毒皮肤，取细胞色素C原液（每毫升含7.5mg）1滴，滴于皮肤上，用无菌针头在表皮上划痕两道，长度约为0.5cm，深度以不出血为宜，20分钟后判断结果。

3）试验结果判断：局部发红，直径大于1cm，有丘疹者为阳性。

（3）过敏反应的处理：同青霉素过敏皮内试验法。

（4）注意事项：同青霉素过敏皮内试验法。

【评价】

同青霉素过敏皮内试验法。

（七）碘过敏试验

临床上常用碘化物造影剂作肾脏、胆囊、膀胱、心血管、脑血管等造影，此类药物也可发生过敏反应。因此，凡首次用药者应在碘造影前1～2日做过敏试验，结果为阴性时方可做碘造影检查。

【目的】

预防碘过敏反应。

【评估】

同青霉素过敏皮内试验法。

【准备】

同青霉素过敏皮内试验法，另加止血带，需将青霉素换成碘液。

【实施】

（1）试验方法

1）口服法：检查前3日开始口服5%～10%碘化钾5ml，每日3次，观察结果。

2）皮内注射法：口服试验阴性后再做皮内试验，取碘造影剂0.1ml皮内注射，观察20分钟后判断结果。

3）静脉注射法：皮内试验阴性后再做静脉试验，取碘造影剂（30%泛影葡胺）1ml静脉注射，观察5～10分钟后判断结果。

（2）试验结果判断

1）口服法：如出现恶心、呕吐、流泪、流涕、口麻、头晕、心慌、荨麻疹等症状为阳性。

2）皮内注射法：局部有硬块、红肿，直径超过1cm为阳性。

3）静脉注射法：如出现恶心、呕吐、手足麻木，血压、脉搏、呼吸和面色改变则为阳性反应。

（3）过敏反应的处理：同青霉素过敏皮内试验法。

（4）注意事项：各种碘过敏试验并非绝对可靠，少数病人过敏试验虽未为阴性，但在注射碘造影剂过程中仍可发生过敏反应，偶有在过敏试验过程中即出现过敏性休克，故造影前应备好急救药品，并密切观察，以便需要时及时采取急救措施。

【评价】

同青霉素过敏皮内试验法。

考点：各种试验液的配制

小结

药物疗法是临床常用的治疗方法，是护理专业重要工作内容。临床通过口服给药、雾化吸入疗法、注射给药、药物过敏试验等多种给药途径治疗病人。注射法包括皮内注射、皮下注射、肌内注射、静脉注射。药物过敏试验法包括皮试液的浓度、剂量、配制方法、结果判断、过敏反应的处理等。护士必须掌握药物的领取、保管、注射原则、药物抽吸方法等知识，严格遵守给药原则，做到安全、正确用药，避免差错事故的发生。

自测题

A_1型题

1. 哪种药物，宜在饭后服

A. 健胃药　　B. 强心类　　C. 发汗药　　D. 助消化药　　E. 止咳糖浆

2. 对呼吸道黏膜有安抚作用的药，服后应

A. 立即饮水　　B. 少量饮水
C. 不饮水　　D. 不宜立即饮水
E. 多喝水

3. 口服酸类、铁剂时应注意
A. 直接口服
B. 服后多饮水
C. 用吸水管吸入或避免与牙齿接触
D. 饭前服用
E. 先在杯中加入冷开水,再加入酸类或铁剂同服

4. 尿少时易析出结晶的药物是
A. 阿司匹林　　B. 溴化铵
C. 磺胺类药　　D. 糜蛋白酶
E. 发汗药

5. 人体对药物吸收最慢的途径是
A. 舌下　　B. 皮内
C. 口服　　D. 外敷
E. 直肠

6. 发挥药效最快的给药途径是
A. 口服　　B. 皮下注射
C. 吸入疗法　　D. 静脉注射
E. 舌下含服

7. 剧毒药和麻醉药的最主要保管原则是
A. 药品用中外文对照
B. 加锁并认真交班
C. 装密封瓶内保存
D. 与内服药分开放置
E. 放在药柜醒目位置

8. 应远离明火处保存的药物是
A. 抗毒血清　　B. 胎盘球蛋白
C. 乙醚、乙醇　　D. 肾上腺素
E. 苯酚

9. 应放在4℃冰箱内保存的药物是
A. 乙醇　　B. 苯巴比妥
C. 细胞色素　　D. 胎盘球蛋白
E. 地塞米松

10. 给药的时间应准确的原因是
A. 病人的个体差异　　B. 便于集中投药
C. 药物的半衰期　　D. 病情影响
E. 药物久置失效

11. 每日2次的外文缩写是
A. st　　B. prn
C. bid　　D. qd
E. qid

12. 指导病人服药的方法错误的是
A. 服酸类药物,可用饮水管吸入,服后漱口
B. 发汗药服后多饮水
C. 助消化药饭前服
D. 服铁剂,忌饮茶
E. 健胃药饭前服

13. 下列哪项药品的保管原则是错的
A. 药物按有效日期先后顺序计划使用
B. 药瓶上应有明显的标签
C. 外用药用红色边作标签
D. 剧毒药用蓝色边作标签
E. 无标签或标签字迹模糊的不能使用

14. 容易风化,潮解和挥发的药物应
A. 装瓶内盖紧　　B. 放入冰箱
C. 放在阴凉处　　D. 放干燥处
E. 放在黑色纸盒内

15. 下列各项中,除哪项外均为“八对”内容
A. 床号、姓名　　B. 药名、浓度
C. 住院号　　D. 时间、方法
E. 剂量、有效期

16. 氧气雾化吸入法,下述哪项错误
A. 嘱病人呼气时用口呼气
B. 药液稀释在5ml以内
C. 湿化瓶内不放水
D. 氧流量需6~8L/分
E. 治疗时间为10~15分钟

17. 下列皮内试验药液,每毫升的含量哪项是正确的
A. 青霉素50U
B. 链霉素2500U
C. 破伤风抗毒素1500U
D. 细胞色素C 7.5mg
E. 普鲁卡因25mg

18. 接种卡介苗的部位及方法是
A. 股外侧肌,皮下注射
B. 三角肌,肌内注射
C. 三角肌下缘,皮内注射
D. 三角肌下缘,皮下注射
E. 前臂掌侧下段,皮内注射

19. 0.1ml破伤风抗毒素过敏试验液含破伤风抗毒素
A. 5U　　B. 15U
C. 100U　　D. 150U
E. 1500U

20. 成人青霉素皮试的量和浓度为
A. 200~500μg/1ml　　B. 200~500μg/0.1ml
C. 20~50μg/0.1ml　　D. 20~50μg/0.01ml
E. 200~500μg/0.01ml

21. 皮下注射,下述错误的是

A. 药液量少于1ml,须用1ml注射器抽吸
B. 注射部位要常规消毒
C. 持针时,右手示指固定针栓
D. 针头和皮肤呈50°角刺入
E. 进针长度为针梗的2/3长

22. 青霉素过敏引起呼吸道阻塞症状的原因
A. 循环衰竭
B. 血压降低
C. 喉头水肿和肺水肿
D. 脑组织缺氧
E. 鼻塞

23. 皮内注射青霉素后,观察结果的时间是
A. 10分钟　B. 15分钟
C. 20分钟　D. 25分钟
E. 30分钟

24. 灭菌注射器及针头,下列哪一组手可接触
A. 乳头、针栓　B. 活塞、针梗
C. 空筒、针尖　D. 活塞轴、针梗
E. 活塞柄、针栓

25. 青霉素过敏反应引起的消化系统的主要症状
A. 便秘　B. 腹痛、便血
C. 腹痛　D. 恶心
E. 腹泻

A_2 型题

26. 吴某,男性,24岁。因上感选用抗生素治疗,青霉素皮试阴性后肌内注射青霉素,5分钟后病人出现憋气、面色苍白、脉搏细弱、血压下降。首先应采取的急救措施是
A. 报告医生
B. 氧气吸入
C. 皮下注射盐酸肾上腺素
D. 注射抗组织胺药物
E. 建立静脉通道

27. 病人李某,扁桃体炎,注射青霉素后第10天觉皮肤瘙痒、腹痛,护理体检:T 37.8℃,膝关节肿痛,全身淋巴结肿大,考虑该病人可能发生青霉素过敏
A. 皮肤过敏反应
B. 消化系统过敏反应
C. 呼吸道过敏反应
D. 血清病型反应
E. 关节炎,与注射青霉素无关

28. 按照药物保管要求,应放置在2~10℃冰箱内的药品是
A. 白蛋白　B. 氨茶碱
C. 维生素C　D. 酵母片
E. 苯巴比妥钠

29. 病人,女性,50岁,因患呼吸系统疾病,需同时服用几种药物,最后服用的药物是
A. 维生素C　B. 红霉素
C. 维生素B_1　D. 复方甘草口服液
E. 乙酰半胱氨酸胶囊

30. 病人,女性,60岁,因充血性心力衰竭住院,医嘱地高辛0.25mg,每日一次,护士发药时应特别注意
A. 研碎药片再喂服　B. 服药后不宜多饮水
C. 服药前测量脉率　D. 叮嘱病人按时服药
E. 病人服药后再离开

31. 病人,男性,40岁,不慎割破手指,医嘱TAT肌内注射,立刻执行。病人行TAT过敏试验,结果阳性,正确的做法是
A. 禁用TAT注射
B. 备好抢救物品,直接注射TAT
C. 注射肾上腺素等抗过敏
D. 采用脱敏疗法注射TAT
E. 再做过敏试验并用0.9%氯化钠溶液对照试验

32. 病人,男性,30岁,肺炎,医嘱青霉素治疗,病人在青霉素皮试后2分钟突然出现休克,护士首先应
A. 观察生命体征　B. 应用升压药
C. 让病人平卧　D. 通知家属
E. 给病人吸氧

33. 病人,女性,24岁,结核病,医嘱链霉素治疗,链霉素皮试发生过敏性休克而出现中枢神经系统症状,其原因是
A. 肺水肿　B. 肾衰竭
C. 脑组织缺氧　D. 有效循环血容量锐减
E. 心力衰竭

34. 病人,男性,64岁,患糖尿病10年,常规胰岛素6U餐前30分钟用药,合适的注射部位
A. 腹部脐周　B. 前臂外侧
C. 股外侧肌　D. 臀中肌
E. 臀大肌

35. 病人,男性,23岁,注射青霉素过程中,感觉头晕、胸闷。面色苍白,脉细弱,血压下降,应立即注射的药物是
A. 异丙嗪　B. 尼可刹米
C. 氢化可的松　D. 盐酸肾上腺素
E. 去甲肾上腺素

36. 肺结核病人使用链霉素治疗过程中,出现全身麻木抽搐,此时选用治疗的药物是
A. 10%葡萄糖酸钙　B. 0.1%肾上腺素
C. 新斯的明　D. 地塞米松

E. 山梗茶碱

37. 病人,女性,55岁,因"哮喘发作"来就诊,需要立即静脉注射氨茶碱0.25g加入25%葡萄糖20ml。护士为病人行静脉注射时穿刺的角度为

A. 紧贴皮肤　　B. 5°~10°

C. 15°~30°　　D. 35°~40°

E. 40°~45°

38. 护士为病人进行静脉注射时发现病人局部肿胀,抽有回血,病人主诉疼痛明显,可能的原因是

A. 针头堵塞

B. 针头穿透血管壁

C. 针头斜面紧贴血管壁

D. 针尖斜面部分在皮下,部分在静脉内

E. 针头穿刺过深致药物进入组织间隙

39. 某病儿,1岁8个月,因"肺炎"入院,T 40.2℃,P 112次/分,R 24次/分,医嘱:柴胡注射液1.5ml肌内注射,护士为病儿采用以下何部位注射为宜

A. 三角肌下缘　　B. 三角肌

C. 臀大肌　　D. 臀中、小肌

E. 股外侧肌

40. 病人,女性,40岁,因支气管哮喘需做雾化吸入,医嘱要求使用氨茶碱,其目的是

A. 减轻黏膜水肿　　B. 消除炎症

C. 稀释痰液　　D. 解除支气管痉挛

E. 保持呼吸道湿润

41. 病人,男性,34岁,因感染服用磺胺药治疗,护士嘱其多喝水,其目的是

A. 保护肝脏　　B. 减少不良反应

C. 促进呼吸　　D. 冲淡药味

E. 防止在肾脏析出结晶

A_3型题

(42、43题共用题干)

赵女士,52岁,因患宫颈癌需行子宫切除术,术前做青霉素皮试。

42. 做皮试2分钟后,赵女士面色苍白,冷汗,发绀,P 120次/分,BP 69/45mmHg,四肢麻木,烦躁不安,护士应立即给病人注射

A. 盐酸异丙嗪　　B. 苯肾上腺素

C. 异苯肾上腺素　　D. 盐酸肾上腺素

E. 去甲肾上腺素

43. 病人出现上述表现的原因是

A. 过敏体质　　B. 抵抗力差

C. 药液污染　　D. 毒性反应

E. 剂量过大

(44、45题共用题干)

某患儿,1岁8个月,因"肺炎"入院,T 40.2℃,P 112次/分,R 24次/分,医嘱用柴胡注射液1.5ml肌内注射。

44. 患儿采用以下何部位注射为宜

A. 三角肌下缘　　B. 三角肌

C. 臀大肌　　D. 臀中、小肌

E. 股外侧肌

45. 患儿肌内注射时,正确的定位法是

A. 上臂三角肌下缘

B. 上臂内侧,肩峰下2~3横指

C. 髂前上棘外侧三横指处(以患儿手指为标准)

D. 髂前上棘与尾骨联线的外上1/3处

E. 大腿外侧中段

A_4型题

(46~49题共用题干)

病人,男性,38岁,因"呼吸道感染伴咳嗽、发热"到医院就诊,医嘱给予青霉素80万U肌内注射,每日2次。

46. 护士首先为病人做青霉素皮试,执行操作时错误的是

A. 皮试前询问用药史、过敏史、家族史

B. 用注射用水稀释皮试液

C. 皮试液现用现配

D. 备好盐酸肾上腺素

E. 在前臂掌侧下段做皮试

47. 青霉素皮试液0.1ml含青霉素

A. 10U　　B. 20U

C. 60U　　D. 100U

E. 200U

48. 皮试后5分钟,病人出现胸闷、气急伴濒危感,头晕、面色苍白、出冷汗,血压下降等症状,病人可能发生

A. 血清病型反应

B. 呼吸道过敏反应

C. 消化系统过敏反应

D. 皮肤过敏反应

E. 青霉素过敏性休克

49. 根据病人症状表现,首先选用的药物是

A. 多巴胺　　B. 地塞米松

C. 盐酸肾上腺素　　D. 去甲肾上腺素

E. 异丙肾上腺素

(陈清波)

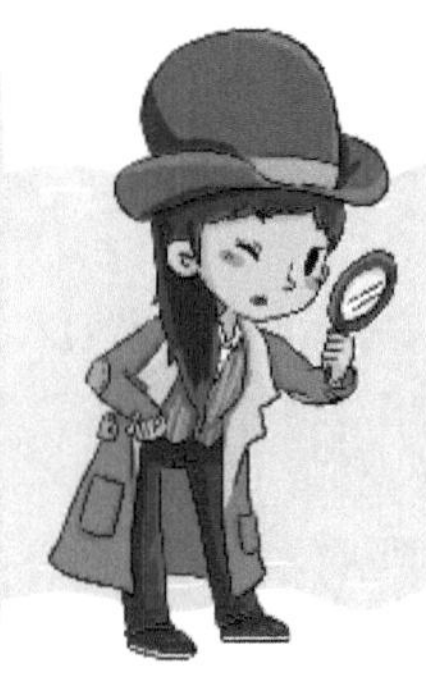

第14章 静脉输液和输血技术

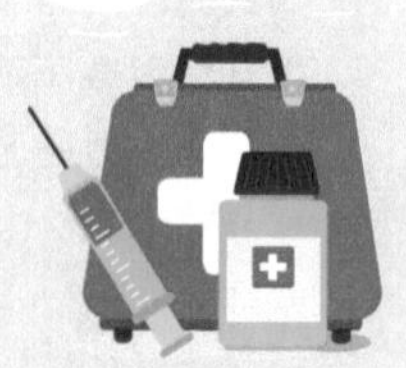

静脉输液和输血是临床常用的护理操作技术，也是医院治疗疾病、抢救病人的重要手段之一，在静脉输液和输血过程中，可能会发生不同程度的不良反应。因此，护士必须严格执行操作规程，熟练准确进行操作，密切观察不良反应，切实保证病人输液、输血治疗的安全和有效。

第1节 静脉输液法

情境案例14-1

病人李某，女性，68岁，因"慢性支气管炎急性发作"入院。护士为其静脉滴注0.9%氯化钠溶液500ml加青霉素800万单位过程中，病人突然出现胸闷、气促、面色苍白、咳嗽、咳粉红色泡沫痰。病人可能发生了何种情况？护士应如何紧急处理？

静脉输液是利用大气压和液体静压形成的输液系统内压高于人体静脉压的原理，将一定量的无菌溶液或药液由静脉直接输入体内的一种治疗方法。

一、静脉输液的目的

1. 纠正水、电解质和酸碱失衡　常用于各种原因的体液丢失、酸碱平衡紊乱者，如因某些原因不能进食者，腹泻、频繁剧烈呕吐、大手术后的病人。

2. 增加循环血量，改善微循环，维持血压　常用于大面积烧伤、各种原因所致大出血、休克的病人。

3. 输入药物，治疗疾病　常用于中毒、各种感染、脑及各种组织水肿，以及各种需经静脉输入药物治疗的病人。

4. 补充营养，供给热能，促进组织修复　常用于各种大手术后、慢性消耗性疾病、昏迷、禁食、口腔疾患等不能由口进食和胃肠道吸收功能障碍的病人。

考点：静脉输液的目的

二、常用溶液及其作用

1. 晶体溶液　由于晶体溶液分子质量小，在血管内存留时间短，补充水分及电解质，维持体液容量和渗透压平衡，纠正体内的水、电解质失调效果显著。

2. 胶体溶液　其分子质量大，在血管内存留时间长，能有效维持血浆的胶体渗透压，增加血容量，改善微循环，提升血压。

3. 静脉高营养液　供给病人热能，纠正负氮平衡，补充多种维生素和矿物质。临床常用溶液种类及作用如下(表14-1)。

表14-1　临床常用溶液及作用

[illegible]	[illegible]	[illegible]	[illegible]
晶体溶液	葡萄糖溶液	5%葡萄糖注射液、10%葡萄糖注射液	供给水分和热能
	等渗电解质溶液	0.9%氯化钠注射液、复方氯化钠注射液、5%葡萄糖氯化钠注射液	补充水分及电解质，维持体液容量和渗透压平衡

续表

[illegible]	[illegible]	[illegible]	[illegible]
	碱性溶液	5%碳酸氢钠溶液、1.4%碳酸氢钠溶液、11.2%乳酸钠溶液、1.84%乳酸钠溶液	纠正酸中毒,维持酸碱平衡
	高渗溶液	25%葡萄糖溶液、50%葡萄糖溶液、20%甘露醇溶液	利尿、脱水、提高血浆渗透压、消肿、降低颅内压
胶体溶液	右旋糖酐	中分子右旋糖酐	提高血浆胶体渗透压,扩充血容量
	代血浆	低分子右旋糖酐	降低血液黏稠度,预防血栓形成,改善微循环
		羟乙基淀粉、明胶类代血浆	输入后可增加血浆胶体渗透压和循环血量。适用于急性大出血的病人
	浓缩白蛋白液	5%白蛋白、血浆蛋白	提高胶体渗透压,补充蛋白质和抗体,促进组织修复
	静脉高营养液	复方氨基酸、脂肪乳剂、维生素等	供给热能,维持正氮平衡,补充各种维生素和矿物质

考点:常用溶液及其作用

护考链接

病人吴某,女性,40 岁,休克。监测结果:中心静脉压 0.196kPa,血压 75/55mmHg,心率 120 次/分,尿量 10ml/h。为提高胶体渗透压及循环血量,可选用的溶液是　A. 低分子右旋糖酐　B. 林格液　C. 5%碳酸氢钠溶液　D. 高渗盐水　E. 中分子右旋糖酐

[illegible]

三、常用输液部位

静脉输液时,应根据病人的病情缓急、药物的性质和量、病程长短、年龄、意识状态、体位、即将进行的手术部位等选择输液部位。对于长时间需输液的病人,原则上应先从四肢远心端静脉向近心端方向进行穿刺,有计划地选择和保护静脉穿刺部位。常用的输液部位如下。

1. 周围静脉　一般成人多选四肢浅表静脉进行输液。上肢常用手背静脉网、贵要静脉、头静脉、肘正中静脉;下肢常用足背静脉网、小隐静脉、大隐静脉。

2. 头皮静脉　通过头皮浅表静脉进行输液,小儿多选此部位,如颞浅静脉、额静脉、耳后静脉及枕静脉。

3. 颈外静脉、锁骨下静脉　需要长期持续输液或需要静脉高营养的病人,多选此部位。

护考链接

成年人使用头皮针长期输液时,首选的部位是　A. 头静脉　B. 肘正中静脉　C. 手背静脉网　D. 贵要静脉　E. 大隐静脉

[illegible]

四、静脉输液法

临床上静脉输液法常采用周围静脉输液法和中心静脉输液法。周围静脉输液法分为密闭式输液和开放式输液法。目前临床常用的静脉输液法多为密闭式周围静脉输液法。

(一) 密闭式周围静脉输液法

【评估】

(1) 病人的年龄、病情、意识状态、心肺功能状况。

(2) 病人穿刺部位皮肤情况、血管状况。

(3) 输液的目的、药物性质、作用及不良反应。

(4) 病人的心理反应、自理能力及合作程度。

【准备】

(1) 工作人员准备:着装整齐、洗手、戴口罩。

(2) 病人准备:了解输液的目的、配合要求及注意事项,排空大小便,取舒适体位。

(3) 用物准备

1) 遵医嘱准备液体及药物,核对无误。

2) 治疗盘内放置:密闭式一次性输液器(图 14-1、图 14-2)、加药用注射器及针头、消毒止血带、一次性手套、无菌棉签、弯盘、开瓶器、输液贴或胶布、瓶套、输液卡、小垫枕、砂轮、手消毒液、治疗巾、输液巡视卡、输液执行单。必要时,备夹板、绷带、输液架等。

3) 治疗车下层放置:锐器收集盒、注射器收集盆,感染性医疗垃圾桶和非感染性医疗垃圾桶。

(4) 环境准备:环境安静、整洁、宽敞,光线适宜,符合无菌操作要求。

【实施】

(1) 操作步骤见表 14-2。

表 14-2 密闭式周围静脉输液法

准备药液	根据医嘱填写输液卡,准备药液,两人进行核对(输液卡和药液名称、浓度、剂量、有效期、用法),检查药液(无混浊、沉淀、变色)和需用的无菌物品的有效期和质量。将输液标签贴于输液瓶或输液袋上。必要时,备瓶套
	启开液体瓶铝盖中心部分(或拉开输液袋的易拉环),常规消毒瓶塞,遵医嘱再次查对,无误后加入药物,在输液标签或瓶签上注明床号、姓名、加入药物的名称和剂量、日期、时间及加药者签名。需要时套瓶套
插输液器	再次消毒瓶塞,检查输液器(包装、有效期、质量及头皮针型号),打开包装袋,关闭调节器,拧紧针头,取出插入端,将输液器的粗针头插入瓶塞及根部
核对解释	携用物至床旁,核对床号、姓名,查看腕带,进行解释。协助病人取舒适卧位,消毒双手
挂瓶排气	再次查对药液无误后,将输液瓶挂于输液架上。护士一手持针翼和调节器,稍抬高滴管下端输液管,另一手倒置并挤捏墨菲氏滴管,使溶液流至滴管 1/2~2/3 满时,倒转滴管(转正),放低滴管下端的输液管(图 14-3、图 14-4),打开调节器,使液体顺输液管缓慢下降至乳头,关闭调节器。对光检查滴管下段输液管内无气泡,挂妥输液管
消毒皮肤	戴一次性手套,选择粗、直、富有弹性、避开关节及静脉瓣的静脉,肢体下垫小枕,备输液贴或胶布,在穿刺点上方约 6cm 处扎止血带(图 14-5)。嘱病人握拳,常规消毒皮肤 2 次
静脉穿刺	取下护针帽,第二次排气(直至排尽导管和针头内的空气、避免药液浪费)。关闭调节器,并再次确认无气泡,再次核对无误,行静脉穿刺。左手绷紧皮肤,右手持针柄,针尖斜面向上,以 15°~30°角从静脉上方或侧方刺入皮下,再沿静脉方向潜行刺入(图 14-6),见回血后放平针头再送入少许
松带固定	一手拇指固定针柄,另一手松止血带,嘱病人松拳,松调节器("三松"),确认液体滴入通畅、病人无不适后,第一条胶布固定针柄;第二条灭菌输液贴盖住针眼处;第三条(或加第四条胶布固定呈"U"形或"9"形针头硅胶管)。必要时,用夹板绷带固定肢体。取出止血带、小垫枕,脱去手套
调节滴数	根据病情、年龄、药物性质等调节滴速或遵医嘱调节(图 14-7)。一般成人 40~60 滴/分,儿童 20~40 滴/分
查对记录	再次核对床号、姓名、药物,消毒双手,在输液巡视(执行)卡上记录输液时间、滴速并签名,挂输液巡视卡
宣教整理	协助病人取舒适卧位,整理床单位。向病人说明所输药物、告知输液中注意事项(不可自行调节滴速。若出现溶液不滴、注射部位异常或全身有不适等均应及时呼叫)。将呼叫器放于病人易取处,感谢病人配合
观察反应	输液中加强巡视,严密观察有无输液反应及输液故障等。耐心听取病人主诉,观察输液部位状况,及时排除输液故障,保证输液通畅

续表

更换药液	连续输液时,必须及时更换药液瓶。核对无误后,常规消毒瓶塞,从上一瓶中拔出输液管插瓶针插入下一瓶中(若输液器和通气管分离,应先插通气管)。观察输液通畅、滴速适宜、滴管下段输液管无气泡后方可离去。每次换瓶后,及时在输液卡上记录
拔针按压	确认输液结束,撕下胶布,关闭调节器(或折叠近针头根部硅胶管以避免回血)(图 14-8),先轻按穿刺点上方的输液贴,快速拔针后用力按压(拇指指腹沿静脉走向纵向按压针头进皮肤点和进静脉点)3~5 分钟,至不出血(图 14-9)
安置病人	协助病人取舒适卧位,整理床单位
整理记录	按规定分类处理用物、洗手、记录

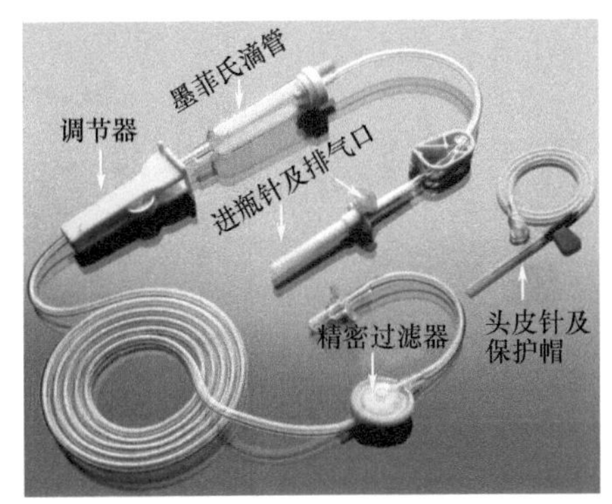

图 14-1　一次性使用输液器

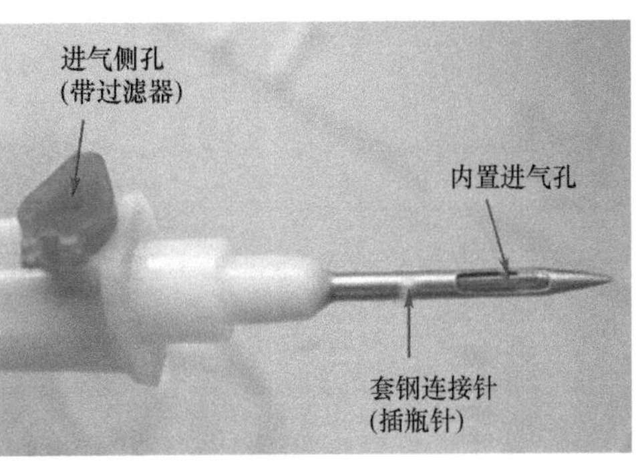

图 14-2　"无"通气管输液器内置进气孔

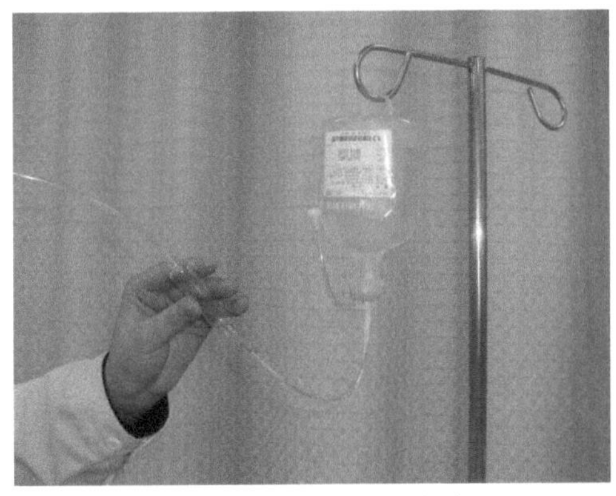

图 14-3　静脉输液排气方法(1)

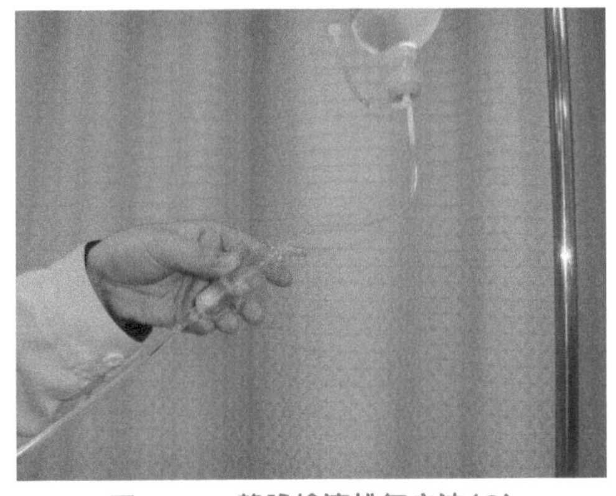

图 14-4　静脉输液排气方法(2)

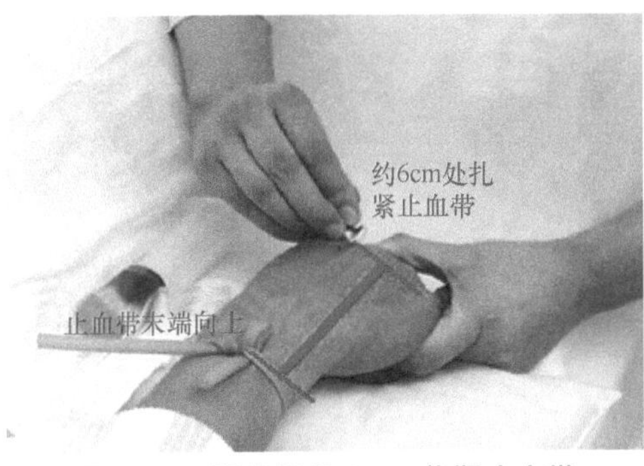

图 14-5　距穿刺点 6cm 扎紧止血带

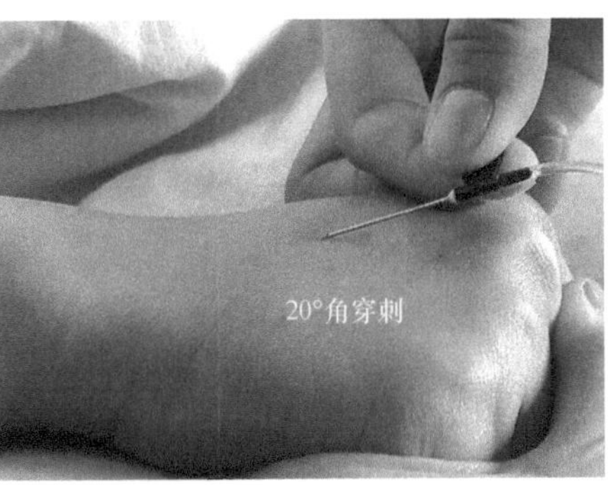

图 14-6　20°角皮肤穿刺

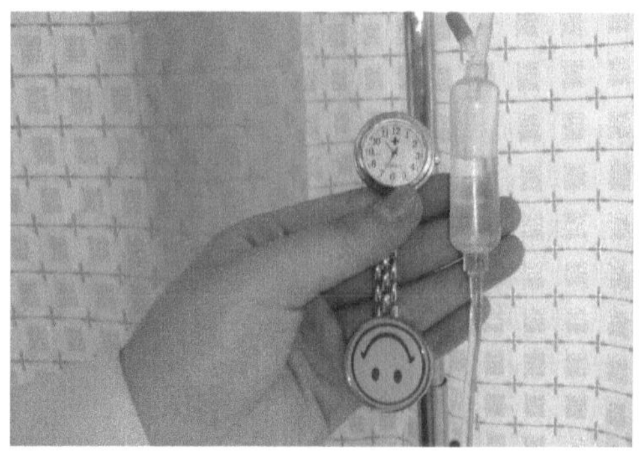

图 14-7 调节滴速方法

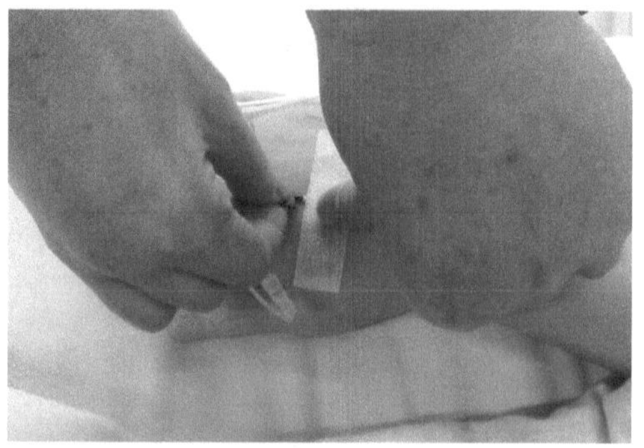

图 14-8 按压拔针

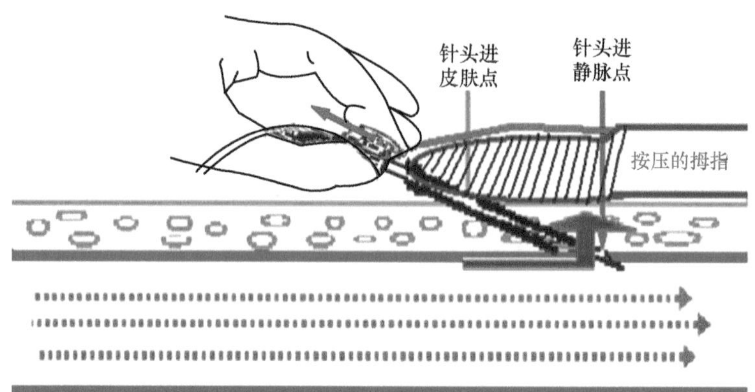

图 14-9 拔针按压进皮肤点和进静脉点

（2）注意事项

1）严格执行查对制度，严格遵守无菌操作原则。

2）若需长期输液，注意保护及合理使用静脉，应从远心端小静脉至近心端选择静脉。

3）根据病情、输液原则、药物性质合理安排输液顺序，加入药物时需注意药物的配伍禁忌。

4）根据病人的病情、年龄和药物性质调节滴速。对年老体弱、婴幼儿、心肺肾功能不良者及输入高渗药物、含钾药物、血管活性药物者，严格控制滴速。对心肺功能良好者，输液速度可酌情加快；对严重脱水、血容量不足、输入脱水剂等，病情允许情况下需快速输液。

5）输液中加强巡视。密切观察输液情况。观察输液局部有无肿胀、疼痛，耐心听取病人主诉，判断有无局部及全身的异常表现，及时处理和记录。

6）输液前，必须排尽输液管及针头内的气体，防止空气栓塞；输液过程中，及时更换输液瓶；加压输液时，必须有护士看护，输液完毕后及时拔针。

7）需连续输液者，每 24 小时更换输液器。

8）严禁在输液的肢体进行抽血化验或测量血压。

操作前解释：

(1)“您好！请问您叫什么名字？”(“您是李××阿姨吗？”)

(2)“根据医嘱和您的病情，我一会儿将为您进行静脉输液，输入药物为青霉素，它有抗炎的作用，您曾经用过青霉素类药物吗？有过敏吗？我们刚刚给您做的过敏试验显示您不过敏。您大概需要输液 5 天，今天的输液总量为×××ml，共×瓶，您是希望用普通静脉输液针还是静脉留置针(讲解各自优缺点)？您想输哪个手呢？左手是吗？左手静脉没有硬结、红肿适合穿刺。请问您要不要先去卫生间？现在最好去一下，输液后上卫生间就不太方便了。我现在去准备一下用物。”

操作中指导：

(1)(查看床号)“请问您是×床李××阿姨吗？”

(2)“您去过卫生间了吧？现在我协助您躺好，您这样舒服吗？”

(3)“请您把手伸出来，扎止血带可能有点紧，请您忍耐一下。请您握拳，现在给您消毒皮肤，会有点凉。进针的时候有点疼，一会就好，不要紧张。已经进针了，请松拳。”

操作后嘱咐：

(1)“李阿姨，我给您固定好了，请您活动时注意保护好穿刺部位。”

(2)“根据您的病情和药物的性质，我已调整好液体滴速为 60 滴/分，请您不要自己随意去调节。您翻身时要当心，注意不要把针头拔出来，也不要把管子给压住了。”

(3)“您感觉怎样？没什么不舒服的吧？如果还有其他需要或不舒适，请您按传呼铃。我们也会经常来看您的，请您放心休息。谢谢(您的配合)。”

(4)“您是李××阿姨吧？您今天的药液已输完了，我现在给您拔针。请您自己在这里按 3~5 分钟，不要揉搓，谢谢！”

【评价】

(1) 护患沟通有效，病人能配合操作，且对服务满意。

(2) 操作方法正确，达到目的，无并发症发生。

考点：静脉输液操作要点及注意事项

知识拓展

开放式周围静脉输液法

开放式周围静脉输液法是将药液倒入开放式吊瓶内输液的方法。该法可灵活更换药液种类和数量，随时按需添加药物，多用于危重抢救、手术、儿科等病人。由于输液装置为一个开放的系统，易被污染，故目前临床已日渐少用，全胃肠外营养等需用开放式周围静脉输液时常用“3 升袋”取代之。开放式周围静脉输液法的基本操作步骤如下。

(1) 准备、核对同密闭式周围静脉输液法。

(2) 按医嘱准备并检查药液，除去液体瓶铝盖，按无菌操作法打开瓶塞。

(3) 打开输液包，检查输液瓶，一手持开放瓶并将输液管根部折叠夹于指缝中；另一手按取用无菌溶液法倒入药液 30~50ml，旋转冲洗输液瓶后将液体通过输液管排出弃去，以减少输液反应。再倒入所需液体，倒液时无菌溶液瓶不可触及开放瓶口。若需加药，用注射器抽吸药液，取下针头，在距离开放瓶口 1cm 处注入，摇匀药液，盖好瓶盖，排气后接针头备用(图 14-10)。

(4) 其余操作同密闭式周围静脉输液法。

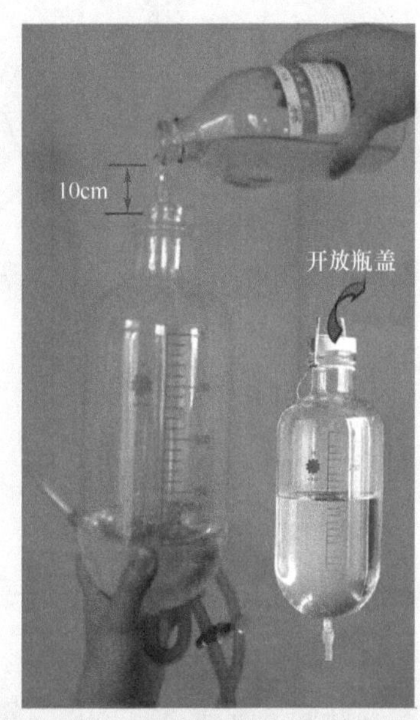

图 14-10　开放式周围静脉输液装置

知识拓展

图 14-11　避光输液器、避光注射器和避光延长管

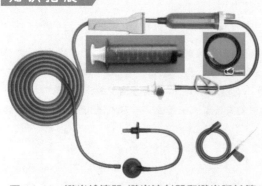

避光输液器材

在临床上，病人经常需要输入一些见光容易分解的药物。因此，要求药物在保存和使用中全程避光。避光输液器(图 14-11)应运而生，它是用无毒的黑(棕)色硅胶管制成，包括连接管、输液管、滴管、滴速调节器、过滤器及头皮针等，且在连接输液管的滴管和过滤器及头皮针软管处装有可滑动避光罩，方便实用，同时也适用于所有不需避光药物的静脉输液。广泛适用于肿瘤病区、心血管病区、急诊科、ICU 等临床各科室。避光注射器和避光延长管作用与之相似。

(二) 头皮静脉输液法

小儿头皮静脉丰富，分支较多，互相沟通成网，无静脉瓣，浅表易见，不易滑动。另外，头皮静脉穿刺便于患儿保暖和肢体活动，不易拉脱，故婴幼儿静脉输液首选头皮静脉。临床常选择颞浅静脉、额静脉、耳后静脉和枕静脉(图 14-12)。小儿头皮静脉与动脉的鉴别见表 14-3。

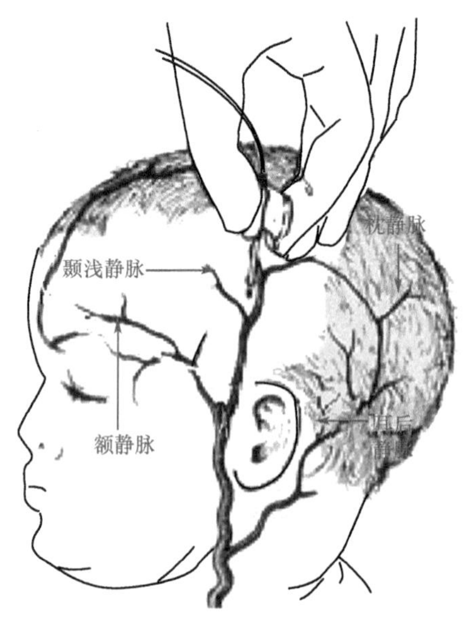

图 14-12　小儿头皮静脉

表 14-3　小儿头皮静脉与动脉的鉴别

颜色	浅蓝色	皮肤色或粉红色
搏动	无	有
血流方向	向心	离心
血管壁	薄，易被压瘪	厚，不易被压瘪
活动度	固定	易滑动
回血颜色	暗红色	鲜红色
穿刺后表现	无痛苦，回血正常，推药阻力小	痛苦状或尖叫，回血呈冲击状，推药阻力大，局部出现树枝样苍白

考点：小儿头皮静脉和动脉的鉴别

【评估】

(1) 患儿年龄、病情、意识状态。

(2) 穿刺部位皮肤及其毛发情况、血管状况。

(3) 患儿家属对头皮静脉输液的理解及配合程度。

【准备】

(1) 工作人员准备：着装整齐、洗手、戴口罩。

(2) 用物准备：同密闭式周围静脉输液法，另备 4～5 号头皮针、5～10ml 注射器和 75% 乙醇，按需要抽取 0.9% 氯化钠溶液 5～10ml，备皮用具。

（3）环境准备：病室安静、整洁、温度适宜。

【实施】

（1）操作步骤见表 14-4。

表 14-4　小儿头皮静脉输液法

操作流程	操作要点
准备药液、核对解释、挂瓶排气	同密闭式周围静脉输液法
选择静脉	患儿取舒适体位，助手或家属固定患儿的头部和肢体，操作者位于患儿头端，带手套
消毒皮肤	选择相对粗、直、清晰血管。酌情剃去局部毛发，75%乙醇消毒局部皮肤、待干
再次核对	再次核对床号、姓名、药液，排尽输液管内气体
静脉穿刺	用抽取 0.9%氯化钠注射液 5ml 的注射器与头皮针连接、排气，左手拇指、示指固定血管两端，右手持针柄，针尖斜面向上沿静脉方向平行刺入，见回血后再进针少许，注入少量 0.9%氯化钠溶液，确认针头在血管内，分离注射器，将头皮针与输液器连接后，打开调节器，见液体通畅后固定
安置患儿	协助患儿取舒适卧位，整理床单位
整理用物	按规定分类处理用物、洗手、记录

（2）注意事项

1）注意婴幼儿头皮静脉与动脉的鉴别。

2）消毒皮肤不使用碘酊消毒。因碘剂对皮肤刺激性大，脱碘不彻底可影响血管的清晰度。

3）根据病情、年龄、药物性质及治疗要求调节滴速。一般每分钟不超过 20 滴。

4）输液过程中，注意观察患儿病情变化及输液情况。

【评价】

（1）患儿输液过程安全、通畅、顺利。

（2）穿刺时，护士动作轻、稳、准，操作规范。

（三）颈外静脉输液法

颈外静脉输液法是临床常用的中心静脉输液法。颈外静脉为颈部最大的浅表静脉，行径表浅，位置恒定，易于固定。因此，可用于特殊情况下输液，但不可以多次穿刺，临床上多采用静脉留置针进行穿刺。

【目的】

（1）长期持续输液，周围静脉穿刺困难者。

（2）周围循环衰竭的危重病人，需测中心静脉压（CVP）者。

（3）大量失血失液，需快速扩充血容量，提高血压者。

（4）长期静脉内滴注高渗药物、强刺激性药物或进行静脉内高营养治疗的病人。

（5）心搏骤停插入心脏起搏导管者。

【穿刺部位】

取下颌角与锁骨上缘中点连线的上 1/3 处的颈外静脉外侧缘为穿刺点（图 14-13）。不可过高或过低，过高因靠近下颌角妨碍操作，过低易损伤锁骨下的胸膜及肺尖。

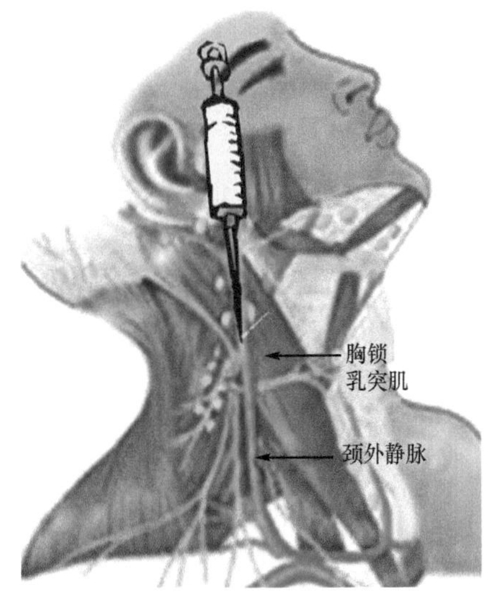

图 14-13　颈外静脉穿刺部位

【评估】

同密闭式周围静脉输液法。

【准备】

(1) 工作人员准备:着装整齐、洗手、戴口罩。

(2) 病人准备:了解输液的目的、方法、配合要求及注意事项。

(3) 用物准备

1) 无菌穿刺包:内置穿刺针 2 根(长约 6.5cm,内径 2mm,外径 2.6mm)、硅胶管 2 条(长 25~30cm,内径 1.2mm,外径 1.6mm)、5ml 注射器 2 副、6 号针头 2 个、尖头刀片、镊子、纱布、洞巾、弯盘。

2) 1%普鲁卡因注射液、透明敷贴、肝素钠、无菌手套、胶布、火柴、酒精灯。

3) 其余用物同周围静脉输液法。

(4) 环境准备:环境安静、整洁、宽敞,光线适宜,符合无菌操作要求。

【实施】

(1) 操作流程见表 14-5。

表 14-5 颈外静脉留置输液法

准备药液、核对解释、挂瓶排气	同密闭式周围静脉输液法
选择静脉	协助病人去枕仰卧,头偏向对侧,肩下垫薄枕,使头低肩高,颈部伸展平直。穿刺者站于穿刺部位顶侧,选择穿刺点,并正确定位
消毒皮肤	常规消毒皮肤,范围 15cm×15cm 左右,打开无菌穿刺包,戴手套,铺洞巾
局部麻醉	助手协助,穿刺者取 5ml 注射器抽吸麻醉剂,在穿刺部位行局部浸润麻醉
静脉穿刺	助手以手指按压颈静脉三角处,使静脉充盈。穿刺者左手绷紧穿刺点上方皮肤,右手持穿刺针与皮肤呈 45°角进针,进皮肤后压低为 25°角沿静脉方向穿刺,可边进针边回抽。见回血立即用一手拇指按住针栓孔,另一手持导引钢丝从针孔送入。必要时刺破皮肤后用扩张器扩张管腔。固定导丝,退出穿刺针,插入中心静脉导管 20cm 左右至上腔静脉,抽出导丝,抽到回血,撤去洞巾,接肝素帽,插入头皮针,打开调节器输液
固定记时	用无菌透明敷贴密闭式固定导管,胶布固定头皮针或输液管,在胶布上注明置管时间
输液毕封管	输液完毕后,关闭调节器,取下胶布,拔出输液针头,常规消毒肝素帽胶塞,将抽好封管液的注射器针头刺入胶塞内进行正压封管
再次输液	核对无误,常规消毒肝素帽及其周围皮肤,将输液头皮针插入肝素帽内,打开调节器,调节滴速进行输液
拔针按压	停止输液时,戴手套,动作轻柔,末端接上注射器,边抽吸边拔管,局部加压数分钟直至无出血,消毒穿刺部位并覆盖无菌纱布
安置病人	协助病人取舒适卧位,整理床单位
整理用物	按规定分类处理用物、洗手、记录

(2) 注意事项

1) 如外套管内有回血,应及时推注封管液,避免外套管堵塞。

2) 术后 2~3 天,注意有无针孔渗血、渗液;严密观察有无气、血栓及静脉炎等并发症。

3) 输液过程中,若溶液不滴,及时检查外套管是否滑出血管外或扭曲。

4) 每日常规消毒穿刺点及周围皮肤,并更换敷料。

(四) 静脉留置针输液法

静脉留置针输液法是将留置针置入静脉血管内保留一段时间,可多次将大量无菌溶液或药物输入静脉,以减轻病人痛苦的一种输液方法。静脉留置针见图 14-14。

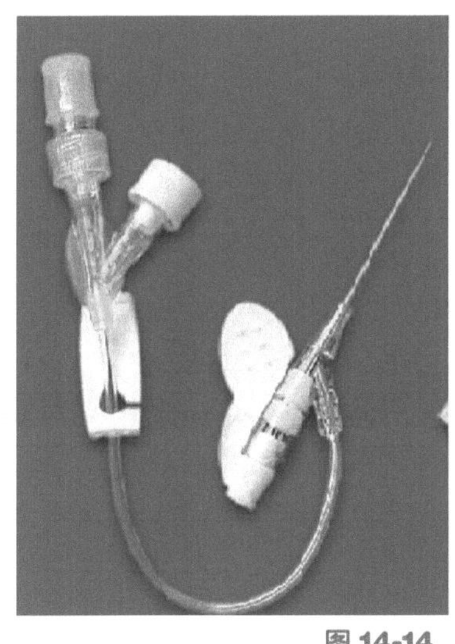

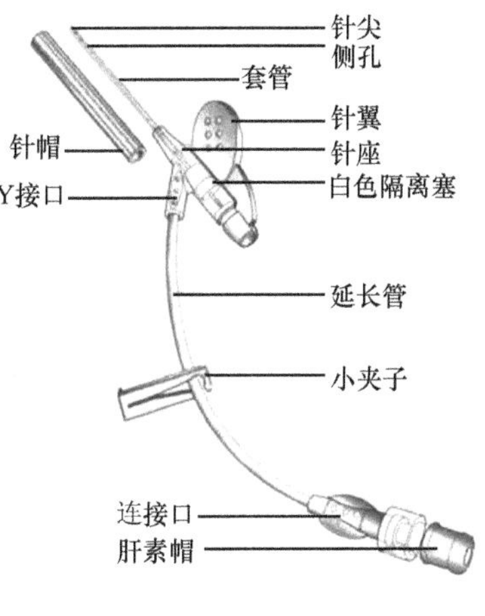

图 14-14　静脉留置针

【目的】

同密闭式周围静脉输液法。

【评估】

同密闭式周围静脉输液法。穿刺宜选择粗、直、弹性好、血流丰富、清晰易见、避开关节及静脉瓣的静脉。常用前臂贵要静脉、头静脉、肘正中静脉，下肢的隐静脉等外周静脉穿刺置管，尽量选择前臂掌侧中间部位。

【准备】

同密闭式周围静脉输液法。另备型号合适的静脉留置针 1 套及无菌透明敷贴。封管需另备：5~10ml 注射器 1 副，12 500U 肝素钠 1 支及 0.9% 氯化钠溶液 250ml，或 10ml 的 0.9% 氯化钠溶液 1 支。

【实施】

(1) 操作步骤见表 14-6。

表 14-6　静脉留置针输液法

[illegible]	[illegible]
准备药液、核对解释	同密闭式周围静脉输液法，嘱病人清洗穿刺部位皮肤
挂瓶排气	再次查对药液无误后，将输液瓶挂于输液架上，排尽输液管和头皮针内的空气。部分打开留置针外包装，显露肝素帽，再将输液器上的头皮针插入肝素帽内，排尽肝素帽和留置针内空气，关闭调节器，放妥
消毒皮肤	选择合适静脉扎止血带，于穿刺部位下铺治疗巾，第一次消毒穿刺部位皮肤，直径 8cm（大于所用透明敷贴面积），待干。打开透明敷贴外包装，并在其中一条纸质胶布上注明置管日期和时间（图 14-15），另备胶布 1~2 条。戴一次性手套，再次消毒
转松针芯	在穿刺点上方 10cm 处扎止血带（图 14-16），去除护针帽，检查针尖和外套管尖端完好。转动针芯以松解针芯和外套管，并使针尖斜面向上，再次排气冲管
穿刺送管	核对无误，嘱病人握拳，左手绷紧皮肤，右手持针翼（蝶形针翼夹住两翼），一般于静脉上方进针，针头与皮肤呈 15°~30°角缓缓地直刺静脉，见回血后以 5°~10°角推进 0.2cm 左右。一手固定留置针，一手退出针芯约 0.5cm 后固定，将外套管全部送入静脉
撤针固定	按压导管尖端处静脉抽出针芯，松止血带，嘱病人松拳，打开调节器。确认输液通畅，以 75% 乙醇消毒皮肤和针翼（避开针眼），待皮肤干燥后用透明敷贴密闭式固定留置针，以写有留置时间的胶布“U”形固定留置针延长管，使肝素帽高于外套管头端，再妥善固定头皮针，取出止血带和治疗巾
调节滴数、宣教、记录、整理、观察、更换药液同密闭式周围静脉输液法	

续表

操作流程	操作要点
正压封管	确认病人输液完毕后，实施封管。关闭调节器，取下胶布，将头皮针拔出少许至只留针尖斜面在肝素帽内，将头皮针与输液器分离，连接抽有肝素钠封管液的注射器，先以脉冲方式推注 2～5ml 封管液，再以一手稳妥固定肝素帽，边拔头皮针边快速推注封管液正压封管。用夹子夹闭留置针硅胶管近针头端
宣教	完成封管后详细告知病人注意事项
再次输液	核对无误，常规消毒肝素帽及其周围皮肤，松开夹子，将抽有 0.9% 氯化钠溶液的注射器连接输液头皮针，刺入肝素帽内，抽到回血后，推注 5～10ml 0.9% 氯化钠溶液冲管，分离注射器，将头皮针与输液器紧密衔接进行输液。也可直接将输液头皮针插入肝素帽内，再次输液。打开调节器，酌情调节滴速进行输液
停液拔管	核对，小心揭开胶布和无菌透明敷贴，常规消毒皮肤和穿刺点，关闭调节器，置无菌输液贴（无菌干棉签）于穿刺点上，轻压穿刺点，迅速拔出套管针，按压进针点至无出血（按压时间长于一般头皮针）
安置病人	协助病人取舒适卧位，整理床单位
整理用物	按规定要求整理用物、洗手、记录

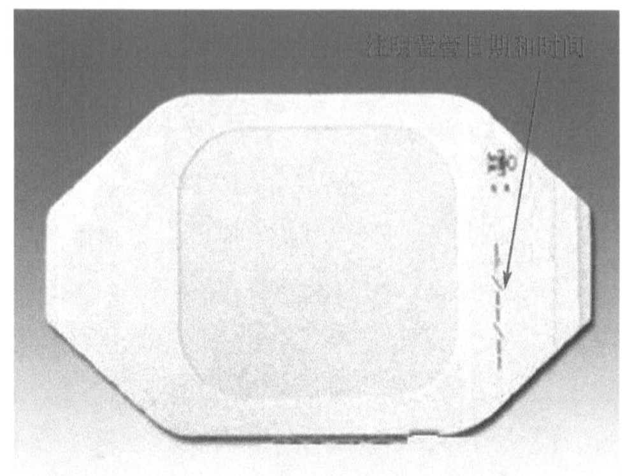

图 14-15　留置针透明固定敷贴

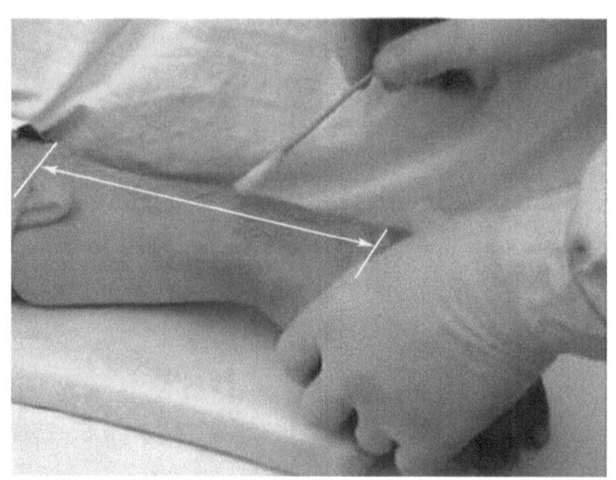

图 14-16　穿刺点上方 10cm 处扎止血带

（2）注意事项

1）使用静脉留置针时，必须严格执行无菌技术操作规程；正确选择留置针，能满足输液治疗的情况下，用最短、最细的导管留置。

2）静脉留置针者应注意保护肢体，不输液时避免肢体下垂。能够下床活动的病人，避免使用下肢静脉留置，以防止有回血堵塞留置针。

3）加强巡视，防止发生并发症，如静脉炎、导管堵塞、静脉血栓、液体渗漏及皮下血肿等。如发现穿刺部位有炎症发生则立即停止使用，并拔出留置针，局部做相应处理。每次输液开始和输液完毕均应冲洗留置针，如发现针头已被血凝块堵塞，不可强行冲洗，防止血凝块脱落形成栓塞，应停止使用并拔出留置针。

4）留置针一般可保留 3～4 天，最长不超过 7 天，留置期间密切观察穿刺局部情况和生命体征变化，如有异常及时拔管并予相应处理。

5）封管液可选用 0.9% 氯化钠溶液 5～10ml 或稀释肝素液 3～5ml，目前临床也有用正压来福接头代替肝素帽胶塞，可不用封管液封管。

【评价】

同密闭式周围静脉输液法。

五、输液速度与时间的计算

输液过程中，溶液每毫升的滴数（滴/ml）称为该输液器的滴系数。各厂家生产的输液器滴系数不同，临床常用的有 10、15、20、50 等几种型号。

1. 已知输入液体的总量和预计输完所用的时间，计算每分钟滴数

其公式为：

$$\text{每分钟滴数(滴)}=\frac{\text{液体总量(ml)}\times\text{滴系数(gtt/ml)}}{\text{输液所用时间(分钟)}}$$

2. 已知输入液体的总量和每分钟滴数，计算输完液体所需的时间

其公式为：

$$\text{输液所需时间(h)}=\frac{\text{液体总量(ml)}\times\text{滴系数(gtt/ml)}}{\text{每分钟滴数(gtt/min)}\times 60\text{(min)}}$$

$$\text{输液所需时间(min)}=\frac{\text{液体总量(ml)}\times\text{滴系数(gtt/ml)}}{\text{每分钟滴数(gtt/min)}}$$

考点：输液速度和时间的计算

护考链接

患儿，14 岁，中毒性肺炎，休克。经抢救病情稳定，医嘱：10% 葡萄糖注射液 400ml+多巴胺 20mg，静脉滴注。若流速为 20 滴/分，则告诉家长输液可维持的时间是　A. 1 小时　B. 2 小时　C. 3 小时　D. 5 小时　E. 6 小时

[illegible]

六、输液泵的使用

输液泵是指机械或电子的控制装置，它通过作用于输液导管达到控制输液速度的目的。常用于需要严格控制输液量和药量的情况，如应用升压药物、抗心律失常药物、婴幼儿静脉输液或静脉麻醉时。输液泵作为一种新型临床输液装置，有着方便、可控、智能等优势，在临床输液中广泛使用。输液泵种类很多，其结构、功能和操作方法大致相同（图 14-17）。

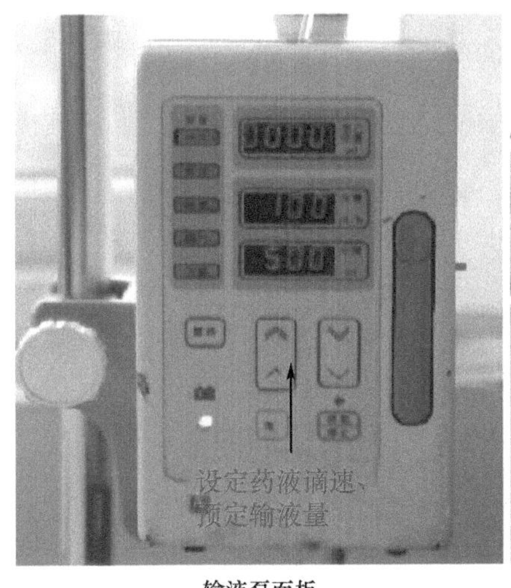

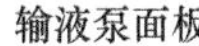

输液泵面板

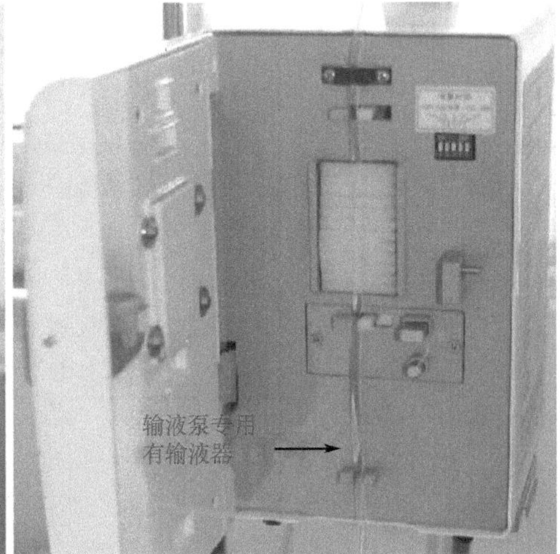

输液泵内部结构

图 14-17　输液泵

（一）操作方法

1. 固定输液泵于输液架上，接通电源。

2. 选择输液泵专用的输液器，按静脉输液法连接液体和输液器，排尽空气，关调节器。

3. 打开输液泵门，安装输液器(按提示方向，嵌入输液泵管道槽内)，关闭泵门。

4. 打开输液泵开关，开输液调节器。

5. 按医嘱正确设定药液滴速、预定输液量等参数。

6. 铺治疗巾，消毒留置针的正压接头，连接输液延长管。按“快进”键二次排气。确认病人，连接输液管和留置针(或行静脉穿刺)。

7. 按“开始”键开始输液，观察输液程序是否正确运行，开启报警开关。再次查对、记录滴速等。

8. 健康宣教：不自行调节滴速；肢体不过度活动；输液中任何异常，如输液器报警等，应及时呼叫。

9. 整理床单位及用物：用物处置同静脉输液法。

(二) 注意事项

1. 正确设定输液速度、预定输液量等参数。每次更换液体或电源中断等，均应重新设置参数。

2. 随时查看输液泵的工作状态，及时排除报警故障，防止液体输入失控。常见报警解除法如下。①气泡报警：关闭静脉通道，打开泵门，排尽气泡，放好导管，关闭泵门，开放输液通道，启动输液。②完成报警：根据需要再设置用量。③阻塞报警：常因回血、管道扭曲、过滤器堵塞、调节器未开等，去除阻塞原因。④泵门未关：关闭泵门。⑤电池用尽：装新电池。

3. 启动输液泵前，必须保证管路通畅无渗漏；启动后，同样需观察液体的滴速，确保液体通畅；正在使用输液泵，若需打开泵门，无论是排气泡、更换导管或撤离输液泵等，务必先将输液导管调节夹夹好，严防输液失控。

4. 输液泵须有专人保管，定时检测，以确保性能稳定、输液速度准确。

七、常见输液故障及排除方法

(一) 溶液不滴

护士发现溶液不滴，首先应排除输液管折叠、扭曲、受压等管道不畅因素。若无上述情况，应考虑并正确处理下列情况(表 14-7)。

表 14-7 静脉输液溶液不滴的常见原因表现和处理

[illegible]	[illegible]	[illegible]	[illegible]
针尖斜面紧贴血管壁	静脉穿刺完成后尚未固定时，拇指按压针翼太深；病人在输液过程中改变肢体位置后	局部无肿胀和疼痛，挤捏胶管无阻力、病人无疼痛，放松后有回血	调整针头位置或适当变换输液肢体位置
针头滑出血管外	病人活动后，如上厕所或取重物等活动过度；或穿刺时针头进血管不充分	局部肿胀并有疼痛，挤捏胶管无回血、有阻力、疼痛更剧烈	拔出针头，另选静脉重新穿刺
针头阻塞	各种原因致输液管内有回血，处理不当后凝血；穿刺过程中针头斜面“切下”的组织堵塞针头	局部无肿胀疼痛，挤捏胶管有阻力、无回血、病人不疼痛	更换针头和静脉，重新穿刺
压力过低	输液中病人改变体位，如由卧位改为坐位或患肢抬得过高	局部无肿胀疼痛，挤捏胶管无阻力、有回血；或已经见到回血	抬高输液瓶位置或放低肢体位置
静脉痉挛	穿刺肢体暴露在寒冷环境中的时间过长或输入液体温度过低(如冷藏血液复温不充分)	局部无肿胀，沿静脉可有痉挛性疼痛，挤捏胶管无阻力、可无回血	热敷局部(穿刺点上方静脉)以缓解静脉痉挛

（二）滴管内液面过低

折叠滴管下端输液管，挤压滴管，迫使液体流入滴管，直至所需高度，松手即可（图 14-18）。

（三）滴管内液面过高

将输液袋或瓶取下，倾斜或倒转袋体，使袋内针头露出液面，保持输液通畅（必要时挤压滴管上段输液管），待溶液缓缓流下，至滴管露出液面，再将输液袋挂回，继续滴注（图 14-18）。

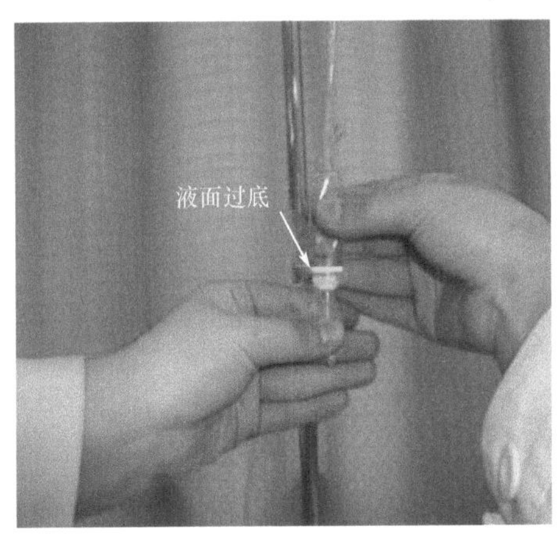

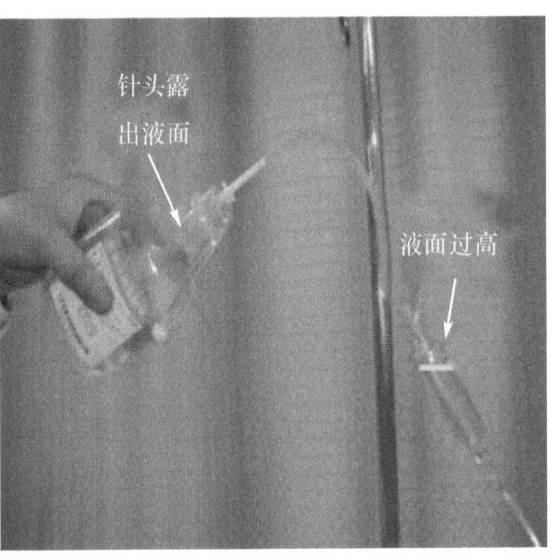

图 14-18　输液器滴管内液面过低及过高的处理

（四）滴管内液面自行下降

若输液的滴管内液面自行下降，首先应检查连接针插入输液袋是否到位；若已经插到位而液面继续下降，应检查滴管及滴管上端输液管有裂隙漏气或裂隙，必要时更换输液器。

考点：输液故障的排除方法

护考链接

病人，女性，68 岁，咳嗽 1 周，高热 1 天，诊断：大叶性肺炎。医嘱：青霉素 160 万 U + 0.9% 氯化钠溶液 100ml，静脉滴注。输液中护士给予观察，处置不正确的是　A. 滴液是否通畅　B. 病人有无头晕、恶心、呼吸困难等全身反应　C. 注射部位有无肿胀　D. 固定是否牢固，针头是否脱出　E. 病人诉说疼痛，应立即拔针

解析：病人诉说疼痛应观察注射部位，分析疼痛的原因，如为药物刺激，应减慢速度；若为针头脱出，可拔出针头。故答案为 E。

八、常见输液反应及其防治

临床上在进行静脉输液时，因各种因素的影响，可能出现一些反应。护士在操作过程中必须熟悉各种输液反应的原因，并能及时正确地判断和处理。常见输液反应有发热反应、急性肺水肿、静脉炎和空气栓塞。

（一）发热反应

1. 原因　输液发热反应的主要原因为输入致热物质。如输液器具灭菌不严，溶液制剂不纯或保存不良，护理操作中未严格执行无菌原则等。

2. 临床表现　病人常于输液中或输液结束后发生畏寒、寒战和发热。轻者中度发热，停止输液后数小时，体温可自行恢复正常；严重者体温可高达 41℃，并伴有恶心、呕吐、头痛、脉搏细速等全身症状。

3. 预防　严格执行无菌技术，认真检查无菌药物和所用无菌器具的质量。此外，应预防输液微

粒污染,如割据安瓿后,必须消毒;选择细的锥形侧孔针头加药;减少穿刺瓶塞次数等。

4. 护理措施

(1) 减慢或停止输液。反应较重者,立即停止输液。保存余液和输液器、针头,以备进行微生物检测和药物敏感试验。需继续输液者,应更换液体、输液器、针头及注射部位。

(2) 密切观察体温等生命体征及其他伴随症状。

(3) 给予对症处理;寒战者,予以保暖措施;高热者,使用冰袋、乙醇拭浴等物理降温措施。

(4) 遵医嘱予抗过敏药或糖皮质激素、抗生素等药物治疗。

(二) 循环负荷过重(急性肺水肿)

1. 原因　循环负荷过重的主要原因为输液速度过快(即短时间内输入过多液体),且输液总量过多,造成循环血量剧增。

2. 临床表现　病人在输液中突发呼吸困难、胸闷、气促、面色苍白、冷汗淋漓,咳嗽、咳大量粉红色泡沫样痰,严重时痰液甚至从口鼻涌出,听诊双肺满布湿啰音,心动过速且心律不齐。

3. 预防　严格控制输液速度和总量。尤其是年老体弱、婴幼儿、心肺疾患病人。

4. 护理措施

(1) 立即停止输液,保留静脉通道以利抢救。安慰病人,同时通知医生紧急处理。

(2) 即刻采取减轻心脏负荷的措施:病情允许者,立即取端坐位、双腿垂于床沿,以减少下肢静脉回流;必要时进行四肢静脉轮扎,每5~10分钟放松一侧肢体的止血带,结扎时注意松紧适宜,既要避免阻断动脉血流,又要有效减少静脉回心血量。另外,从静脉放血200ml左右可直接减轻心脏负担,但须慎用。

(3) 采取有效措施改善缺氧症状:保持呼吸道通畅的前提下,给予高流量氧气吸入(6~8L/min),以提高肺泡内压力,减少肺泡毛细血管渗出,还能增加氧气弥散。氧气吸入时湿化瓶内加入20%~30%乙醇,可有效降低肺泡内泡沫的表面张力,促使泡沫破裂消散,有利于肺部的气体交换,缓解缺氧症状。但时间不能过久,以免导致酒精中毒。

(4) 遵医嘱给予强心剂、利尿剂、扩血管药物、镇静剂及平喘药物。

(5) 严密观察病情变化,如生命体征、意识、面色、尿量等。

情境案例 14-1 问题分析

(1) 病人突然出现出现胸闷、气促、面色苍白、咳嗽、咳粉红色泡沫痰,上述症状为急性肺水肿的临床表现,故病人发生了急性肺水肿。

(2) 立即停止输液并通知医生,配合医生按上述护理措施进行紧急处理。

(三) 静脉炎

1. 原因　长期输入刺激性强、浓度高的药液,长期使用同一静脉置管,静脉置管时间过长,引起局部静脉壁发生物理、化学性炎症;也可因操作中未严格遵守无菌原则,导致局部静脉感染。

2. 临床表现　沿静脉走向出现条索样红线,局部组织红、肿、热、痛,有时伴畏寒、发热等全身症状。

3. 预防　严格遵守无菌操作,对血管壁有刺激性的药物应充分稀释后输入;并减慢输液速度;确定针头在血管内方可滴注,避免药物溢出血管外;有计划地更换输液部位,避免在同一部位反复穿刺输液,以保护静脉。

4. 护理措施

(1) 停止在病变侧肢体输液,并抬高、制动患肢,严禁按摩患处。

(2) 局部用50%硫酸镁溶液热湿敷或95%乙醇湿敷,每天2次,每次20分钟;或用中药如意金黄散兑清茶水局部外敷。

(3) 超短波理疗,每天一次,每次 15~20 分钟。

(4) 如合并全身感染,遵医嘱给予抗生素治疗。

(四) 空气栓塞

1. 原因　输液管内空气未排尽,输液装置有裂隙或衔接不紧;未及时添加液体,换瓶后未排尽气体;加压输液、输血无专人守护。

上述原因使空气进入静脉形成气栓,若进入的空气量大,则气栓随血液循环进入右心室后,堵塞其顶端的肺动脉入口(图 14-19),血液不能进入肺内进行有效气体交换,导致机体严重缺氧,甚至立即死亡。

2. 临床表现　输液中病人突然感到胸部异常不适(类似胸闷)或胸骨后剧烈疼痛,随即出现呼吸困难、严重发绀,可伴濒死感。心前区听诊常闻及响亮、持续的"水泡音"。

3. 预防　认真检查输液器质量及衔接是否紧密;静脉穿刺前、更换液体后须确保滴管下段输液管中无空气;加强巡视,及时更换液体或发现、排除输液故障(如液面自行下降);加压输液、输血须专人守护;拔除管径较粗且接近胸腔的深静脉导管时,必须绝对封闭穿刺点。

4. 护理措施

(1) 立即关闭输液调节器,取左侧头低足高卧位,该体位有助于空气向右心室尖部漂移,避免阻塞肺动脉入口(图 14-20)。随心脏搏动,空气与血液混合成泡沫,分次小量进入肺动脉内,最后逐渐被吸收。

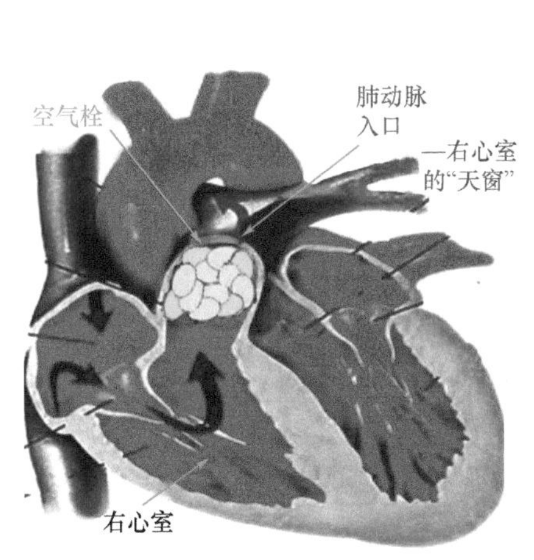

图 14-19　站立时的空气栓

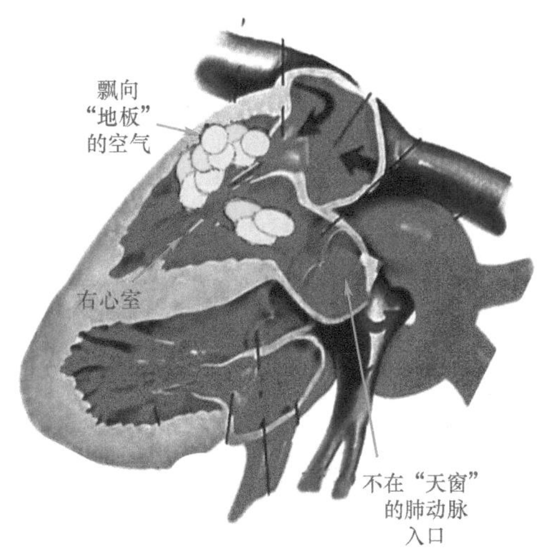

图 14-20　左侧头低足高位时的空气栓

(2) 给予高流量氧气吸入,提高机体血氧浓度,可在一定程度上纠正缺氧。

(3) 有条件者,在医学影像技术支持下经中心静脉导管抽出空气。

(4) 加强病情观察和心理护理,及时对症处理,做好记录。

考点:输液反应的原因、预防、临床表现和处理

护考链接

输液导致急性肺水肿病人吸氧时,湿化瓶内加入　A. 空气　B. 0.9% 氯化钠溶液　C. 20% ~30% 乙醇　D. 0.5% 聚维酮碘溶液　E. 蒸馏水或冷开水

九、输液微粒污染及防护

输液微粒污染是指在输液过程中，输液微粒随液体进入人体内，对机体造成严重危害的过程。输液微粒是输入液体中的非代谢性颗粒杂质，其直径一般为 1～15μm，肉眼观察不到；少数可达 50～300μm，50μm 以上的微粒肉眼可见。

（一）输液微粒污染的危害

输液微粒进入人体，其危害是严重和持久的。危害程度取决于微粒大小、性质、形状及堵塞血管的部位、血流阻断程度和机体对微粒的反应。最容易受损的器官有肺、脑、肾等。可导致血管栓塞、静脉炎、肺内肉芽肿、血小板减少症、过敏反应、热源反应、肉芽肿等。

（二）输液微粒的来源

输液微粒大多来源于药物生产、保存过程混入异物，药液容器及瓶塞不洁净或存放过久，输液器与注射器不洁净及原材料不符合要求，输液环境不洁、药液配置和输液过程中造成微粒污染（割据安瓿、多次穿刺瓶塞、未经过终端过滤器连接三通并多次给药）等。

（三）防护措施

1. 采用密闭式一次性用物　输液器及输血器、注射器等符合质量要求，输液器通气管和输液管有终端过滤器。连续输液者，每 24 小时更换输液器。

2. 净化操作室空气　安装空气净化装置，定期消毒和监测。有条件者，采用超净工作台或静脉药物配置中心配药。

3. 仔细检查输入药液　查看药物的有效期、质量、透明度，瓶身有无裂痕，瓶盖有无松动等。

4. 输入药液现用现配　避免配置后久置，防止污染。

5. 严格遵守操作规程　操作中，严格执行无菌技术操作，防异物进入人体。尤其需规范药液抽吸，割据安瓿后，必须消毒（常用70%乙醇）安瓿颈部，安瓿切割痕不超过安瓿颈段的1/4 周；切忌用镊子等硬物直接敲开安瓿；减少穿刺瓶塞次数；尽量不用过粗的针头加药，穿刺瓶塞时针头与瓶塞夹角以 30°～40°为宜。

第 2 节　静脉输血法

情境案例 14-2

病人王某，40 岁，因"车祸导致双下肢开放性损伤"急诊入院。现病人面色苍白，脉搏 126 次/分，血压 60/46mmHg，神志清楚，表情淡漠，皮肤湿冷。医嘱输血 400ml。给病人输血的目的是什么？在输血前需要做哪些准备？

静脉输血是将全血或成分血通过静脉输入体内的方法，是临床急救和治疗疾病的重要措施之一。护士在输入血液和血制品时，应熟练掌握输血知识和技术，严格执行查对制度，并注意监测输血过程中病人有无输血反应。

一、静脉输血的目的

1. 补充血容量　增加有效循环血量，提高血压，增加心排血量，促进血液循环。常用于失血、失液引起的血容量不足或休克的病人。

2. 补充血红蛋白　促进携氧功能。常用于贫血的病人。

3. 补充血小板和凝血因子　有利于止血。常用于凝血功能障碍的病人。

4. 补充抗体、补体　可增强机体免疫力，提高机体抗感染能力。常用于严重感染的病人。

5. 补充血浆蛋白　增加蛋白质，改善营养状况，维持血浆胶体渗透压，减轻组织渗出和水肿。常用于低蛋白血症及大出血、大手术后的病人。

考点：静脉输血的目的

二、血液制品的种类

（一）全血

全血指采集后未经任何加工，而保存备用的血液，分为新鲜血和库存血两类。

1. 新鲜血　基本保留了血液中的原有成分，在 4℃ 的冰箱内保存 1 周内的血液。常用于血液病病人。

2. 库存血　主要保留了红细胞和血浆蛋白，在 4℃ 的冰箱内保存 2～3 周的血液(图 14-21)。虽然保留了血液的各种成分，但随着保存时间的延长，血中的某些成分如白细胞、血小板、凝血因子等成分被破坏较多，释放大量的钾离子和氢离子入血，酸性增高，大量输注时可引起高血钾和酸中毒的发生。常用于各种原因引起的大出血病人。

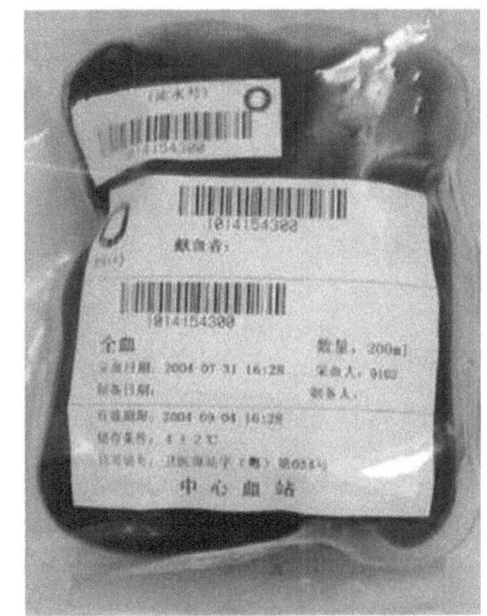

图 14-21　库存血

（二）成分血

成分血是将血液中的各种有效成分加以分离提纯，加工成各种高浓度、高纯度的血液制品。根据病人病情和治疗需要，针对性输入相应的血液成分。其优点是节约血源、一血多用、针对性强、疗效好、不良反应少且经济方便等。成分输血是目前临床常用的输血类型。常用成分血的种类及适应证见表 14-8。

表 14-8　成分血的种类及适应证

品名	制备方法	保存温度	保存期	适应证
红细胞悬液(CRCs)(图 14-22)	由提取血浆后的红细胞加入等量红细胞保养液后制成	4℃±2℃	ACD 保存液:21 天 CPD 保存液:28 天 CPDA 保存液:35 天	用于战地急救、中小手术者
洗涤红细胞(WRC)	红细胞用等渗盐水洗涤 3～4 次，再加适量等渗盐水后制成	4℃±2℃	24 小时	用于免疫性溶血性贫血、器官移植术后、需反复输血的病人
浓缩红细胞(CRC)	全血经离心或沉淀后去除血浆后余下的部分	4℃±2℃	同 CRCs	用于携氧功能缺陷、血容量正常的贫血、心肺功能不全病人的输血
少白细胞红细胞(LPRC)	将红细胞离心或过滤后去除白细胞的血液制品	4℃±2℃	24 小时	用于反复多次输血，发生不明原因发热反应的病人
机器单采浓缩白细胞悬液(GRANS)	用血细胞分离机单采技术，从单一献血者循环血液采集	22℃±2℃	24 小时	用于粒细胞缺乏伴严重感染者
手工分离浓缩血小板(PC-1)	将全血经低温离心后制成	22℃±2℃	24 小时(普通袋)或 5 天(专用袋制备)	用于血小板减少或功能障碍性出血者
机器单采浓缩血小板(PC-2)(图 14-23)	用血细胞分离机单采技术，从单一献血者循环血液采集	同 PC-1	同 PC-1	同 PC-1
新鲜液体血浆(FLP)	采血后 6 小时内从全血中分离，含所有凝血因子	4℃±2℃	24 小时	用于凝血因子缺乏者
新鲜冷冻血浆(FFP)	新鲜全血分离血浆，并冷冻保存	-20℃以下	1 年	用于抗休克和纠正低蛋白血症，可以补充不稳定的凝血因子(Ⅴ、Ⅷ)

续表

[illegible]	[illegible]	[illegible]	[illegible]	[illegible]
普通冷冻血浆(FP)(图 14-24)	提取冷沉淀后血浆和全血过期 5 天内分离的血浆以及 FFP 保存 1 年后的血浆	-20℃以下	4 年	同FFP,可以补充稳定的凝血因子和血浆蛋白
冷沉淀(Cryo)	新鲜冷冻血浆置于 4℃冰箱内待其自然融化,分离出沉淀在血浆中的冷不溶解物质,并冻结而成	-20℃以下	1 年	用于甲型血友病,纤维蛋白原缺乏症

注:血液保存液常用种类,配方可分为①ACD(A,枸橼酸;C,枸橼酸钠;D,葡萄糖)保存液;②CPD(C,枸橼酸钠;P,磷酸盐;D,葡萄糖;加入枸橼酸、腺嘌呤)保存液;③CPDA:在 CPD 中加腺嘌呤。

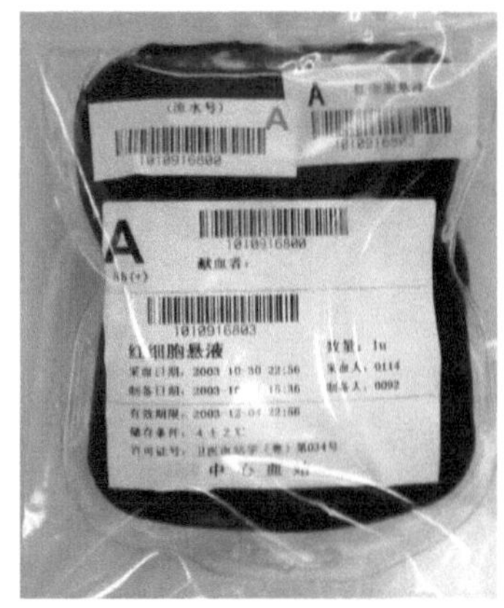

图 14-22　红细胞悬液

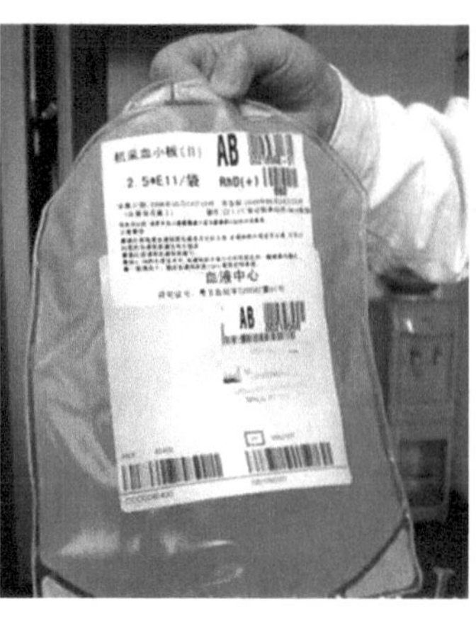

图 14-23　机器单采浓缩血小板

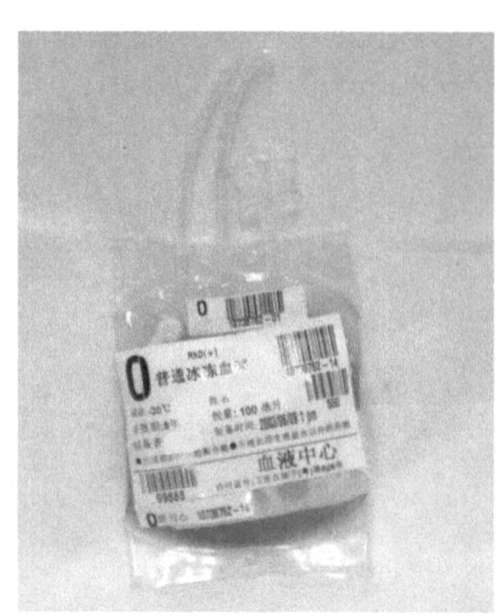

图 14-24　冷冻血浆

(三) 其他血液制品

1. 白蛋白液　从血浆中提纯,能提高机体血浆蛋白及胶体渗透压,用于低蛋白血症的病人。
2. 纤维蛋白原　用于纤维蛋白缺乏症,弥漫性血管内凝血(DIC)病人。
3. 抗血友病球蛋白　用于血友病病人。

考点:各种血液制品的保存要求及适应证

三、静脉输血法

(一) 静脉输血的原则

1. 输血前必须进行血型鉴定及交叉配血试验。

2. 无论是输全血还是成分血,原则上均应选用同型血液输注(只有 ABO 血型相同的人才能进行输血)。但在紧急情况下,如无同型血,可用 O 型血输给病人,应限制在 400ml 以内,且应缓慢输入。

3. 若病人需要再次输血,则必须重做交叉配血试验。

(二) 输血前准备

1. 备血　遵医嘱抽取血标本 2ml,与输血申请单一并送往血库,做血型鉴定和交叉相容配血试验。采血时,禁忌同时采集 2 个病人的血标本,以免发生混淆。

2. 取血　根据输血医嘱,凭提血单取血。与血库工作人员共同做好"三查"、"八对"。"三查"即查血液制品的有效期、血液质量、输血装置是否完好。"八对"即核对床号、姓名、住院号、血袋(瓶)号、血型鉴定、交叉配血试验结果、血液种类、血液剂量。查对无误后,在交叉配血单上由 2 人签名,领取血液。

认真检查库存血的质量:正常库存血静置后分 2 层,上层为血浆呈淡黄色,下层为红细胞呈均匀暗红色。两者之间界线清楚、无凝块、无气泡和其他异常物质。若血浆变红、血细胞呈紫红色、两者界线不清者不得使用;若血袋封口不严、破裂、标签模糊或脱落也不得使用。

3. 取血后　血液取出后勿剧烈震荡,以免红细胞大量破坏而引起溶血。血液不能加温,以免血浆蛋白凝固变性。如为库存血,在室温下放置 15~20 分钟输入,室温下放置时间不能超过 4 小时。输入血液中不得加入任何药物,以免血液凝集、变质。

4. 核对　输血前,需与另一名护士再次核对,确定无误并检查血液无凝块后方可输入。

知识拓展

成分献血

成分献血是借助血细胞分离机(图 14-25),采集某一血液成分(如血小板)(图 14-26),同时将其他血液成分回输给捐献者体内的过程。成分献血的程序与献全血的程序基本相同,但需要另行检测献血者体内某种血液成分的含量及其他相关指标。与采集全血不同的是献血时间稍长于献全血,但献血者恢复较快,临床应用效果好。

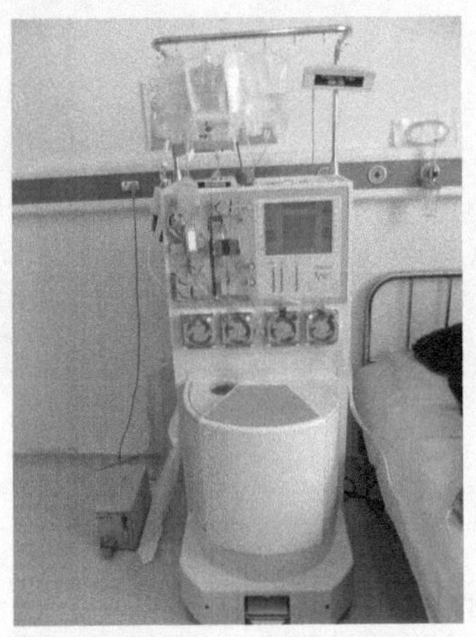

图 14-25　血细胞分离机

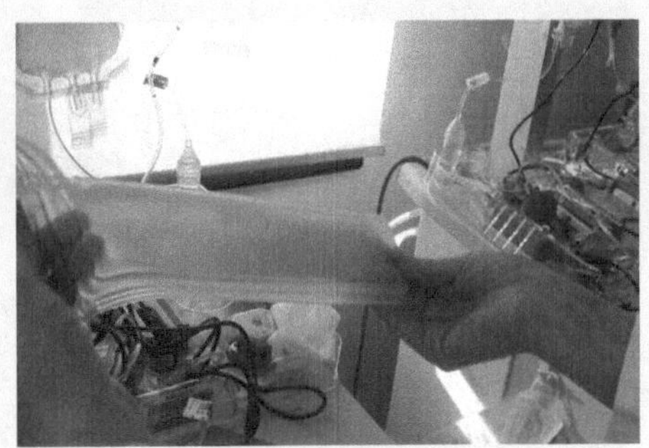

图 14-26　血小板采集

目前,随着成分输血的推广应用,献血观念的更新,成分献血越来越被人们所接受。在各地卫生行政部门认可的血液中心即可完成,属于无偿献血的一种形式。

(三) 静脉输血法

静脉输血法包括间接静脉输血法和直接静脉输血法两种。目前临床上绝大多数采用间接静脉输血法,以密闭式输血法应用广泛。

【评估】

1. 病人的年龄、病情、血型、既往输血史及有无输血后不良反应。
2. 病人的心理反应及合作程度。
3. 穿刺部位皮肤情况,静脉充盈度及管壁弹性。

【准备】

1. 护士准备　着装整齐、修剪指甲、洗手、戴口罩。

2. 病人准备　了解输血的目的及作用,配合输血操作。输血前,应取得病人或家属的理解并征求同意,签署输血治疗同意书,并将其存入病人病历内。

3. 用物准备

(1) 间接静脉输血法:一次性输血器一套(图 14-27)、血袋或血瓶(图 14-28)、0.9% 氯化钠溶液、

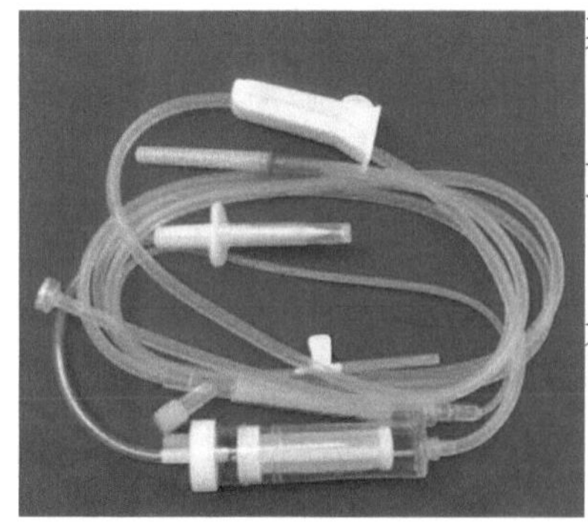
图 14-27　输血器

其余同密闭式周围静脉输液法用物(图 14-29)。

(2) 直接静脉输血法:注射盘内置 50ml 注射器数具(按输血量而定)、3. 8% 的枸橼酸钠溶液、血压计袖带、无菌纱布罐、无菌持物镊、棉签、胶布。

4. 环境准备　整洁、安静、光线充足,减少不必要的人员走动。

考点:输血前血制品的准备

【实施】

1. 间接静脉输血法

(1) 操作步骤见表 14-9。

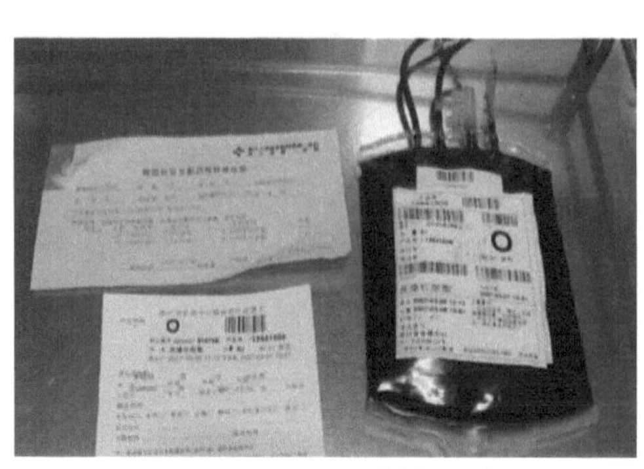
图 14-28　血液

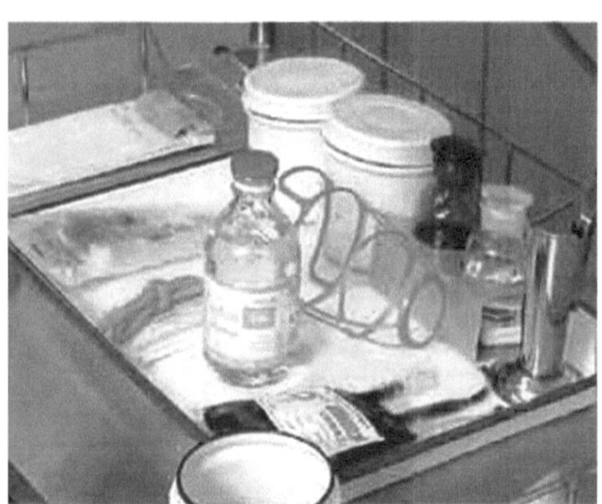
图 14-29　输血用物

表 14-9　间接静脉输血法

操作步骤	操作要点
建立静脉通道	同密闭式周围静脉输液法,输入少量 0. 9% 氯化钠溶液
再次核对	将输血用物携至病人床旁,与另一名护士再次进行“三查”、“八对”,确定无误后签名(图 14-30)
消毒输血	戴手套,以手腕旋转方式,轻轻摇匀血液,打开并常规消毒储血袋封口处,将输血器针头从 0. 9% 氯化钠溶液瓶内拔出,插入血袋输血接口,缓慢将储血袋挂于输液架上
调节滴速	开始输入 15 分钟内速度宜慢,不超过 20 滴/分。如无不良反应后,再根据年龄和病情调节滴速。成人一般 40~60 滴/分,老人、儿童酌减
再次核对	再次核对血型
观察宣教	观察病人有无不良反应,向病人和家属交代注意事项
整理记录	撤去治疗巾,脱手套,整理床单位,洗手、记录
输血完毕	待血液即将滴尽时,常规消毒 0. 9% 氯化钠溶液瓶塞,血液输尽后将储血袋内针头拔出,插入 0. 9% 氯化钠溶液瓶中,滴入少量 0. 9% 氯化钠溶液,直到将输血器内血液全部输入体内
拔针整理	及时拔针,整理床单位,将血袋取回至少保存 24 小时,用物分类处理

(2) 注意事项

1) 在取血和输血过程中,严格执行无菌操作和查对制度。输血前必须由两名护士按要求逐项查对,避免差错事故发生。

2) 输血前后和输入两袋血之间需要滴注少量 0. 9% 氯化钠溶液,以保输血通畅、顺利;避免发生不良反应。防止血液浪费。

3) 血制品内不可加入其他药品或高渗、低渗溶液,以防血液凝集或溶解。

4）输血过程中，必须加强巡视，观察有无输血反应，并询问病人有无不适。一旦出现输血反应，应通知医生，及时处理。若发生严重反应，立即停止输血。

5）严格掌握输血速度，特别是老年人、儿童、心力衰竭等病人。

6）输血完毕后，血袋应保留 24 小时，以备病人输血后发生输血反应时，查找分析原因。

7）输入成分血时，由于剂量少，输注时间短，护士应全程严密监护，以免发生不良反应。

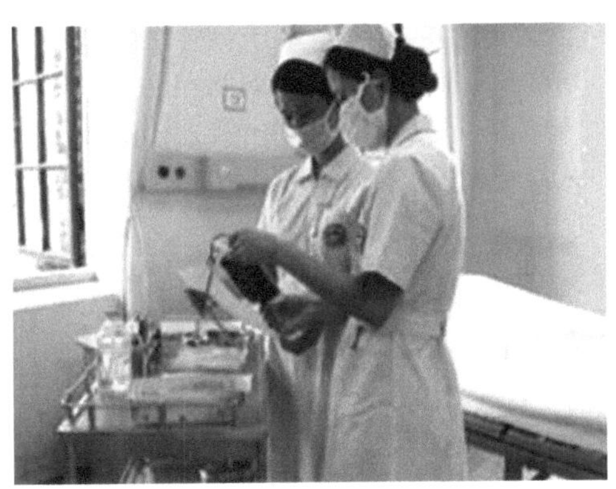

图 14-30　两名护士核对

2. 直接静脉输血法　是将供血者血液抽出后立即输给病人的方法。适用于无血库病人急需输血时及婴幼儿的少量输血。

（1）操作步骤见表 14-10。

表 14-10　直接静脉输血法

操作步骤	操作要点
准备核对	供血者和病人卧于相邻病床上，分别暴露一侧肢体。核对两人姓名、血型、交叉配血试验结果，做好解释
抽取抗凝剂	用注射器抽取抗凝剂，一般 50ml 血中需加入 3.8% 的枸橼酸钠 5ml
采血	由3 名护士共同协作，护士甲将血压计袖带缠绕于供血者上臂充气，压力维持在 100mmHg（13.3kPa）左右，选择粗大静脉，皮肤消毒，用准备好的加有抗凝剂的注射器抽取供血者血液
传递	护士甲将抽出的血液传递给护士乙，护士乙传递给护士丙
输血	护士丙将抽出的血液输入受血者体内。连续抽血时，按抽血、传递、输注程序如此连续进行，护士甲不必拔出针头，只需更换注射器，在抽血间歇期放松袖带，并用手指按压迫穿刺部位上方静脉，减少出血
拔针按压	输血完闭后，拔针，用无菌纱布块按压穿刺点至无出血
整理记录	整理用物，洗手、记录

（2）注意事项：直接静脉输血时，需注意从供血者血管内抽血时不可过急过快，应密切观察供血者面色、血压，及时询问有无不适；为受血者推注血液时也不可过快，应密切观察。

考点：输血的方法及注意事项

【评价】

1. 护患沟通有效，能满足病人身心需要。

2. 操作方法正确，达到输血目的，病人感觉舒适、安全、无输血反应发生。

情境案例 14-2 问题分析

（1）病人因上下肢开放性骨折导致血压下降、面色苍白、心率加快、表情淡漠、皮肤湿冷，应考虑出血性休克可能。此时输血主要目的是补充血容量。

（2）为保障输血安全，输血前应遵医嘱备血、取血，严格执行“三查”、“八对”制度及无菌技术操作原则，及时、准确、无误完成输血技术操作，密切观察不良反应，切实保证病人输血治疗的安全和有效。

附：自体输血

自体输血是指采集或回收病人自己的血液，供手术或大失血后再回输给本人的一种输血方法。自体输血是最为安全的输血方法，不必做血型鉴定及交叉配血试验，避免血源传播疾病和免疫反应，对一时无法获得同型血的病人也是唯一的血源。

目前常用的形式有三种，即预存式、稀释式及回收式。预存式自体输血是在手术前数周乃至数月，预先采集病人自身血液保存，以备手术失血较多时使用。适用于择期手术病人。稀释式自体输血是指手术过程中，病人经麻醉后,预先采集一定量血液,同时输以晶体和(或)胶体溶液以维持血容量大致正常,待术后,再将预采的血液回输给病人。应用此法,可以减少由于手术失血所致的红细胞损失,对手术中止血有利。回收式自体输血是以病人胸、腹腔的积血及手术中的出血作为自身血源,将吸出血液经抗凝过滤,清除细胞残片、异物及组织物后,在注入血液分离罐,分离出浓缩红细胞注入储血袋,以备回输人体,可用于紧急状态下输血。

四、输血反应与护理

(一) 发热反应

发热反应是最常见的输血反应。

1. 原因

(1) 发热反应与输入致热原有关,如血液、保养液、储血袋和输血器等被致热原污染。

(2) 输血时未严格执行无菌技术操作,造成输血过程中某个环节污染。

(3) 部分病人多次输血后,受血者血液中产生抗白细胞和抗血小板抗体,再次输血发生抗原抗体反应引起发热。

2. 临床表现　通常在输血过程中或输血后1~2小时,出现发热反应。病人开始表现为发冷、寒战,继而出现发热、甚至高热。体温可达38~41℃,还可以伴有头痛、恶心、呕吐、抽搐等全身症状。

3. 预防

(1) 严格管理血制品和输血用具,避免被致热原污染。

(2) 严格执行无菌操作,防止污染。

(3) 对多次输血病人密切观察输血后表现。

4. 护理措施

(1) 轻者减慢输血速度或暂停输血,密切观察病情变化直至症状缓解。严重者立即停止输血,以0.9%氯化钠溶液维持静脉通道,并及时通知医生。

(2) 密切观察生命体征,对症处理。如有寒战者应保暖;高热病人给予物理降温。

(3) 遵医嘱给予退热、抗过敏药物或激素类药物。

(4) 保留余血和输血装置及时送检,查找原因。

(二) 过敏反应

过敏反应是输血过程中较常见的反应。

1. 原因

(1) 病人为过敏体质,输入血液中的异体蛋白与过敏机体的蛋白结合而引起。

(2) 输入的血制品中含致敏物质,如供血者采血前服用过可致敏的药物或食物。

(3) 多次病人的输血,体内产生过敏性抗体,再次输血时,抗原抗体相互作用而发生过敏反应。

(4) 供血者血液内的变态反应性抗体随血液传给受血者,一旦接触相应抗原,即可发生过敏反应。

2. 临床表现　过敏反应通常发生在输血后期或输血即将结束时,程度轻重不一,症状出现越早,反应越严重。轻者表现为皮肤瘙痒、局部或全身荨麻疹,部分病人表现为血管神经性水肿,多见于眼睑、口唇高度水肿;重者表现为喉头水肿、呼吸困难,甚至发生过敏性休克。

3. 预防

(1) 加强对供血者的选择和管理,勿选用有过敏史的供血者。

(2) 供血者在采血前4小时内,不宜进食高蛋白、高脂肪食物,可摄入少量清淡饮食或糖水。

(3) 对有过敏史的受血者,在输血前可遵医嘱给予抗过敏药物。

4. 护理措施

(1) 轻者减慢输血速度,重者立即停止输血,保留静脉通道,通知医生。根据医嘱皮下注射盐酸肾上腺素0.5~1ml或给予抗过敏药物,如苯海拉明、异丙嗪、地塞米松等以缓解症状。

(2) 对症处理,呼吸困难者给予氧气吸入;严重喉头水肿者进行气管插管或气管切开;循环衰竭者给予抗休克治疗。

(3) 密切观察生命体征变化。

(三) 溶血反应

溶血反应是最严重的输血反应,是指输入的红细胞或受血者的红细胞发生异常溶解和破坏,而引起的一系列临床症状。

1. 原因

(1) 输入异型血:由供血者和受血者的血型不符所致,多因 ABO 血型不相容引起,发生反应快。多由医务人员查对不严格造成。

(2) 输入变质血:各种原因导致输血前血液变质、红细胞已被破坏出现溶血。如血液保存温度不当,储存过久,被细菌污染,剧烈震荡,血液中加入了药物等。

(3) Rh 血型系统不合:一般发生于再次输血后数小时至数天。Rh 阴性病人首次接受 Rh 阳性血液时不会发生溶血反应,但 2~3 周后,体内产生抗 Rh 阳性抗体。当第二次接受 Rh 阳性血液后,数小时至数天,可出现溶血。

2. 临床表现　轻者与发热反应相似,重者在输血 10~15ml 后即可出现症状,随着输血量增多而症状加重。临床表现分为以下三个阶段。

第一阶段:红细胞凝集成团,阻塞部分小血管,出现头部胀痛、面部潮红、心前区压迫感、恶心、呕吐、腰背剧痛、四肢麻木等表现。

第二阶段:凝集的红细胞溶解后,大量血红蛋白释放到血浆中,出现黄疸和血红蛋白尿,同时第一阶段症状进一步加重,伴有寒战、高热、呼吸困难、血压下降等。

第三阶段:大量血红蛋白进入肾小管,遇酸性物质形成结晶,堵塞肾小管;同时由于抗原、抗体相互作用,导致肾小管内皮缺血、缺氧而坏死脱落,进一步加重肾小管堵塞所致。出现少尿、无尿、高钾血症、酸中毒等,严重者可致急性肾衰竭而死亡。

3. 预防

(1) 严格执行查对制度及操作规程,杜绝差错事故发生。

(2) 认真做好血型鉴定和交叉配血试验。

(3) 严格遵守血液保存规则,不使用变质血液。

4. 护理措施

(1) 立即停止输血,通知医生。

(2) 保留静脉通道,以备抢救用药。

(3) 保留余血并抽取病人血标本一同送检,重新做血型鉴定和交叉配血试验。

(4) 保护肾脏,防止急性肾衰竭。双侧腰部封闭,并用热水袋热敷肾区,缓解肾小管痉挛。

(5) 遵医嘱用药,静脉注射 5% 碳酸氢钠溶液,以碱化尿液,增加血红蛋白在尿中的溶解度,避免肾小管阻塞。

(6) 密切观察病情变化,监测生命体征、尿量、尿颜色等,并做好记录。对少尿、无尿者,按急性肾衰竭处理。必要时进行腹膜透析或血液透析。

(7) 心理护理:安慰、鼓励病人,消除紧张、恐惧心理。

(四) 大量输血后反应

大量输血一般是指 24 小时内,紧急输血量达到或超过病人总血容量。常见的反应有:循环负荷过重、出血倾向及枸橼酸钠中毒等。

1. 循环负荷过重　原因、预防、临床表现及处理措施同静脉输液反应。

2. 出血倾向

(1) 原因:大量输入库存血时,由于库存血内血小板基本被破坏、凝血因子减少,可引起出血。

(2) 临床表现:输血过程中或输血后,皮肤、黏膜出现瘀点或瘀斑,穿刺点淤血或拔针后出血不止,手术伤口异常渗血或出血等。

(3) 预防:在短时间内输入大量库存血时,可间隔输入新鲜血或浓缩血小板,以补充血小板和凝血因子。

(4) 护理措施:密切观察病人意识、血压、脉搏等情况,注意皮肤、黏膜、手术伤口有无出血,发现异常及时报告医生并配合处理。

3. 枸橼酸钠中毒

(1) 原因:枸橼酸钠作为常用抗凝剂在库存血中广泛应用,随着库存血的大量输入,进入体内的枸橼酸钠堆积,枸橼酸钠不能被肝脏氧化排出,而与血中游离钙结合,使血钙浓度降低。

(2) 临床表现:病人表现为手足抽搐、血压下降、心率缓慢,甚至心搏骤停。

(3) 预防:在无禁忌证情况下,每输入库存血 1000ml,应遵医嘱静脉注射 10% 葡萄糖酸钙或氯化钙 10ml,以防止低血钙的发生。

(4) 护理措施:严密观察病人病情变化及输血后反应,按医嘱使用钙剂。

(五) 其他反应

其他反应如空气栓塞、微血管栓塞、传播疾病,特别是病毒性肝炎、疟疾、艾滋病等。因此,要严格把握从采血到输血的各个环节,避免和控制输血可能给病人带来的不良影响。

考点:常见输血反应及护理

护考链接

病人,女性,30 岁,因"宫外孕破裂大出血"入院。医嘱输血 1000ml。

1. 输血前准备错误的是 A. 做血型鉴定和交叉配血试验 B. 须 2 人进行"三查"、"八对" C. 血液勿剧烈震荡 D. 输血前先静脉滴注 0.9% 氯化钠溶液 E. 库存血温度低,可加温后再输入

2. 病人输血即将结束时,出现手足抽搐、血压下降,首先应考虑 A. 过敏反应 B. 发热反应 C. 溶血反应 D. 枸橼酸钠中毒 E. 病毒性肝炎

3. 针对上述问题应如何处理? A. 静脉推注 10% 葡萄糖酸钙 10ml B. 静脉滴注 4% 碳酸氢钠 10ml C. 静脉滴注 0.9% 氯化钠溶液 10ml D. 皮下注射盐酸肾上腺素 0.5ml E. 静脉推注地塞米松 10mg

小结

静脉输液和输血是广泛应用于临床的治疗和抢救技术。机体在疾病和创伤时,体液平衡易发生紊乱,机体内环境遭到破坏,如不及时纠正,将导致严重后果。护士必须严格执行操作规程,熟练、准确将药液和血液输入病人体内,密切观察不良反应,切实保证病人输液和输血的安全和有效。

掌握静脉输液和输血法的目的、操作方法、注意事项、常见故障的原因及处理方法,静脉输液和输血的反应、原因、表现、预防和护理。

自测题

A_1 型题

1. 对严重烧伤、大出血、休克病人采用静脉输液的目的是
   A. 补充水分及电解质
   B. 补充营养,供给热量
   C. 输入药物治疗疾病
   D. 增加循环血量,改善微循环
   E. 改善心脏功能

2. 输液注意事项中哪项错误
A. 根据病情安排输液顺序
B. 输液过程中加强巡视
C. 加入药物注意配伍禁忌
D. 硅胶管内有回血,须及时用稀释肝素溶液冲注
E. 需 12 小时连续输液者,应每 2 天更换一次输液器
3. 造成墨菲氏滴管内液面自行下降的原因是
A. 输液管管径粗　B. 病人肢体位置不当
C. 输液速度过快　D. 输液管压力过大
E. 滴管或滴管上端输液管有裂缝
4. 与输液发热反应原因无关的是
A. 输入药物不纯　B. 药物含致敏物质
C. 药液灭菌不彻底　D. 输液管附着硫化物
E. 药物刺激性强
5. 静脉留置针堵塞,下列正确的处理方法是
A. 挤捏留置针延长管
B. 拔除留置针
C. 用注射器回抽
D. 将外套管拔出或送进少许
E. 注射器抽稀释肝素液强行冲通
6. 静脉留置针保留时间一般为
A. 1~2 天　B. 2~3 天
C. 3~4 天　D. 4~7 天
E. 7~14 天
7. 临床操作时防止和消除微粒污染的措施不包括
A. 严格执行无菌技术操作　B. 认真检查液体质量
C. 提前配置药液　D. 使用一次性输液器
E. 输液器通气管末端放置空气滤膜
8. 病人需同时输入几种药物时,首先应注意
A. 合理安排输入顺序
B. 按医嘱调整滴速
C. 药物有无配伍禁忌
D. 药物混合时的外观变化
E. 输入过程中病人可能出现的反应
9. 静脉输液导管内空气未排尽可能发生什么危险?
A. 脑气栓引起昏迷
B. 冠状血管气栓引起心肌梗死
C. 肺动脉气栓引起严重缺氧或死亡
D. 左心房气栓引起心律不齐
E. 右心房气栓引起心室早搏
10. 从静脉注射部位沿静脉走向出现条索状红线、肿痛等症状时宜
A. 适当活动患肢
B. 降低患肢并用硫酸镁湿敷
C. 抬高患肢并用硫酸镁湿敷
D. 0.9%氯化钠溶液热敷
E. 70%乙醇热湿敷
11. 对血制品错误的叙述是
A. 库存血是保存在 4℃冰箱内 2~3 周的全血
B. 新鲜血基本保留了各种血液成分,包括全部凝血因子等
C. 浓缩血小板在 22℃下保存有效期为 24 小时
D. 库存血中的有效成分以红细胞和血浆蛋白为主
E. 浓缩白细胞悬液用于中性粒细胞低于 $0.5\times10^9/L$,并发细菌感染者
12. 输血目的不包括
A. 增加血红蛋白,促进携氧功能
B. 增加血浆蛋白
C. 供给各种凝血因子
D. 补充水和电解质,维持酸碱平衡
E. 补充血容量,增加心排血量
13. 取血时不能震荡的原因是
A. 以免污染引起发热反应
B. 以免血浆蛋白凝固引起反应
C. 以免红细胞与血浆混合
D. 以免进入空气,引起空气栓塞
E. 以免红细胞破坏释放血红蛋白,引起溶血反应
14. 输入两袋血之间应输入少量的溶液是
A. 0.9%氯化钠溶液　B. 5% GNS
C. 4%枸橼酸钠生理盐水　D. 10%葡萄糖酸钙
E. 5% GS
15. 静脉输血不妥的操作是
A. 输血前需 2 人核对无误方能输入
B. 在血中可加入碱性药物预防酸中毒
C. 若血浆变红、分界不清不能使用
D. 每次只能采集一名病人血标本配血
E. 开始输血速度不宜超过 20 滴/分
16. 关于库存血质量叙述,错误的是
A. 正常血液分 2 层　B. 两层之间界限清楚
C. 血液中无凝块　D. 正常血细胞呈暗紫色
E. 正常血浆呈淡黄色
17. 间接输血法时,须凭取血单与血库人员共同做好
A. "三查"、"七对"　B. "二查"、"七对"
C. "三查"、"八对"　D. "三查"、"六对"
E. "四查"、"七对"
18. 病人输血后出现皮肤瘙痒、眼睑、口唇水肿,应考虑
A. 过敏反应　B. 枸橼酸钠中毒反应
C. 细菌污染　D. 溶血反应
E. 发热反应
19. 输血反应中最严重的一种反应是

A. 过敏反应　　B. 肺水肿
C. 细菌污染　　D. 溶血反应
E. 发热反应

20. 不属于输血时过敏反应发生的原因的是
A. 病人为过敏体质　　B. 血中含致敏物质
C. 病人多次输血　　D. 输入异型血
E. 献血者为过敏体质

21. 输血时为预防出血倾向和手足抽搐应
A. 输血过程中肌内注射氯丙嗪 25mg
B. 输血前输入少量 0.9%氯化钠溶液
C. 0.1%盐酸肾上腺素 1ml,皮下注射
D. 热敷腰部,保护双肾
E. 输血 1000ml,静脉注射 10%葡萄糖酸钙溶液 10ml

A_2 型题

22. 病人文某,需输血治疗,下列操作哪项错误
A. 做血型鉴定和交叉配血试验
B. 须 2 人进行"三查"、"八对"
C. 勿剧烈震荡血液
D. 库存血温度低可在阳光下放置 15~20 分钟后再输入
E. 输血前,先静脉滴注 0.9%氯化钠溶液

23. 李某,男性,42 岁,患胰腺炎,于上午 8 时开始输液,输液量共 1500ml,每分钟滴注 60 滴,预约下午做 B 超检查,请估计下午何时完成输液
A. 2∶15　　B. 3∶30
C. 2∶30　　D. 4∶15
E. 3∶15

24. 由于输液速度过快,量过多,病人突然呼吸困难,气促,咳嗽,咳出泡沫血性痰,下列急救措施中何项不妥
A. 立即停止输液
B. 20%~30%乙醇湿化吸氧
C. 置左侧卧位和头低足高位
D. 四肢轮流结扎
E. 遵医嘱给予强心剂和利尿剂

25. 病人,男性,45 岁,护士为其静脉注射 25%的葡萄糖溶液时,病人自述疼痛,推注时稍有阻力,推注部位局部隆起,抽无回血,此情况应考虑是
A. 静脉痉挛　　B. 针头部分阻塞
C. 针头滑出血管外　　D. 针头斜面紧贴血管壁
E. 针头斜面部分穿透血管壁

26. 病人,女性,68 岁,因"乳腺癌"住院化疗,为其输液过程中,病人出现呼吸困难,听诊心前区有响亮的"水泡音",病人可能发生空气栓塞,空气栓塞的部位是在
A. 主动脉入口　　B. 肺动脉入口
C. 肺静脉入口　　D. 上腔静脉入口
E. 下腔静脉入口

27. 病人,女性,74 岁,输液过程中发生肺水肿,吸氧时需用 20%~30%乙醇湿化,其目的是
A. 降低肺泡表面张力　　B. 消毒吸入的氧气
C. 使病人呼吸道湿润　　D. 使痰液湿薄,易咳出
E. 降低肺泡内泡沫表面张力

28. 病人,女性,28 岁,因"肺炎"入院,根据医嘱进行输液治疗。在输液过程中,病人突然主诉胸部异常不适,伴有呼吸困难,心前区可闻及响亮持续的"水泡音"。护士应考虑发生的情况是
A. 右心衰竭　　B. 过敏反应
C. 发热反应　　D. 肺水肿
E. 空气栓塞

29. 病人,女性,58 岁,静脉输液中。护士巡视病房,发现其液体不滴,检查发现针头处无肿胀和疼痛,挤压无阻力,松手时无回血,最可能的情况及其处理是
A. 输液压力过低——提高输液瓶
B. 针头滑出血管外——更换针头和静脉,重新穿刺
C. 静脉痉挛——热敷局部静脉
D. 针头斜面紧贴血管壁——调整针头或输液肢体的位置
E. 针头阻塞——更换针头和静脉,重新穿刺

30. 病人,女性,16 岁,在路边摊贩处购买不洁食物,进食后剧烈腹痛、腹泻不止,急送医院。体检:面色苍白,T 35.8℃,P 114 次/分,R 28 次/分,BP 86/48mmHg,HR 114 次/分,为其输液的原则不包括
A. 先盐后糖　　B. 先胶后晶
C. 先快后慢　　D. 液种交替
E. 尿畅补钾

31. 吴某,男性,77 岁,患慢性支气管炎 20 年,近日上呼吸道感染后急性发作而住呼吸内科。护士使用密闭式 Y 形静脉留置针输液。操作中不妥的是
A. 排尽头皮针内空气后插入留置针再排气,也可穿刺后再刺入头皮针
B. 穿刺时进针角度应尽可能小,以 5°~10°角进针为宜
C. 皮肤消毒直径 8cm,故止血带扎于穿刺点上方 10cm 处
D. 必须注明置管时间,一般注于固定用的胶布上
E. 穿刺前必须转动针芯以松解针芯和外套管

32. 患儿,男性,8 岁,2 周前有上呼吸道感染史,近日出现畏寒、发热、全身皮肤黏膜出血,并有大片瘀斑,实验室检查血小板计数 18×10^9/L,出血时间延长。对此患儿采取静脉输血治疗的目的是
A. 补充血容量　　B. 纠正贫血

C. 供给血小板　　D. 输入抗体补体
E. 增加白蛋白

33. 病人,女性,36 岁,因"车祸导致脾破裂"急诊入院。体检:面色苍白,四肢厥冷,BP 65/40mmHg,P 150 次/分,急需大量输血。输血过程中错误的护理措施是
A. 认真听取病人的主诉
B. 输入血液内不得加入药物
C. 输血开始 15 分钟内速度宜慢
D. 输入两袋以上血液时,两袋血之间需输入少量 0.9% 氯化钠溶液
E. 输血毕不需再输入 0.9% 氯化钠溶液

34. 病人输血时出现腰背剧痛、四肢麻木、头部胀痛等症状,这是由于
A. 红细胞凝集成团,阻塞肾血管
B. 红细胞凝集成团,阻塞肾小管
C. 红细胞凝集成团,阻塞部分小血管
D. 红细胞凝集成团,大量溶解后变成结晶阻塞肾小管
E. 红细胞凝集成团,大量溶解后变成结晶阻塞肾单位

35. 某病人输血后出现全身瘙痒、荨麻疹及呼吸困难、血压下降、面色苍白,其处理措施应首先
A. 停止输血　　B. 抗过敏药物治疗
C. 双侧腰部封闭　　D. 碱化尿液
E. 取头高足低位

36. 病人,女性,40 岁,50kg,因"车祸导致脾破裂"急诊入院。急需大量输血,输血中错误的措施是
A. 认真听取病人的主诉,观察病人的面色、血压、尿量等变化
B. 输血开始 15 分钟内,速度不宜超过 20 滴/分
C. 输入两袋以上血液时,两袋血之间需输入少量 0.9% 氯化钠溶液
D. 输入血液内不得加入药物
E. 输血后血袋应直接扔进医疗废物箱

37. 病人,王某,输血 15 分钟后感觉头胀痛、四肢麻木、腰背部剧痛、脉搏细弱、血压下降,下列处理措施中错误的是
A. 热水袋敷腰部
B. 取血标本和余血送检血型鉴定和交叉试验
C. 立即通知医生
D. 观察血压、尿量、尿色
E. 减慢输血速度

A_3/A_4 型题

(38~42 题共用题干)

病人,男性,75 岁,患"慢性支气管炎"10 余年,因"咳嗽、咳痰、气促、心悸、胸闷 1 个月,症状加重并伴高热 2 天"收入院,给予抗炎、补液、化痰等治疗。

38. 为该病人调节滴速时考虑的因素中,一般不包括
A. 病人 75 岁高龄　　B. 病人肝功能不良
C. 病人的心功能下降　　D. 病人的肺功能障碍
E. 药物的性质

39. 该病人宜采用的输液速度,你首选下列哪项
A. 20 滴/分左右　　B. 20~40 滴/分
C. 40~60 滴/分　　D. 60~80 滴/分
E. 80~100 滴/分

40. 当液体尚余 100ml 时,由于急于要去门诊进行某项检查,病人自行将滴速调快,几分钟后病人出现呼吸急促、胸闷、咳嗽、咯血性泡沫样痰。病人最有可能发生了哪种紧急情况
A. 急性右心衰竭　　B. 发热反应
C. 溶血反应　　D. 急性左心衰竭
E. 空气栓塞

41. 护士应立即安置病人于下列哪种体位
A. 半坐卧位　　B. 去枕仰卧位
C. 端坐位,垂足于床沿　　D. 中凹卧位
E. 头低足高、左侧卧位

42. 为该病人采取此体位的主要目的是
A. 减少肺泡内毛细血管漏出液的产生
B. 改善末梢血液循环
C. 纠正缺氧
D. 使病人舒适
E. 减少回心血量,减轻心脏负担

(43、44 题共用题干)

病人,女性,39 岁,因严重贫血而接受输血治疗。在输血过程中出现了皮肤瘙痒、荨麻疹和口唇轻度水肿。医生诊断:输血导致过敏反应。

43. 预防过敏反应的措施不包括
A. 严格无菌操作和查对制度
B. 勿选有过敏史的献血员
C. 献血前 4 小时内进食少量清淡饮食或糖水
D. 献血前 4 小时内勿食高蛋白、高脂肪饮食
E. 输血前半小时遵医嘱使用抗过敏药

44. 对该病人目前不必采用的措施是
A. 减慢输血　　B. 停止输血
C. 使用抗过敏药物　　D. 遵医嘱给予激素类药等
E. 皮下注射 0.1% 盐酸肾上腺素 0.5~1ml

(周　葵)

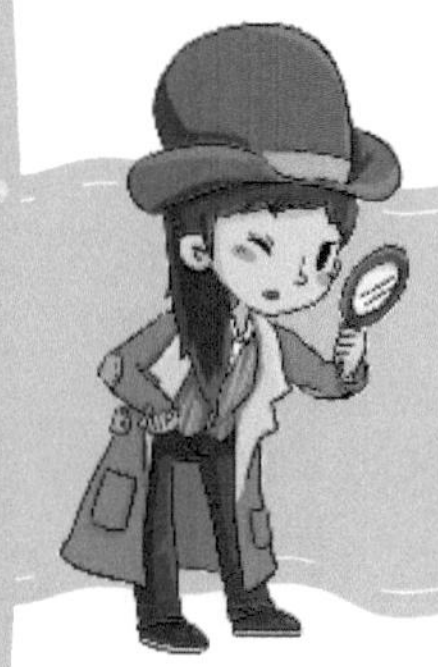

第15章 冷热疗法

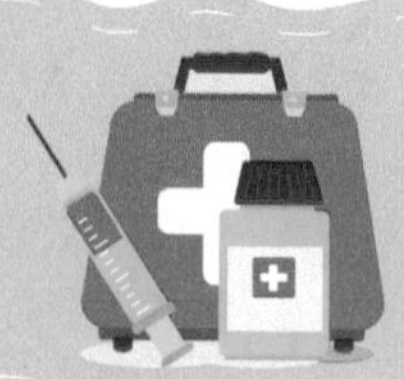

冷热疗法是临床常用的物理治疗方法，是用低于或高于人体温度的物质作用于人体表面，通过神经传导引起皮肤和内脏器官血管的收缩或舒张，改变机体各系统体液循环和新陈代谢，达到消炎、止痛、止血、降温、保暖的目的。护理人员应正确应用冷热疗法，观察病人的反应，满足病人身心需要。

第1节　冷　疗　法

情境案例 15-1

病人，女性，36岁，因"发热、咳嗽一周"入院。病人体温高达39~40℃，头痛、全身肌肉酸痛。护士应采取何种物理降温措施为病人降温？

一、冷疗的作用

（一）控制炎症扩散

冷疗可使局部血管收缩、血流量减少、细菌的活力和细胞的代谢率降低，从而控制炎症扩散。适用于炎症早期。

（二）减轻局部充血或出血

冷疗可使局部毛细血管收缩，血管通透性降低，减轻局部组织的充血和水肿；冷疗还可使血液循环减慢，血液黏滞度增加，促进血液凝固而控制出血。适用于软组织挫伤、关节扭伤的急性渗出期及体表组织的出血，如鼻出血、扁桃体摘除术后等。

（三）减轻疼痛

冷疗可抑制组织细胞的活动，降低神经末梢的敏感性，从而减轻疼痛；同时，用冷后血管收缩，渗出减少，起到减轻疼痛的作用。如牙痛时，用冷疗可减轻肿胀和疼痛；踝关节扭伤48小时内，用冷疗可减轻踝关节软组织出血和疼痛。

（四）降低体温

冷疗可直接与皮肤接触，通过传导与散热，降低体温。头部用冷，可降低脑细胞的代谢，提高脑组织对缺氧的耐受性，减少脑细胞损伤。适用于高热、中暑、脑外伤、脑缺氧的病人。

考点：冷疗的作用

二、影响冷疗效果的因素

（一）方式

冷疗分湿冷法和干冷法两类，用冷方式不同，疗效也不同。水是良好的导体，其传导能力和渗透力均比空气强，因此湿冷的效果高于干冷。在临床应用中可根据病人病情选择适当的方法。

（二）时间

冷疗需要有一定的时间才能产生效应，冷疗效应随着时间的延长逐渐增强。冷疗时间一般为20~30分钟。持续用冷时间过长，会发生继发效应，机体对冷的耐受性增强，敏感性降低，从而抵消其治疗效应,甚至引起不良反应,如皮肤苍白、冻伤等。

(三) 温度

用冷的温度与体表的温度相差越大,机体对冷刺激的反应越强烈,反之则反应越小。此外,环境温度也会影响冷效应,如室温过低,冷效应增加;室温过高,冷效应降低。

(四) 面积

冷效应与用冷面积成正比。用冷面积越大,对身体血流量、温度等影响越大,产生的效应越强;用冷面积越小,效应就越弱。但用冷面积越大,病人的耐受性也越差,还可能引起全身反应。

(五) 部位

用冷部位不同,产生的冷效应也不同。不同厚度的皮肤,对冷刺激的敏感性不同,如手和脚的皮肤较厚,对冷刺激的耐受性较大;而身体皮肤较薄的区域,对冷刺激较为敏感。

(六) 个体差异

由于个体的机体状态、年龄、性别、神经系统调节功能等有所差异,所以同一强度的冷刺激,会产生不同的效应,如老年人对冷刺激的反应较迟钝;婴幼儿对冷刺激的适应能力有限;女性对冷刺激较男性敏感;身体虚弱、意识不清、昏迷、感觉迟钝、麻痹或血液循环受阻的病人,对冷刺激的敏感性降低。

考点:影响冷疗效果的因素

三、冷疗的禁忌证

(一) 血液循环明显不良

当机体血液循环不良时,用冷会使血管收缩,导致局部组织缺血缺氧,甚至变性坏死。因此大面积组织损伤、全身循环障碍、休克、水肿等病人不宜用冷。

(二) 慢性炎症或深部化脓病灶

用冷可使局部毛细血管收缩,血流量减少,影响炎症的吸收。

(三) 组织损伤、破裂

用冷可降低血液循环,增加组织损伤,且影响伤口愈合。尤其是大范围组织损伤,应禁止用冷。

(四) 对冷过敏者

用冷后可出现皮疹、关节疼痛、肌肉痉挛等现象。

(五) 冷疗的禁忌部位

1. 枕后、耳郭、阴囊处 由于皮肤较薄,血液供应少,用冷易引起冻伤。
2. 心前区 用冷可致反射性心率减慢、心律不齐、心房颤动、心室颤动。
3. 腹部 用冷易引起腹痛、腹泻。
4. 足底 用冷易引起反射性末梢血管收缩而影响散热或反射性地引起一过性冠状动脉收缩。

考点:冷疗的禁忌证

四、冷疗的方法

冷疗方法分局部冷疗法与全身冷疗法两大类。局部冷疗法有冰袋、冰囊、化学冰袋、冰帽、冰槽、冷湿敷等,全身冷疗法有乙醇拭浴、温水拭浴等。

(一) 冰袋、冰囊的使用

【目的】

降温、镇痛、止血、局部消肿、抑制炎症扩散。

【评估】

(1) 病人的年龄、病情、意识、治疗等状态。

(2) 病人冷疗部位皮肤状况,如颜色、温度、淤血、有无硬结、有无感觉障碍等。

(3) 病人的心理反应、自理能力及合作程度。

【准备】

(1) 护士准备:着装整齐、洗手、戴口罩。

(2) 病人准备:了解使用冰袋(冰囊)的目的、配合要求及注意事项,取舒适体位。

(3) 用物准备:冰袋(图 15-1)或冰囊(图 15-2)及布套、冰块、帆布袋、木槌、脸盆、冷水、毛巾。

(4) 环境准备:环境安静、整洁,调节室温,酌情关闭门窗或遮挡病人。

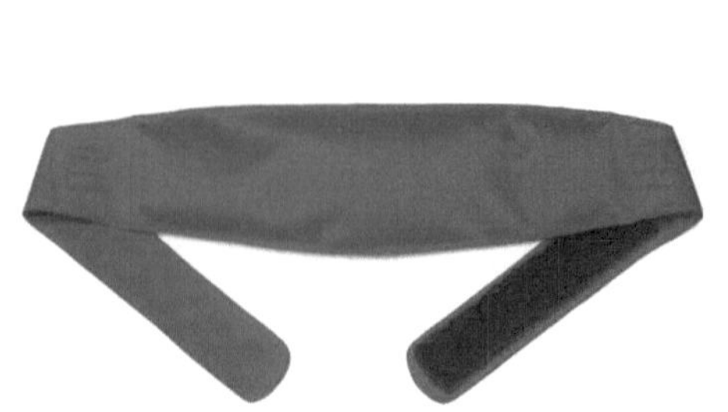

图 15-1 冰袋

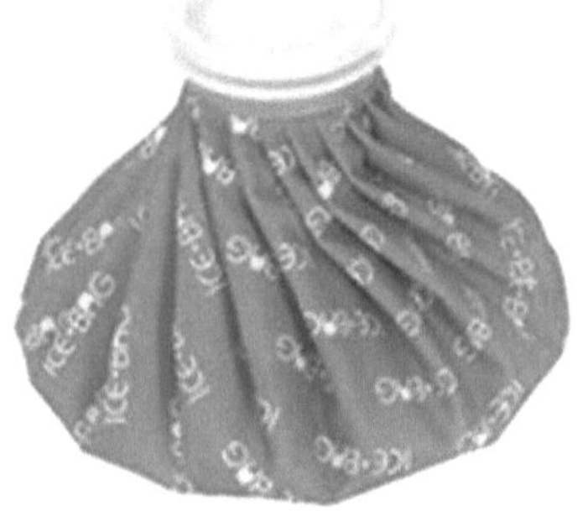

图 15-2 冰囊

【实施】

(1) 操作步骤见表 15-1。

表 15-1 冰袋(囊)使用法

操作流程	操作要点
准备冰块	将冰块放入帆布袋中,用锤子敲成小块,放入盆中,用冷水冲去棱角
装袋检查	将小冰块装入冰袋或冰囊内 1/2~2/3 满,排尽空气,扎紧袋口后擦干,然后倒提抖动,检查无漏水装入布套
核对解释	携用物至床旁,核对病人床号、姓名,向病人或家属解释操作目的和方法,以取得合作
局部冷敷	核对解释,将冰袋置于需要部位。鼻部冷敷时可将冰囊吊在支架上,底部接触鼻根(图 15-3A);扁桃体摘除术后冰囊可置于颈前颌下,以防出血(图 15-3B);高热降温时冰袋可置于前额、头顶部、颈部两侧、腋下、腹股沟等处(图 15-3C)
观察反应	用冷期间询问病人的感觉,观察局部皮肤颜色及冰袋情况
整理备用	协助病人取合适卧位,整理床单位;将冰袋倒空,倒挂、晾干,存放于阴凉处备用;冰袋布套清洁晾干后备用
洗手记录	洗手,记录用冷部位、时间、效果及反应(降温后体温应记录在体温单上)

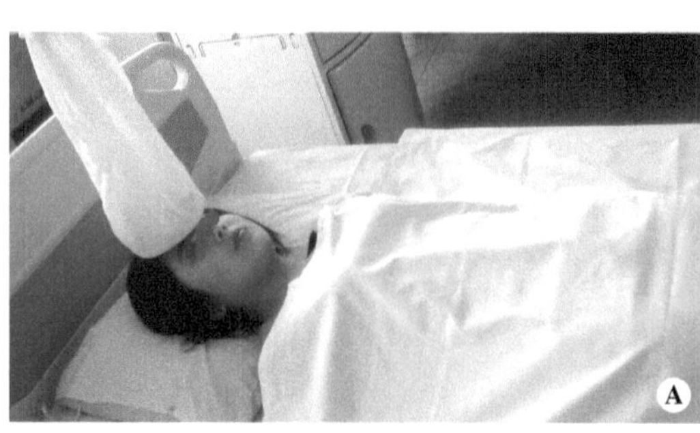

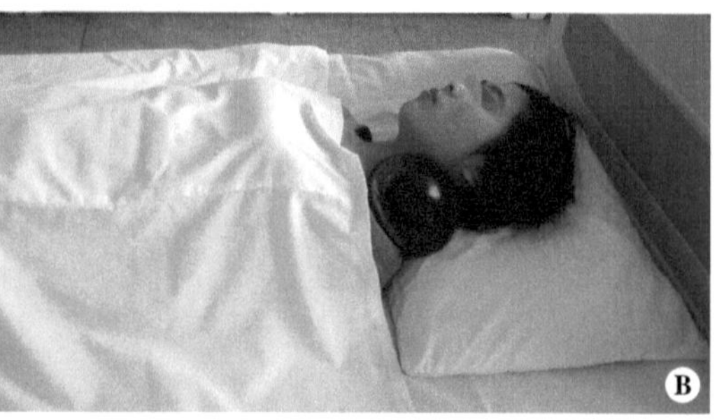

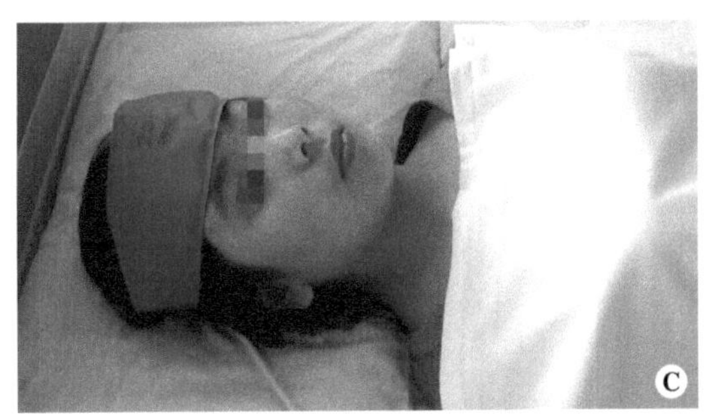

图15-3 冰袋(囊)使用法

知识拓展

化学冰袋

化学冰袋(图15-4),无毒无味,可使用2小时。内装有凝胶或其他冷冻介质。使用前放入冰箱中吸冷,由凝胶状态变为固态,取出后置于所需部位,在常温下吸热,再由固态变为凝胶状态,可反复使用。

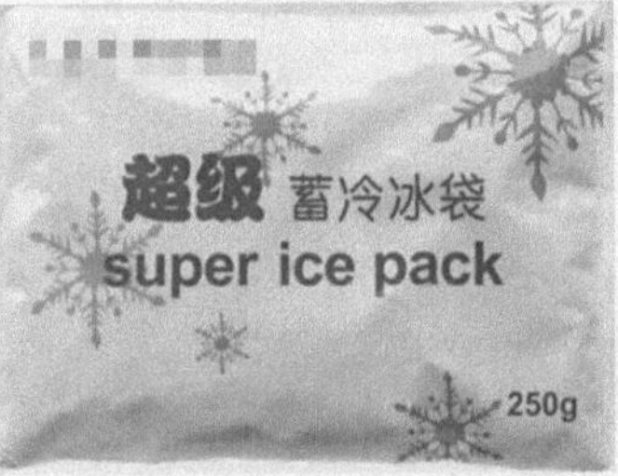

图15-4 化学冰袋

(2)注意事项

1)注意观察病人病情变化及用冷部位的血液循环情况。如病情变化或局部皮肤出现苍白、青紫、麻木感等,须立即停止用冷。

2)注意观察冰袋有无漏水、冰块是否融化,以便及时更换或添加。

3)根据不同目的掌握用冷时间,用冷治疗不超过30分钟;如需较长时间用冷者,应间隔一小时重复使用。

4)高热降温时,应在冰袋使用后30分钟测量体温并记录,当体温降至39℃时取下冰袋。

5)化学冰袋从冰箱取出后,应检查冰袋是否已冷冻成固体,有无破损漏液现象。用毕,使用消毒液擦拭化学冰袋后放置冰箱冷冻备用。

考点:冷疗的注意事项

【评价】

(1)病人了解冰袋(囊)使用法的目的、方法、注意事项,积极配合。

(2)操作方法正确,无不良反应发生。

(3)护患沟通有效,病人满意。

护考链接

病人,女性,16岁,患有慢性扁桃体炎,反复发作手术治疗。手术后预防出血最好的办法是 A. 使用冰帽 B. 颈前颌下用冰囊 C. 应用止血药 D. 红外线照射 E. 头部置冰槽内

解析:冷疗可使血流速度减慢,有利于血液凝固而控制出血,又因冰囊体积较小、可局部冷疗、使用方便。故答案选B。

（二）冰帽与冰槽的使用

【目的】

用于头部降温，防止脑水肿，降低脑细胞代谢率，降低耗氧量，提高脑细胞对缺氧的耐受性，从而减轻脑细胞的损害。

考点：冰帽与冰槽的使用目的

【评估】

（1）病人的病情、体温、神志、治疗等状况。

（2）病人头颈部皮肤情况，如颜色、温度、有无破损等。

（3）病人对冷疗方法的认知及合作程度。

【准备】

（1）护士准备：衣帽整洁，洗手，戴口罩。

（2）病人准备：病人了解用冰帽（冰槽）的目的、部位、配合要点及注意事项。

（3）用物准备：冰帽（图 15-5）或冰槽（图 15-6）、冰块、帆布袋、木槌、脸盆、冷水、水桶、肛表、不脱脂棉球 2 个、海绵垫 3 块。若冰槽降温准备不脱脂棉球及凡士林纱布。将冰块放入帆布袋中，用锤子敲小块，放入盆中，用冷水冲去棱角，将小冰块装入冰槽或冰帽。

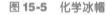

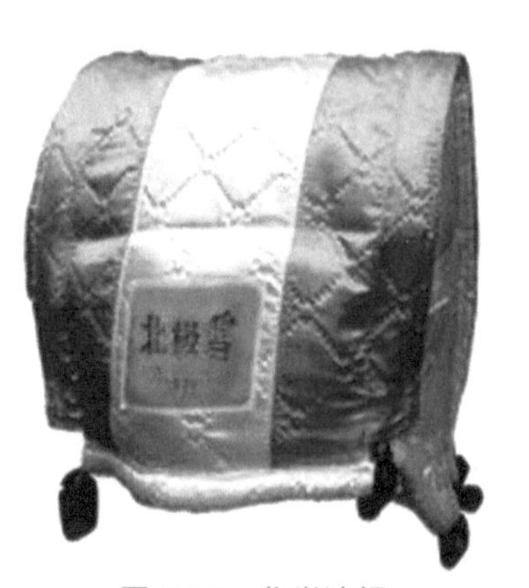

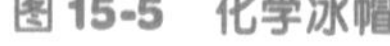

图 15-5　化学冰帽

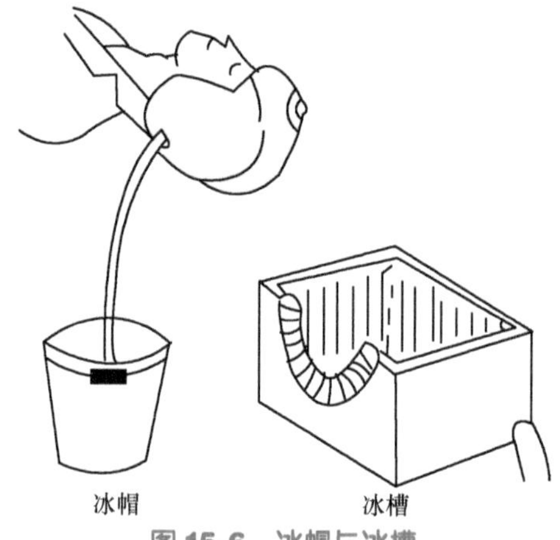

图 15-6　冰帽与冰槽

（4）环境准备：调节室温，酌情关闭门窗，遮挡病人。

【实施】

（1）操作步骤见表 15-2。

（2）注意事项

1）观察用冷部位皮肤的变化，尤其耳郭部位应注意防止发生青紫、麻木及冻伤。

2）观察体温，为病人测肛温，使之维持在 33℃左右，不低于 30℃，以免发生心房、心室颤动或房室传导阻滞。

表 15-2　冰帽（冰槽）使用法

操作流程	操作要点
核对解释	核对病人床号、姓名，向病人解释操作目的和方法，取得合作
放置冰帽（冰槽）	冰帽降温：将病人后颈部、双耳郭垫海绵，头部置于冰帽中，排水管放入水桶中 冰槽降温：头部置于冰槽中，双耳道塞不脱脂棉球，双眼覆盖凡士林纱布
观察反应	观察病人体温、局部皮肤情况、全身反应及病情变化
整理备用	取下冰帽或冰槽，冰帽使用后整理方法同冰袋；冰槽使用后将冰水倒空以备用。协助病人取舒适卧位
洗手记录	洗手，记录用冷的部位、时间及冷疗的效果和反应

3）用冷时间不得超过30分钟，防止产生继发效应。

考点：冰帽、冰槽使用法的注意事项

【评价】

（1）病人了解冰帽（冰槽）使用法的目的、方法，积极配合。

（2）病人痛苦减轻，感觉舒适

（3）有效沟通，病人满意。

（三）冷湿敷法

【目的】

多用于降温、止痛、止血及早期扭伤、挫伤的水肿。

【评估】

（1）病人的病情、体温、神志、治疗等状况。

（2）病人皮肤情况，如颜色、温度、血液循环及有无破损等。

（3）病人对冷疗方法的认知及合作程度。

【准备】

（1）护士准备：衣帽整洁，洗手，戴口罩。

（2）病人准备：病人冷湿敷的目的、部位、配合要点及注意事项。

（3）用物准备：盆装冰水、敷布2块、敷钳2把、小橡胶单、治疗巾、毛巾、凡士林、纱布。

（4）环境准备：调节室温，酌情关闭门窗，遮挡病人。

【实施】

（1）操作步骤见表15-3。

表15-3 冷湿敷法

操作流程	操作要点
核对解释	核对病人床号、姓名，向病人解释操作目的和方法，取得合作
安置体位	病人取舒适卧位，在冷敷部位下面置小橡胶单及治疗巾，局部涂凡士林，上面覆盖一层纱布
湿敷患处	将敷布浸于冰水或冷水中，用长钳拧敷布至不滴水为度，抖开折好，敷于患处。高热病人敷于前额。每3~5分钟更换一次敷布，持续10~20分钟；用于高热病人降温时，应冷湿敷30分钟后测量体温，体温降至39°以下时停用
观察反应	用冷期间询问病人的感觉，观察病人局部皮肤颜色
整理用物	冷敷完毕，用纱布擦净患处，整理用物
安置病人	整理床单位
洗手记录	洗手，记录冷敷的部位、时间及冷疗的效果和反应

（2）注意事项

1）使用过程中，注意检查湿敷情况，及时更换敷布。

2）注意观察局部皮肤变化及病人的全身反应。

3）如冷敷部位为开放性伤口，需按无菌技术操作，冷敷后按外科换药法处理伤口。

考点：冷湿敷法的注意事项

【评价】

（1）病人了解冷湿敷法的目的、方法，积极配合。

（2）操作方法正确，无不良反应发生。

(3) 有效沟通,病人满意。

(四) 乙醇(温水)拭浴法

【目的】

用于高热病人降温。

【评估】

(1) 病人的年龄、病情、体温、神志、治疗、有无乙醇过敏史等。

(2) 病人皮肤情况,如颜色、温度、有无破损等。

(3) 病人的活动能力、心理反应及配合程度。

【准备】

(1) 护士准备:衣帽整洁,洗手,戴口罩。

(2) 病人准备:病人清楚乙醇拭浴的目的、部位、配合要点及注意事项。

(3) 用物准备:治疗盘内放置小盆(内盛32~34℃温水,2/3满,或内盛27~37℃、25%~35%乙醇200~300ml,小毛巾2块,大毛巾1块、冰袋及套、热水袋及套。必要时备便器,清洁衣裤及屏风。

(4) 环境准备:调节室温,酌情关闭门窗,遮挡病人。

【实施】

(1) 操作步骤见表15-4。

表15-4 乙醇(温水)拭浴法

操作流程	操作要点
核对解释	核对病人床号、姓名,向病人解释操作目的和方法,询问有无乙醇过敏史,取得合作
安置体位	协助病人取舒适体位,松开床尾盖被,协助脱去上衣,松解裤带
放置冰袋、热水袋	将冰袋放置头部,以助降温,并可防止拭浴时,全身表层血管收缩,引起头部充血;将热水袋置于足底,使病人舒适,并促进足底血管扩张,以助散热
垫巾拭浴	方法:大毛巾置于拭浴部位下,小毛巾浸入温水或乙醇中,拧至半干,缠于手上成手套状,以离心方式拍拭,拍拭结束用大毛巾擦干皮肤,协助病人穿好衣裤 擦拭顺序:双上肢→腰背部→双下肢 ①双上肢:颈外侧面→肩峰→上臂外侧→肘部→前臂外侧→手背;侧胸部→腋窝→上臂内侧→肘窝→前臂内侧→手掌。同法擦拭另一侧上肢;协助穿好上衣 ②腰背部:协助病人侧卧→肩部→背部→腰部→臀部 ③双下肢:髋部→下肢外侧→足背;腹股沟→大腿内侧→内踝;股下→大腿后侧→腘窝→小腿后侧→足跟;同法擦拭另一侧下肢
撤袋整理	撤去大毛巾及热水袋,协助病人取舒适卧位,整理床单位
洗手记录	洗手,记录拭浴时间、效果和病人反应

(2) 注意事项

1) 拭浴中应注意观察病人的反应及局部皮肤情况,如有面色苍白、寒战或脉搏、呼吸异常时应立即停止拭浴,并报告医生。

2) 拭浴时,在腋窝、肘窝、腹股沟、腘窝等血管丰富处,应稍用力并适当延长时间,以利散热。

3) 一般拭浴时间为15~20分钟,以免病人着凉。拭浴30分钟后测量体温并记录,如体温降至39℃以下则取下头部冰袋。

4) 禁忌擦拭后颈部、心前区、腹部和足底,以免引起不良反应。新生儿、血液病病人禁忌使用乙醇拭浴。

考点:乙醇拭浴的方法及注意事项

【评价】

(1) 病人了解乙醇(温水)拭浴的目的、方法,积极配合。

(2) 操作正确,达到治疗效果。

(3) 有效沟通,病人满意。

情境案例 15-1 问题分析

病人体温高达 39~40℃,护士可采用局部和全身物理降温方式为病人降温,可使用冰袋头部冰敷,使用乙醇拭浴降温。

情境案例 15-1 护患沟通

操作前解释:

(1)(查看床号)"您好!请问您叫什么名字?"("您是×床李××阿姨吗?")

(2)"因为您体温较高,我一会儿将用乙醇拭浴方法为您降温。您对乙醇过敏吗?您要上卫生间吗?您稍等,我去准备用物。"

操作中指导:

(1)(查看床号)"请问您是×床李××阿姨吗?"

(2)"用物已准备好,下面为您进行拭浴。操作中我动作会轻柔一些的,以减轻您的不适。我来协助您躺好,您这样舒服吗?"

(3)"现在我把冰袋放置在您的头部,以减轻头痛症状,把热水袋放置在您的足底,这样可以促进舒适,有助于散热,请您用双脚踩住热水袋。"

(4)"现在我给您进行拭浴,请您把手伸出来。擦拭时有点凉,不要紧张。请您外展手臂,我来为您擦拭腋下。这里擦拭时间稍微长点,这样有助于降温。我来协助您翻身,擦拭背部。"

(5)"李××阿姨,背部已擦拭好了,我帮您把衣服穿上,以免着凉。"

(6)"下面为您擦拭下肢,您将腿向外伸展。请您保持这样姿势一会儿,马上就好。"

(7)"李××阿姨,擦拭结束了,我帮您穿好裤子,给您盖好被子,以免着凉。"

操作后嘱咐:

"李阿姨,您感觉怎样?没什么不舒服吧?如果有其他需要或不舒适,请您按呼叫器通知我们,半个小时后我来为您测量体温。现在请您好好休息一会。谢谢您的配合。"

【评价】

(1) 护患沟通有效,病人能配合操作,且对服务满意。

(2) 操作方法正确,达到目的,无不良反应发生。

第2节 热 疗 法

情境案例 15-2

病人,男性,17岁。因下课与同学玩闹,不慎跌落楼梯,造成左踝部扭伤。多日来左踝部肿胀疼痛,行走困难。为帮助病人消肿止痛,护士应采用哪种护理措施?

一、热疗的作用

(一) 促进炎症的消散和局限

热疗可使局部血管扩张,血流速度加快,利于组织中毒素的排出,同时促进血液循环,增强新陈代谢和白细胞的吞噬功能。因而在炎症早期用热,可促进炎症渗出物吸收消散;炎症后期用热,可促进白细胞释放蛋白溶解酶,溶解坏死组织,有助于坏死组织的清除及组织的修复,使炎症局限。

(二) 减轻深部组织的充血

热疗可使局部血管扩张,体表血流量增加,使全身循环血量重新分布,深部血流量相对减少,从而减轻深部组织的充血。

（三）缓解疼痛

热疗可降低痛觉神经的兴奋性，改善血液循环，加速致痛物质的排出及渗出物的吸收；减轻炎性水肿，从而解除对局部神经末梢的压力；使肌肉、肌腱和韧带等组织松弛，减轻肌肉痉挛和关节强直，从而缓解疼痛。常用于腰肌劳损、肾绞痛、胃肠痉挛等病人。

（四）保暖与舒适

热疗可使局部血管扩张，促进血液循环，使病人感到温暖舒适。常用于危重、小儿、年老体弱及末梢循环不良病人的保暖。

考点：热疗的作用

二、影响热疗效果的因素

（一）方式

干热法和湿热法，一般湿热法比干热法效果好，因为水分子导热速度快，所以使用湿热法时，水温应低于干热法。

（二）时间

热效应与热疗时间长短不呈比例关系，用热时间多为10~30分钟。用热时间过长，机体对热的耐受性增强，敏感性逐渐降低，可引起继发效应，不但抵消热疗效果，还可导致烫伤。

（三）温度

一般干热法为50~70℃，湿热法50~70℃。皮肤和环境的温度会影响热疗效果。用热时皮肤温度越低，机体对热刺激的反应越强，反之则越弱；用热时室温过低，散热快，热效应会降低。

（四）面积

热疗的效果与用热面积成正比。热疗面积越大，热反应越强；热疗面积越小，热反应越弱。

（五）部位

一般皮肤较薄及经常不暴露的部位对热更为敏感。另外，热疗效果还受血液循环情况的影响，血液循环良好的部位，热疗效果更好。

（六）个体差异

病人机体情况、意识状态、年龄不同，对热疗的耐受性不同。例如，年老、昏迷病人因感觉功能较弱，对热刺激反应迟钝；婴幼儿因体温调节中枢发育不完善，对热疗适应能力有限。昏迷、瘫痪、循环不良、局部有感觉障碍的病人用热时，应防止烫伤。

考点：影响热疗效果的因素

三、热疗的禁忌证

（一）急腹症未明确诊断前

热疗可减轻疼痛，因而掩盖病情而贻误诊断和治疗。

（二）面部危险三角区感染

因面部危险三角区血管丰富又无静脉瓣，且与颅内海绵窦相通，用热后血流加快，导致细菌及毒素进入血液循环，使炎症扩散，造成颅内感染和败血症。

（三）各种器官出血

因用热使局部血管扩张，增加器官的血流量和血管的通透性而加重出血。

(四) 软组织挫伤早期(48小时内)

软组织挫伤、扭伤或砸伤等早期忌用热疗。因热疗可促进局部血液循环,从而加重皮下出血、肿胀及疼痛。

(五) 金属移植物

金属是热的良好导体,用热疗易发生烫伤。

(六) 恶性肿瘤

热疗使细胞活动分裂及生长加速从而使肿瘤转移、扩散。

考点:热疗的禁忌证

护考链接

患儿,男性,12岁,突发睫毛根部红、肿、热、痛,诊断为麦粒肿,护士建议病人采用热湿敷的方法,其目的是　A. 降低细菌活力　B. 解除肌肉痉挛　C. 促进肌肉、肌腱和韧带等软组织松弛　D. 促进炎症渗出物的吸收　E. 溶解坏死组织

解析:炎症早期使用热疗可促进炎性渗出物吸收和消散,炎症后期用热疗可促进白细胞释放蛋白溶解酶,溶解坏死组织,使炎症局限。该病人症状为麦粒肿早期。故答案选D。

四、热疗的方法

(一) 热水袋的使用

【目的】

保暖、解痉、镇痛。

【评估】

(1) 病人的病情、年龄、体温、神志、治疗等身体状况。

(2) 用热局部皮肤颜色、温度、完整性及有无感觉障碍。

(3) 病人的活动能力、心理反应及配合程度。

【准备】

(1) 护士准备:着装整齐、洗手、戴口罩。

(2) 病人准备:了解使用热水袋的目的、配合要求及注意事项。

(3) 用物准备:热水袋及布套(图15-7)、水温计、毛巾、水壶内盛热水(60~70℃)。

(4) 环境准备:酌情关闭门窗、调节室温。

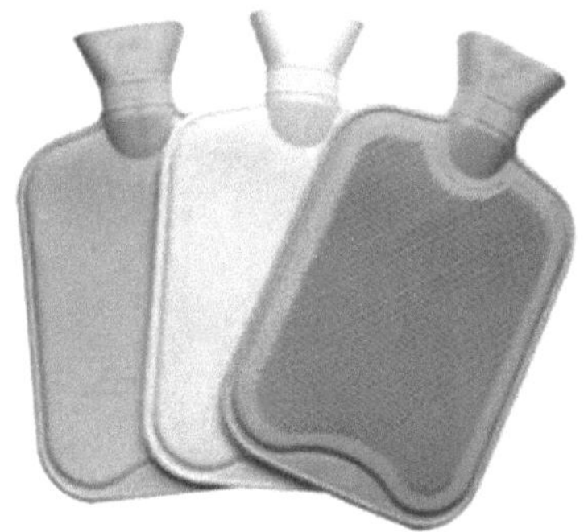

图15-7　热水袋

【实施】

(1) 操作步骤见表15-5。

表15-5　热水袋使用法

操作流程	操作要点
核对解释	核对病人床号、姓名,向病人解释操作目的和方法,取得合作
调节水温	测量好水温,一般成人60~70℃,昏迷、老人、小儿、麻醉未清醒等感觉迟钝的病人应调在50℃以内
装袋检查	检查热水袋有无破损,放平热水袋,去塞,一手持袋口边缘,边灌水边提高袋口,灌水至热水袋的1/2~2/3满即可
排气加套	将袋口逐渐放平,排尽水袋内空气,旋紧塞子,擦干热水袋后倒提,检查无漏水装入布套中,系好带子
热敷治疗	放置所需部位,袋口置于身体外侧,告知注意事项。使用时间不宜超过30分钟,以免出现继发效应

续表

操作流程	操作要点
观察反应	注意观察热敷后的效果，防止烫伤。如局部皮肤出现疼痛感，立即停止使用，并在局部涂凡士林以保护皮肤
整理备用	用毕取下热水袋，协助病人取舒适体位，注意保暖。将热水袋水倒空，倒挂晾干，袋内注气，拧紧塞子，放于阴凉处保管
洗手记录	洗手，记录热水袋使用的部位、时间及热疗后的效果

(2) 注意事项

1) 对婴儿、老年人、昏迷、麻醉未清醒、末梢循环不良和感觉障碍的病人，水温应控制在50℃以内。使用时热水袋加布套，避免直接接触病人的皮肤引起烫伤。

2) 热水袋使用过程中，应经常观察局部皮肤颜色，如发现皮肤潮红，应立即停止使用，并在局部涂凡士林，可起保护皮肤的作用。

3) 热水袋如需持续使用，应及时更换热水。

4) 加强巡视，严格执行交接班。

考点：热水袋使用的注意事项

【评价】

(1) 病人热疗后，达到热疗效果，无不良反应发生。

(2) 护患沟通有效，病人对治疗满意。

护考链接

病人，男性，60岁，外伤脾破裂，全麻状态下行脾切除术，术毕回室。呼之无应答，皮肤苍白，手脚发凉，测量体温35.2℃，使用热水袋为病人保暖，水温不易超过 A. 40℃ B. 45℃ C. 50℃ D. 60℃ E. 70℃

解析：由于病人麻醉未清醒，属于意识障碍病人，对热反应迟钝，为了防止烫伤，又起到保暖作用。故答案选C。

(二) 红外线灯的使用

【目的】

(1) 消炎、解痉和镇痛。

(2) 促进创面干燥、结痂、肉芽组织生长，以利伤口愈合。

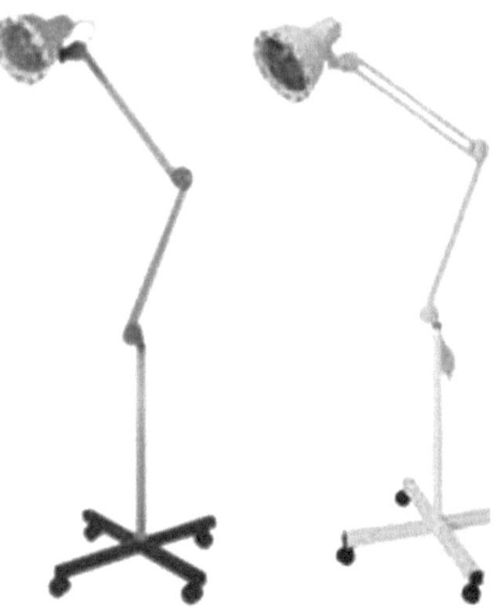

图 15-8 红外线灯

【评估】

(1) 病人的病情、意识、治疗等身体状况。

(2) 病人热疗局部皮肤的情况，如颜色、温度、感觉障碍等。

(3) 病人的活动能力、心理反应及合作程度。

【准备】

(1) 护士准备：着装整齐、洗手、戴口罩。

(2) 病人准备：了解操作的目的、配合要求及注意事项。

(3) 用物准备：红外线灯(图15-8)，必要时备有色眼镜。

(4) 环境准备：酌情关闭门窗、调节室温，必要时屏风遮挡。

【实施】

(1) 操作步骤见表15-6。

表 15-6 红外线灯使用法

操作流程	操作要点
核对解释	核对病人床号、姓名,向病人解释操作目的和方法,取得合作
安置体位	协助病人取舒适体位,暴露治疗部位。同时注意保暖,必要时屏风遮挡
照射治疗	将红外线灯头移至治疗部位斜上方或侧方,由保护罩的灯头可垂直照射。一般灯距为30~50cm,以病人感觉温热为宜,照射时间为20~30分钟
观察反应	观察治疗效果,照射局部皮肤有无发红、灼热感,病人有无心慌、头晕等不适感
停止照射	照射完毕,关闭电源开关,协助病人取舒适体位,整理床单位。嘱病人休息15分钟后再离开治疗室,以防感冒
洗手记录	洗手,记录照射的部位、时间、效果

(2) 注意事项

1) 照射面颈部、胸部的病人,应注意保护眼睛,可戴有色眼镜或用湿纱布遮盖眼睛。

2) 照射过程中,应随时观察病人局部皮肤反应,如皮肤出现桃红色的均匀红斑,为合适剂量;如皮肤出现紫红色,应立即停止照射,并涂凡士林保护皮肤。

3) 照射过程中,应使病人保持舒适体位,嘱病人如有过热、心慌、头晕等,应及时告知医护人员。

考点:红外线灯使用的方法和注意事项

【评价】

(1) 病人了解红外线灯使用目的、方法,积极配合。

(2) 操作正确,达到治疗效果。

(3) 有效沟通,病人满意。

知识拓展

微波治疗仪

微波治疗仪(图15-9)属于热疗仪,是将仪器产生的微波通过理疗头输出到待理疗的组织,由于微波穿透力极强,能直接穿透到组织内部达5~6公分(厘米),引起组织内的水分子、离子等高速旋转和震荡,从而产生大量热量。其基本机制就是通过提升人体局部组织的温度,使该组织内的血管扩张,继而打通毛细血管,提高血液灌注。因此微波理疗就是通过改善血液循环,促进炎症吸收和组织细胞的新陈代谢,具有消炎、消肿、除痛和修复受损细胞功能的作用。

(三) 热湿敷法

【目的】

镇痛、消炎、消肿、解痉。

【评估】

(1) 病人的年龄、病情、体温、神志、治疗等身体状况。

(2) 热湿敷局部的皮肤情况,如颜色、温度、有无破损、感觉障碍等。

(3) 病人的活动能力、心理反应及配合程度。

【准备】

(1) 护士准备:着装整齐、洗手、戴口罩。

(2) 病人准备:病人或家属了解热湿敷的目的、配合要求及注意事项。

(3) 用物准备:敷布(大于热敷面积)2块、长钳2把、凡士林、小橡胶单、治疗巾、棉签、棉垫、塑料纸、纱布、水温计,必要时备热源。

(4) 环境准备:酌情关闭门窗、调节室温,必要时屏风遮挡。

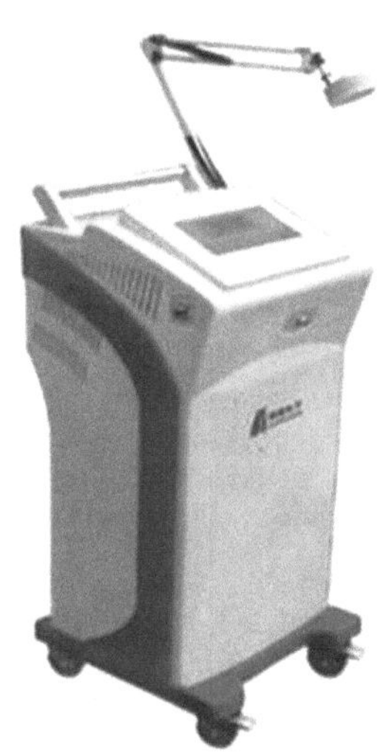

图 15-9 微波治疗仪

【实施】

(1) 操作步骤见表15-7。

(2) 注意事项

1) 面部热湿敷后15分钟方能外出,以防受凉感冒。

表 15-7　热湿敷法

操作流程	操作要点
核对解释	核对病人床号、姓名,向病人解释操作目的和方法,取得合作
安置体位	病人取舒适体位,在热敷部位下垫好小橡胶单及治疗巾,局部皮肤涂凡士林(大于热敷范围),上面覆盖一层纱布
热敷治疗	将敷布浸于热水中,用长钳拧敷布至不滴水为度(图15-10),抖开用手腕掌侧试好温度,将敷布放于患处。上面可覆盖塑料布保持温度,如病人感觉烫或过热,可揭开敷布一角散热。敷布每3~5分钟更换1次,热敷时间为15~20分钟
观察反应	注意观察病人热敷效果与反应,皮肤出现潮红、疼痛,立即停止使用
停止热敷	热湿敷完毕,撤去敷布,用纱布擦净患处,整理用物
洗手记录	洗手,记录热湿敷的部位、时间、效果

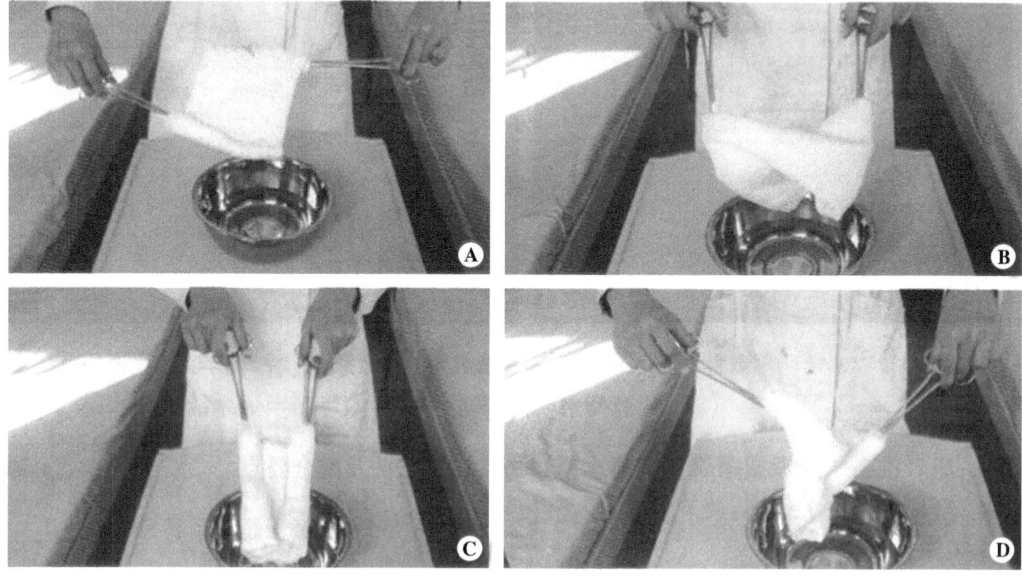

图 15-10　热湿敷拧布法

2) 热湿敷过程中,应注意观察局部皮肤状况,及时更换敷布,每3~5分钟更换1次。

3) 在有伤口的部位做热湿敷时,应按无菌操作进行,敷后伤口按换药法处理。

考点:热湿敷的方法和注意事项

【评价】

(1) 病人了解热湿敷的目的、方法,积极配合。

(2) 操作正确,达到治疗效果。

(3) 有效沟通,病人满意。

（四）热水坐浴法

【目的】

止痛、消炎、消肿。常用于会阴、肛门疾病及手术前后等病人。

【评估】

（1）病人的年龄、病情、神志、治疗等身体状况。

（2）会阴部局部皮肤情况，如颜色、温度、有无伤口、感觉障碍等。

（3）病人的活动能力、心理反应及配合程度。

【准备】

（1）护士准备：着装整齐、洗手、戴口罩。

（2）病人准备：病人或家属了解热水坐浴的目的、配合要求及注意事项。

（3）用物准备：遵医嘱准备坐浴溶液，治疗盘内放水温计、毛巾、无菌纱布2块。消毒坐浴盆（图15-11）、屏风、必要时备换药用物。

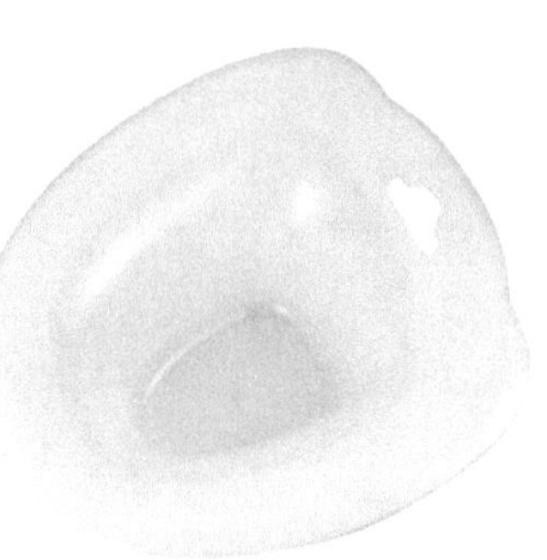

图15-11　坐浴盆

（4）环境准备：酌情关闭门窗、调节室温，屏风遮挡。

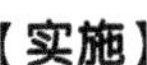

【实施】

（1）操作步骤见表15-8。

表15-8　热水坐浴法

操作流程	操作要点
核对解释	核对病人床号、姓名，向病人解释操作目的和方法，取得合作
配药调温	配制药液于坐浴盆内1/2满，调节水温40~45℃
坐浴治疗	协助病人脱裤至膝部，先用纱布蘸拭，待臀部皮肤适应水温后再浸入坐浴盆中。坐浴时间为15~20分钟，随时调节水温；添加热水时要注意安全，嘱病人偏离浴盆，以防烫伤
观察反应	注意观察效果与反应，出现面色苍白、眩晕、脉搏增快、软弱无力时，停止坐浴
停止坐浴	坐浴完毕，擦干臀部，根据伤口情况，按无菌操作进行换药
整理用物	整理床单位及用物
洗手记录	洗手，记录热水坐浴的部位、时间、效果

（2）注意事项

1）坐浴过程中，应注意病人安全，随时观察其面色、脉搏等，如病人主诉头晕、乏力等，应立即停止坐浴。

2）如会阴、肛门部位有伤口，应备无菌浴盆和坐浴液，并于坐浴后按换药法处理伤口。

3）女病人月经期、妊娠末期、产后2周内及阴道出血、盆腔器官有急性炎症时，不宜坐浴，以免引起或加重感染。

考点：热水坐浴的注意事项

【评价】

（1）病人了解热水坐浴的目的、方法，积极配合。

（2）操作正确，达到治疗效果。

（3）有效沟通，病人满意。

（五）温水浸泡法

【目的】

消炎、止痛、清洁及消毒伤口。

【评估】

（1）病人的年龄、病情、神志、治疗等身体状况。

（2）浸泡局部的皮肤情况，如温度、有无伤口、感觉障碍等。

（3）病人活动能力、合作程度。

【准备】

（1）护士准备：着装整齐、洗手、戴口罩。

（2）病人准备：病人了解温水浸泡的目的、配合要求及注意事项。

（3）用物准备：遵医嘱准备浸泡溶液、纱布2块、长镊子、浸泡盆、水温计、毛巾。

（4）环境准备：酌情关闭门窗、调节室温，必要时屏风遮挡。

【实施】

（1）操作步骤见表15-9。

表15-9 温水浸泡法

操作流程	操作要点
核对解释	核对病人床号、姓名，向病人解释操作目的和方法，取得合作
配药调温	配置药液于坐浴盆内1/2满，调节水温40～45℃
浸泡治疗	试温后，将需浸泡的肢体慢慢放入盆中（图15-12），需要时用长镊子夹取纱布反复清洗创面。随时添加热水或药液，以维持所需温度和药物浓度
观察反应	注意观察效果与反应
停止浸泡	浸泡完毕，擦干肢体，协助病人取舒适卧位。有伤口的病人，按无菌操作进行换药
整理用物	整理床单位及用物
洗手记录	洗手，记录温水浸泡的部位、时间、效果

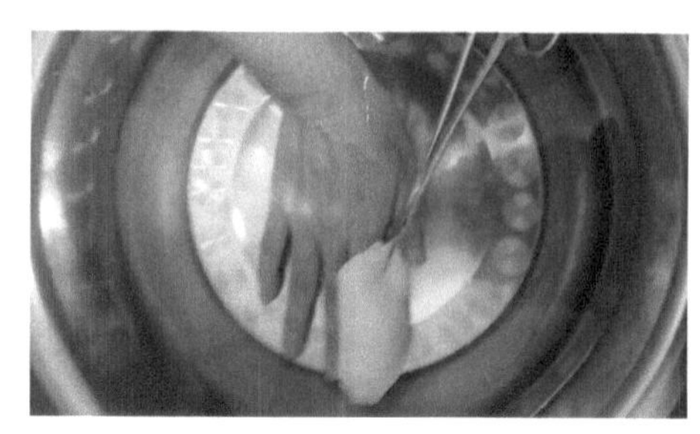

图15-12 温水浸泡法

（2）注意事项

1）浸泡过程中，应注意观察病人局部皮肤情况。如出现发红、疼痛等反应，应及时处理。

2）浸泡过程中，应随时添加热水或药液，以维持所需温度；添加热水时，应将病人肢体移出盆外，以防烫伤。

3）有伤口的病人，需备无菌浸泡盆和浸泡液，且浸泡后按无菌换药法处理伤口。

【评价】

（1）病人了解温水坐浴的目的、方法，积极配合。

（2）操作正确，达到治疗效果。

（3）有效沟通，病人满意。

情境案例15-2问题分析

病人左踝部扭伤多日，行走困难，扭伤时间已超过48小时，可采用热湿敷法帮助病人消肿止痛。

情境案例 15-2 护患沟通

操作前解释：

(1)（查看床号）"您好！请问您叫什么名字?"（"您是×床曲××吗?"）

(2)"因为您左踝部扭伤肿胀、疼痛，一会给您进行热湿敷，可起到消肿、止痛的作用。我看看您的左踝部，肿胀还是比较明显，皮肤完好，没有破损，可以进行热湿敷。请您稍等，我去准备用物。"

操作中指导：

(1)（查看床号）"请问您是×床曲××吗?"

(2)"用物已准备好，下面为您进行热敷患处，操作中我会动作轻柔，以减轻您的疼痛和不适。现在我协助您躺好，请您放松。"

(3)"我给您的左踝部涂上凡士林药膏，以保护左踝处皮肤。疼吗?"

(4)"我已经试好温度，现左踝部已敷上敷布了，您感觉烫吗？感觉有点烫？我把敷布揭开了，散热后再给您敷上。现在感觉烫吗？不烫是吧?"

(5)"热敷时请您保持姿势不要动。治疗时间为15~20分钟，敷布需要3~5分钟更换1次。我会随时观察热湿敷的效果。请您放心休息。"

操作后嘱咐：

"曲××，今天热敷时间到了，我帮您撤下敷布。您感觉好些了吗？我协助您躺下，这样舒服吗？我给您盖好被子，防止着凉。呼叫器放在您床头了，如果您有不适或其他需要，请按呼叫器通知我们。您好好休息，感谢您的配合。"

【评价】

(1) 护患沟通有效，病人能配合操作，且对服务满意。

(2) 操作方法正确，达到目的，无不良反应发生。

小结

冷热疗技术是临床常用的物理治疗方法，主要是靠传导、蒸发的方式改变人体局部或全身的温度，从而达到控制局部炎症、减轻出血、减轻疼痛、降低体温；减轻充血、促进炎症消散、保暖的作用。冷热疗技术临床应用广泛，其优点：安全有效、简单方便、并发症少。临床护理工作中，护士应严格掌握冷热疗的适应证和禁忌证，正确使用冷热疗技术，为病人减轻痛苦。

自 测 题

A_1 型题

1. 冷疗法的主要作用不包括
   A. 减轻疼痛，感觉舒适
   B. 杀死致病菌
   C. 降低血管的通透性
   D. 降低神经末梢的敏感性
   E. 降低细胞的代谢率
2. 热疗可以减轻疼痛的主要机制是
   A. 加速致痛物质排除
   B. 降低痛觉神经末梢的兴奋性
   C. 降低神经末梢的敏感性
   D. 溶解坏死组织
   E. 使肌肉、韧带组织松弛
3. 高热病人使用冰袋降温的主要机制是
   A. 辐射　B. 折射
   C. 对流　D. 传导
   E. 蒸发
4. 腹部禁用冷疗是为了防止
   A. 体温骤降　B. 循环障碍
   C. 腹痛、腹泻　D. 心律失常
   E. 掩盖病情
5. 禁用冷疗的部位不包括
   A. 足底　B. 腋下
   C. 胸前区　D. 枕后、耳郭、阴囊
   E. 腹部
6. 乙醇拭浴时适宜的浓度和温度是
   A. 10%~20%，15~25℃　B. 25%~35%，32~34℃
   C. 45%~50%，42~52℃　D. 70%~75%，50~52℃
   E. 85%~95%，60~70℃
7. 脑水肿病人使用冰帽的主要目的不包括

A. 减少脑细胞耗氧量
B. 降低颅内压
C. 降低脑细胞代谢
D. 提高脑细胞对缺氧的耐受性
E. 有利于脑细胞恢复

8. 乙醇拭浴的错误方法是
A. 头部置冰袋、足部置热水袋
B. 血管丰富的部位拭浴时间应延长
C. 禁擦胸腹部
D. 拭浴时间不宜超过 20 分钟
E. 拭浴后 1 小时测体温

9. 炎症后期用热的主要目的是
A. 使局部血管扩张　B. 解除疼痛
C. 消除水肿　D. 促进炎症的消散
E. 使炎症局限

10. 下列哪种病人不宜热水坐浴
A. 肛裂感染　B. 子宫脱垂
C. 肛周脓肿　D. 急性盆腔炎
E. 痔疮手术后

11. 昏迷病人用热水袋，水温不可超过 50℃的原因是
A. 血管反应灵敏　B. 可使昏迷加重
C. 皮肤松弛，抵抗力减弱　D. 局部对热敏感
E. 局部感觉迟钝

12. 下列禁用热疗法的是
A. 腰肌劳损　B. 胃溃疡出血
C. 末梢循环不良　D. 静脉炎
E. 消化不良及腹泻

13. 面部危险三角区禁用热敷的原因是
A. 容易导致面部烫伤　B. 容易导致皮肤破损
C. 容易导致颅内感染　D. 可使体温升高
E. 可使疼痛加剧

14. 热水袋使用完毕，正确的保管方法是
A. 排尽热水袋内空气，旋紧塞子
B. 热水袋内留有少量液体
C. 开口朝下，倒挂晾干
D. 热水袋和布套放入污物袋内送洗
E. 保存于阳光处备用

15. 下列不适合热湿敷的是
A. 肌肉痉挛性疼痛
B. 长期肌内注射形成的硬结
C. 静脉输液后 2 日穿刺部位淤血
D. 踝关节扭伤 3 日
E. 鼻部毛囊炎

A_2 型题

16. 病人，女性，45 岁，高热待查。使用乙醇拭浴的主要散热方式是
A. 对流　B. 蒸发
C. 散发　D. 传导
E. 挥发

17. 病人，男性，70 岁，因“脑出血”入院，为防止脑水肿使用冰帽。枕后、耳郭禁用冷疗是为了防止
A. 冻伤　B. 反射性心率减慢
C. 腹泻　D. 一过性冠状动脉收缩
E. 体温降低

18. 病人，女性，70 岁。今日下楼时不慎踝关节扭伤一小时来院就诊，目前应进行的护理措施是
A. 热敷　B. 冷敷
C. 冷热交替　D. 用镇痛剂
E. 按摩

19. 病人，男性，30 岁，病毒性脑膜炎，体温 39.9℃，行乙醇拭浴，禁擦胸前区是为了
A. 减少脑的耗氧量　B. 防止头部充血
C. 防止心律失常　D. 防止腹泻
E. 防止病人着凉

20. 患儿，男性，5 岁，玩耍时不慎开水溅在脚背上，局部灼痛，皮肤潮红，立即用冷毛巾行局部冷敷，其主要作用是
A. 激活白细胞的吞噬功能
B. 降低神经末梢的敏感性，减轻疼痛
C. 防止感染
D. 增加新陈代谢
E. 使局部血管扩张，血流加速

21. 病人，女性，60 岁，晨起活动后出现头痛、眩晕、四肢麻木，诊断为“脑梗死”，此时不可应用的护理措施是
A. 观察生命体征　B. 头部置冰袋或冰帽
C. 保持环境安静　D. 避免搬动
E. 禁止灌肠

22. 病人，女性，21 岁，因“急性腹痛”到医院就诊，疼痛难忍遂用热水袋热敷，护士小张告诉病人忌用热疗，主要原因是
A. 用热使体温升高
B. 腹部是禁用热疗的部位
C. 热使肠蠕动减慢而导致便秘
D. 热使肠蠕动加快而导致腹泻
E. 用热会掩盖病情，影响诊断

23. 病人，男性，50 岁，胃痉挛，使用热水袋缓解疼痛，热水袋的温度
A. 30~40℃　B. 40~45℃
C. 50℃　D. 50~60℃

E. 60~70℃

24. 病人,女性,分娩时会阴部撕裂伤,局部红肿热痛,现给予热湿敷,操作时应特别注意
    A. 伤口周围涂凡士林　B. 执行无菌操作
    C. 水温不超过50℃　D. 敷后伤口要清洁
    E. 每5分钟更换敷布一次

25. 病人,女性,26岁,肠胀气、腹痛难忍,缓解疼痛可用
    A. 腹部红外线照射　B. 腹部放置热水袋
    C. 腹部放置冰袋　D. 腹部行热湿敷
    E. 局部热坐浴

A_3/A_4 型题

(26~28题共用题干)

婴儿室有一早产儿,体温不升,需用热水袋保暖。

26. 灌热水袋时,下列操作方法不正确的是
    A. 调节水温为60~70℃
    B. 将热水灌入袋中1/2~2/3满
    C. 放平热水袋排尽空气
    D. 拧紧塞子,擦干
    E. 倒提热水袋轻挤,检查是否漏水

27. 使用热水袋过程中,下列护理措施不正确的是
    A. 直接将热水袋置于所需处
    B. 及时更换热水
    C. 观察皮肤变化
    D. 严格执行交接班制度
    E. 记录热疗部位、时间、效果、反应

28. 使用热水袋时,如局部皮肤发生潮红应
    A. 热水袋外再包一条毛巾
    B. 热水袋稍离局部
    C. 立即停用,涂凡士林
    D. 立即停用,涂70%乙醇
    E. 立即停用,50%硫酸镁热湿敷

(29~32题共用题干)

病人,男性,75岁,活动后出现头疼、眩晕,双侧瞳孔不等大,急诊入院,诊断为"脑出血"。

29. 为防止脑水肿、降低脑细胞代谢选用
    A. 乙醇拭浴降温　B. 全身降温
    C. 头部降温　D. 药物降温
    E. 大动脉降温

30. 正确的护理方法是
    A. 颈部冷敷　B. 面部冷敷
    C. 头戴冰帽　D. 降低室温
    E. 乙醇拭浴

31. 该病人使用冰帽的目的是
    A. 减轻头疼
    B. 控制炎症扩散
    C. 降低体温
    D. 减轻出血和预防脑水肿
    E. 控制脑部血液循环

32. 使用冰帽,肛温低于30℃会导致
    A. 意识不清　B. 心房颤动
    C. 组织水肿　D. 呼吸困难
    E. 血压低

(33~39题共用题干)

病人,男性,19岁,大叶性肺炎,体温39.5℃,脉搏108次/分,呼吸22次/分,血压120/80mmHg,遵医嘱给予乙醇拭浴。

33. 乙醇拭浴的目的是
    A. 止血
    B. 全身用冷,为高热病人降温
    C. 头部降温,预防脑水肿
    D. 止痛
    E. 消炎

34. 乙醇拭浴时冰袋应置于
    A. 头部　B. 枕部
    C. 颈部　D. 腋下
    E. 足底

35. 冰袋于病人头部的目的是
    A. 防止脑水肿　B. 防止心律失常
    C. 防止体温继续上升　D. 减轻头部充血
    E. 减轻病人不适

36. 乙醇拭浴时,热水袋放置足底的作用是
    A. 保暖　B. 防止病人虚脱
    C. 防止心律不齐　D. 防止体温骤降
    E. 促进散热

37. 乙醇拭浴禁擦足底,是为了防止
    A. 发生寒战　B. 呼吸不畅
    C. 体温骤降　D. 一过性冠状动脉收缩
    E. 防止腹泻

38. 乙醇拭浴后,何时为病人测量体温
    A. 拭浴20分钟后　B. 拭浴后30分钟
    C. 拭浴毕　D. 拭浴40分钟后
    E. 拭浴后10分钟

39. 该病人体温降至多少度以下则应取下头部冰袋
    A. 36℃　B. 37℃
    C. 38℃　D. 39℃
    E. 40℃

(40~42题共用题干)

病人,女性,高中生,课间踢足球时踝部扭伤肿胀,3天后使用红外线灯照射。

40. 出现下列情况表明剂量合适的是
    A. 皮肤疼痛　　B. 出现水泡
    C. 出现桃红色均匀红斑　　D. 出现过热
    E. 出现紫红色均匀红晕
41. 应用红外线灯照射，一般灯距和照射时间为
    A. 15～25cm，20～25 分钟
    B. 25～30cm，20～30 分钟
    C. 30～50cm，20～30 分钟
    D. 30～50cm，30～45 分钟
    E. 50～60cm，45～60 分钟
42. 反复使用时，中间必须至少间隔
    A. 20 分钟　　B. 30 分钟
    C. 1 小时　　D. 12 小时
    E. 24 小时

（43、44 题共用题干）

病人，女性，32 岁，妊娠 5 个月，患有外痔，手术治疗。

43. 术后为减少肛门充血病人可选用
    A. 冰袋　　B. 热水袋
    C. 红外线照射　　D. 热水坐浴
    E. 冰槽
44. 热水坐浴的水温是
    A. 30～40℃　　B. 40～45℃
    C. 50℃　　D. 50～60℃
    E. 60～70℃

（狄艳波）

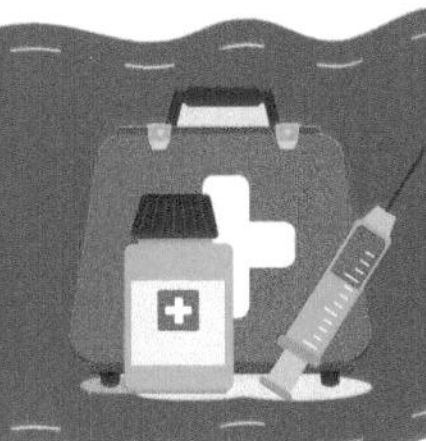

第16章 标本采集法

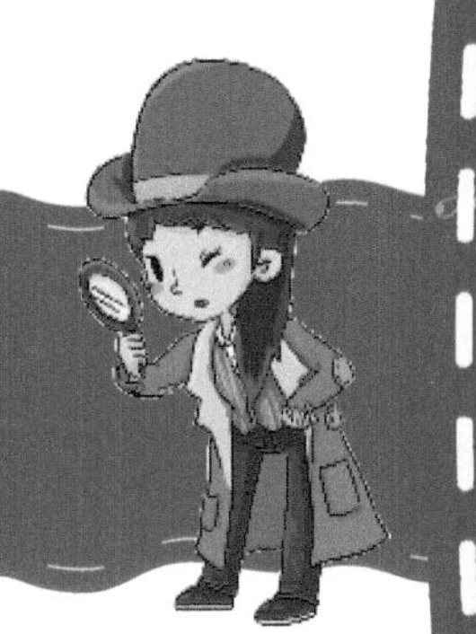

随着现代医学的发展,临床诊断的方法日益增多,其中,化验检查是诊断疾病不可缺少的依据和重要检查方法之一。化验结果的正确与否,直接影响到对病人疾病的诊断、治疗和抢救,而化验结果正确与否又和标本采集质量密切相关。因此,正确采集标本和及时送检极为重要,是保证检验质量的重要环节,是护理人员必须掌握的基本知识和基本技能。

第1节 标本采集的意义及原则

情境案例16-1

病人,女性,58岁,口干、多饮、疲劳3年余。近日口干、多饮、疲劳逐渐加重,且休息后不能缓解,来医院就诊。医生检查后开出医嘱:检查血糖、血脂。护士应如何完成标本采集?采集时应注意哪些问题?

一、标本采集的意义

标本采集是指采集人体的小量血液、体液、分泌物、排泄物、呕吐物等样本,通过物理、化学及生物学实验室技术和方法的检验反映机体正常的生理现象和病理改变。标本检验结果为观察病情、明确诊断、预测病程进展、制订防治措施提供了重要的客观资料。临床护士经常送检的标本有:尿液、粪便、分泌物(痰、鼻咽分泌物)、呕吐物、血液、体液(胸腔积液、腹水)和脱落细胞(食管、阴道)等。

二、标本采集的原则

(一)遵照医嘱

采集各种标本均应依据医嘱执行,医生填写检验单,检验项目、检验目的要明确,字迹要清楚,并应签全名。凡对检验单有疑问应核实清楚方能执行。

(二)充分准备

采集标本前应明确检验项目、检验目的及注意事项。事先通知病人,解释留取标本的时间、目的、方法和要求,以取得病人的理解与合作。应根据检验目的选择适当容器,容器外必须贴上标签,注明病人姓名、科室、床号、住院号、检查目的和送检日期。

(三)严格查对

采集前应认真查对医嘱,核对申请项目及病人姓名、床号、住院号等。采集完毕及送检前应重复查对,以保证标本采集无误。

(四)正确采集

为了保证送检标本的质量,必须做到正确采集标本,即采集方法、采集时间、采集容器及采集量均要正确。凡需细菌培养的标本,均应放入无菌容器内,采集时严格执行无菌操作技术并应在使用抗生素前采集,若已使用抗生素应按抗生素的半衰期计算,在血药浓度最低时限采集标本,并应在检验单上注明。

(五) 及时送检

标本采集后应及时送检,不宜放置过久,以免标本变质影响检验结果。特殊标本还应注明采集时间。

考点:标本采集的原则

第 2 节 各种标本采集法

一、血标本采集法

临床血标本采集法分为静脉血标本采集法、动脉血标本采集法、毛细血管血标本采集法。

【目的】

(1) 静脉血标本采集法

1) 全血标本:测定血液中某些物质的含量,如血常规、血糖、血细胞沉降率、血氨、尿素氮、尿酸、肌酐、肌酸等。

2) 血清标本:测定肝功能、血清酶、脂类、电解质等。

3) 血培养标本:查找血液中的致病菌。

(2) 动脉血标本采集法:用于血液气体分析。

(3) 毛细血管血标本采集法:主要用于血常规检查,一般由检验人员完成 。

【评估】

(1) 病人的一般情况、意识状态、理解能力与合作程度。

(2) 病人的病情、治疗与检验目的。

(3) 穿刺部位皮肤和血管的状况。

【准备】

(1) 护士准备:衣帽整洁,修剪指甲,洗手,戴口罩。

(2) 病人准备:病人了解采集静脉血标本的目的和配合要点。做生化检验时病人应该空腹。

(3) 用物准备

1) 静脉血标本采集法:注射盘内备安尔碘、棉签、止血带、小垫枕、真空采血针(图 16-1)、真空采血管(图 16-2)(或者备 5ml 或 10ml 一次性无菌注射器、干燥试管、抗凝试管、血培养瓶,按需要备好酒精灯、打火机)。注明病人科室、床号、姓名和检验名称的检验单。

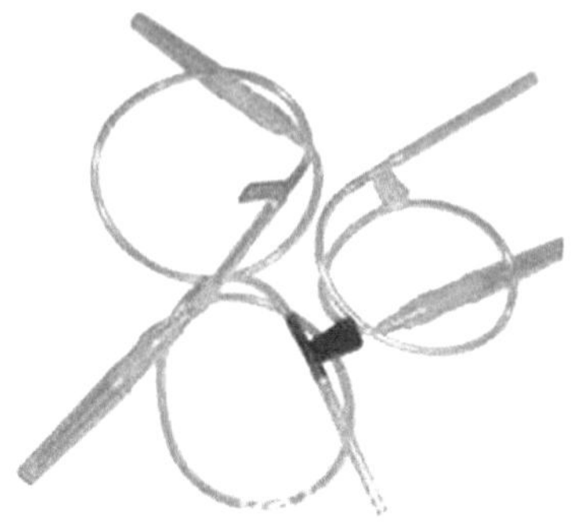

图 16-1 真空采血针

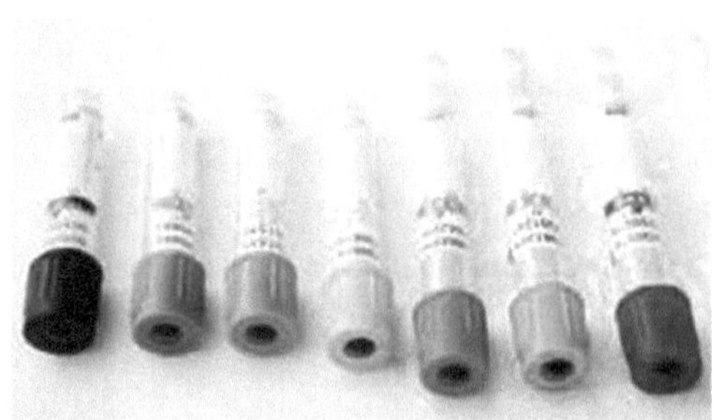

图 16-2 真空采血管

2) 动脉血标本采集法:注射盘内备 5ml 或 10ml 一次性无菌注射器、消毒液、动脉血气针、无菌纱布、无菌棉签、软木塞或橡胶塞、适量 0.5% 肝素,必要时备无菌手套。

(4) 环境准备:安静、整洁、光线适中、温湿度适宜。

【实施】

(1) 操作步骤见表 16-1。

表 16-1　血标本采集法

操作流程	操作要点
准备	核对医嘱、检验单，准备合适的采血针和采血试管。试管外贴好标签（注明科室、床号、姓名、检验目的和送检日期）
核对解释	备齐用物携至病人床旁，核对床号、姓名，解释采血目的及配合要点，取得合作。如做生化检验，确认病人是否空腹
安置体位	安置合适的采血体位，充分暴露出要穿刺的血管
静脉血标本	
选择静脉	选择合适的静脉，通常选用肘正中静脉、贵要静脉、头静脉
消毒皮肤	穿刺点上方 6cm 处扎止血带，常规消毒皮肤
采集血液	（1）真空采血器采集法：嘱病人握拳，按静脉穿刺法穿刺，见回血后，固定好采血针头，将采血针的另一端刺入真空采血管，自动留取所需血量，取下真空采血管，如需继续采集，置换另一真空采血管。采集完毕时，松开止血带，嘱病人松拳，用干棉签顺血管方向按压穿刺点，快速拔针，使采血针内血液被负压吸入采血管。如为抗凝标本，采集完毕，立即将真空管颠倒 5~6 次，充分混匀。嘱咐病人勿揉，屈肘按压 3 分钟以上 （2）普通试管采集法：嘱病人握拳，按静脉穿刺法穿刺，见回血后抽取所需血量，并将注射器活塞略向后抽，以免血液凝固阻塞针头。松开止血带，嘱病人松拳，用干棉签顺血管方向按压穿刺点，快速拔针。嘱咐病人勿揉，按压 3 分钟以上 注入标本瓶：取下针头，同时抽取几个项目的标本时，注入顺序为血培养标本→全血标本→血清标本 （1）血培养标本：注入密封瓶，除去瓶盖中心部分，用安而碘常规消毒瓶盖，更换针头后把抽出的血液注入瓶内，轻轻摇匀（一般血培养标本需采血 5ml，亚急性细菌性心内膜炎病人，为提高细菌培养的阳性率，采血量可增至 10~15ml）；注入三角烧瓶，先点燃酒精灯，松开瓶口纱布，取出塞子，迅速在酒精灯火焰上消毒瓶口，再取下针头，将血液顺瓶壁注入瓶内，轻轻摇匀，再将瓶口、瓶塞火焰消毒后塞好，扎紧封瓶纱布。再次核对，化验单连同标本一起放好 （2）全血标本：取下针头，将血液顺着管壁缓慢注入盛有抗凝剂试管内，轻轻摇动，使血液和抗凝剂混匀，以防血液凝固 （3）血清标本：取下针头，将血液顺着管壁注入干燥试管内，勿注入泡沫，不可摇动
整理用物	按医疗废物处理条例整理用物，协助病人取舒适体位，洗手
核对送检	再次核对病人与检验单，将血标本连同检验单立即送检
动脉血标本	
选择动脉	协助病人采取适当体位，选择合适的动脉，一般多选用股动脉或桡动脉（桡动脉穿刺点位于前臂掌侧腕关节上 2cm，股动脉穿刺点位于髂前上棘与耻骨结节连线中点）显露穿刺部位
消毒皮肤	常规消毒皮肤（股动脉搏动最强点为圆心），范围大于 5cm
采集血液	用已消毒的左手的示指和中指在已消毒的范围内摸到动脉搏动最明显处，固定于两指间，右手持注射器，在两指间垂直或与动脉走向呈 40°刺入动脉，见有鲜红色回血，固定针头，抽取所需血液量 采血完毕，迅速拔出针头，用无菌纱布按压穿刺点止血 5~10 分钟，必要时用沙袋压迫止血
留取标本	立即将针头刺入软木塞或橡胶塞，以隔绝空气，同时轻轻转动注射器，使血液与肝素混匀
整理用物	按医疗废物处理条例整理用物，协助病人取舒适体位，洗手
记录送检	再次核对病人与检验单，将血标本连同检验单立即送检
毛细血管血标本	
毛细血管血采集法主要用于血常规检查，一般由检验人员执行	

考点：血标本采集的部位、量及采集时注意要点

（2）注意事项

1）严格执行无菌技术操作，以防感染。

2）采集生化检验的血标本应事先通知病人空腹，此时血液的各种化学成分处于相对恒定状态，检验结果比较准确。

3）采集全血标本时，血液注入试管后立即轻轻旋转摇动试管，使血液与抗凝剂混匀，避免血液凝固。

4）抽血清标本须用干燥注射器、针头和试管。用真空管采血时，不可先将真空试管与采血针头相连，以免试管内负压消失而影响采血。用注射器采血后应立即取下针头，将血液顺管壁缓慢注入试管，勿将泡沫注入并避免震荡，以免红细胞破裂溶血。

5）严禁在输液、输血的针头处采集血标本，以免影响检验结果。应在对侧肢体上采集。

6）如做二氧化碳结合力测定，抽取血液后，应立即注入有石蜡油的抗凝试管内。注入时针头应在石蜡油液面以下，以隔绝空气；或将血液注入抗凝试管后，立即盖紧橡胶盖送检，否则血液中二氧化碳逸出，测定值降低。

护考链接

病人，女性，34岁，感染性心内膜炎，医嘱抽血做血培养，护士采集培养标本时，正确的做法是 A. 容器中加防腐剂 B. 必须空腹取标本 C. 采用清洁干燥试管 D. 在血药浓度最低时采集标本 E. 已用抗生素的病人，不可采集标本

解析：凡需细菌培养的标本，均应放入无菌容器内，采集时严格执行无菌操作技术并应在使用抗生素前采集，若已使用抗生素应按抗生素的半衰期计算，在血药浓度最低时限采集标本。故答案选D。

情境案例 16-1 问题分析

（1）为协助病情诊断，护士按照医嘱为病人采集血标本进行血糖、血脂检查。检查前日应事先告知病人空腹，餐后血糖、血脂会升高，以免影响检验结果。

（2）护士采集血标本时，应注意核对医嘱检验单，准备合适的采血针和采血试管，试管外贴好标签，注明科室、床号、姓名、检验目的和送检日期，确认病人无进食或饮水后，按照血标本采集方法正确采集血标本，并及时送检。

情境案例 16-1 护患沟通

操作前解释：

1. 检查前日

（1）（查看床号）“您好！请问您叫什么名字？”（“您是×床李××吗？”）

（2）“根据医嘱，您明天早晨需抽血化验血糖、血脂。这些检查需要空腹采血，请您今天晚餐后不要进食、饮水，明早等待护士来为您采血。您听明白了吗？”

2. 检查当日

（1）“请问您是×床李××阿姨吗？”

（2）“我现在要为您抽血化验血糖、血脂。您今晨没进食、饮水吧？”

操作中指导：

（1）“李××阿姨，现在要在您的肘部采血，请您将肘部伸直，掌心向上，这样舒服吗？”

（2）“现给您的肘部扎止血带，会感觉有点紧，请您忍耐一下，请您握拳。现在给您消毒皮肤，消毒液有点凉。进针的时候有点疼，一会就好，请您放松。进针好了，请您握紧拳头。请您坚持一会，不要动，马上就好。血抽好了，请您松拳。”

（3）“请您按压针眼3~5分钟，不要揉搓，以免出血。”

操作后嘱咐：

“李阿姨，您有哪里不舒服吗？您现在可以进食、饮水了。如有不舒适或其他需要，您可以按呼叫铃通知我们。谢谢您的配合。”

【评价】

(1) 正确采集血标本,符合检查项目要求。

(2) 护患沟通良好,病人愿意配合,有安全感。

二、尿标本采集法

尿液由肾脏产生,是机体代谢的产物,其理化性质和有形成分的改变,不仅与泌尿系统疾病直接相关,而且受机体各系统功能状态的影响。临床上采集尿标本做物理、化学和细菌学检测,以了解病情,协助临床诊断和治疗。

尿标本分为:常规标本、培养标本、12 小时标本和 24 小时标本。

【目的】

(1) 尿常规标本采集:用于检查尿液的色泽、透明度、细胞、管型、尿比重、尿蛋白、尿糖定性等。

(2) 尿培养标本采集:取未被污染的尿液做细菌培养,以协助诊断、治疗。

(3) 12 小时或 24 小时尿标本采集:用于尿的各种定量检查,如钾、钠、氯、肌酸、肌酐、17-酮类固醇、17-羟类固醇、尿糖定量、尿蛋白定量或尿浓缩查结核杆菌等。

【评估】

(1) 病人的年龄、性别、病情及治疗情况。

(2) 病人的认知水平、理解程度和合作能力。

(3) 病人的排尿状态、会阴部的清洁度。女性病人是否在月经期?

(4) 检查项目的目的及要求。

【准备】

(1) 护士准备:衣帽整洁,修剪指甲,洗手,戴口罩。

(2) 病人准备:了解尿标本采集的目的、配合要点及注意事项。

(3) 用物准备

1) 尿常规标本采集法:清洁尿杯(图 16-3)、检验单。

2) 尿培养标本采集法:无菌导尿用物、无菌带盖标本瓶(图 16-4),注明病人科室、床号、姓名和检查项目的检验单。

3) 12 小时或 24 小时尿标本采集法:容量约 3000ml 清洁带盖集尿盆,防腐剂(根据检验目的而定),注明病人科室、床号、姓名和检查名称的检验单。

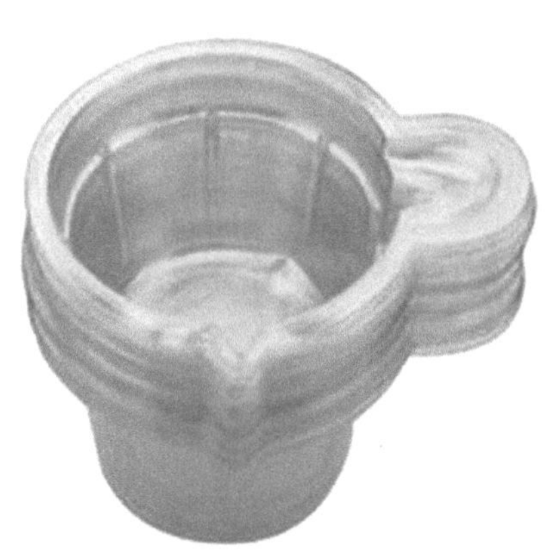

图 16-3　清洁尿杯

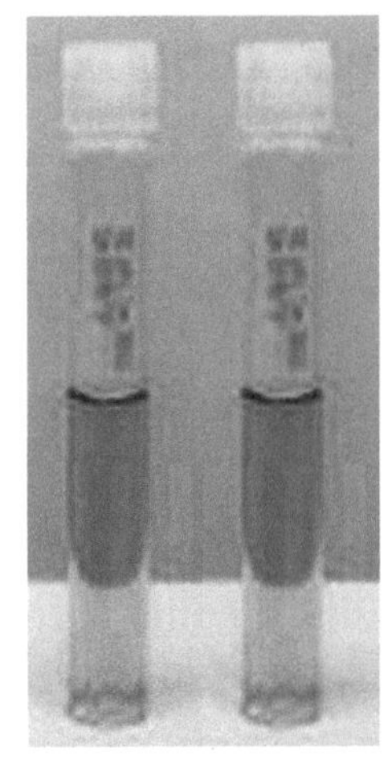

图 16-4　无菌带盖标本瓶

(4) 环境准备:病室安静、整洁,必要时屏风遮挡病人。

【实施】

（1）操作步骤见表16-2。

表16-2　尿标本采集法

操作流程	操作要点
核对医嘱	核对医嘱及检验单，根据检验目的选择适当容器，容器外贴好标签（注明科室、床号、姓名、检验目的和送检日期）
核对解释	携用物至床旁，核对解释，取得病人的合作
常规标本	能自理病人，嘱其将晨起第一次尿留于标本容器内，除测定尿比重需留尿100ml外，其余检验留尿30ml即可。如为留置导尿病人，留取方法为清晨分离集尿袋，在导尿管末端接取尿标本
培养标本	中段尿留取法：适用于能自行排尿病人。按无菌导尿术消毒外阴和尿道口，然后嘱病人弃去前段尿，用试管夹夹住无菌试管，接取中段尿5ml，盖紧瓶塞，标本及时送检 导尿术留取法（图16-5）：适用于尿失禁、昏迷、不合作者。按无菌导尿技术插入导尿管引出尿液5～10ml
12、24小时尿标本	12小时尿标本：自晚7时排空膀胱，弃去尿液后，开始留尿至次晨7时留完最后一次尿。将12小时全部尿液留于容器中送检 24小时尿标本：病人于晨起7时排空膀胱，弃去尿液后，开始留取尿液，至次晨7时留完最后一次尿液，将24小时全部尿液留于容器中送检
整理用物	整理用物，协助病人取舒适卧位
洗手送检	洗手，再次核对检验单及时送检

考点：12小时、24小时尿标本采集时间

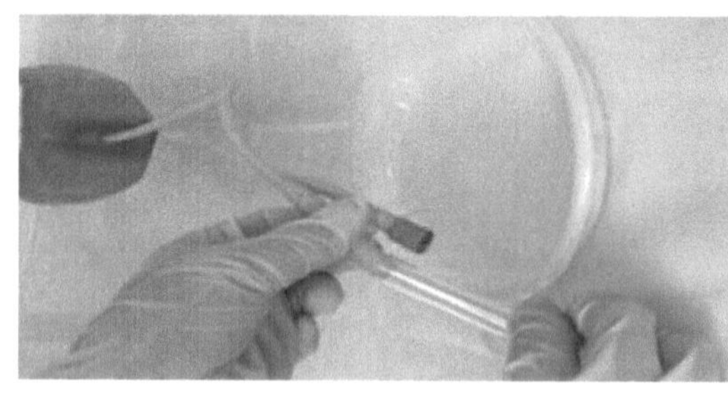

图16-5　导尿术留取培养标本

（2）注意事项

1）女性在月经期不宜留取尿标本，以免经血混入尿标本。

2）不可将粪便混入尿液中（由于粪便中的微生物可使尿液变质）。

3）妊娠试验要求留晨尿，因晨尿中绒毛膜促性腺激素含量高，易得到阳性结果。

4）昏迷或尿潴留病人可通过导尿术留取标本。

5）留取12小时或24小时尿标本，将集尿盆置于阴凉处，根据检验目的加入相应防腐剂，以免尿液久放变质（表16-3）。做好交接班，以便督促检查病人正确留取尿标本。

表16-3　常用防腐剂的作用及用法

名称	作用	用法	举例
甲醛	防腐和固定尿中有机成分	24小时尿中加40%甲醛1～2ml	爱迪氏计数
甲苯	延缓尿液中化学成分分解，防腐	100ml尿液中加0.5%～1%甲苯2ml，形成一薄膜，覆盖于尿液表面，防止细菌污染	常用于尿蛋白、尿糖、钠、钾、氯、肌酐、肌酸的定量检查
浓盐酸	防止尿中激素被氧化，防腐	24小时尿液中共加5～10ml	用于内分泌系统的检验，如17-酮类固醇、17-羟类固醇检测

考点：常用防腐剂的作用和用法

【评价】

（1）正确采集尿标本，符合检查项目要求。

(2) 护患沟通有效，病人愿意配合，有安全感。

(3) 及时送检。

三、粪便标本采集法

临床上通过检查粪便判断病人的消化道有无炎症、出血和寄生虫感染，从而协助诊断、治疗疾病。粪便标本分为 4 种：常规标本、细菌培养标本、隐血标本、寄生虫及虫卵标本。

【目的】

(1) 常规标本：检查粪便的颜色、性状、细胞等。

(2) 隐血标本：用于检查粪便中肉眼不能察觉的微量血液。

(3) 寄生虫及虫卵标本：用于检查寄生虫成虫、幼虫及虫卵。

【评估】

(1) 病人的年龄、性别、病情及治疗情况。

(2) 病人的认知水平、理解程度和合作能力。

(3) 病人的排便状态。

【准备】

(1) 护士准备：衣帽整洁，修剪指甲，洗手，戴口罩。

(2) 病人准备：了解标本采集的目的、方法、注意事项及配合要点。

(3) 用物准备：检验单、手套。根据检验目的不同备相应的容器。

常规标本：检便盒(图 16-6)、竹签，清洁便器。

隐血标本：检便盒、竹签、清洁便器。

培养标本：无菌标本瓶(图 16-7)、无菌竹签、消毒便器。

(4) 环境准备：病室安静、整洁，必要时屏风遮挡病人。

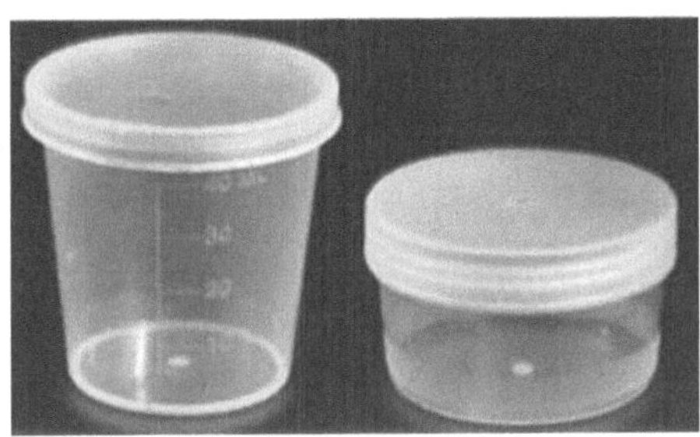

图 16-6　检便盒

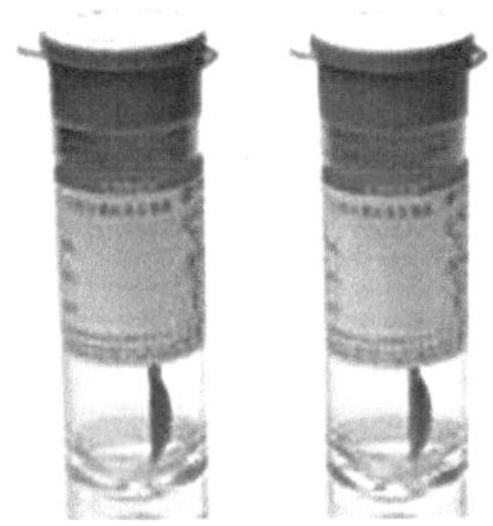

图 16-7　无菌标本瓶

【实施】

(1) 操作步骤见表 16-4。

表 16-4　粪便标本采集法

操作流程	操作要点
核对医嘱	核对医嘱及检验单，根据检验目的选择适当容器，容器外贴好标签，注明科室、床号、姓名、检验目的和送检日期
核对解释	携用物至床旁，核对解释，取得病人的合作
常规标本	嘱病人排便于清洁便器内，用竹签取 5g 左右(似蚕豆大小)异常粪便于检便盒内。如为腹泻病人应取脓血、黏液等异常部分；如为水样便，可盛于广口容器中送验
培养标本	嘱病人排便于无菌便器内，用无菌竹签取异常粪便 2~5g 置于无菌标本容器内。如病人无便意，则用无菌长棉签蘸无菌 0.9% 氯化钠溶液，插入肛门 6~7cm，顺同一方向轻轻旋转并退出，将棉签置于无菌标本瓶内，塞紧管口

续表

操作流程	操作要点
寄生虫或虫卵标本	检查寄生虫虫卵:嘱病人排便于清洁便器内,用竹签取不同部位带血或黏液粪便5~10g于标本容器中 检查蛲虫:嘱病人睡觉前或清晨未起床前将取标本的透明胶带贴于肛门周围,取下胶带粘在载玻片上或将透明胶带对合,立即送检 检查阿米巴原虫:应在采集标本前将容器用热水加温至接近人的体温,便后连同容器立即送检。由于阿米巴原虫在低温下可因失去活力而难以查到
隐血标本	按隐血试验饮食要求病人,采集方法同常规标本
整理用物	撤便器,给病人安置舒适体位,整理床单位及用物
洗手送检	洗手,立即送检

考点:阿米巴原虫、蛲虫标本采集法

(2)注意事项

1)留取培养标本时,注意防止污染。

2)采集隐血标本时,嘱病人前3天禁食肉类、动物肝脏、动物血及含铁丰富的药物、食物、绿叶蔬菜等,3~4天后采集标本,以免造成假阳性结果。

3)采集寄生虫标本时,病人服驱虫药后,应将大便排于清洁便器中留取全部粪便。

4)查阿米巴原虫时,收集标本前3天,停服钠剂、油剂或含金属的泻剂,避免影响虫卵或胞囊的显露。

【评价】

(1)正确采集粪便标本,符合检验项目的要求。

(2)护患沟通有效,病人配合,操作过程不污染环境。

(3)及时送检。

四、痰标本采集法

情境案例 16-2

病人,男性,27岁,5天前淋浴后寒战,体温39.5℃,伴咳嗽、咳痰、胸痛,右下肺部闻及管状呼吸音,X线示右下肺大片状阴影。医嘱:留取痰培养标本查找致病菌。护士应如何采集标本?采集标本时注意事项有哪些?

痰液系气管、支气管和肺泡的分泌物。痰主要由黏液和炎性渗出物组成。痰液检查的主要目的是协助诊断某些呼吸系统疾病,如支气管哮喘、支气管扩张、肺部感染、肺结核、肺癌等。

临床上收集的痰标本可分为3种:常规标本、培养标本和24小时标本。

【目的】

(1)常规标本:检查痰的一般性状,涂片查细胞、细菌、虫卵。

(2)培养标本:检查痰液的致病菌。

(3)24小时标本:检查24小时痰液的量及性状。

【评估】

(1)病人的一般情况、意识状态、理解能力与合作程度。

(2)病人的病情、治疗与检验目的。

【准备】

(1)护士准备:着装整洁,修剪指甲、洗手、戴手套、戴口罩。

(2)病人准备:了解采集痰标本的目的、配合要点及注意事项,愿意合作。

(3)用物准备

1)常规标本:病人能自行留痰者备集痰盒(图16-8),检验单;病人无法咳痰或不合作者备集痰器

(图 16-9)、吸引器、吸痰管(图 16-10)、0.9%氯化钠溶液、手套。

2) 痰培养标本:需备无菌用物,病人能自行留痰者备无菌集痰器(图 16-11)及朵贝尔漱口液;病人不能自行咳痰或不合作者备无菌集痰器、吸痰器(图 16-12)、吸痰管、0.9%氯化钠溶液、手套。

3) 24 小时痰标本:备 500ml 广口集痰器。

(4) 环境准备:病室安静、整洁、通风。

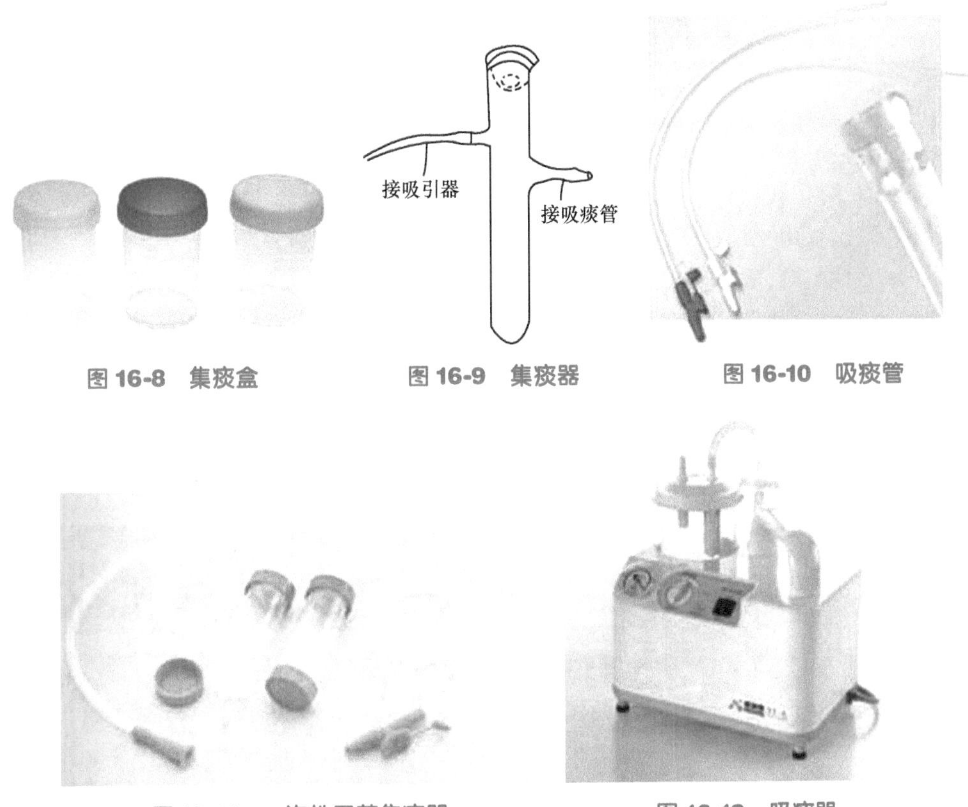

图 16-8　集痰盒　　图 16-9　集痰器　　图 16-10　吸痰管

图 16-11　一次性无菌集痰器　　图 16-12　吸痰器

【实施】

(1) 操作步骤见表 16-5。

表 16-5　痰标本采集法

操作流程	操作要点
核对注明	核对检验单,选择合适的容器,容器外贴好标签,注明科室、床号、姓名、检验目的和送检日期
核对解释	备齐用物携至床旁,核对解释,取得病人合作
常规标本	能自行咳痰者嘱病人清晨睡醒后先用清水漱口,数次深呼吸后用力咳出气管深处的痰液,盛于集痰盒内(图 16-8)。无法咳痰或不合作者,协助取适当卧位,由下向上叩击病人背部,使痰液松脱后在吸痰器吸管中段连接集痰器(图 16-9),集痰器开口高的一端接吸引器,低的一端接吸痰管,按吸痰法将痰液吸入集痰器内,加盖
培养标本	能自行留取痰液者,嘱病人清晨起床后先用朵贝尔漱口液漱口,再用清水漱口,数次深呼吸后用力咳出气管深处的痰液于无菌集痰器内,盖好盒盖。无法咳痰或不合作者,协助取适当卧位,由下向上叩击病人背部使痰液松脱,戴好无菌手套,将无菌集痰器(图 16-11)分别连接吸引器和无菌吸痰管,按吸痰法将痰液吸入无菌集痰器内,加盖

续表

操作流程	操作要点
24小时痰标本	在广口集痰器内加少量清水，嘱病人留取痰液从清晨(7am)醒来漱口后第一口痰开始留取，次晨(7am)醒来漱口后第一口痰结束，全部收集于集痰器内
整理	协助病人取舒适卧位，整理床单位，根据病人需要给予漱口或口腔护理。按医疗废物处理条例处置用物，脱手套、洗手
记录	洗手、记录，及时送检

考点：痰培养标本和24小时痰液的采集时间和方法

（2）注意事项

1）痰标本应于晨起收集，因此时痰量较多，痰内细菌较多，阳性检出率较高。

2）查找癌细胞者用95%乙醇或10%甲醛固定后送检。

3）留取培养标本时，应严格无菌操作，避免因为操作不当污染标本，影响检验效果。

4）留取各种痰标本时，勿将唾液、漱口液、鼻涕混入痰液中。

护考链接

病人，男性，45岁。因低热、咳嗽、痰中带血丝1周收住院治疗，病人既往有吸烟史，医嘱留取痰标本做检验。有关痰标本的采集，正确的是　A. 晨起进食后用清水漱口后留取　B. 留24小时痰标本时应加入防腐剂　C. 痰培养标本应留入盛有培养液的无菌培养瓶内　D. 找癌细胞的标本应立即送检　E. 留24小时痰标本应将唾液和痰液一起送检

解析：痰标本易清晨留取，24小时痰液不需加入防腐剂，培养标本容器内不需加培养液，痰标本中不能混有唾液和痰液，以免影响检验结果，查找癌细胞的标本应立即送检。故答案选D。

情境案例16-1问题分析

（1）为协助病情诊断，护士在病人清晨起床后，嘱病人先用朵贝尔漱口液漱口，再用清水漱口，深呼吸后用力咳出气管深处的痰液于无菌集痰盒内。如咳痰不畅，轻叩病人背部，协助排痰。

（2）护士协助病人留取痰培养标本时，应注意严格无菌操作，避免因为操作不当污染标本，影响检验效果。指导病人留取痰标本时，勿将唾液、漱口液、鼻涕混入痰液中。

情境案例16-2护患沟通

操作前解释：

（1）（查看床号）“您好！请问您叫什么名字？”（“请问您是×床王××吗？”）

（2）“根据医嘱我要为您留取痰标本做检查，您今晨进食、饮水了吗？”

操作中指导：

（1）“现在我协助您坐起。为了使检验结果更准确，请您先用朵贝尔溶液漱口，不要吞下去，将漱口水吐到弯盘里，再用清水漱一遍口。好的，您做得很好。”

（2）“请您深呼吸，用力咳痰，把痰吐到无菌痰杯里。”

（3）“您咳痰不畅，我帮您轻拍下背部，以便排痰，好吗？请您深呼吸，用力咳痰，好的，这次咳出来了。”

操作后嘱咐：

“痰标本已采集好了，您有什么不舒服吗？您现在可以进食、饮水了。谢谢您的配合。”

【评价】

（1）注意与病人的交流，病人愿意配合。

（2）根据检查的项目，正确采集痰标本。

（3）痰培养标本严格按无菌操作进行。

五、咽拭子标本采集法

咽拭子培养是通过咽拭子标本进行细菌培养的检查方法,咽拭子标本采集方法直接影响培养结果,因此,要求护理人员掌握正确的采集方法。

【目的】

从咽部及扁桃体采取分泌物做细菌培养或病毒分离,以协助临床诊断、治疗、护理。

【评估】

(1) 病人的一般情况、意识状态、理解能力与合作程度。

(2) 病人的病情、治疗与检验目的。

(3) 病人的进食时间。

【准备】

(1) 护士准备:着装整洁,修剪指甲、洗手、戴手套、戴口罩。

(2) 病人准备:了解采集咽拭子标本的目的、配合要点及注意事项,愿意合作。

(3) 用物准备:咽拭子培养管、酒精灯、打火机、压舌板、小手电,注明病人科室、床号、姓名和检验名称的检验单。

(4) 环境准备:病室安静、整洁、通风,未使用氧气。

【实施】

(1) 操作步骤见表 16-6。

表 16-6　咽拭子标本采集法

操作流程	操作要点
查对注明	核对检验单,选择咽拭子培养管,培养管外贴好标签,注明科室、床号、姓名、检验目的和送检日期
核对解释	备齐用物携至床旁,核对解释,取得病人合作
采集标本	点燃酒精灯,嘱病人张口发"啊"音(必要时用压舌板),用培养管内的消毒长棉签蘸无菌 0.9% 氯化钠溶液以轻柔而敏捷的动作,擦拭两侧腭弓及咽、扁桃体上分泌物;在酒精灯火焰上消毒试管口,然后将棉签插入试管中,盖口塞紧
整理	安置病人,整理床单位
记录	洗手、记录,及时送检

考点:咽拭子培养标本的采集部位

(2) 注意事项

1) 避免在进食后 2 小时内取标本以防止病人呕吐。

2) 做真菌培养时,需在口腔溃疡面上采取分泌物。

【评价】

(1) 病人愿意配合、有安全感。

(2) 留取方法正确,采集标本无污染,病人无不适感觉。

六、呕吐物标本采集法

留取呕吐物的标本可用于观察呕吐物的性质、颜色、气味、次数及量,以协助临床诊断;也可用于明确口服中毒的病人其毒物性质。

【目的】

留取呕吐物送检以协助诊断、治疗。

【评估】

(1) 病人的病情、理解、合作能力。

(2) 明确送检呕吐物的目的。

【准备】

(1) 护士准备:洗手、戴手套、戴口罩。

(2) 病人准备:了解采集呕吐物标本的目的,愿意合作。

(3) 用物准备:弯盘或痰杯,注明病人科室、床号、姓名和检验名称的检验单。

(4) 环境准备:病室安静、整洁、通风。

【实施】

(1) 操作步骤见表16-7。

表16-7 呕吐物标本采集法

操作流程	操作要点
核对注明	核对检验单,准备弯盘或痰杯。容器外贴好标签,注明科室、床号、姓名、检验目的和送检日期
核对解释	备齐用物携至床旁,核对解释,取得病人合作
采集标本	病人呕吐时,用弯盘或痰杯接取;不明原因口服中毒者,留取洗胃前抽取的胃内容物
整理	整理床单位,协助病人取舒适卧位
记录	洗手、记录,及时送检

(2) 注意事项:避免将痰液、唾液混入呕吐物标本内,以免影响检验结果。

【评价】

采集的标本送检及时,无污染,病人满意。

考点:各种标本采集的目的及注意事项

小结

检验是临床诊断疾病的重要方法之一,检验结果的正确与否直接影响到疾病的诊断和治疗。标本的质量直接影响到检验结果的正确性。所以,护士在遵守标本采集原则的基础上,必须掌握标本采集的方法。选择恰当的时间,准备合适的标本容器,及时送检,保证检验结果正确性,有助于临床的诊断和治疗。

自测题

A_1 型题

1. 不符合标本采集原则的是
   A. 执行医嘱　B. 严格查对
   C. 正确采集　D. 严格无菌操作
   E. 及时送检
2. 采集血标本的注意事项中错误的是
   A. 根据化验项目计算血量
   B. 全血标本宜选择抗凝试管
   C. 血清标本应防止溶血
   D. 可在输液的针头处采集标本
   E. 生化标本应空腹抽取
3. 静脉采血操作方法正确的是
   A. 抽取全血标本后,注入干燥试管内
   B. 为危重病人采集血标本,可在输液处抽取
   C. 采集血培养标本后,迅速注入抗凝试管内
   D. 注入标本顺序为:血培养瓶→抗凝试管→干燥试管
   E. 血清标本注入试管后,应轻轻摇匀
4. 血标本抽取时,不需加抗凝剂的项目是
   A. 血糖检验　B. 血尿素氮检验
   C. 肝功能　D. 血肌酐检验
   E. 血氨检验
5. 测定尿肌酸定量时,尿标本中应加入的防腐剂是
   A. 甲醛　B. 甲苯
   C. 甲酯　D. 乙酸
   E. 浓盐酸
6. 留24小时的尿标本,下列哪项不妥
   A. 备清洁带盖的大容器
   B. 贴上标签,按要求注明各项内容
   C. 天气炎热时选用合适的防腐剂
   D. 告知病人晨7时开始留尿于容器中
   E. 次晨7时排最后一次尿于容器中

7. 尿糖定量检查尿标本中应加入的防腐剂是
   A. 甲苯　　B. 乙酸
   C. 甲醛　　D. 浓硫酸
   E. 浓盐酸
8. 留取蛲虫检查的粪便标本应
   A. 于进试验饮食 3~5 天后留便
   B. 睡前将透明胶带贴于肛门周围留取
   C. 将便盆加热后留取全部粪便
   D. 用竹签取脓血黏液粪便置培养管内
   E. 留全部粪便及时送检
9. 做妊娠试验时,尿标本留取的最佳时间为
   A. 清晨　　B. 上午 9 时
   C. 中午　　D. 下午 4 时
   E. 睡前
10. 关于 24 小时痰标本采集,错误的是
   A. 可观察痰液的性状,协助诊断
   B. 标签应注明留痰起止时间
   C. 鼻涕不可混入标本中
   D. 唾液可混入标本中
   E. 留痰起止时间可为自晨 7 时到次晨 7 时
11. 采集血清标本做血脂检查,下列正确的是
   A. 餐后采血
   B. 用抗凝试管
   C. 采血后带针头将血液缓慢注入试管
   D. 血液泡沫可注入试管
   E. 血液注入试管后不要摇动
12. 采集咽拭子的时间不宜安排在
   A. 清晨　　B. 上午 9 时
   C. 餐后 2 小时内　　D. 午后 4 时
   E. 睡前

A_2 型题

13. 病人,女性,近日因"感觉疲乏无力、食欲缺乏、有时恶心"前来就诊,医嘱给予查谷丙转氨酶,你应何时采集血标本
   A. 晨空腹时　　B. 饭前
   C. 饭后　　D. 即刻
   E. 睡前
14. 病人,男性,20 岁,以"肾小球肾炎"入院,医嘱需做爱迪氏计数检查,护士执行医嘱错误的做法是
   A. 向病人解释留取尿液目的及配合方法
   B. 嘱咐病人晨 7 时排空膀胱后留尿
   C. 准备大口带盖容器
   D. 容器内加甲苯防腐剂
   E. 督促病人正确留取尿液
15. 病人,男性,26 岁,初步诊断为阿米巴痢疾,医嘱需留取标本查找阿米巴原虫,护士应为病人选择哪种标本容器
   A. 无菌容器　　B. 装有培养基的容器
   C. 清洁容器　　D. 加温的清洁容器
   E. 加有 95% 乙醇的容器
16. 病人,女性,72 岁,近 4 个月来,无明显原因体重下降,出现刺激性咳嗽,痰中带血,怀疑支气管肺癌,需取痰找癌细胞确定诊断,用于固定痰中癌细胞的溶液应选用
   A. 1% 过氧乙酸　　B. 95% 乙醇
   C. 30% 乙醇　　D. 甲苯
   E. 3% 含氯石灰
17. 病人,女性,40 岁,近来 3 个月出现厌食、恶心、腹胀、肝区不适,为明确诊断需做肝功能检查。下列采集标本错误的操作是
   A. 选用干燥试管
   B. 血液泡沫不能注入试管
   C. 血液注入试管后轻轻摇动
   D. 采血后取下针头缓慢注入试管
   E. 空腹采血
18. 病人,男性,30 岁,高热不退 1 周余,医嘱采集血培养标本,其目的是
   A. 查血中白细胞数量　　B. 查血中红细胞数量
   C. 查找致病菌　　D. 查心肌酶活性
   E. 查转氨酶活性
19. 病人,男性,35 岁,医嘱留取血吸虫孵化检查粪便标本,应做到
   A. 于进试验饮食 3~5 天后留取
   B. 留全部粪便及时送检
   C. 将便盆加温后留取全部粪便
   D. 用竹签取脓血黏液粪便放置培养管内
   E. 取少量异常粪便放置蜡纸盒内送检

A_3/A_4 型题

(20~22 题共用题干)

病人,男性,65 岁,2 年前确诊心绞痛,今日午后无明显诱因出现心前区疼痛,疼痛剧烈,服硝酸甘油不能缓解,急诊入院。医嘱要求查 CPK。

20. 适宜的取血时间为
   A. 服药后 2 小时　　B. 即刻
   C. 晚饭前　　D. 睡前
   E. 明日晨起空腹
21. 取血标本时,正确的措施是
   A. 为减少病人痛苦,可自静脉留置针处取血
   B. 取血量一般为 1ml
   C. 采集后更换针头注入干燥试管内

D. 采集后避免震荡,防止溶血

E. 采集得到的所有血液全部注入试管,包括泡沫

22. 装送检血标本的试管外应贴标签,标签上应注明的内容不包括

A. 床号 B. 姓名

C. 科室 D. 取血量

E. 送检目的

(23、24 题共用题干)

病人,女性,30 岁,慢性肾小球肾炎,护士根据医嘱留取尿标本。

23. 做尿蛋白定量检查,采集标本正确方法是

A. 留清晨第一次尿约 100ml

B. 随时留尿 100ml

C. 留 24 小时尿量

D. 睡前留尿 100ml

E. 留中段尿 100ml

24. 做尿蛋白定量检查,可加入的防腐剂是

A. 浓盐酸 B. 甲苯

C. 10% 甲醛 D. 高锰酸钾

E. 过氧乙酸

(狄艳波)

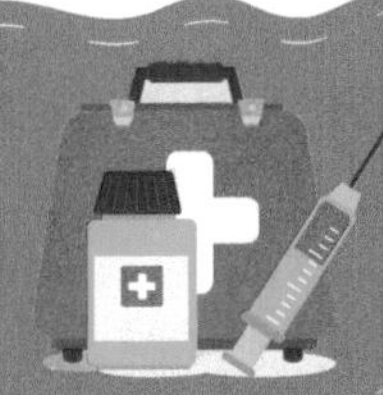

第 17 章 危重病人的护理及抢救技术

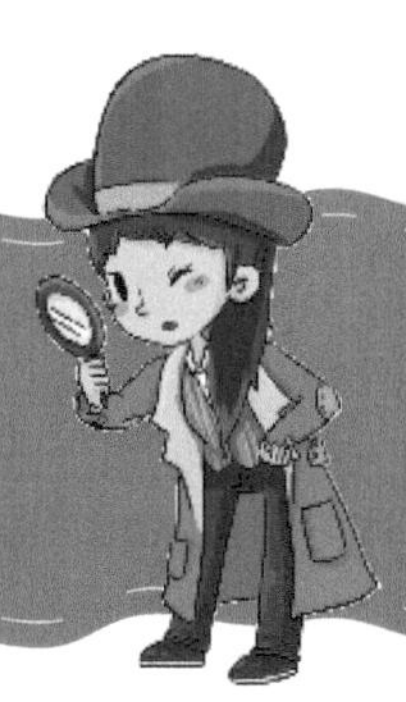

危重病人是指病情严重随时可能发生生命危险的病人。由于危重病人具有变化快,病情复杂难以预测的特点。因此,要求在抢救病人的过程中争分夺秒地挽救病人的生命,最大限度地减少伤残和并发症的发生。护士必须及时、准确地观察病人的病情变化,熟练掌握各种基本抢救技术,熟悉抢救室工作的组织管理和抢救流程,做好充分的准备工作,与医生密切配合,保证抢救工作的顺利进行,争分夺秒地挽救病人生命。

对危重病人的认真观察是抢救病人的重要前提;及时准确地对危重病人实施抢救,是挽回病人生命的主要环节;周密精心的护理是配合抢救病人成功的关键,只有具备熟练的抢救技术,才能及时将病人从死亡的边缘挽救过来,从而达到延长生命、提高生活质量的目的。

第 1 节 危重病人的支持性护理

情境案例 17-1

病人孟某,女性,77 岁,因“神智不清,酣睡 4 小时”急诊入院。其保姆代述,病人昨晚 20 时许,自述劳累,随即睡下,凌晨 1 点保姆发现其酣睡,呼之不应,出汗多,小便失禁,急送救治。体检:T 37.5℃,HR 130 次/分,R 26 次/分,BP 195/100mmHg。心率齐,两肺呼吸音粗,未闻及湿性啰音,腹平软,肝、脾肋下未扪及。护士如何观察病情变化?如何做好病人支持性护理?

一、危重病人的病情评估

(一) 病情观察的意义

病情观察是临床护理工作中的一项重要内容,也是护士的基本职责,是护理危重病人的前提。及时、准确地观察病情,为病人诊断、治疗、护理和预防并发症提供依据,为抢救病人赢得宝贵的时间。要求护士要有娴熟的专业技能,敏锐的观察力、判断力及熟练掌握病情观察的方法、内容和技术。观察病情时要求做到五勤:勤巡视、勤询问、勤观察、勤思考、勤记录。

(二) 病情观察的方法

1. 观察法

(1) 直接观察法:是操作者通过直观感受的方法所获得的信息。护士通过望、触、叩、听、嗅等形式所获取的信息。

(2) 间接观察法:是护士借助仪器、设备等所获得的资料。

2. 交谈　通过听病人或有关人员的介绍,如沟通障碍的病人,陪护人员或目击者的介绍,以取得有效的资料。

3. 查阅资料　通过阅读其他医疗、护理文件,如病人的检查报告单、病史相关记录、护理记录单等资料所获取的信息。

4. 体格检查　通过护理体检的方法获得的信息。

(三) 病情评估的内容

1. 生命体征

(1) 体温:低于 35℃时,称体温不升,多见于极度衰竭、休克、早产儿等,同时多伴有末稍循环不良;当体温升高,多见于感染、中枢性发热和恶性发热等;持续高热和超高热或体温持续不升提示病情危重。

(2) 脉搏和心率:是反映病人心血管功能的重要指标,应注意频率、节律、强弱等方面的异常,如脉搏(心率)>140 次/分或<60 次/分,出现绌脉、细脉、间歇脉等,甚至摸不到桡动脉提示病人病情有变化,随时需要抢救。

(3) 呼吸:应注意观察频率、节律、深浅度、强弱、声音、气味、呼吸困难等变化,提示病情危重,呼吸节律异常如潮式呼吸、比奥呼吸均提示呼吸中枢衰竭,气味有烂苹果味提示有酮症酸中毒,吸气性呼吸困难常见于喉头水肿或异物等。

(4) 血压:应注意观察收缩压、舒张压或脉压差是否正常,如收缩压持续高于 180mmHg 或舒张压持续高于 110mmHg,表示重度高血压,可能出现脑溢血;如收缩压持续低于 70mmHg 或脉压差低于 20mmHg,多见于休克病人。

(5) 疼痛的观察:严密观察病人疼痛的性质、程度和特点,这往往可以反映病变的部位和病情的轻重缓急,它与疾病的发生、发展及转归有着密切的关系。

2. 意识状态的观察　人的意识状态受高级中枢神经系统指挥,正常人意识清楚,表现为反应灵敏、语言流畅,定向力(对地点、时间、人物判断力)准确。意识障碍是指个体对内外环境刺激缺乏正常反应的一种精神状态,可随着病变程度的不同,对周围事物及刺激表现出不同的反应。对意识障碍的判断有以下两种:

(1) 以觉醒度改变为主的意识障碍

1) 嗜睡:是最轻的意识障碍,表现为睡眠时间延长,易唤醒,醒后能正确、简单、缓慢的回答问题,且刺激去除后很快入睡。

2) 昏睡:意识障碍程度加重,处于深睡眠状态,不易唤醒,强刺激下可唤醒,表现答非所问,对答含糊,停止刺激即又进入熟睡。

3) 昏迷:是最严重的意识障碍,也是病情危重的信号,按其程度可分为 3 种。

A. 轻度昏迷:意识大部分丧失,无自主运动,对声、光刺激无反应,对疼痛的刺激有痛苦表情,可做出退缩或防御动作。角膜反射、瞳孔对光反射、眼球运动、吞咽反射均存在,生命体征可无明显改变。

B. 中度昏迷:对各种刺激反应迟钝,对强刺激有防御反应,角膜反射减弱,瞳孔对光反射迟钝,眼球无转动,生命体征有改变,可有大小便失禁或潴留。

C. 重度昏迷:对各种强刺激无反应,全身肌肉松弛,深浅反射消失,呼吸不规则、血压下降,大小便失禁或潴留。

(2) 以意识丧失内容可分为

1) 意识模糊:睡眠程度较嗜睡深,正常的外界刺激不能唤醒,强刺激唤醒后能做出简单的思维活动,语言不连贯,对时间、地点、人物的定向力完全或部分障碍,此期可出现错觉、幻觉、谵语、烦躁或精神错乱等症状。

2) 谵妄:高级神经中枢异常兴奋所致的活动失调状态,表现为意识模糊、定向力丧失、感觉错乱、言语杂乱、躁动不安,出现幻觉、错觉、狂躁。

3. 瞳孔的观察　瞳孔的改变,是观察颅内疾病、中毒性疾病、昏迷等许多疾病病情变化的重要指标。应注意观察两侧瞳孔的形状、大小、对称性及对光反应。

(1) 正常瞳孔:圆形、位置居中、边缘整齐,在自然光线下,直径 2~5mm,且两侧等大等圆,调节反射灵敏。

(2) 异常瞳孔

1) 瞳孔散大:直径大于 5mm。双侧瞳孔散大且对光反射消失提示中脑受损、脑缺氧、颅内压增高、颠茄类药物中毒或濒死期。一侧瞳孔散大且固定提示该侧动眼神经受损，由颅内病变（颅内血肿、脑肿瘤）所致脑疝。

2）瞳孔缩小：瞳孔小于 2mm 称瞳孔缩小，小于 1mm 为针尖样瞳孔，双侧瞳孔缩小见于脑桥被盖损伤，如脑桥出血、有机磷农药和吗啡中毒；单侧瞳孔缩小见于小脑幕裂孔疝。

3）瞳孔对光反应：用拇指与示指分开上下眼睑露出眼球，用聚光手电筒直接照射瞳孔，以观察瞳孔对光线照射的反应。当光线照射时瞳孔立即收缩，光线离开时迅速恢复，称为瞳孔对光反应灵敏。当光照时瞳孔缩小缓慢，撤离光线时瞳孔缓慢恢复，为对光反应迟钝，见于中度昏迷。当瞳孔大小不随光照改变，称为对光反应消失，见于深度昏迷或危重病人。

4. 排泄物、分泌物与呕吐物的评估

（1）排泄物、分泌物：包括大小便、痰液、引流液和汗液等，护士应注意观察其颜色、性状、味、量及次数，详见有关章节。

（2）呕吐物：呕吐可由多种疾病引起，应观察呕吐物的性状、量、色、味及呕吐的时间、方式和伴随症状，如恶心、头痛、腹泻、腹痛等。

1）方式：颅内压增高病人呕吐呈喷射状。

2）性状：一般呕吐物为消化液和食物。

3）颜色：急性大出血呕吐物呈鲜红色；陈旧性出血呈咖啡色；胆汁返流呈黄绿色；滞留在胃内时间较长呈暗灰色。

4）量：成人胃容量约为 300ml，如呕吐物超过胃容量，应考虑有无幽门梗阻或其他异常情况。

5）味：普通呕吐物呈酸味；胃内出血者呈碱味；含有大量胆汁者呈苦味；幽门梗阻者呈腐臭味；肠梗阻者呈粪臭味；有机磷中毒者呈大蒜味。

6）时间：妊娠呕吐常发生在清晨；幽门梗阻的呕吐常发生在夜晚或凌晨。

7）伴随症状：呕吐伴腹痛、腹泻常见于急性胃肠炎、食物中毒；喷射状呕吐伴剧烈头痛，常见于颅内高压；呕吐伴眩晕及眼球震颤，提示前庭功能障碍。

5. 一般情况观察

（1）发育：可根据年龄、身高、体重、智力之间的关系和第二性征来判断病人的发育状况。成人发育正常的判断指标一般为：胸围等于身高的一半，坐高等于下肢的长度，两上肢展开的长度约等于身高。

（2）饮食与营养：饮食在疾病的治疗中占重要地位。注意病人的饮食习惯、有无特殊嗜好，包括食量、食欲、进食后的反应，与相关疾病是否有直接或间接关联，并予以相应的饮食调整。通过毛发质量、光泽度及皮肤弹性和色泽等判断其营养状况。

（3）面容与表情：疾病可使人的面容与表情发生变化，通常表现为痛苦、忧虑、疲惫或烦躁等。某些疾病发展到一定程度时，可出现特征性的面容与表情。常见的典型面容有如下几种。

1）急性病容：表现为面色潮红、烦躁不安、鼻翼煽动、呼吸急促、口唇疱疹、表情痛苦，如急性感染性疾病和急腹症等。

2）慢性病容：面容憔悴、肤色灰黄、目光暗淡、精神委靡，见于慢性消耗性疾病，如恶性肿瘤晚期、慢性肝病、结核病等病人。

3）二尖瓣面容：病人双颊紫红、口唇发绀，见于风湿性心脏病。

4）病危面容：面容枯槁、面色苍白或铅灰、表情淡漠、双目无神、眼眶凹陷、鼻骨嵴耸，常见于严重脱水、休克、大出血等严重疾病的病人。

5）贫血面容：面色苍白、唇舌和结膜色淡、疲惫乏力，多见各种类型的贫血病人。

（4）皮肤黏膜：主要观察其完整性、颜色、弹性、温度、湿度及有无出血、水肿、黄疸、发绀、皮疹和压疮等情况。贫血病人，其口唇、结膜、指甲苍白；肺心病、心力衰竭等病人因缺氧，其口唇、面颊、鼻尖等部位发绀;热性病病人皮肤发红;休克病人皮肤湿冷;严重脱水、甲状腺功能减退者,皮肤弹性差;心源性水肿病人,多表现为下肢水肿等。

(5) 体位、步态与姿势:体位是指身体在休息时所处的状态。病人的体位、步态与姿势对病情的判断具有一定意义。昏迷或衰竭病人呈被动体位;腹痛的病人蜷缩呈被迫体位;破伤风病人出现角弓反张;颅脑损伤病人可出现与脑组织相对应一侧的肢体瘫痪;胆石症、肠绞痛病人在腹痛发作时,常辗转反侧,坐卧不宁。

(6) 休息及睡眠:观察病人休息的方式、睡眠的习惯、深度、时间,有无失眠、入睡困难、易醒、多梦、嗜睡等现象。

6. 心理状态观察　危重病人心理状态复杂多变。疾病带来的痛苦和死亡的威胁,使病人出现恐惧、焦虑、烦躁、消沉等不良情绪,可通过观察病人的眼神、语言或动作了解其内心情绪变化,给予相应的护理以取得最大程度的配合。

7. 治疗后反应的观察

(1) 特殊检查后观察:如内镜、造影、各种穿刺等,有可能给病人带来不适或创伤,要注意观察被检查者的面部表情、主诉和生命体征,倾听其主观感受,要了解各项处置的相关注意事项,防止并发症的发生,如腰穿术后需去枕平卧6小时。正确指导病人的卧位,并向病人解释操作目的以取得配合,随时观察有无不良反应。

(2) 特殊治疗后的观察:如手术、吸氧、引流、输血等,要认真观察治疗后的反应,如手术伤口处有无出血,引流液的性状、量等,输血后有无不良反应,吸氧治疗后疗效的观察与不良反应的观察等。

(3) 用药后的观察:在用药过程中,应注意观察疗效、有无过敏反应和毒性不良反应,如服用利尿药,应观察有无水、电解质紊乱现象;应用止痛药时,应注意病人疼痛的规律和性质、用药后的效果;如果药物具有成瘾性,还应注意使用的间隔时间等。如发现问题应及时处理。

8. 其他方面的观察　对病人进行整体评估,收集基础资料,除以上内容外,还应评估病人的自理能力,这有助于护士对病人进行有针对性的护理。

考点:危重病人病情观察内容

二、危重病人的支持性护理

危重病人病情的特殊性,要求护士必须在认真观察、准确判断的基础上,及时给予相应的治疗和护理,是减轻病人痛苦、缩短病程、避免并发症和后遗症发生的关键。

(一) 危重病人的病情监测及记录

危重病人由于其病情重,变化快的特点,因此需要对其各个系统进行持续性监测,及时了解病情变化,及时报告医生,及时记录。重点监测的有中枢神经系统、循环系统、呼吸系统和肾脏功能,及时准确做好各项护理记录。

(二) 保持呼吸道通畅

保持呼吸道通畅是护理危重病人的关键,应及时清理呼吸道分泌物和异物,保持呼吸道通畅。清醒病人应鼓励病人自行咳嗽、咳痰等,护士协助病人拍背咳痰、稀释痰液,预防坠积性肺炎、肺不张和分泌物阻塞等并发症的发生;对于昏迷病人,使病人仰卧、头偏向一侧,及时吸出呼吸道分泌物,保持呼吸道通畅,预防异物误吸入气管导致窒息或吸入性肺炎。

(三) 加强临床基础护理

1. 眼睛护理　及时用湿棉签或纱布清理眼部分泌物,定期用眼药水或无菌0.9%氯化钠溶液清洗眼结膜,并涂抗生素眼软膏或凡士林油纱布覆盖双眼,保护角膜,以预防角膜干燥而致溃疡、结膜炎。

2. 口腔、皮肤、大小便、饮食的护理　应用相应护理技术予以分别护理。

(1) 口腔护理:认真做口腔护理,每日口腔护理 2~3 次。仔细观察口腔黏膜的变化,有无溃疡,准确判断溃疡性质以选择合适的漱口液。

(2) 皮肤护理:维持舒适,预防压疮。如有压疮发生,按压疮的分期实施护理。

(3) 大小便护理:仔细观察排尿、排便次数、量,有无潴留或失禁等异常情况,并根据情况予以处理,同时保持会阴部皮肤干燥,预防感染等并发症的发生。

(4) 饮食护理:根据病情需要,及时补充营养物质和水电解质,维持体液平衡,不能进食者给予鼻饲,合理配餐。

3. 确保安全　对意识不清、烦躁的病人要有专人看护,并加放床档或必需的保护具,防止坠床或碰伤等意外发生;对抽搐病人要用牙垫或开口器,防止舌咬伤。室内光线要暗,工作人员动作要轻,避免因外界刺激引起抽搐。注意保暖,促进末稍血液循环。正确执行医嘱,确保病人的医疗安全。

4. 保持导管通畅　对带有引流管的病人,要妥善固定、认真观察,保证引流管通畅,防止脱落、扭曲、阻塞、受压和引流液倒流等。

5. 协助活动　病人病情平稳后,应尽早协助病人做被动的肢体运动,可将病人肢体轮流做伸屈、内收、外展、内旋、外旋等活动,并同时做按摩,促进血液循环,增加肌肉张力,帮助恢复功能。防止肌肉痉挛、关节僵直、足下垂等并发症的发生。

(四) 心理护理

危重病人由于病痛的折磨、死亡的威胁、生活不能自理,导致烦躁、焦虑、忧郁等不良情绪。护士要密切观察其心理变化,勤与病人沟通,同情、鼓励病人,尊重病人的自尊。对语言沟通障碍的病人,用书写方法了解病人的主观感受,护士可用肢体语言为病人传递关爱,最大限度地减轻病人的痛苦和心理压力。

情境案例 17-1 问题分析

(1) 病人昏迷不醒,病情危重,护士要严密观察病人的生命体征、意识及病情变化,加强对病人呼吸系统、循环系统等的监测,同时应进一步协助医生进行其他相关检查,为疾病的诊断和治疗提供信息,并积极配合医生进行救治。

(2) 加强支持性护理,减轻病人的痛苦、预防并发症的发生,做好如下护理。

1) 保持病人的呼吸道通畅,采取去枕仰卧位,头偏向一侧,及时清理口腔及呼吸道分泌物,防止呕吐物误吸、引起窒息或吸入性肺炎。

2) 病人大小便失禁,应注意加强皮肤护理,保持会阴部皮肤干燥。

3) 病人昏迷不醒,为防止病人坠床或其他意外发生,应加放床档,采取相应的安全措施,确保病人的安全和治疗顺利进行。

4) 遵医嘱执行药物及其他治疗。

第 2 节　危重病人的抢救技术

情境案例 17-2

病人张某,男性,75 岁,曾患有"慢性肺源性肺气肿",3 天前因"感冒",气促、胸闷,咳嗽、咳痰逐渐加重,咳出黄色浓痰,且不易咳出,今早入院治疗,医嘱立即给予病人氧气吸入、吸痰、抗炎等处理。请问护士应如何为病人吸氧和吸痰?

一、抢救工作管理

抢救危重病人是医疗护理工作的一项紧急任务,护士应具备组织管理能力,熟练掌握各种抢救技术,做到争分夺秒,保证抢救工作的顺利进行。抢救成功率是一个医院综合实力的重要体现,也是衡量一个医院技术水平和管理水平的标志。

（一）抢救工作的组织管理

1. 病区要制订完整的抢救制度及抢救小组的组成成员　如一般情况下管床医生（或值班医生为主抢救医生），责任制护士（或值班护士）为主抢救护士，其他配合抢救人员由病区环境而定。抢救过程中既要责任明确，又要密切配合，护士可在医生到来之前，根据病情给予适当、及时的紧急处理，如建立静脉通路、吸氧、吸痰、人工呼吸、胸外心脏按压、止血等。

2. 配合医生立即制订抢救方案　本着先急后缓的原则，拟定初步护理计划。明确护理诊断与护理目标，确定护理措施，解决病人现存的和潜在的健康问题。

3. 做好核对工作　急救药品需经两人核对无误后方可使用。执行口头医嘱时，须向医生复述一遍，双方确认无误后方可执行，抢救完毕后需及时由医生补写医嘱。抢救中各种药物的空安瓿、输液空瓶、输血袋等应集中放置，以便统计查对。

4. 认真做好抢救记录，并做好交接班　若抢救危重病人，未能及时书写病历的，在抢救结束后6小时内及时补记。

5. 抢救物品管理　应严格执行“五定”，即定数量、定点安置、定专人管理、定期消毒灭菌、定期检查维修。并做到班班交接，记录完善。保证抢救物品完好率达到100%。

6. 抢救物品的日常维护　抢救结束后，要及时清理，归还原处，补足补齐。如抢救传染病病人，应按要求进行消毒、处理，严格控制交叉感染。

（二）抢救设备管理

抢救室应设在距医护办公室较近、且在病区中心的单间，以便于观察，室内宽敞，安静、光线充足（图17-1）。

（1）抢救床应放在抢救室的中间，要求四不靠边。以能升降的活动床为佳。并备一块木板以备胸外心脏按压用。

（2）抢救设备与器械：管道供氧、负压吸引、心电图机、电除颤仪、心脏起搏器、电动洗胃机、呼吸机、简易人工呼吸器、心电监护仪等。

（3）抢救车：抢救病人时抢救车放置病人床尾，抢救车内放置的物品（图17-2）。

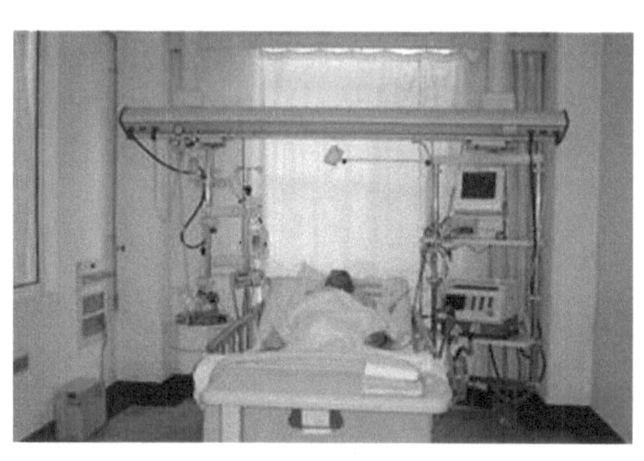

图17-1　抢救室

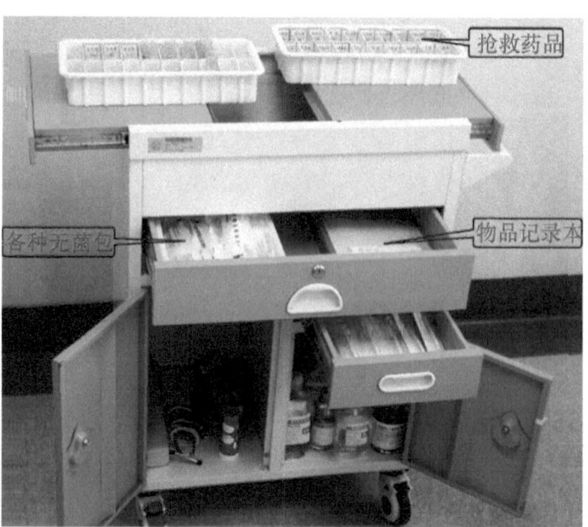

图17-2　抢救车

1）常见抢救药品见表17-1，也可根据专科情况确定各科备用的急救药品种类。

表 17-1　抢救药品

类别	药物
呼吸兴奋药	尼可刹米(可拉明)、洛贝林(山梗菜碱)等
抗休克药	去甲肾上腺素、肾上腺素、异丙肾上腺素、间羟胺、多巴胺等
降压药	利血平、肼屈嗪、硫酸镁注射液等
强心药	毛花苷 C(西地兰)、毒毛花苷 K 等
抗心律失常药	利多卡因、维拉帕米(异搏定)、普鲁卡因胺等
血管扩张药	酚妥拉明、硝酸甘油、硝普钠等
平喘药	氨茶碱(有舒张冠状动脉血管作用)等
止血药	酚磺乙胺(止血敏)、卡巴克洛(安络血)、氨甲环酸、维生素 K_1、鱼精蛋白、垂体后叶素等
抗过敏药	异丙嗪(非那根)、苯海拉明等
激素类药	氢化可的松、地塞米松、可的松、胰岛素等
脱水利尿药	20%甘露醇、25%山梨醇、呋塞米(速尿)等
镇痛镇静抗惊厥药	吗啡、哌替啶(杜冷丁)、地西泮(安定)、异戊巴比妥钠、苯巴比妥钠、硫喷妥钠、氯丙嗪(冬眠灵)、硫酸镁注射液等
碱性药	5%碳酸氢钠、11.2%乳酸钠
其他药品	0.9%氯化钠溶液、各种浓度的葡萄糖、低分子右旋糖酐、10%葡萄糖酸钙、氯化钙、代血浆等

2）一般物品：血压计、听诊器、张口器、压舌板、舌钳、手电筒、止血带、电插板、夹板、砂轮、碘酊、乙醇、棉签等。

3）各种无菌包：各种规格的注射器、输液器、输血器、静脉切开包、气管切开包、导尿包、开胸包、各种穿刺包、无菌导管、无菌手套、无菌敷料等。

4）记录本：抢救车内放置物品交接班记录本，车内一切物品要认真交接并做好记录。

二、常用抢救技术

（一）氧气吸入法

氧气吸入法是常用的急救措施之一，通过氧气吸入可提高血氧含量，预防和纠正各种原因引起的缺氧症状。

1. 缺氧症状及缺氧程度的判断　根据血气分析检查所测得的动脉血氧分压的值可将缺氧程度分为轻、中、重三度。

（1）轻度缺氧：动脉血氧氧分压(PaO_2)为6.6~9.3kPa(50~70mmHg)，动脉血氧饱和度(SaO_2)>80%，无发绀或轻度发绀，呼吸困难不明显，一般不需氧疗。如有呼吸困难，可给予低流量低浓度(氧流量1~2L/min)氧气。

（2）中度缺氧：PaO_2 4.6~6.67kPa(30~50mmHg)，$SaO_2$60%~80%，有发绀、呼吸困难，部分病人有烦燥，需氧疗。

（3）重度缺氧：PaO_2<4.6kPa(30mmHg)，SaO_2<60%，显著发绀，呼吸极度困难，出现三凹征，病人昏迷或半昏迷，是氧疗的绝对适应证。

2. 吸氧适应证　血气分析检查是用氧的指标，当病人的动脉血氧分压低于6.6kPa(50mmHg)时，应给予吸氧。正常值10.6~13.3kPa，PaO_2的最低限值为6.6kPa，如低于此值应给予病人氧气吸入。

（1）肺活量减少：因呼吸系统疾患而影响肺活量者，如肺炎、肺水肿、肺气肿、支气管哮喘、气胸等。

（2）心肺功能不全：是肺部充血而致呼吸困难者，如心力衰竭、心包积液等。

(3) 各种中毒引起的呼吸困难:如药物中毒、一氧化碳中毒等。

(4) 神经系统疾病引起的呼吸困难:如昏迷、颅脑损伤、脑血管意外、癫痫发作时等。

(5) 其他:某些手术前后、休克病人及分娩时产程过长或胎心音不良等。

3. 供氧装置

(1) 氧气管道装置(中心供氧装置):病室墙壁有氧气管道接口。用氧时,将氧气流量表接在氧气管道接口上,接上湿化瓶,打开流量表开关即可(图 17-3)。中心制氧是采用高新技术,利用分子筛压力转换吸附方式,清除空气中的氮气和其他物质,以高纯度的氧气供医院病人使用(图 17-4)。

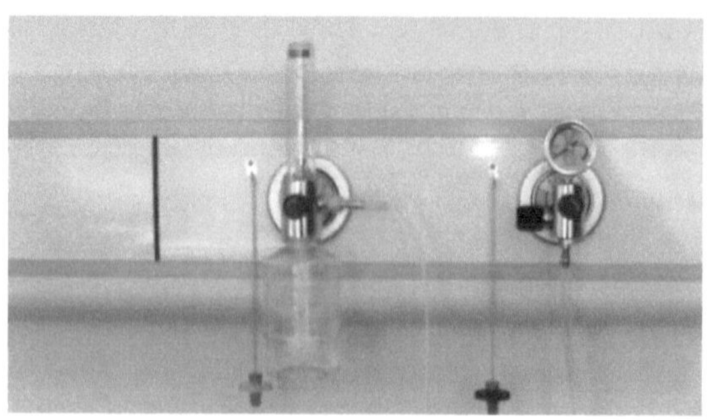

图 17-3 中心供氧

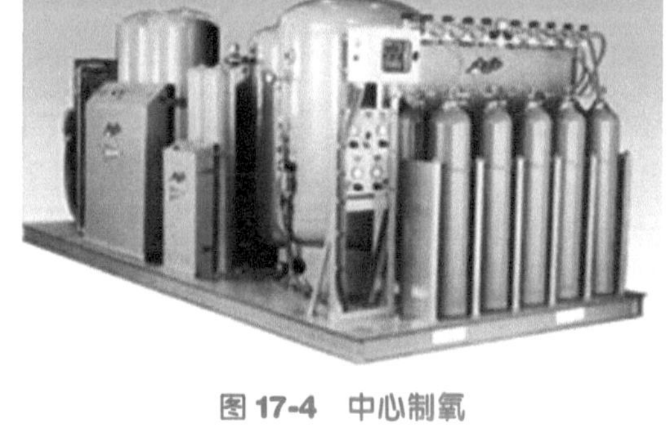

图 17-4 中心制氧

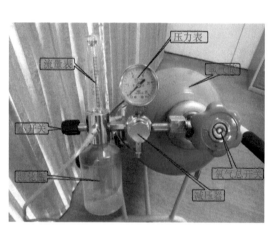

图 17-5 氧气筒及氧气表

(2) 氧气筒及氧气表装置:如图 17-5。

1) 氧气筒:为圆柱形无缝钢筒,筒内能耐高压达 14.7MPa(150kg/cm^2),容积 40L,能容纳氧气 6000L。氧气筒顶部有一总开关,控制氧气的进出,使用时将总开关向逆时针方向旋转 1/4 周即可有足够的氧气流出,停用时向顺时针方向旋紧即可。氧气筒颈部的侧面,有一气门与氧气表相连,是氧气自筒中输出的途径。

2) 氧气表:由压力表、减压器、流量表、湿化瓶及安全阀组成。压力表可测知氧气筒内的压力,以 MPa(kg/cm^2)表示。减压器是一种弹簧自动减压装置,将来自氧气筒内的压力减至 2~3kg/cm^2(0.2~0.3MPa)使流量平稳,保证安全。流量表用来测量每分钟氧气的流出量,流量表内有浮标,从浮标上端平面所指的刻度,可知每分钟氧气的流出量,用 L/min 表示。湿化瓶内装 1/3~1/2 蒸馏水或冷开水,通气管进入水中,湿化瓶出口和鼻导管相连。安全阀的作用是氧流量过大、压力过高时,安全阀内部活塞自动上推,过多的氧气由四周小孔流出以确保安全。

3) 装表法:氧气表装在氧气筒上,以备急用。方法是:将氧气筒置于氧气架上,打开总开关,使少量气体从气门处流出,随即迅速关上,达到避免灰尘吹入氧气表、清洁的目的。然后将氧气表稍向后倾置于氧气筒气门上,用手初步旋紧,再用扳手拧紧,使氧气表直立于氧气筒旁。接湿化瓶,检查氧气流出是否通畅,有无漏气,关紧流量开关,推至病房待用。因此,装表法可简单归纳为一吹(尘)、二上(表)、三紧(拧紧)、四查(检查)。

(3) 氧气枕代替供氧装置:在抢救危重病人时或转移病人途中,由于氧气筒准备不及时,如果没有小型氧气筒,可用氧气枕代替供氧装置,同时氧气枕也适用于家庭氧疗。氧气枕为一长方形橡胶枕,枕的一角有橡胶管。氧气枕冲入氧气接上湿化瓶即可使用(图 17-6)。

4. 给氧方法　氧气疗法是指通过给氧,提高动脉血氧分压(PaO_2)和动脉血氧饱和度(SaO_2),增加动脉血氧含量(CaO_2),纠正各种原因造成的缺氧状态,促进组织的新陈代谢,维持机体生命活动的一种治疗方法。常用给氧方法如下。

(1) 双侧鼻导管法:是一种简单、舒适的给氧方法,将双侧小管插入鼻孔内(图 17-7)。

(2) 单侧鼻导管法:将一细导管从一侧鼻孔经鼻腔到达鼻咽部,末端连接氧气的供氧方法。鼻导管插入的长度为鼻尖至耳垂的 2/3,此法病人不易耐受,且导管对鼻腔产生压力而易被分泌物堵塞,因而目前不常用(图 17-8)。

(3) 鼻塞法:鼻塞是一种用塑料制成的球状物,鼻塞法是将鼻塞塞入一侧鼻孔鼻前庭内,供给病人氧气的方法(图 17-9),此法可交替两侧鼻孔使用,病人舒适,适用于长期吸氧的病人。

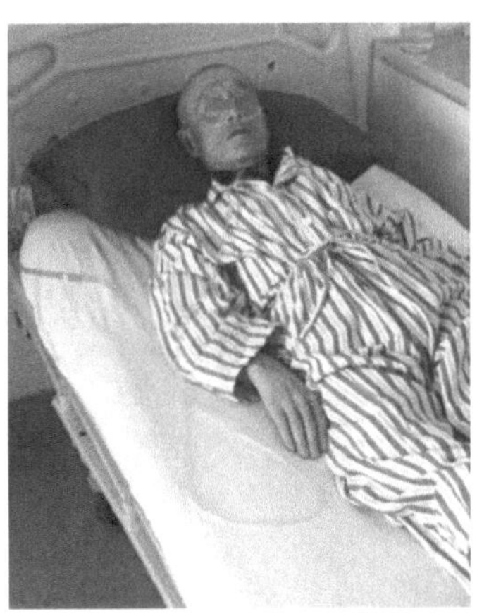

图 17-6　氧气枕

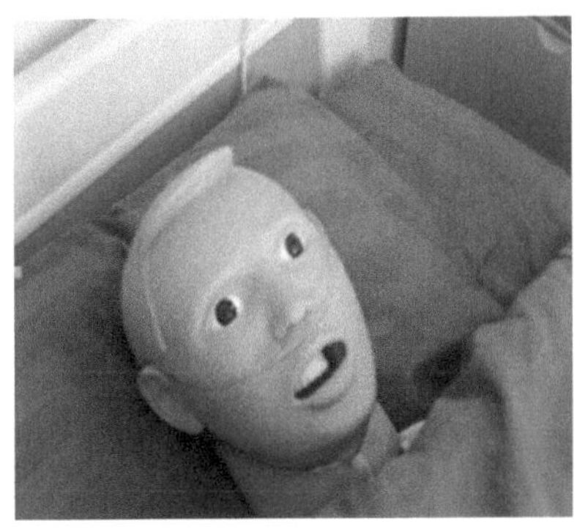

图 17-7　双侧鼻导管吸氧

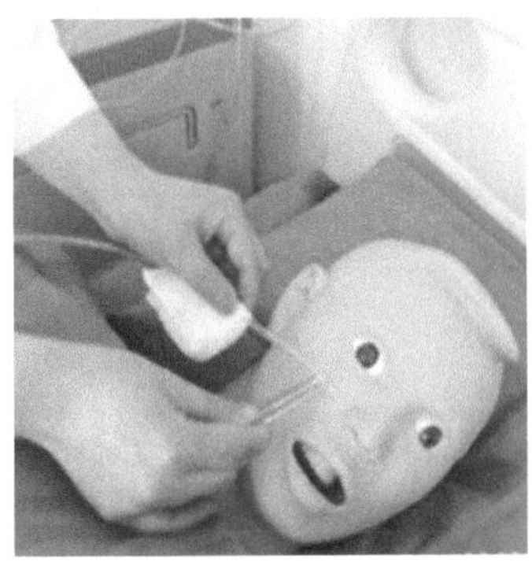

图 17-8　单侧鼻导管吸氧

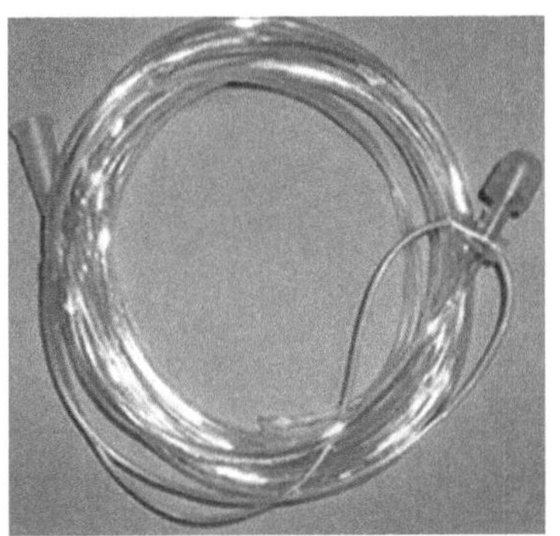

图 17-9　鼻塞吸氧管

(4) 面罩法:将面罩置于病人的口鼻部用松紧带固定后供给氧气的方法。氧气自下端输入,呼出的气体从面罩两侧孔排出(图 17-10)。由于口、鼻部都能吸入氧气,效果较好。给氧时必须有足够的氧流量,一般需 6~8L/min。可用于张口呼吸的病人和病情较重、氧分压明显下降者,但会影响谈话、进食、饮水、服药等,且翻身易移位。

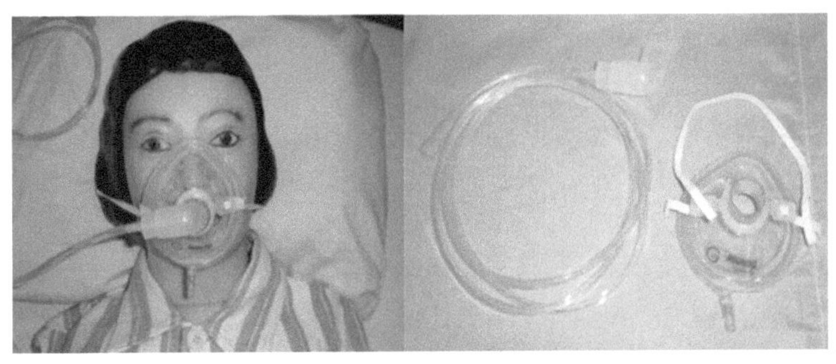

图 17-10　面罩吸氧

(5) 氧气头罩法:将病人头部置于头罩内,罩面上有多个孔,可以保持罩内一定的氧浓度、温度和湿度。头罩与颈部之间要保持适当的空隙,防止二氧化碳潴留及重复吸入。此法简单、无刺激、便于观察病情,能根据病情调节氧浓度,长期吸入易发生氧中毒,主要用于小儿。

(6) 氧气帐法:将病人的头胸部置于塑料帐幕内吸入氧气的方法。因设备复杂造价高,故仅用于烧伤和新生儿的抢救。

知识拓展

家庭用氧方法

随着便携式供氧装置的面世,一些慢性呼吸系统疾病和持续性低氧血症的病人可以在家中进行氧疗。家庭用氧一般采用制氧器、小型氧气瓶及氧气枕等方法,为病人的治疗提供了方便。

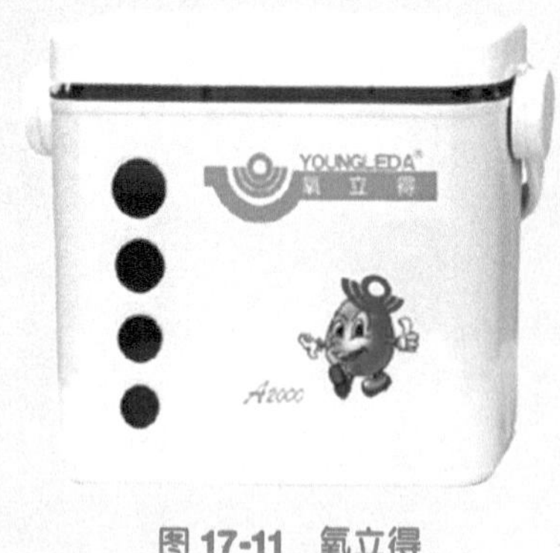

图 17-11 氧立得

1. 氧立得 是一种便携式制氧器,原理为制氧剂 A 和催化剂 B 在反应仓中与水产生化学反应制造出氧气。优点是:①制氧纯度高,符合医用标准,纯度>99.0%;②供氧快,立用立得,方便快捷;③易操作,制氧器结果简单,易学易会;④好携带,制氧器小巧轻灵(加水后仅 500g),便于携带。缺点是:维持时间短(一次反应制出氧气仅维持 20 分钟),因此病人如需反复用氧,要不断更换制剂,费用高(图 17-11)。

2. 小型氧气瓶 小型瓶装医用氧,同医院用氧一样,系天然纯氧。具有安全、小巧、经济、实用、方便等特点。有各种不同容量的氧气瓶,如 2L、2.5L、4L、8L、10L、12L、15L 等。尤其适用于冠心病、肺心病、哮喘、支气管炎、肺气肿等慢性疾病病人的家庭氧疗。

5. 氧气筒内氧气供应时间 可按下列公式计算:

$$\text{可供应时间}=\frac{(\text{压力表压力}-5)(\text{kg/cm}^2)\times\text{氧气筒容积(L)}}{1\text{kg/cm}^2\times\text{氧流量(L/min)}\times 60\text{min}}$$

6. 氧气浓度与流量的关系和用途

(1) 氧浓度和氧流量的关系公式:

$$\text{吸氧浓度(\%)}=21+4\times\text{氧流量(L/min)}$$

(2) 不同浓度及流量给氧的用途:

1) 低浓度氧疗:给氧浓度低于 41%,即氧流量低于 5L/min,用于低氧血症伴二氧化碳潴留的病人。如慢性阻塞性肺部疾病,呼吸的调节应注意依靠缺氧对周围化学感受器的刺激来维持,吸入高浓度氧,解除了缺氧对呼吸的刺激作用,使呼吸中枢抑制加重,甚至呼吸停止。因此应低浓度、低流量(1~2L/min)持续给氧。但低于 25%的氧浓度与空气中的氧含量相似(空气中氧浓度为 21%),无治疗价值。

2) 中等浓度氧疗:给氧浓度为 41%~61%,即氧流量为 5~10L/min。用于血红蛋白低或心排血量不足者,如肺水肿、心肌梗死、休克等。

3) 高浓度氧疗:给氧浓度在 61%以上,即氧流量大于 10L/min。用于单纯性缺氧而无二氧化碳潴留的病人,如成人型呼吸窘迫综合征、心肺复苏后的生命支持阶段,但持续时间超过 24 小时,可出现氧疗不良反应,须注意。

4) 高压氧疗:指在特殊的加压舱内,以 2~3kg/cm^{2}的压力给予 100%的氧气吸入。

7. 氧疗不良反应及预防

(1) 氧中毒

1) 表现:高浓度、高流量给氧,出现恶心、呕吐、烦躁不安、进行性呼吸困难,脉搏减弱、血压下降,甚至昏迷。

2) 预防:避免长时间高浓度氧持续吸入,经常做血气分析,动态观察氧疗的治疗效果。

(2) 肺不张

1) 表现:烦躁、呼吸、心率增快,血压上升,继而出现呼吸困难、发绀、昏迷。

2) 预防:控制给氧浓度,鼓励病人做深呼吸,多咳嗽和经常改变卧位,及时排痰。

(3) 呼吸道分泌物干燥

1) 表现:呼吸道黏膜干燥,分泌物黏稠、结痂、不易咳出。

2) 预防:加强吸入气体的湿化,定期做雾化吸入。

(4) 晶状体后纤维组织增生

1) 表现:仅见于新生儿,以早产儿多见。由于视网膜血管收缩,发生扩张、弯曲、异常增生、纤维化并导致视网膜周边剥离和视网膜完全剥离,最后失明。

2) 预防:应控制给氧浓度在 41% 以下,控制 PaO_2 在 13.3~16.0kPa(100~120mmHg)。

(5) 呼吸抑制

1) 表现:常见于慢性呼吸衰竭病人吸入高浓度氧,可使呼吸中枢抑制加重,甚至呼吸停止。

2) 预防:低流量、低浓度持续给氧,维持 PaO_2 在 8kPa(60mmHg)左右。

8. 氧气吸入法操作方法

【目的】

(1) 纠正各种原因造成的缺氧状态,提高动脉血氧分压(PaO_2)和动脉血氧饱和度(SaO_2),增加动脉血氧含量(CaO_2)。

(2) 促进组织的新陈代谢,维持机体生命活动。

【评估】

(1) 评估病人的年龄、意识、病情、治疗情况、心理状态及合作程度。

(2) 评估病人的缺氧状况、鼻腔情况。

【准备】

(1) 护士准备:仪表端庄、衣帽整洁,修剪指甲、洗手、戴口罩。

(2) 用物准备:供氧装置,氧气表装置、吸氧记录单、笔、扳手、弯盘;治疗碗(内盛冷开水)、吸氧管、棉签、湿化瓶等(图 17-12)。

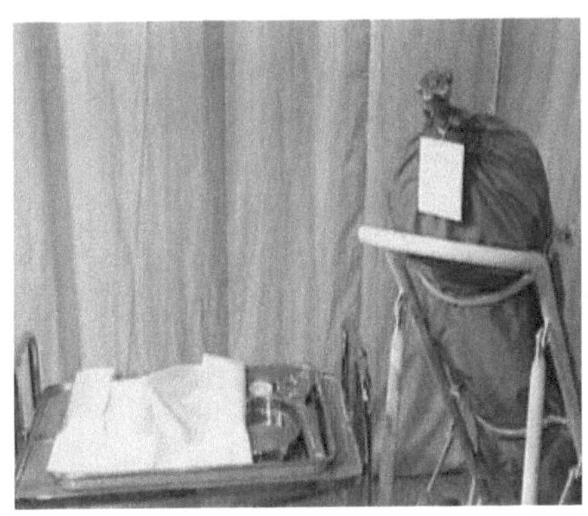
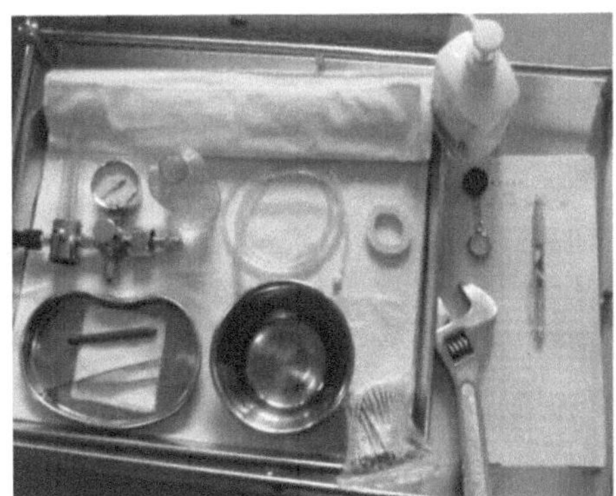

图 17-12　吸氧用物

(3) 环境准备:温湿度适宜、光线充足、环境安静、远离火源。

(4) 病人准备:了解吸氧的目的、方法、注意事项及配合要点;体位舒适,情绪稳定,愿意配合。

【实施】

(1) 操作步骤见表 17-2。

表 17-2　氧气筒单侧鼻塞给氧法

操作流程	操作要点
核对	核对床号、姓名
解释	向病人及家属解释吸氧目的、方法、注意事项及配合要点

续表

操作流程	操作要点
清洁气门	打开氧气筒总开关,使小量气体流出,吹去气门处灰尘,随即关好总开关
装氧气表	将氧气表接于氧气筒的气门上,用手旋紧,表稍后倾,再用扳手旋紧,使氧气表与地面垂直
检查漏气	检查流量表是否关闭,打开总开关,打开流量表开关,检查各衔接处有无漏气,关紧流量表开关
接瓶连管	连接湿化瓶和橡胶管,打开流量表开关,检查氧气流出是否通畅及全套装置有无漏气,关紧流量表开关
清洁鼻腔	用湿棉签清洁鼻孔,避免分泌物堵塞
调节流量	连接鼻氧管,开流量表开关,调节氧流量(轻度缺氧 1~2L/min,中度缺氧 2~4L/min,严重缺氧 4~6L/min),将鼻塞放于水中见有气泡逸出,确认氧气流出通畅
插管固定	将鼻塞轻轻插入一侧鼻孔,安置病人舒适卧位,
宣教	告知病人及家属安全用氧的知识
记录	洗手,记录用氧时间和氧流量
观察	观察氧疗的效果,缺氧症状是否改善,氧气是否通畅
停止用氧	取下鼻导管,关闭流量表,关闭氧气筒总开关,打开流量表放出余气,关上流量表开关
清洁鼻部	帮助病人清洁鼻部残留的胶布痕迹
整理	整理用物,洗手,记录停氧时间和用氧效果

(2)注意事项

1)安全用氧:用氧前检查氧气装置有无漏气,是否通畅;操作中严格操作规程,注意用氧安全,切实做好“四防”,即防火、防热、防油、防震。氧气筒应放于阴凉处,周围严禁烟火及易燃品,至少距明火 5m,距暖气 1m;氧气筒搬运时避免倾倒、撞击;氧气、氧气表开关及螺旋口等严禁涂油,也不可用带油的手装卸,防止燃烧、爆炸。

2)带氧插管,带氧拔管:吸氧时应先调节流量平稳后,再插管使用;需要调节氧流量时,应先将病人鼻导管与吸氧管分离,调节好氧流量后再连接;停止吸氧时,先拔出鼻导管,再关流量表。以免一旦关错开关,大量氧气突然冲进呼吸道而损伤肺组织。

3)湿化瓶内始终保持有 1/3~1/2 的蒸馏水。橡胶氧气管、湿化瓶等应定期消毒更换,防止感染。急性肺水肿用 20%~30% 乙醇,具有降低肺泡表面张力,使肺泡易破裂、消散,改善肺部气体交换,减轻缺氧症状的作用。

4)观察病情:用氧过程中应密切观察病人的缺氧症状有无改善,定时测量脉搏、血压;观察病人皮肤颜色与温度、精神状态、呼吸方式,以判断氧疗效果,及时调整吸氧浓度和用氧时间。

5)保持管道通畅,必要时进行更换:吸氧过程中应保持呼吸道通畅,及时清理呼吸道分泌物。持续单侧鼻导管用氧者,每日更换鼻导管 2 次以上;双侧鼻孔交替插管,并及时清除鼻腔分泌物;鼻塞给氧应每日更换鼻塞;面罩给氧应 4~8 小时更换一次面罩。

6)氧气筒内氧不可用尽:压力表至少要保留 0.5MPa($5kg/cm^2$),以免灰尘进入筒内,再次充气时引起爆炸。

7)氧气筒做好标志:对未用完或已用空的氧气筒,应分别悬挂“满”或“空”的标志,以便于及时更换,避免急救时搬错,延误抢救时机。

【评价】

(1)病人缺氧症状改善,生命体征平稳,感觉舒适。

(2)护士操作规范,未发生呼吸道黏膜损伤及其他意外。

(3)病人及家属了解安全用氧的知识。

情境案例17-2 护患沟通

操作前解释：

（1）"您好！请问您叫什么名字？"（"您是×床，张××吗？"）

（2）"张大爷，您好！由于您病情需要，现在按医嘱给您吸入氧气，这样您会感觉舒服许多。我检查一下您的鼻腔。"

操作中指导：

"现在我给您进行吸氧，您这样躺着舒服吗？操作前要为您清洁一下鼻腔，插管时您可能会感觉有点不适，请您放松。您配合得很好。"

操作后嘱咐：

（1）"氧气我已经给您吸上了，您现在感觉怎样？根据您的病情和医嘱，我已调节好了氧流量，请您不要自行调节氧流量。"

（2）"为了您的健康和用氧安全，请您和家属在病房不要使用明火，不要抽烟，注意防火、防油、防震动。"

（3）"如果您有不适或其他需要请按铃，我也会经常过来巡视病房的。您好好休息。谢谢您的合作！"

护考链接

病人，女性，72岁。反复咳嗽，喘息20年，加重1周入院。目前病人的医疗诊断是肺源性心脏病，病人血气分析结果显示 PaO_2 50mmHg，$PaCO_2$ 55mmHg。此时病人吸氧的浓度应为　A. 25%～29%　B. 35%～40%　C. 41%～45%　D. 46%～50%　E. 51%～60%

解析：该病人血气分析结果显示 PaO_2 50mmHg，$PaCO_2$ 55mmHg，据我们前面所学为轻度缺氧但伴有二氧化碳潴留。对慢性呼吸衰竭的病人，给氧原则是持续低流量给氧，1～2L/min，吸氧浓度（%）=21+4×氧流量（L/min）。故答案选A。

（二）吸痰法

吸痰法是指利用负压吸引的原理用导管经口、鼻或人工气道将呼吸道内的分泌物吸出，以保持呼吸道通畅的治疗方法。此法是预防吸入性肺炎、肺不张、窒息等并发症的一种方法。临床上主要适用于危重、年老、昏迷、麻醉未清醒等各种原因引起的不能有效咳嗽、排痰的病人。

1. 吸痰法的种类

（1）中心吸引器：各大医院均设有中心负压装置，吸引器管道连接到各病房床单位，使用时只需接上负压表接吸痰管，开启开关，即可吸出，非常便利。

（2）电动吸引器：由马达、偏心轮、气体过滤器、压力表、安全瓶、储液瓶组成（图17-13）。安全瓶和储液瓶可各储液1000ml，瓶塞上有两个玻璃导管，并通过橡胶管相互连接。接通电源后马达带动偏心轮，从吸气孔吸出瓶内空气，并由排气孔排出，不断循环转动，使瓶内产生负压，将痰液吸出。

（3）注射器吸痰：在紧急状态下可用50～100ml注射器连接导管，进行抽吸呼吸道分泌物。

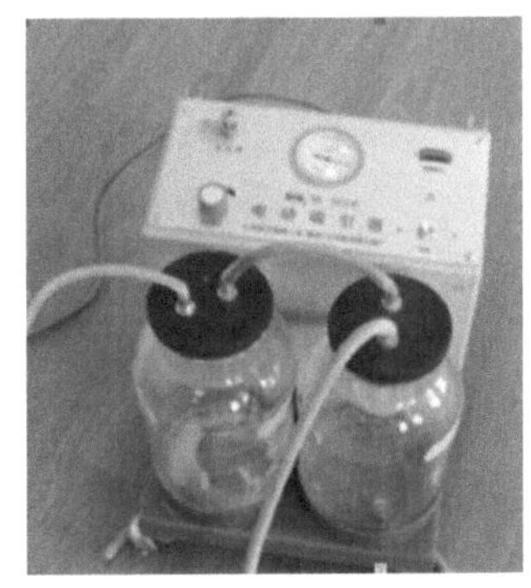

图17-13　电动吸引器

2. 吸痰法操作方法（以电动吸引器吸痰法为例）

【目的】

（1）清除呼吸道分泌物，保持呼吸道通畅。

（2）促进呼吸功能，改善肺通气，预防并发症发生。

（3）取痰标本做培养和药敏实验，协助诊断和治疗。

【评估】

（1）评估病人年龄、病情、意识状况、心理反应、合作程度。

（2）病人呼吸道分泌物的量、黏稠度、部位、排痰能力。

(3) 病人口、鼻腔黏膜有无异常,鼻腔有无阻塞,是否为人工气道等。

【准备】

(1) 护士准备:仪表端庄、着装规范、剪指甲、洗手、戴口罩。

(2) 用物准备:治疗盘内备盖罐2只(一只盛无菌0.9%氯化钠溶液、一只盛放已消毒的吸痰管数根)、弯盘、无菌纱布、无菌血管钳或镊子、玻璃接管、弯盘、必要时备压舌板、开口器、舌钳。治疗盘外备手消毒液、电动吸引器或中心吸引器,试管(内盛有消毒液,系于床栏处,可消毒吸引器上玻璃接管),必要时备电插板。

(3) 环境准备:温湿度适宜、光线充足、环境安静。

(4) 病人准备:了解吸痰目的、方法、注意事项及配合要点。

【实施】

(1) 操作步骤见表17-3。

表17-3 电动吸引器吸痰法

操作流程	操作要点
核对解释	核对床号、姓名,向病人及家属解释操作目的及配合要点
通电检查	连接导管,接通电源,打开开关,检查吸引器的性能,调节合适的负压:成人300~400mmHg(40.0~53.3kPa);儿童<300mmHg(40.0kPa);婴幼儿100~200mmHg;新生儿<100mmHg
安置体位	协助病人取合适卧位,将病人的头转向操作者,检查病人口腔,取下活动义齿
检查通畅	用无菌镊子或戴手套连接吸痰管,试吸0.9%氯化钠溶液,润滑冲洗吸痰管,检查负压大小及吸痰管是否通畅
插管吸痰	嘱病人张口,昏迷病人可以使用压舌板或者口咽气道帮助其张口。一手折叠吸痰管末端,以免损伤黏膜;另一手用无菌镊持吸痰管插入口腔咽部,然后放松折叠处,左右旋转,向上提吸,将口咽部分泌物吸出(图17-14)。动作应轻柔、敏捷。先吸净口腔、咽部分泌物,再吸气管内分泌物。每次吸痰时间不超过15秒,防止病人缺氧
冲管	每次导管退出后,抽吸0.9%氯化钠溶液冲净管腔
观察	吸痰过程中,观察病人反应,呼吸频率,吸出物的性质、颜色、黏稠度、量等
整理	吸痰毕,关闭吸痰器开关,取下吸痰管丢弃或重新消毒,清洁病人的口鼻,脱手套,帮助病人恢复舒适体位,整理床单位
记录	洗手,记录病情和痰液情况

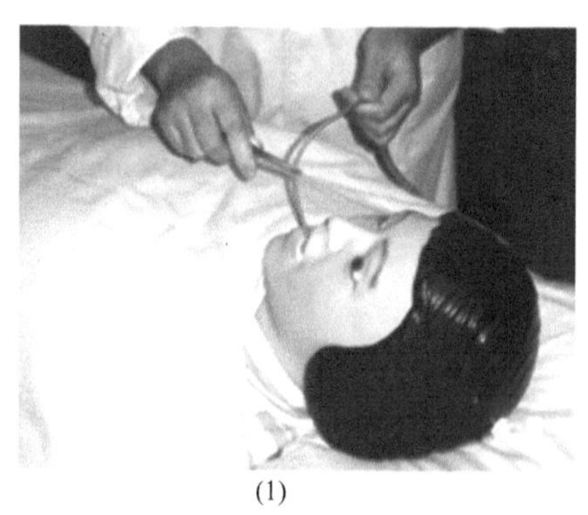

(1)

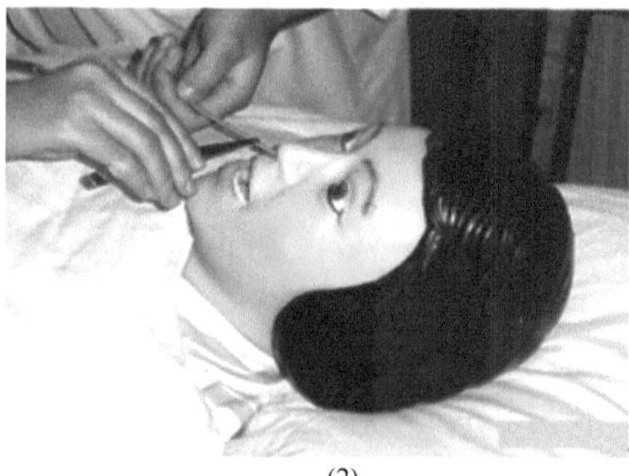

(2)

图17-14 插管吸痰

(2) 注意事项

1) 吸痰前,检查电动吸引器性能是否良好,连接是否正确,吸痰管是否通畅。

2）吸痰时动作轻柔，敏捷。插管时不可有负压，吸痰时，吸痰管应用左右旋转、缓慢上移、向上提出的手法，以免损伤呼吸道黏膜。

3）每次吸痰时间不宜超过 15 秒，以免造成缺氧。如痰液较多，需要再次吸引，应间隔 3~5 分钟，病人耐受后再进。

4）使用呼吸机或缺氧严重的病人，吸痰前后应当给予高流量吸氧，吸痰前可加大氧流量，再行操作。

5）吸痰过程中严格执行无菌操作，治疗盘内吸痰用物每天更换 1~2 次。吸痰管每次更换。

6）插管前先吸少量 0.9% 氯化钠溶液，检查导管是否通畅；退出吸痰管须吸少量 0.9% 氯化钠溶液，冲洗管腔防止堵塞。

7）如痰液黏稠时，应先稀释痰液。可进行雾化吸入、叩击、拍背等振动气管，使痰液松动易于吸出。病人发生缺氧的症状时，如发绀、心律减慢等症状时，应当立即停止吸痰，休息片刻后再进行。

8）昏迷病人可用压舌板或开口器协助张口，有义齿帮助取下。自口腔吸痰困难者，可由鼻腔进行。有气管切开者先吸气管切开处、再吸口腔，最后吸鼻腔。婴幼儿吸痰、吸痰管要细，动作要轻柔负压不可过大，以免损伤黏膜。

9）注意观察痰液的性状、颜色、量等，必要时送检。

10）储液瓶内的吸出液应及时倾倒，一般不应超过 2/3，以防痰液吸入损坏机器。

【评价】

（1）病人和家属能理解吸痰的重要性，并能配合。

（2）病人呼吸道分泌物及时清除，保持通畅，缺氧症状改善。

（3）吸痰过程中病人呼吸道未发生黏膜损伤。

护考链接

病人，男性，自行咳痰困难，护士使用吸引器为病人进行吸痰时，正确的做法是　A. 操作者站在病人头侧，协助病人抬颈，使头后仰　B. 一手捏导管末端，一手持吸痰管头端插入病人口腔　C. 尽早为昏迷病人行气管切开，方便呼吸道管理　D. 气管切开者应先吸口、鼻腔，再吸气管套管处分泌物　E. 吸痰过程中随时观察呼吸改变

解析：在吸痰过程中护士站在病人一侧，一手将吸痰管末端折叠，一手用无菌镊持吸痰管前端插入病人口中；气管切开病人严格无菌操作，先吸气管套管处分泌物，再吸口、鼻腔；在吸痰过程中密切观察吸痰前后呼吸频率的改变是非常重要的。故答案选 E。

情境案例 17-2 问题分析

病人气促，胸闷，咳嗽、痰液浓稠，不易咳出，护士应立即按医嘱给病人氧气吸入、吸痰。因病人患有“慢性肺源性肺气肿”，因此应低浓度、低流量（1~2L/min）持续给氧。痰液黏稠时，应先稀释痰液，可进行雾化吸入、叩击、拍背等振动气管，使痰液松动易于吸出。

情境案例 17-2 护患沟通

操作前解释：

（1）“您好！请问您叫什么名字？”（“您是×床，张××吗？”）

（2）“张大爷，您好！由于您痰液咳不出，这样会影响您的呼吸，为了改善您的通气状况，我遵照医嘱给您吸痰。操作时我会尽量轻一点，请您配合我一下，好吗？”

操作中指导：

“张大爷，我现在给您吸痰，请您张口，可能会有点不舒服，不过很快就好，请您稍微忍耐一下，您配合得很好。”

操作后嘱咐：

“张大爷，您现在感觉好点了吗？现在我帮您漱漱口，平时注意多喝水。如有什么不舒服，请按铃通知我们！您好好休息。谢谢您的合作！”

（三）洗胃法

1. 概念　洗胃法是由口腔或鼻腔插入胃管至胃内，经胃管反复灌入和吸出洗胃溶液，以冲洗和排除胃内容物的方法。

2. 适应证　非腐蚀性毒物中毒，如有机磷、安眠药、重金属类与生物碱等及食物中毒的病人。

3. 禁忌证　强腐蚀性毒物（如强酸、强碱）中毒、肝硬化伴食管胃底静脉曲张、胸主动脉瘤、近期内有上消化道出血及胃穿孔病人禁忌洗胃；上消化道溃疡、胃癌病人不宜洗胃。

4. 常用洗胃溶液　见表17-4。

表17-4　常用洗胃溶液

毒物种类	常用溶液	禁忌药物
酸性物	镁乳、蛋清水、牛奶	强碱药物
碱性物	5%醋酸、白醋、蛋清水、牛奶	强酸药物
氰化物	口服3%过氧化氢溶液后引吐后，1∶15 000~1∶20 000高锰酸钾洗胃	
敌敌畏	2%~4%碳酸氢钠，1%盐水，1∶15 000~1∶20 000高锰酸钾洗胃	
1605、1059、4049（乐果）	2%~4%碳酸氢钠	高锰酸钾
敌百虫	1%盐水或清水，1∶15 000~1∶20 000高锰酸钾洗胃	碱性药物
DDT（灭害灵）、666	温开水或0.9%氯化钠溶液洗胃，50%硫酸镁导泻	油性药物
酚类、煤酚类、苯酚（石炭酸）	用温开水、植物油洗胃至无酚味为止，洗胃后多次服用牛奶、蛋清保护胃黏膜	液体石蜡
巴比妥类（安眠药）、异烟肼	1∶15 000~1∶20 000高锰酸钾，硫酸钠导泻	硫酸镁
灭鼠药（磷化锌）	1∶15 000~1∶20 000高锰酸钾；0.1%硫酸铜洗胃或0.5%~1%硫酸铜溶液每次10ml，每5~10分钟口服一次，配合催吐；温水洗胃；硫酸钠导泻等	鸡蛋、牛奶、脂肪及其他油类食物

知识拓展

洗胃溶液的作用及禁忌药物

1. 蛋清可黏附于黏膜表面或创面上，从而起到保护作用，并可减轻病人疼痛。

2. 氧化剂可将化学性毒物氧化，改变其性能，从而减轻或去除其毒性。

3. 1605、1059、4049（乐果）等禁用高锰酸钾洗胃，否则可氧化成毒性更强的物质。

4. 敌百虫遇碱性药物可分解出毒性更强的敌敌畏，其分解过程随碱性的增强和温度的升高而加速。

5. 巴比妥类药物采用硫酸钠导泻，是利用其在肠道内形成的高渗透压，阻止肠道水分和残存的巴比妥类药物的吸收，促其尽早排出体外。硫酸钠对心血管神经系统没有抑制作用，不会加重巴比妥类药物的中毒。

6. 磷化锌中毒时，口服硫酸铜可使其成为无毒的磷化铜沉淀，阻止吸收，并促使其排出体外。磷化锌易溶于油类物质，忌用脂肪性食物，以免促使磷的溶解吸收。

5. 洗胃法操作方法

【目的】

（1）解毒：清除胃内毒物或刺激物，减少毒物吸收，还可利用不同灌洗液进行中和解毒，用于急性食物或药物中毒，服毒后4~6小时洗胃最佳。

(2) 减轻胃黏膜充血水肿:幽门梗阻病人,饭后常有滞留现象,引起上腹胀满、不适、恶心、呕吐等症状,通过洗胃减轻潴留物对胃黏膜的刺激,减轻胃黏膜水肿、炎症。

(3) 手术或某些检查前的胃肠道准备:如胃部、食管下段、十二指肠手术前。

【评估】

(1) 评估病人年龄、病情、意识状态、生命体征、口腔黏膜有无损伤、有无活动义齿及洗胃禁忌证。

(2) 评估病人心理状态、耐受能力、合作程度。

(3) 评估病人中毒情况,如摄入毒物的种类、浓度、量及时间等。

【准备】

(1) 护士准备:仪表端庄、着装规范、剪指甲、洗手、戴口罩。

(2) 用物准备

1) 口服催吐法:治疗盘内置①量杯(或水杯)、压舌板、水温计、弯盘、塑料围裙或橡胶单(防水布);②另备水桶 2 只(一个盛洗胃液,一个盛污水);③洗胃溶液,按医嘱根据毒物性质准备洗胃液(表 17-4),一般量为 10 000~20 000ml,温度 25~38℃;④为病人准备洗漱用物。

2) 胃管洗胃法:①治疗盘内置无菌洗胃包(内有胃管、镊子、纱布或使用一次性胃管),塑料围裙或橡胶单、治疗巾、检验标本容器或试管、量杯、水温计、压舌板、弯盘、棉签、50ml 注射器、听诊器、手电筒、液体石蜡、胶布,手套,必要时备张口器、牙垫、舌钳放于治疗碗中;②水桶 2 只;③洗胃溶液(同催吐法);④洗胃设备,电动吸引器洗胃法备电动吸引器、Y 形三通管、调节夹或止血钳、输液架、输液器、输液导管。漏斗胃管洗胃法备漏斗洗胃管。全自动洗胃机洗胃法另备全自动洗胃机。

(3) 环境准备:环境整洁、安静、舒适。必要时,用屏风或床帘遮挡。

(4) 病人准备:病人了解洗胃的目的、方法、注意事项及配合要点。

护考链接

病人,男性,因敌百虫中毒急送医院,护士为其洗胃。禁用的洗胃液是　A. 高锰酸钾　B. 0.9% 氯化钠溶液　C. 碳酸氢钠　D. 温开水　E. 牛奶

解析:根据前面所学敌百虫中毒禁忌使用的药物是碱性药物,而碳酸氢钠属于碱性药物。故答案选 C。

【实施】

(1) 操作步骤见表 17-5。

表 17-5　洗胃法

操作流程	操作要点
解释核对	核对床号、姓名,告知病人洗胃的目的、方法及配合要点
安置体位	根据洗胃方法选择体位:①口服催吐法取坐位;②胃管洗胃取坐位或半坐位;③中毒较重者取左侧卧位(可减慢胃排空,延缓毒物进入十二指肠的速度);④昏迷病人取去枕平卧位,头偏向一侧
洗胃	(1) 口服催吐法:用于服毒量少、清醒、愿意合作的病人。围好围裙,取下活动假牙,置弯盘于口角旁,水桶置于床头下方,用压舌板刺激病人咽后壁或者舌根诱发呕吐,遵医嘱留取毒物标本送检,每次饮洗胃液 300~500ml,用压舌板刺激病人咽后壁或者舌根诱发呕吐,如此反复进行,直至洗出液澄清无味为止
	(2) 漏斗胃管洗胃法:按鼻饲法插入胃管,证实胃管在胃内后,用胶布固定。先将漏斗低于胃部水平位置,挤压橡皮球抽尽胃内容物。必要时,留标本送检做毒物鉴定(图 17-15)。漏斗上举距病人头部 30~50cm,将洗胃液缓慢倒入漏斗,一次 300~500ml,当漏斗内液体尚余稍许时,将漏斗降至低于胃部的位置翻转,倒置于污水桶内,引流出胃内灌洗液。利用虹吸原理,将胃内容物及毒物排除。引流不畅时,可挤压橡胶球,帮助引流。反复灌洗直至洗出液澄清无味为止。适用于幽门梗阻和胃手术前的洗胃

操作流程	操作要点
洗胃	(3) 自动洗胃机洗胃法:接通电源,检查机器性能,连接管道,将3根橡胶管分别与机器上的进液管(药管)、胃管、排污管的管口连接,将药管和排污管分别放入备好的洗胃液桶和污水桶内。围好围裙,取下活动假牙,置弯盘于口角旁。按鼻饲法插入胃管,证实胃管在胃内后,用胶布固定。将胃管连接至洗胃机,先按"手吸"键吸尽胃内容物,遵医嘱留取毒物标本送检。调节参数启动"自动"键即可自动洗胃,每次注入洗胃液300~500ml;至洗出液澄清无味为止(图17-16),按"停机"键
	(4) 电动吸引器洗胃法:利用负压吸引原理进行洗胃的方法。接通电源,检查吸引器功能,调节负压,保持在13.3kPa左右。将输液瓶连接输液管,下接Y形三通管主管,Y形三通管另两端分别与胃管及储液瓶的橡胶管相连,将灌洗液倒入输液瓶内,夹紧输液管挂至输液架上。按鼻饲法插入胃管,固定。打开吸引器,吸出胃内容物后夹紧引流管,关闭吸引器,开放输液管,使洗胃液流入胃内300~500ml时,夹紧输液管,开放引流管,开动吸引器,吸出灌洗液。如此反复灌洗,直至洗出澄清无味液体为止
	(5) 注洗器洗胃法:按鼻饲法插入胃管,证实胃管在胃内后再用胶布固定好,先用注洗器抽尽胃内容物后,再注入洗胃液每次约200ml,如此反复灌洗,直至洗出澄清无味液体为止(注洗器洗胃法是利用负压吸引原理,适用于小儿洗胃及幽门梗阻和胃手术前准备的病人)
观察	密切观察病人病情、生命体征变化及洗胃情况,观察洗胃液出入量的平衡,洗出液的颜色、气味。如有腹痛、休克现象或洗出液呈血性,应立即停止洗胃,及时报告医生,采取急救措施
整理	洗胃毕,反折胃管末端,拔出胃管,协助病人漱口,洗脸,取舒适卧位,清理用物
记录	洗手,记录①灌洗液的名称、量;②洗出液性质、气味、颜色、量;③病人的反应

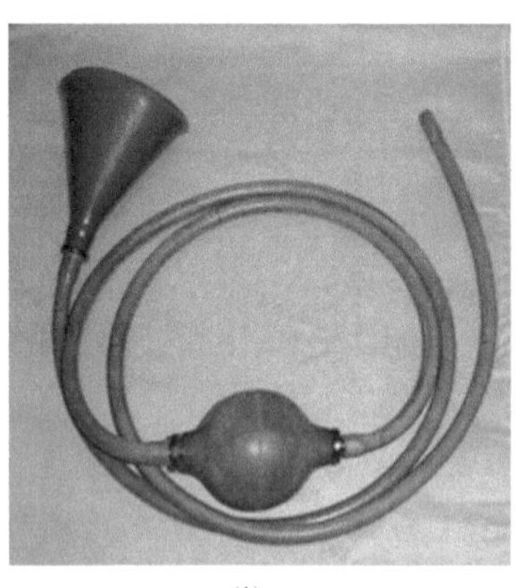
(1)

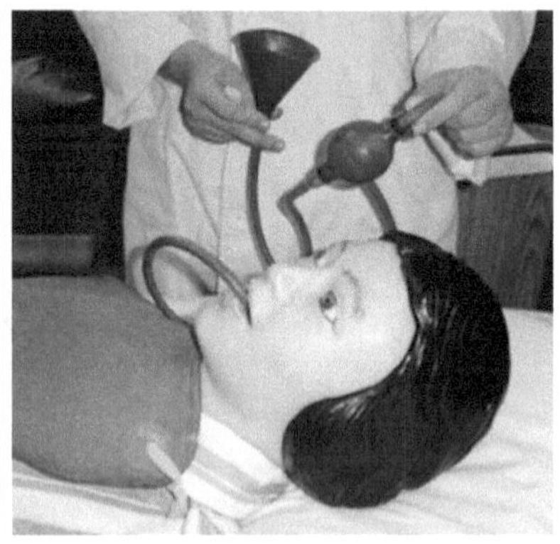
(2)

图17-15 漏斗胃管洗胃法

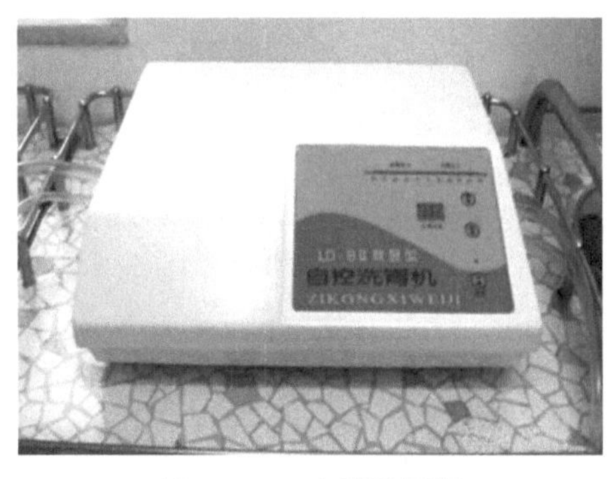

图17-16 自动洗胃机

(2) 注意事项

1) 急性中毒病人应迅速采取口服催吐法,必要时进行洗胃,每次洗胃前应先吸尽胃内容物再行洗胃,以减少毒物的吸收。洗胃插管时动作要轻快,切勿损伤食管或误入气管。

2) 当中毒物质不明时,应抽出胃内容物送检,应用温开水或0.9%氯化钠溶液洗胃。

3) 吞服强酸、强碱等腐蚀性毒物病人切忌洗胃,以免造成胃穿孔。可给予牛奶、豆浆、蛋清水,以保护胃黏膜。待病情稳定后,再给对抗剂。

4) 洗胃过程中密切观察病情,如有血性液体流出或出现休克、腹痛等现象,应立即停止洗胃,及时采取措施,并通知医生进行处理。每次灌入量以300~500ml为宜,不能超过500ml,并保持吸入量与吸出量平衡,以免造成窒息或急性胃扩张。

5）幽门梗阻的病人洗胃宜在餐后 4~6 小时或空腹、睡前进行,应记录胃内潴留量,以了解梗阻情况,供补液参考。

6）防止黏膜损伤,电动洗胃时动作要轻快,负压不可过大(保持在 100mmHg 即 13.3kPa),以免造成食管及胃黏膜的损伤。

7）小儿洗胃灌入量不宜过多,婴幼儿每次以 100~200ml 为宜。小儿胃呈水平位,插管不宜过深,动作要轻柔,对患儿应稍加约束或酌情给予镇静药。

8）及时准确记录灌注液名称、液量,洗出液量及其颜色、气味等洗胃过程。

9）昏迷病人洗胃应谨慎,可采用去枕平卧位,头偏向一侧,以防窒息。

【评价】

(1) 动作轻巧,插管及灌洗顺利,达到洗胃目的。

(2) 爱护病人,病人无创伤或其他并发症。

(3) 护患沟通有效,病人及家属理解洗胃的目的、愿意接受并主动配合。

(四) 人工呼吸器使用法

人工呼吸器是进行人工呼吸最有效的方法之一,可通过人工或机械装置产生通气,对于无自主呼吸的病人可进行强迫通气,对通气障碍的病人可进行辅助呼吸。

1. 人工呼吸器的使用原理

(1) 简易人工呼吸器(图 17-17):由呼吸囊、呼吸活瓣、面罩、衔接管等部分组成。氧气进入球形气囊和储氧袋,人工指压气囊打开前方活瓣,将氧气压入病人口鼻紧贴的面罩内或气管导管内,以达到人工通气的目的。用于窒息复苏、危重病人的抢救、转运及使用呼吸机时的过渡性抢救。

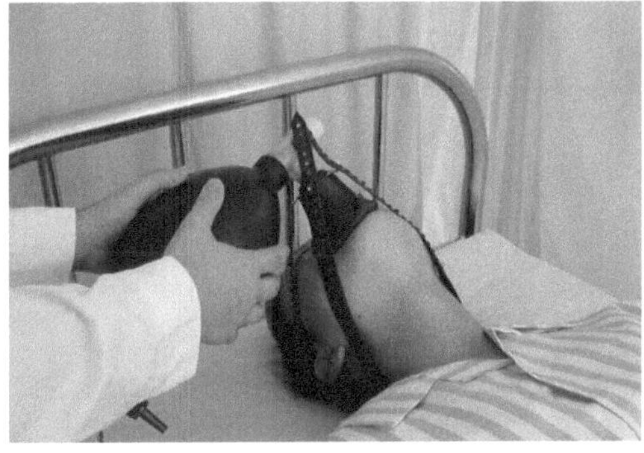

图 17-17　简易人工呼吸器

(2) 人工呼吸机:是借助机械动力建立肺泡与气道通口的压力和逆差,使肺泡充气和排气。它对无呼吸病人进行强迫通气,对通气障碍的病人进行辅助呼吸。临床上使用的人工呼吸机有定容型、定压型及混合型。

2. 人工呼吸器的使用方法

【评估】

(1) 人工呼吸器的性能。

(2) 病人的年龄、病情、生命体征、意识状态等。

(3) 病人的呼吸状况,有无自主呼吸,呼吸道是否通畅,有无活动义齿等。

(4) 病人的心理反应及合作程度。

【准备】

(1) 病人准备:了解人工呼吸器使用的目的、方法、注意事项及配合要点。

(2) 护士准备:衣帽整洁、修剪指甲,戴好口罩、帽子。

(3) 环境准备:病室安静、整洁、空气新鲜。

(4) 用物准备:简易人工呼吸器或人工呼吸机,电源及其配套物品。

【实施】

(1) 简易人工呼吸器

1）目的:维持机体通气量,纠正低氧血症。

2）操作步骤见表17-6。

表17-6　简易人工呼吸器的使用

操作流程	操作要点
核对解释	携用物至病人床旁，核对并解释
取体位	协助病人取去枕仰卧位，头后仰，如有活动的义齿应取下，解开衣领、腰带，清除上呼吸道分泌物或呕吐物，保持呼吸道通畅。抢救者站在病人头顶处，病人头后仰，托起下颌
连接面罩	将面罩各部件衔接紧密，扣在病人口鼻部，避免漏气
挤压呼吸囊	有节律地挤压呼吸囊，每次使500ml左右的气体进入肺内，必要时连接氧气，频率保持在16~20次/分

3）注意事项：①简易人工呼吸器可在未行气管插管建立人工气道的情况下使用，或呼吸机突然出现故障时使用。②使用时注意面罩与病人面部紧密贴合，避免漏气。③病人如有自主呼吸，应注意与人工呼吸同步。在病人吸气初，顺势挤压呼吸囊，达到一定潮气量后完全松开气囊，让病人自行完成呼吸动作。④按照“一清、二仰、三托、四扣、五挤、六松”过程，正确使用简易呼吸器，确保辅助呼吸有效。

（2）人工呼吸机的使用

1）人工呼吸机使用的适应证：①睡眠呼吸暂停综合征，对阻塞型、中枢型及混合型都有显著疗效。②慢性支气管炎、肺气肿、肺心病病人急性发作，出现呼吸衰竭或病情稳定后进行康复治疗。③哮喘引起的呼吸衰竭。④急性肺水肿，早期成人型呼吸窘迫综合征。⑤重症肌无力及其他神经肌肉性疾病引起的呼吸衰竭或功能不全。⑥脊柱畸形等引起的呼吸功能不全，麻醉手术中或手术后通气支持。⑦应用于撤离呼吸机前的过渡。

2）人工呼吸机的禁忌证：胸部CT或X线检查发现有肺大泡；气胸或纵隔气肿；血压明显降低，如休克未得到纠正时；严重冠心病；脑脊液漏、颅脑外伤或颅内积气时，因持续气道正压通气可能产生颅内积气或加重颅内积气，需慎重考虑；急性中耳炎，正压气体可能通过咽鼓管进入中耳，故应在感染好转后应用。

3）操作步骤见表17-7。

表17-7　人工呼吸机的使用

操作流程	操作要点
核对解释	备齐用物至病人床旁，核对解释使用的目的，取得合作
连机准备	根据使用说明连接好各部件，检查各部件性能是否良好，雾化罐中装入一定量雾化液，接通电源，打开开关，连接氧气
调节参数	根据病人情况调节呼吸参数（表17-8），确保参数准确
连接病人	连接呼吸机与病人气道。面罩适用于清醒病人；气道插管适用于神志不清的病人；气管套管适用于长期使用呼吸机治疗的病人，即气管切开放置气管套管后
上机护理	观察病情及呼吸机运转情况
观察记录	准确及时记录使用参数、时间和病人情况
停机护理	停机前适当减少呼吸机通气量，使自主呼吸发挥作用，循序渐进的撤机，减少病人对呼吸机的依赖，然后再分离面罩或导管，拔管，关闭呼吸机、电源和氧气开关
整理记录	整理用物，做好消毒处理及呼吸机保养，做好记录

4）呼吸机主要参数的设置见表17-8。

表 17-8　呼吸机主要参数的设置

项目	数值
呼吸频率(R)	10~16 次/分
每分钟通气量(VE)	8~10L/min
潮气量(Vr)	10~15ml/kg(通常在 600~800ml)
呼吸比值(I/E)	1∶(1.5~2)
呼气压力(EPAP)	0.147~1.96kPa(一般应<2.94kPa)
呼气末正压(PEEP)	0.49~0.98kPa(渐增)
吸入氧气浓度(FiO_2)	30%~40%(一般应<60%)

5）人工呼吸机的使用过程中的观察护理：

A. 注意观察病人的胸部活动，呼吸音的强弱，呼吸频率与呼吸比，潮气量及分钟通气量是否合适。

B. 观察病情变化，如神志、皮肤颜色、心率及心律、血压和尿量的变化，发现异常及时处理。

C. 定时做血气分析，根据结果调整呼吸机各参数。

D. 定时翻身、拍背，及时吸痰(吸痰前按下吸痰增氧键 3 秒启动增氧吸痰功能)，保持呼吸道通畅，气道湿化液温度不宜过高，以免烫伤呼吸道。

E. 防止气管插管或气管切开管与呼吸机意外脱开。

F. 停用呼吸机应在镇静、镇痛药作用消失，呼吸、循环指标正常，密切观察下进行，停用呼吸机后继续给氧。

6）人工呼吸机的注意事项：

A. 使用呼吸机期间，病人床旁应备有简易呼吸器、吸引器、吸氧装置，并且性能良好。

B. 使用呼吸机期间，应严密观察生命体征的变化，加强气道的管理，保持呼吸道通畅，遵医嘱定时做血气分析，防止机械通气并发症的发生。

C. 及时正确处理呼吸机报警。

D. 加强呼吸机的管理：调节呼吸机悬背(支架)或给病人翻身时，应妥善固定好人工气道，防止应管道牵拉造成气管插管或套管脱出，导致病人窒息；长期使用呼吸机的病人，应每日更换湿化液，每周更换呼吸机管道或按医院感染管理规范执行；呼吸机上的过滤网应每天清洗；及时添加湿化罐内蒸馏水，使之保持在所需刻度处；保持集水杯在管道的最低位，及时倾倒集水杯和管道内的冷凝水。

7）人工呼吸机的撤离指征：病人神志清楚，呼吸困难的症状消失，缺氧完全纠正，血气分析基本正常，心功能良好，生命体征稳定，无严重心律失常，无威胁生命的并发症。

【评价】

(1) 操作熟练，呼吸器各部件连接正确，固定严密。

(2) 操作有效，病人无并发症的发生。

小结

危重病人的特点是病情严重、变化快，随时可能出现危及生命的征象。在护理和抢救危重病人的过程中。护士要掌握危重病人的病情评估方法、抢救工作管理及吸氧、吸痰、洗胃等基本抢救技术，才能及时有效的保障病人的生命安全。

自 测 题

A_1 型题

1. 有关瞳孔异常描述以下哪项错误

A. 瞳孔散大　B. 瞳孔缩小

C. 对光反应灵敏　D. 对光反应迟钝

E. 以上均不正确

2. 意识障碍包括

A. 昏睡　B. 嗜睡

C. 意识模糊　D. 昏迷

E. 以上均有

3. 昏迷病人眼部用凡士林油纱布覆盖的目的是

A. 防止结膜炎　B. 遮光

C. 预防白内障　D. 预防青光眼

E. 预防视网膜脱落

4. 用药后的反应观察错误的是

A. 用青霉素类药有无过敏

B. 用退热药有无虚脱

C. 用化疗药后观察毒性不良反应

D. 用利尿药观察有无水、电解质紊乱

E. 用强心药不用观察心率

5. 危重病人的抢救记录错误的是

A. 生命体征的观察　B. 护理措施的实施

C. 用药后的不良反应　D. 效果评价

E. 口头医嘱不做记录

6. 效果评价不包括

A. 病人病情　B. 用药后反应

C. 检查后反应　D. 导尿术中是否顺利

E. 病人的工作效率

7. 中度缺氧的病人动脉血氧分压低于

A. 4.6kPa　B. 6.6kPa

C. 9.3kPa　D. 12.0kPa

E. 13.3kPa

8. 下述用氧方法正确的是

A. 氧气筒应至少距火炉 1m、暖气 5m

B. 氧气筒及螺旋口上应涂油润滑

C. 用氧时，先插入鼻导管再调节氧流量

D. 停用氧时，先拔出鼻导管再关闭氧气开关

E. 持续用氧者，每周更换鼻导管 2 次

9. 吸氧浓度为 33%，每分钟氧流量为

A. 1L　B. 2L

C. 3L　D. 4L

E. 5L

10. 对氧气湿化瓶的处理不妥的是

A. 装入冷开水

B. 瓶内水量为 2/3 满

C. 通气管浸入液面下

D. 雾化吸入时瓶内不放水

E. 湿化瓶定时更换

11. 电动吸引器吸痰的原理

A. 正压原理　B. 负压原理

C. 虹吸原理　D. 空吸原理

E. 静压原理

12. 吸痰时如痰液黏稠，下列哪项处理错误

A. 滴少量 0.9% 氯化钠溶液

B. 增大负压吸引力

C. 叩拍胸背部

D. 协助更换卧位

E. 雾化吸入

13. 洗胃目的不包括

A. 清除胃内刺激物　B. 减轻胃黏膜水肿

C. 用灌洗液中和毒物　D. 手术或检查前准备

E. 排除肠道胀气

14. 中毒物质不明的病人，用电动吸引器洗胃，下述哪项不妥

A. 洗胃液用等渗盐水

B. 电动吸引器压力为 13.3kPa(100mmHg)

C. 插管动作轻快

D. 每次灌入量以 200ml 为限

E. 洗胃过程病人主诉腹痛或流出血性灌洗液，应停止

15. 下列哪种药物中毒忌用碳酸氢钠溶液洗胃

A. 敌百虫　B. 敌敌畏

C. 乐果　D. 1605 农药

E. 1059 农药

16. 气管内吸痰一次吸引时间不宜超过 15 秒，其主要原因是

A. 吸痰器工作时间过长易损坏

B. 吸痰管通过痰液过多易阻塞

C. 引起病人刺激性呛咳造成不适

D. 引起病人缺氧和发绀

E. 吸痰用托盘暴露时间过久造成细菌感染

17. 可以针对病因不明的急性中毒进行洗胃的溶液是

A. 冰水　B. 0.9% 氯化钠溶液

C. 1∶5 000 高锰酸钾　D. 2% 碳酸氢钠

E. 2%～4% 鞣酸

18. 吸痰时痰液黏稠辅助叩背的目的是

A. 胸壁震荡促进胸肌血液循环

B. 气管震动促进 IgA 功能

C. 胸壁震荡提高呼吸肌功能

D. 促使痰液松动

E. 胸壁气管震动对抗气管刺激

A_2 型题

19. 病人，27 岁，因交友情感受挫，自服有机磷农药，被同伴急送医院，护士为中毒者洗胃前先抽取胃内容物，再行灌洗的主要目的是

A. 送检毒物测其性质　B. 减少毒物吸收

C. 防止胃管阻塞　D. 预防急性胃扩张

E. 防止灌入气管

20. 急诊室接诊一位中毒病人，已意识模糊，陪同病人

就医者不知病人服用何种物质而致中毒，护士应选择的洗胃液是

A. 牛奶　　B. 3%过氧化氢

C. 2%～4%碳酸氢钠　　D. 1：15 000 高锰酸钾

E. 温开水或 0.9%氯化钠溶液

21. 病人，男性，21 岁，5 分钟前误服硫酸，目前病人神志清楚，应立即给予病人

A. 饮牛奶　　B. 口服碳酸氢钠

C. 用碳酸镁导泻　　D. 用 2%碳酸氢钠洗胃

E. 用 1：5 000 高锰酸钾洗胃

22. 病人，男性，81 岁，肺心病，现呼吸困难，行气管切开，术后病人给氧方法宜采用

A. 头罩法　　B. 鼻塞法

C. 漏斗法　　D. 面罩法

E. 双侧鼻导管法

23. 病人，女性，35 岁，误食灭鼠药中毒，被送入急诊室，为病人洗胃首选

A. 温开水　　B. 0.9%氯化钠溶液

C. 2%碳酸氢钠　　D. 4%碳酸氢钠

E. 1：15 000 高锰酸钾

A_2 型题

24. 病人，男性，60 岁，意识丧失，各种刺激均无反应，肌肉松弛，此病人处于

A. 嗜睡　　B. 昏睡

C. 浅昏迷　　D. 深昏迷

E. 意识模糊

25. 护士为病人做护理体检，发现病人面色潮红，呼吸急促，测 T 38℃，P 88 次/分，R 22 次/分，BP 110/80mmHg，该护士为其所采用的观察方法是

A. 直接观察法　　B. 间接观察法

C. 病人主诉　　D. 家属提供信息

E. 病历资料

26. 病人，女性，56 岁，为其行肾移植术返回 ICU 病房，实施相关护理错误的是

A. 认真观察尿液

B. 严密观察生命体征

C. 对其实施隔离以防病原体传染工作人员

D. 定期翻身

E. 加强生活护理

27. 病人王凡，男性，65 岁，颅内出血，意识障碍，对其进行病情观察过程中重点观察的是

A. 体温　　B. 脉搏

C. 瞳孔　　D. 血压

E. 呼吸

A_3/A_4 型题

（28～30 题共用题干）

某病人意识障碍，呈潮式呼吸，T 35.2℃，P 56 次/分，R 12 次/分，BP 80/50mmHg。

28. 为其实施支持性护理哪项不正确

A. 保持引流管通畅　　B. 注意安全

C. 保持呼吸道通畅　　D. 积极配合抢救

E. 准备后事

29. 观察病人过程中，哪项正确

A. 每半小时观察一次　　B. 每 1 小时观察一次

C. 随时观察　　D. 已没有观察意义

E. 每 2 小时观察一次

30. 为其做口腔护理应

A. 每天 1 次　　B. 每天 2～3 次

C. 每天 4 次　　D. 每天 5 次

E. 无需做口腔护理

（赵好聪）

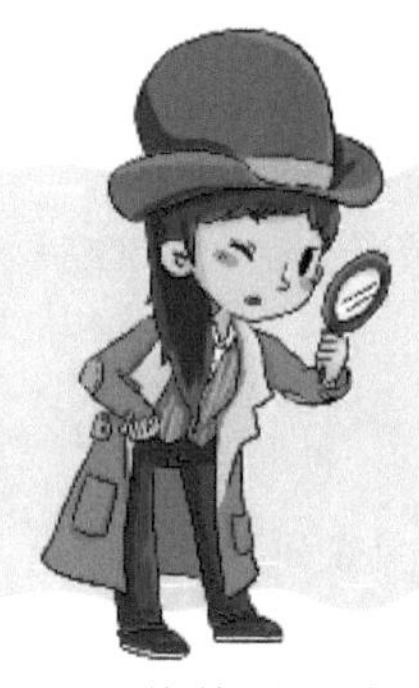

第 18 章 临终病人的护理

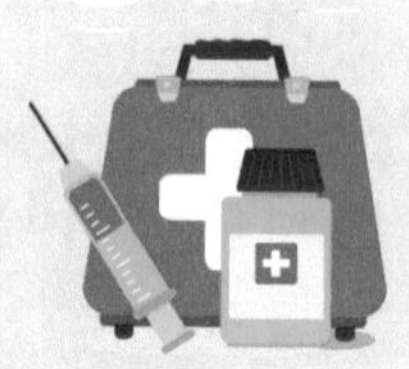

临终是生命的最后阶段，当病人面临着生命终结之时，作为护理人员应具备相关的知识和技能，了解临终病人的心身变化，提供必要的帮助，减轻痛苦，提高生命质量。同时，护理人员也要对临终家属给予安抚，为临终病人及其家属提供全面的身心照料与支持，以保持身心健康。

第 1 节　临终病人的身心反应及护理

情境案例 18-1

病人，男性，70 岁，肝癌晚期全身转移，极度衰弱。近一周来，该病人时常抱怨医护人员不尽力，指责家人照料不周，有时又沉默、忧郁，对家人不理不睬，家人感到很头痛。该病人的心理反应现处于什么时期？针对病人的心理反应，应采取哪些护理措施？

一、临终概述

临终是指由于疾病末期或意外事故而造成人体主要器官生理功能趋于衰竭，生命活动趋势向终止、死亡即将发生的过程。此时的病人都会在生理和心理上产生巨大的改变，护理人员应提供各种帮助使病人和家属尽快适应这些变化。

二、临终病人的心理反应及护理

（一）临终病人的心理反应

临终病人的心理反应十分复杂，美国医学博士伊丽莎白・库布勒・罗斯通过研究认为临终病人往往会经历 5 个心理反应阶段，即否认期、愤怒期、协议期、犹豫期及接受期。每位临终病人的心理反应因人而异，5 个发展阶段也并非前后相随，有交叉和重合，各期长短不一。因此，在护理工作中应注意观察病人的心理活动，提供适当的帮助。

1. 否认期　当病人得知自己患不治之症，即将面临死亡时，首先会表现出震惊与否认，极力否认病情恶化的事实，采取各种方式试图证实诊断是错误的，希望是误诊，会出现奇迹。这说明病人尚未做好接受自己病情严重性准备。否认是为了暂时逃避现实的压力，每个人经历否认的长短不同。

2. 愤怒期　在被诊断无误后，确定治疗无望时，病人情感上的愤怒、嫉妒、怨恨、无助等情绪交织在一起，常处在易于激惹的状态，情绪不稳定。有的病人会迁怒于医护人员及家属，以谩骂等破坏行为发泄其内心的痛苦。临终病人的这种"愤怒"是心理调适的反应，是一种求生欲望的表现。

3. 协议期　病人愤怒的心理逐渐消失，开始接受死亡来临的事实，对生存抱有期望，希望尽一切力量延长生命。病人会为延长生命会听从医护人员的指导、积极配合治疗和护理。

4. 忧郁期　随着病情日益恶化，病人已清楚认识到自己正面临死亡，任何努力都无济于事，心情极度伤感，郁郁寡欢，产生很强的失落感，甚至有轻生念头。此时病人可能很关心死后家人的生活，同时急于交代后事。

5. 接受期　此期的病人对自己即将面临的死亡已有所准备，恐惧、焦虑和最大的心理痛苦已经消失，表现出平静与接纳。喜欢独处，情感减退，常处于嗜睡状态。此时所有的事情已安排妥当，等待病人的最终告别。

（二）护理措施

1. 否认期护理　否认是一种自我防卫机制，护理人员应尊重病人的反应，不要急于揭穿病人的防卫心理，以真诚的态度，保持与病人坦诚沟通。注意与其他医护人员及家属对病情解释的一致性。与病人交谈时，要认真倾听，顺势诱导，进行人生观和死亡观的教育，使病人逐步面对死亡。同时对其家属给予支持，使之理解病人的行为。

2. 愤怒期护理　不要回避，允许病人表达其愤怒，以宣泄内心的不快，谅解、宽容、安抚、疏导病人。护理人员多关心和爱护病人，劝说家属多陪伴病人，避免冲突和意外事件的发生。

3. 协议期护理　护士应多和病人沟通，关心体贴，积极教育和引导，尽量满足病人提出的合理要求。

4. 忧郁期护理　护理人员应多给予同情和照顾，允许病人表达其哀伤、痛苦的情绪。安排亲朋好友多陪伴、多鼓励、多支持病人，尽量满足病人提出的合理要求。应加强心理疏导和安全护理，防范意外。

5. 接受期护理　病人面临死亡，医护人员应以极大的责任心进行抢救，也应尊重病人的意愿，允许其安静地接收死亡的现实。提供安静、舒适的环境，加强生活护理。尊重其意愿和信仰，给予适当的支持，让病人在平和、安详的心境中走完人生的最后阶段。

护士在照顾临终病人的同时，也要重视对其家属的心理护理，理解和同情家属的悲痛心情并给予心理支持。适当提供家属与病人单独相处的时间，并交代家属准备后事，鼓励他们战胜心理危机。

考点：临终病人的心理反应及护理措施

护考链接

1. 病人，女性，59 岁，宫颈癌晚期，常常自言自语“这不真的，医院搞错了！”出现这种心理反应，此病人处于　A. 接受期　B. 否认期　C. 愤怒期　D. 协议期　E. 忧郁期

2. 病人，男性，67 岁，胰腺癌晚期，自感不久于人世，常常一人呆坐，泪流满面，十分悲伤。相应的护理措施为　A. 维持病者的希望　B. 鼓励病者增强信心　C. 指导病者更好配合　D. 尽量不让病者流露失落情绪　E. 安慰病者并允许家属陪伴

三、临终病人的生理变化和护理

（一）临终病人的生理变化

1. 肌张力丧失　表现为肌肉软弱无力，躯体不能自主活动，无法维持良好、舒适的体位，大小便失禁或便秘、尿潴留。吞咽困难，脸部外观改变呈希氏面容（面部消瘦、呈铅灰色、眼眶凹陷、双眼半睁呆滞、下颌下垂、嘴微张）。

2. 胃肠道蠕动逐渐减弱　表现为食欲不振、恶心、呕吐、腹胀、口干，严重时出现脱水，体重减轻。

3. 循环功能减退　表现为脉搏变快、细弱、不规则、难以触及而逐渐消失。血压降低甚至测不出，皮肤苍白、湿冷，四肢发绀、花斑。

4. 呼吸功能减退　表现为呼吸频率不规则，由快变慢，呼吸深度由深变浅，出现鼻翼呼吸、潮式呼吸、张口呼吸等，最终呼吸停止。因无力咳嗽、分泌物在支气管内滞留，出现痰鸣音及鼾声呼吸。

5. 感知觉、意识改变　表现为视力逐渐减退，由视物模糊发展到只有光感，最后视力消失、眼睑干燥、分泌物增多。听觉常是最后消失的一个感觉。意识改变可表现为意识模糊、嗜睡、昏睡、昏

迷等。

6. 疼痛　表现为烦躁不安，病人有全身疼痛或不适，大声呻吟、不寻常的姿势，疼痛面容即五官扭曲、眉头紧锁、眼睛睁大或紧闭、双眼无神、咬牙等。

（二）护理措施

1. 观察病情　密切观察意识状态，监测生命体征及各重要器官功能，加强保暖，观察肢端循环状况。

2. 促进病人舒适，提高生活质量

（1）维持良好、舒适的体位：定期给病人翻身，更换体位，避免身体长期受压，促进血循环。

（2）加强皮肤护理：大小便失禁者，注意会阴、肛门附近皮肤的清洁、干燥，必要时留置导尿管；大量出汗时，应及时擦洗干净，勤换衣裤。床单位保持清洁、干燥、平整、无碎屑，以防发生压疮。

（3）做好口腔护理：每天口腔护理2～3次，如有活动义齿应取下，口唇干裂者可涂液状石蜡，有溃疡或真菌感染者酌情涂药；口唇不能闭合者，用湿纱布或凡士林纱布覆盖口唇，以免口腔黏膜干燥而形成溃疡。

3. 增进食欲，改善营养

（1）根据病人的病情和饮食习惯准备饮食，注重食物色、香、味，少量多餐，以减轻恶心，增进食欲。

（2）创造条件增加病人的食欲，给予流质或半流质饮食，便于病人吞咽，保证病人营养供给。

（3）加强监测，注意观察病人的水、电解质指标及营养状况。

4. 改善循环功能

（1）密切观察病人生命体征、神志、皮肤色泽的变化。当桡动脉测不到时，可测颈动脉、股动脉或听心音。

（2）观察皮肤色泽和温度，病人四肢冰冷不适时，应注意保暖，必要时给予热水袋保暖。

5. 改善呼吸功能

（1）保持室内空气新鲜，定时通风换气。

（2）神志清醒者，采用半卧位，以扩大胸腔容量，减少回心血量，改善呼吸困难。

（3）昏迷者，采用仰卧位、头偏向一侧或侧卧位，防止呼吸道分泌物误吸入气管引起窒息或肺部并发症，必要时用吸引器吸出痰液，保持呼吸道通畅。张口呼吸者可用液状石蜡润滑口唇，用湿纱布覆盖口部，以防气道干燥，不利于痰液吸出。

（4）根据呼吸困难程度给予氧气吸入，纠正缺氧，改善呼吸功能。

6. 减轻感、知觉改变的影响

（1）提供合适的环境。可调整为单间病房，保持安静、空气新鲜、通风良好、温度适宜，室内光线柔和，尽量减少对病人的刺激。

（2）及时用湿纱布拭去眼部分泌物，如病人眼睑不能闭合，可涂金霉素、红霉素或覆盖凡士林纱布，以保护角膜，防止角膜干燥发生溃疡或结膜炎。

（3）听觉是临终病人最后消失的感觉，护理中应避免在病人周围窃窃私语，以免增加病人焦虑。可采用触摸病人的非语言交流方式，配合柔和温暖的语调、清晰的语言交谈，使临终者感到亲切，减少孤独感。

7. 减轻疼痛

（1）护理中应注意观察疼痛性质、部位、程度及持续时间。

（2）协助病人选择减轻疼痛的最有效方法。应采用WHO推荐的三阶段疗法止痛，注意观察用药后的反应，达到控制疼痛的目的。

（3）可采取非药物的方法，如与病人聊天、听音乐、读书等方法，以稳定其情绪，引导转移注意力以减轻疼痛。

考点：临终病人的生理反应及护理措施

护考链接

1. 病人，男性，79 岁，胃癌晚期，现处于临终状态，护理该病人的主要措施是　A. 置病人肢体于功能位　B. 帮助病人刷牙　C. 检查其生化指标　D. 帮助其行走　E. 减轻疼痛

2. 病人，女性，车祸外伤严重入院，现处于临终状态。对此病人的护理错误是　A. 每天需进行清洁护理　B. 给予流质或半流质饮食　C. 鼓励家属多陪伴　D. 在病人床旁讨论病情　E. 保持肢体功能位

情境案例 18-1 问题分析

此案例中病人的心理反应有抱怨、指责、沉默、忧郁等表现，处于愤怒期和忧郁期中。护理人员要采取药物和非药物止痛，减轻疼痛；做好生活护理，避免压疮的发生；给予流质饮食，必要时给予鼻饲法，保证机体营养的需要；耐心倾听病人的抱怨和诉说，让亲属多陪伴、多交流，给予更多的关心和爱护。

四、临终关怀

随着医学护理模式的改变，临终关怀已被社会广泛认可和重视，享受临终关怀是人的一项基本权利。因此，临终关怀不仅仅是一种服务，也是一门以临终病人的生理、心理发展和为临终病人提供全面照料，减轻病人家属精神压力，身心健康得到维护和增强为研究对象的一门新兴学科。

（一）临终关怀概念

临终关怀又称善终服务、安息护理，是指社会各阶层组成的机构（医务人员、社会志愿者、慈善人士）向临终病人及其家属提供生理、心理、社会等全面的照护，其目的是使其生命质量得到提高，人格得到尊重，能够无痛苦、安宁、舒适、有尊严地走完人生的最后旅程，并给家属提供慰藉，维护身心健康。

（二）临终关怀的发展

古代的临终关怀开始出现在中世纪的欧洲，当时是设立在修道院附近，是为朝圣者和旅行者提供中途休息、休养的场所，修道院里教士和修女无偿地为长途跋涉的朝圣者和旅游者提供膳食和服务，精心照顾病患，安葬死去的人，并为之祈祷。

现代的临终关怀开始于 20 世纪 60 年代。英国桑德斯博士于 1967 年在英国伦敦创办了世界上第一家临终关怀机构——圣克里斯多弗临终关怀医院，标志着现代临终关怀的开始。

1988 年 7 月，中国成立了第一个临终关怀研究中心——天津医学院；同年 10 月，在上海诞生了中国第一家临终关怀医院——南汇护理院；1991 年 8 月在北京松堂医院开设了京都第一家临终关怀病房。现在全国的临终关怀服务机构正在不断增多。

（三）临终关怀的理念

1. 以照料为主　对于临终病人应由以传统的治愈为主的方式，转变为以对症为主的照料，以减轻痛苦、控制症状，使病人安详地度过最后阶段。

2. 尊重病人的权利　维护病人的尊严、隐私，允许病人保留原有的生活方式，尊重病人的权利，满足其合理的要求，鼓励其参与医护方案的制订。

3. 提高其生活质量　由单纯的延长病人的生命转变为提高生存质量，应尽可能地减轻疼痛，安

排家人朋友陪伴，让病人做力所能及、有意义的事情。

4. 加强死亡教育　帮助病人及家属科学、人道地认识死亡和对待死亡，耐心地倾听与交流，注意沟通技巧，让病人对死亡持乐观、顺应的态度，使其安详、舒适地离开。

5. 整体护理　服务的对象不仅仅是病人，还有家属，贯穿于整个临终过程。应给病人实施生理、心理、社会方面整体的照料与护理。

第2节　死亡的概念及分期

一、濒死及死亡的概念

（一）濒死

濒死即临终，是生命的最后阶段，指病人在接受治疗或姑息性治疗后，病情加剧恶化，各种迹象显示生命即将结束，是生命的最后阶段。

（二）死亡

死亡是指个体生命活动和新陈代谢的永久性终止。长期以来，医学界将心肺功能作为判断临床死亡的标准。随着医学科学的发展，对心肺功能停止的病人，还可以依靠机器来维持，只要大脑功能存在，一切生命活动都有恢复的可能。因此，医学界提出了脑死亡的概念，认为脑死亡后，生命活动才无法逆转，故把脑死亡作为死亡的判断标准。

脑死亡判断标准：在1968年召开的世界第22届医学大会上，美国哈佛大学医学院特设委员会提出了判别“脑死亡”的四条标准：①不可逆转的深昏迷；②自发呼吸停止；③脑干反射消失；④脑电波EFG消失或平直。

考点：脑死亡的标准

护考链接

病人，男性，50岁。尿毒症，目前神志模糊，肌张力消失，心音低钝，肌张力脉搏细弱，血压下降，呼吸呈间歇呼吸，该病人处于　A. 濒死期　B. 临床死亡期　C. 躯体死亡期　D. 生物学死亡期　E. 脑死亡期

二、死亡过程的分期

死亡不是生命的骤然结束，而是一个逐渐进展的过程，一般分为三期，即濒死期、临床死亡期、生物学死亡期。

（一）濒死期（临终期）

濒死期是死亡状态的开始阶段，是指主要器官的功能衰竭，生命活动微弱，趋向终止的一种状态，是生命活动的最后阶段。此时机体主要器官生理功能趋于衰竭，脑干以上中枢神经系统功能处于抑制或丧失状态，脑干功能依然存在。表现为意识模糊或丧失。各种反射减弱或迟钝，肌张力减弱或消失，循环功能减退，四肢发绀，皮肤湿冷，心跳减弱，血压降低，呼吸变浅、变弱，出现潮式呼吸或间歇呼吸。此期若得到及时、有效的治疗及抢救，生命可复苏。有些猝死的病人，则无明显的濒死期而直接进入临床死亡期。此期要严密观察病情变化，配合抢救工作，加强生活护理，注意保暖。多用语言和触觉与病人保持沟通交流，通知病人家属及单位，做好安慰工作。

（二）临床死亡期（躯体死亡期）

此期中枢神经系统的抑制过程由大脑皮质扩散到皮质下部位，延髓处于深度抑制状态，主要表现

为心搏、呼吸完全停止,各种反射消失。但各种组织细胞仍有微弱代谢活动,在一般条件下,持续时间为 4~6 分钟,如对失血、窒息、触电等致死的病人给予及时、有效的急救措施,病人生命仍有复苏的可能。时间过长,大脑将发生不可逆的变化。

(三) 生物学死亡期(细胞死亡期)

此期整个中枢神经系统和机体各器官的新陈代谢相继终止,出现不可逆的变化,已无复苏可能。随着生物学死亡期的进展,相继出现一些尸体现象。

1. 尸冷　死亡后最先发生的尸体现象。死亡后,机体产热停止,散热继续,尸体温度逐渐下降,大约 24 小时后,尸体温度与环境温度接近。

2. 尸斑　死亡后由于血液循环停止,血液向身体最低处坠积,致该处皮肤呈暗红色斑块或条纹,一般在死亡 2~4 小时出现。

3. 尸僵　死亡后肌肉中的三磷酸腺苷不断分解且不能合成,使肌肉收缩变硬。尸僵一般在死后 1~3 小时出现,12~16 小时达到高峰,24 小时后肌肉逐渐变软。

4. 尸体腐败　死亡后机体的蛋白质、脂肪和糖类因细菌的分解、自溶,出现尸臭、尸绿等现象。一般在死亡 24 小时后出现(气温高时发生较早),最先在右下腹开始出现,然后波及全身。

考点:死亡的分期及表现

护考链接

1. 判断病人临床死亡期的主要指标是　A. 肌张力消失　B. 瞳孔对光反射消失　C. 桡动脉不可触及　D. 机体新陈代谢不可障碍　E. 身体温度接近室温

2. 病人,男性,死亡 3 小时后,家属为其更换衣服时发现腰背部出现暗红色条纹,这种现象说明尸体出现了　A. 尸冷　B. 尸斑　C. 尸僵　D. 尸体腐败　E. 尸体受伤

第 3 节　死亡后的护理

一、尸体护理

尸体护理是医生开具死亡诊断书后,护理人员尽快对尸体进行的一系列清洁、整理工作,是临终关怀的重要内容之一。

【目的】

(1) 使尸体清洁,姿势良好,无渗液。

(2) 易于辨认。

(3) 给死者家属心灵上的安慰,体现人道主义精神。

【评估】

(1) 病人的诊断、死亡时间、原因、死亡诊断书、死者病情(是否为传染病)。

(2) 尸体的清洁程度、有无伤口和引流管等。

(3) 死者的民族习惯、宗教信仰及家属对尸体护理的态度。

【准备】

(1) 护理人员准备:着装整齐,洗手、戴口罩及手套。必要时穿隔离衣。

(2) 用物准备

1) 治疗盘内:血管钳,剪刀、弯盘、棉签、绷带,松节油、不脱脂棉适量、尸体识别卡 3 张。有伤口者须备换药敷料。

2) 治疗盘外:衣裤、鞋袜、尸单、擦洗用具。必要时备隔离衣。

(3) 环境准备:安静、肃穆。安排单独房间或用屏风遮挡。

【实施】

(1) 操作步骤见表 18-1。

表 18-1　尸体护理

[illegible]	[illegible]
填卡、通知	接到死亡通知后,再次核对,填写 3 张尸体识别卡(图 18-1),并通知家属
劝慰家属	劝慰家属节哀,让家属暂离病房
撤去用物	用物携至床旁,屏风遮挡,撤去一切治疗用物,如输液装置、氧气管等
安置体位	将床放平,尸体仰卧,头下垫一软枕,防止面部淤血变色,撤去被褥,留一大单遮盖尸体
处理伤口	有引流管者,拔出后缝合或用蝶形胶布封闭并包扎,有伤口者更换敷料
整理遗容	洗脸、闭合眼睑及嘴,若眼睑不能闭合可按摩、热湿敷眼周及下颌关节,或于上眼睑下垫少许棉花使上眼睑下垂闭合。如有义齿为其装上,必要时用多头绷带托住下颌,维持良好遗容
清洁全身	脱去衣裤,依次擦洗上肢、胸、腹、背、臀及下肢,并用松节油清除胶布痕迹
填塞孔道	用弯血管钳将不脱脂棉球塞入口、鼻、耳、阴道、肛门等孔道,防止体液外溢,棉球勿外露,保持尸体整洁
更衣、系卡	整理头发,穿好衣裤;将第 1 张尸体识别卡系于右手腕部
包尸、系卡	将尸单斜放在平车上,移尸体于尸单上。先将尸单遮盖下肢,再包裹两侧,最后遮盖头部(图 18-2),用绷带将胸、腰、踝部固定(图 18-3);将第 2 张尸体识别卡于腰部尸单上
运送、系卡	盖大单于尸体上,送往太平间,置于停尸屉内,将第 3 张尸体识别卡挂在停尸屉外
终末消毒	按终末消毒处理床单位、用物及病室
整理病历	按出院手续整理病历,将死亡时间填写在当日体温单 40~42℃相应格间,用红笔纵向填写死亡时间,完成护理记录,注销各种卡片,办理出院手续
处理遗物	清点遗物交给家属。若家属不在,需由 2 人共同清点,核对登记后,交护士长保存

尸体识别卡

姓名: ______　住院号: ______　年龄: ______　性别: ______

病室: ______　床　号: ______　籍贯: ______　诊断: ______

住址: ______________________

死亡时间: ____年____月____日____时____分

护士签名: ______

__________医　院

图 18-1　尸体识别卡

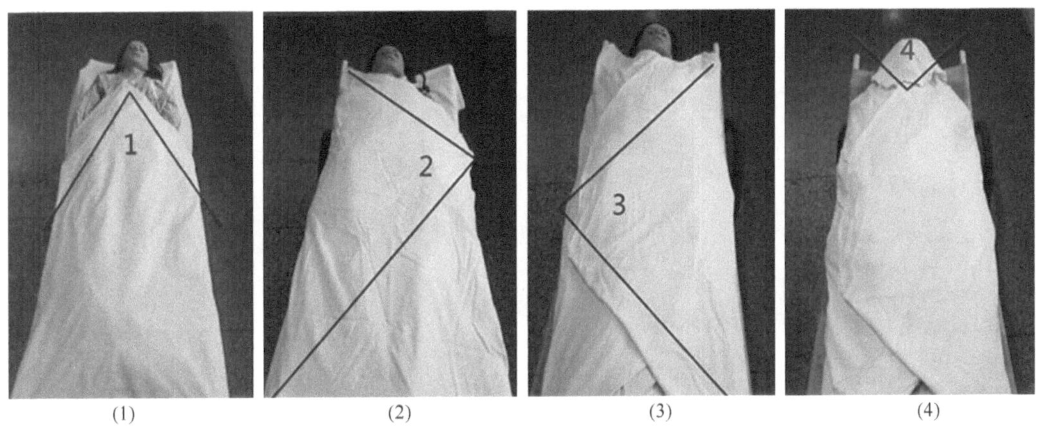

(1)　(2)　(3)　(4)

图 18-2　尸单遮盖尸体

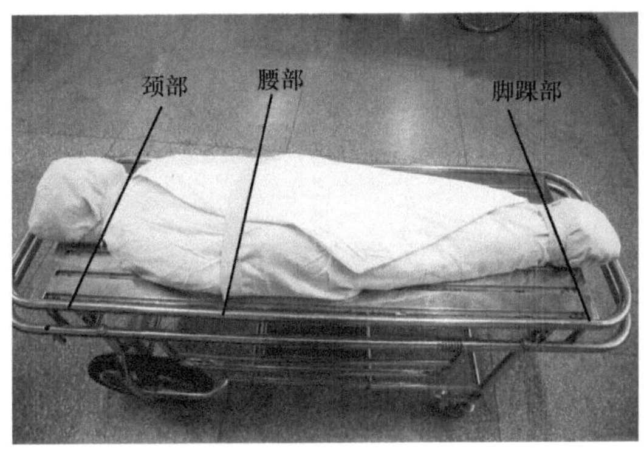

图 18-3　绷带固定尸体

(2) 注意事项

1) 尸体护理须在医生开出死亡证明,并得到家属许可后方可实施。

2) 病人死亡后,应及时进行尸体护理,以防尸僵造成护理困难及尸斑影响尸体外观。

3) 尸体识别卡要填写清楚,便于辨认。

4) 若为传染病病人,应使用消毒液擦拭尸体,并用 1% 氯胺溶液浸泡的棉球填塞孔道,包裹尸体用一次性的尸单,并装入不透水的袋子中,外面作传染标志。

5) 护理人员操作时,态度应严肃、认真。动作要轻柔,尊重死者。耐心劝慰家属节哀,配合工作。

【评价】

(1) 尸体整洁、表情安详、易于辨认。

(2) 家属对尸体护理表示满意。

考点: 尸体护理的操作方法和注意事项

护考链接

医院病故的传染病病人,护士用消毒液清洁尸体后,填塞尸体孔道的棉球应浸有　A. 1% 氯胺溶液　B. 过氧化氢溶液　C. 0.9% 氯化钠溶液　D. 乙醇　E. 碘酊

二、丧亲者的护理

死亡对病人来讲是痛苦的结束，对亲属来说是悲哀的延续，有些丧亲者在病人去世后，悲伤的情感在很长时间里延续而不能自拔。护理人员应理解和同情他们，给予帮助和劝慰，使他们能从悲伤中解脱出来，恢复身心健康，更快回归正常的生活。

（一）心理疏导

护理人员创造适当的环境，耐心倾听丧亲者的倾诉，鼓励发泄，哭泣是其最常见的情感表达方式。

（二）解决实际问题

了解丧亲者的家庭实际困难，尽量满足合理需要，对于无法满足的要求，可提出建议和解决问题的方法。

（三）协助建立新的人际关系

鼓励丧亲者积极参加各种社会活动，培养新的兴趣和爱好，以逐渐淡化悲伤。

小结

临终病人复杂的心理反应主要有5个阶段，即否认期、愤怒期、协议期、忧郁期及接受期。护理人员应及时发现病人生理、心理的变化，实施相应的护理措施。死亡是个体生命活动和新陈代谢的终止。以脑死亡为判断标准，死亡分为：濒死期、临床死亡期、生物学死亡期。做好尸体护理是对死者人格的尊重，也是对死者家属心灵上的慰藉。

自测题

A_1型题

1. 临终病人最先出现的心理反应期是
   A. 否认期　B. 愤怒期
   C. 协议期　D. 忧郁期
   E. 接受期
2. 对濒死期循环衰竭的病人，哪项是错误的
   A. 皮肤苍白　B. 心音低而无力
   C. 四肢冰冷　D. 脉搏呈洪脉
   E. 尿少
3. 尸斑多出现在死亡后
   A. 1~2小时　B. 2~4小时
   C. 4~6小时　D. 6~8小时
   E. 8~10小时
4. 生物学死亡的特征是
   A. 循环停止　B. 呼吸停止
   C. 各种反射消失　D. 神志不清
   E. 尸斑出现
5. 临床死亡期的特征是
   A. 循环衰竭　B. 心跳停止
   C. 肌张力丧失　D. 神志不清
   E. 呼吸衰竭
6. 临终病人的面色常呈
   A. 苍白色　B. 铅灰色
   C. 黄褐色　D. 潮红色
   E. 陶土色
7. 临终病人肌肉张力丧失的表现是
   A. 吞咽困难　B. 食欲不振
   C. 皮肤苍白　D. 张口呼吸
   E. 视觉减退

A_2型题

8. 病人，女性，肝癌晚期，处于临终状态，感到恐惧和绝望，当其发怒时，护理人员应该
   A. 热情鼓励，帮助其树立信心
   B. 指导用药，减轻病人痛苦
   C. 说服病人理智面对病情
   D. 理解、陪伴、保护病人
   E. 同情照顾，满足病人的要求
9. 病人，女性，66岁。胰腺癌晚期，自感不久于人世，常常一人呆坐，泪流满面，十分悲伤。相应的护理措施为
   A. 维持病人希望
   B. 鼓励病人增强信心
   C. 指导病人更好配合
   D. 尽量不让病人流露失落情绪
   E. 安慰病人并允许家属陪伴
10. 心理反应处于否认期的临终病人常常表现为
   A. 忧郁、悲哀
   B. 表情淡漠、嗜睡

C. 心情不好,对工作人员发脾气
D. 不承认自己的病情,认为不可能
E. 配合治疗,想尽一切办法延长寿命

11. 病人,男性,76 岁。多器官衰竭,表现为意识模糊,肌张力消失,血压 70/40mmHg,潮式呼吸。此时病人处于
A. 濒死期　B. 临床死亡期
C. 机体死亡期　D. 生物学死亡期
E. 脑死亡期

12. 病人,女性,42 岁。车祸外伤,抢救无效,医生确定死亡后,护理人员为其进行尸体护理。下列操作中哪项不正确
A. 拔去身上的管腔
B. 填好尸体识别卡
C. 放平尸体,去枕平卧位
D. 脱衣,擦尽胶布与药液痕迹
E. 用脱脂棉花填塞身体孔道

A_3 型题

(13~15 题共用题干)

病人,女性,60 岁。胃癌晚期,面容消瘦、眼眶凹陷,出现大小便失禁,吞咽困难,肢体软弱,嘴微张,下颌下垂,经常出现阵发性剧烈疼痛。

13. 对该病人最佳的解除疼痛的措施是
A. 应用吗啡类药物止痛
B. 疼痛发作时密切观察生命体征的变化
C. 口服止痛药物
D. 慎用哌替啶或吗啡,以免药物成瘾
E. 告诉病人疼痛是难免的

14. 下列除哪项外,护理人员为该病人提供的护理措施都是有效的
A. 鼓励病人要有战胜疾病的信心
B. 协助病人采取舒适的卧位
C. 多沟通、听音乐等转移病人对疼痛的注意力
D. 允许家属陪伴
E. 注意安全,使用床档等加以保护

15. 该病人出现大小便失禁,吞咽困难,肢体软弱,嘴微张,下颌下垂,生理上的反应是
A. 胃肠道功能减弱　B. 感知觉改变
C. 意识改变　D. 肌张力改变
E. 疼痛

(曹　红)

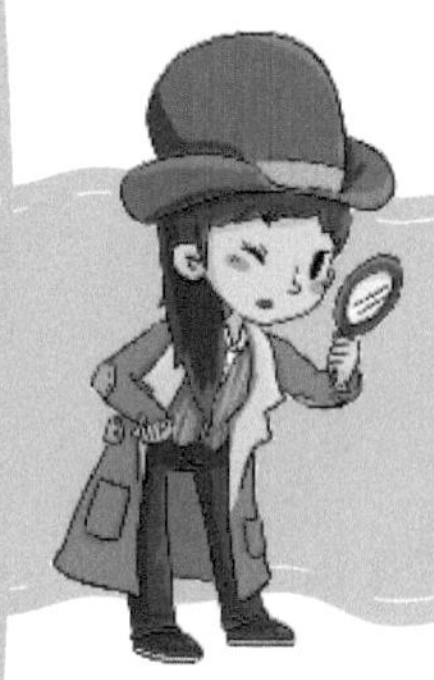

第19章 医疗护理文件的书写与保管

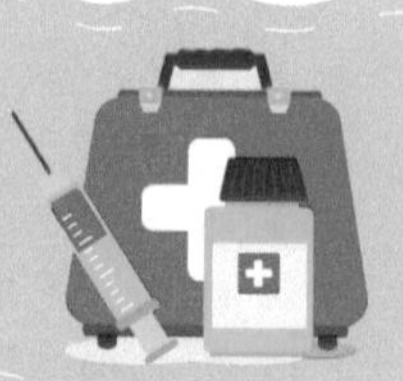

医疗护理文件是医院和病人的重要档案资料，它记录了病人疾病的发生、诊断、治疗、发展和转归的全过程，也是医院教学、科研、管理及法律上的重要资料。加强医疗护理文件书写的原始性、完整性、正确性和规范性，并妥善保管，对预防医疗护理差错事故的发生起到积极的作用，为医院医疗护理工作质量和医疗护理管理水平的评估提供了重要的依据。

第1节　医疗护理文件的重要性及书写和保管要求

情境案例 19-1

病人，女性，56岁，今晨10点发生严重车祸入院。入院时病人意识不清，呼之不应，大小便失禁，四肢潮湿，血压、脉搏测不到，医护人员立即组织进行抢救，但因伤势较重，抢救无效死亡。抢救后，医护人员未及时补写抢救时间，也未注明原因，就将病历送至出院结算处。家人发现病历中抢救时间记录缺失，怀疑医护人员未及时尽力抢救而导致家人死亡，造成医患纠纷，起诉要求追究该院方的责任。请问医疗护理文件的作用是什么？若因抢救或手术不能及时记录，应如何补写记录？

一、医疗和护理文件的重要性

（一）提供病人的信息资料

医疗护理文件科学地记载了病人疾病的发生、病情变化、诊断治疗、转归及护理的全过程，是最原始的文件记录，方便医护人员及时、动态地了解病人的全面信息，是诊断治疗、护理的重要参考依据，也保证了诊疗、护理工作的连续性和完整性，同时还加强了医护间的合作及协调。

（二）提供教学及科研的重要资料

完整的医疗护理文件是临床医疗、护理教学和科研工作的重要资料。完整的原始记录，也为疾病调查、流行病学研究、传染病的管理等提供了医学统计学资料，为卫生行政机构制订和实施政策方针提供了重要依据。

（三）提供法律依据

完整的医疗护理文件属法律相关性文件，也是法律上的证明文件，是法律认可的证据，在法庭上可作为医疗纠纷、保险索赔、犯罪刑案及遗嘱查验的证明，具有重要的法律意义。

（四）提供评价依据

完整的医疗护理文件可反映医院的医疗技术水平，护理质量和医护人员的业务素质，是衡量医院管理、学术和技术水平的重要标志之一；同时也可作为医院等级评定、医护人员考核评定的参考资料。

二、医疗和护理文件的书写要求

（一）及时

医疗护理文件记录须及时，不得提前或拖延，更不得漏记，以保证记录的时效性。若因抢救或手术不能及时记录时，应在抢救结束后6小时内据实补充记录，并加以注明。

（二）准确

医疗护理文件记录的内容必须准确、真实，语句表达应简明扼要，不可主观臆断，描述应详细、客观，单位使用法定的计量单位。

（三）完整

医疗护理文件的眉栏、页码，各项记录必须逐页逐项填写完整，避免遗漏，不留有空行或空白处，记录者签全名，以明确责任。实习、进修人员书写的各项记录，上级医护人员应及时审查并签全名。

（四）简要

医疗护理文件记录的内容应尽量简明扼要，语句通顺，重点突出，使用规范的医学术语，使用公认的缩写，避免过多的修饰或含糊不清。

（五）清晰

医疗护理文件记录规定的内容和格式书写，字体要清楚、端正，书写不可出格跨行，不得涂改、剪贴或滥用简化字，保持记录文件的整洁。记录过程中出现错误时，应在相应文字上画双横线，就近书写正确文字并签全名。记录中使用红、蓝钢笔书写。

考点：医疗文件书写的要求

三、医疗和护理文件的保管要求

1. 医疗护理文件按规定放置，记录和使用后须及时放回原处。

2. 医疗护理文件必须保持清洁、整齐、完整，防止污染、破损、拆散、丢失。

3. 住院医疗护理文件放于医疗护理文件柜中保管，病人和家属不得随意翻阅，也不得擅自携带出病区。因教学、科研需要查阅医疗护理文件的人员需经医疗机构主管部门同意，用后立即归而且不得泄露病人隐私。

4. 任何人不得涂改、伪造、窃取、隐匿、抢夺、销毁医疗护理文件。

5. 病人出院或死亡后的病案，医护人员应及时填好有关内容，由护士按规定顺序排列、整理好送病案室，按照卫生行政部门规定的保存期限保管。病区交班报告等由病区保存至少1年，医嘱本保存2年，以备查阅。

6. 病人和家属有权复印和复制病历资料，如体温单、医嘱单、护理记录单等，应持证明材料提出申请，医疗机构应当提供服务，指定专人在申请人在场的情况下进行复印或复制，并在复印和复制的病历资料上加盖医疗机构证明印章。

情境案例19-1问题分析

本案例中，医护人员在病人送达医院后第一时间全力组织抢救，病人死亡属外伤严重抢救无效死亡，但由于医护人员抢救后未及时补记抢救时间，也未加以注明，故引起了纠纷。完整的医疗护理文件属法律相关性文件，也是法律上的证明文件。医疗护理文件记录须及时，不得提前或拖延，更不得漏记，以保证记录的时效性。若因抢救或手术不能及时记录时，应在抢救结束后6小时内据实补充记录，并加以注明。

四、病历的排列顺序

（一）住院病历的排列顺序

1. 体温单。

2. 医嘱单。

3. 入院病历及入院记录。

4. 病史及体格检查单。

5. 病程记录（手术、分娩记录单及特殊治疗记录单）。

6. 会诊记录。
7. 各项检验和检查报告单。
8. 护理病历。
9. 住院病历首页。
10. 门诊病历。

（二）出院病历的排列顺序

1. 住院病历首页。
2. 住院证(死亡者和死亡报告单)。
3. 出院记录或死亡记录。
4. 入院病历及入院记录。
5. 病史及体格检查单。
6. 病程记录(手术、分娩记录单及特殊治疗记录单)。
7. 会诊记录。
8. 各项检验和检查报告单。
9. 护理病历。
10. 医嘱单。
11. 体温单(按时间先后顺序)。

门诊病历交还病人或家属保管。

护考链接

医疗文件书写的要求不包括 A. 记录及时、准确 B. 医学术语确切 C. 内容简明扼要 D. 文字生动、形象 E. 记录者签全名

解析：记录内容应是医护人员观察和测量到的病人客观信息，真实准确，避免主观臆断，也不能含糊其辞，夸大和缩小病人病情都是错误的。故答案选 D。

第2节 医疗护理文件的书写

一、体 温 单

体温单记录了病人的生命体征和其他情况，通过阅读可以了解疾病的变化与转归，为迅速掌握病情提供重要依据。因此，病人在住院期间，体温单应排列在住院病历的首页，以便查阅。

（一）体温单的内容

体温单包括：病人姓名、年龄、性别、科室、床号、入院日期、住院号、住院日数、手术后或产后日数、出入院、手术、分娩、转科或死亡时间、体温、脉搏、呼吸、血压、大便次数、出入量、体重、身高、过敏试验结果、住院周数及其他情况。

（二）体温单的填写方法(图 19-1)

1. 眉栏、一般项目栏、特殊项目栏　均使用蓝色、蓝黑色或黑色水笔书写。数字除特殊说明外，均使用阿拉伯数字记录，不写计量单位。

2. 眉栏　包括姓名、年龄、性别、科别、床号、入院日期、住院病历号，均用蓝笔，使用正楷字体书写。

3. 一般项目栏　包括日期、住院日数、手术后日数等。

(1)“日期栏”：住院日期、首页第 1 日及跨年度第 1 日需填写年-月-日(如 2013-12-27)；每页体温单的第 1 日需填写月-日(如 12-27)，其余只填写日期。

（2）“住院日数”栏：以阿拉伯数字用蓝笔填写，自入院日起连续写至出院。

（3）“手术或产后日数”栏：用红笔填写，自手术或产后的次日开始计算为第一日，用阿拉伯数字连续书写 14 日止。若在 14 日内进行第 2 次手术，则将第 1 次手术日数作为分母，第 2 次手术日数作为分子填写（如 1/3，表示第 1 次手术后的第 3 日，第 2 次手术后的第 1 日）。

4. 体温、脉搏、呼吸记录栏　包括体温、脉搏描记及呼吸记录区。

（1）体温（图 19-1）

1）40～42℃相应格间的记录：用红色水芯笔在 40～42℃相应格内填写，纵向填写病人入院、转入、手术分娩、出院、转科、死亡时间。如“入院——九时三十分”，其中破折号占 2 小格。如果时间与体温单上的整点时间不一致时，填写在靠近的时间栏内，如“九时三十分入院”则填写在时间栏的“10”内，而不填写在“6”栏内。除手术不写具体时间外，其余均按 24 小时制，精确到分钟。转入时间由转入科室填写，死亡时间应当以“死亡于×时×分”的方式表述。

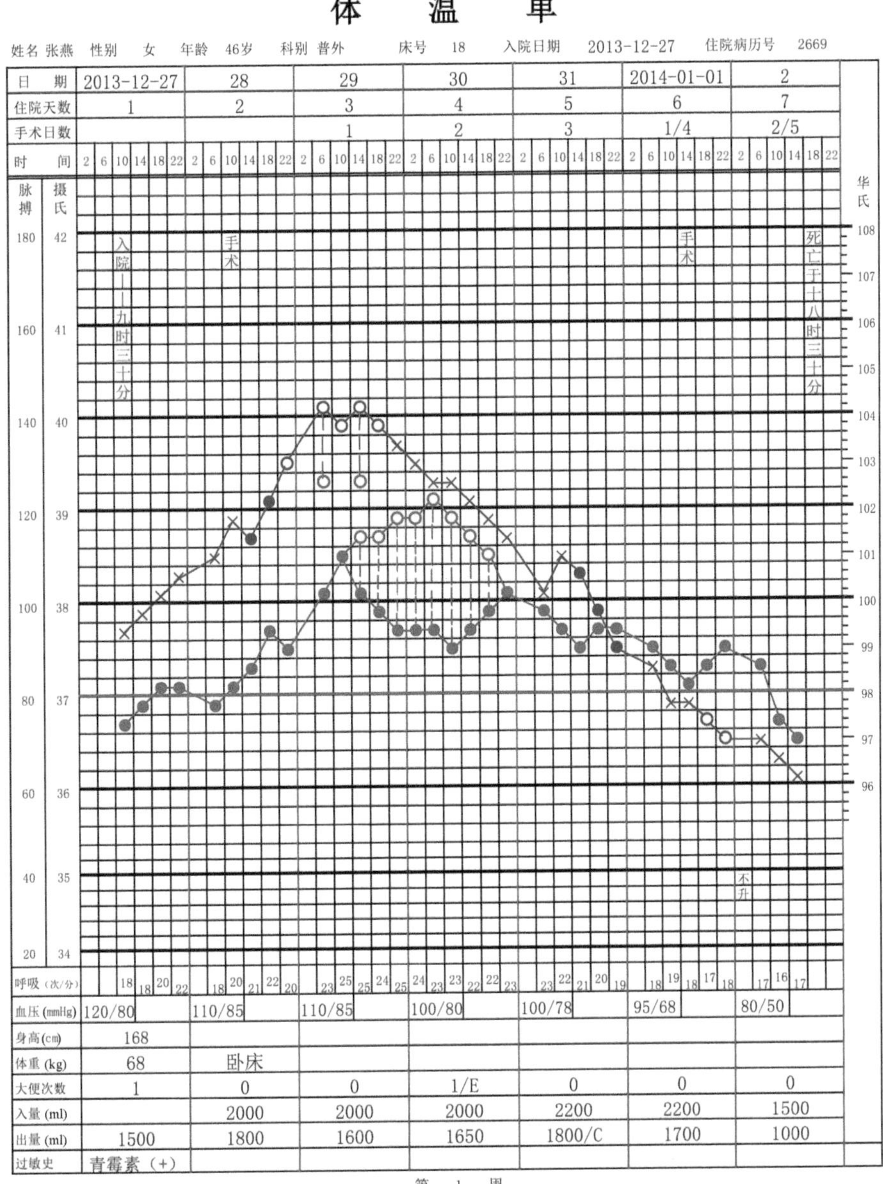

体　温　单

姓名 张燕　性别　女　年龄　46岁　科别 普外　床号　18　入院日期　2013-12-27　住院病历号　2669

日　期	2013-12-27	28	29	30	31	2014-01-01	2
住院天数	1	2	3	4	5	6	7
手术日数			1	2	3	1/4	2/5
时　间	2 6 10 14 18 22	2 6 10 14 18 22	2 6 10 14 18 22	2 6 10 14 18 22	2 6 10 14 18 22	2 6 10 14 18 22	2 6 10 14 18 22

呼吸（次/分）	18 18 20 22	18 20 21 22 20	23 25 25 24 25	24 23 23 22 22 23	23 22 21 20 19	18 19 18 17 18	17 16 17
血压（mmHg）	120/80	110/85	110/85	100/80	100/78	95/68	80/50
身高（cm）	168						
体重（kg）	68	卧床					
大便次数	1	0	0	1/E	0	0	0
入量（ml）		2000	2000	2000	2200	2200	1500
出量（ml）	1500	1800	1600	1650	1800/C	1700	1000
过敏史	青霉素（+）						

第　1　周

图 19-1　体温单

2）体温符号：口温以蓝“●”表示，腋温以蓝“×”表示，肛温以蓝“○” 表示。

3）每小格为0.2℃，按实际测量数值，用蓝色笔绘制于体温单35～42℃相应格间，相邻体温符号之间用蓝线相连。

4）体温不升，低于35℃者，可用蓝笔将“不升”字竖写在35℃线以下。

5）物理或药物降温30分钟后测量的体温以红“○”表示，绘制在降温前温度的同一纵格内，用红虚线与降温前的体温相连，下一次体温与降温前的体温相连。

6）若病人拒测，外出进行诊疗活动或请假而未测量体温，在34～35℃相应格间填写拒测、外出或请假，前后2次体温断开不连接。

7）体温若与前次相差较大或与病情不符，应重测，重测符为在原体温符号上用蓝笔写上英文字母“V”（verified，核实）。

（2）脉搏

1）脉搏符号：以红“●”表示，每小格为4次/分，相邻的脉搏以红直线相连；心率用红“○”表示，2次心率之间也用红直线相连。

2）脉搏与体温重叠时，先绘制体温符号，再用红色笔在体温符号外画“○”，如“⊗”。

3）脉搏短绌时，需同时绘制心率和脉率，相邻的心率或脉率之间用红线相连，脉率与心率之间用红笔画直线填满。

（3）呼吸

1）用蓝色笔，以阿拉伯数字记录每分钟呼吸次数。

2）相邻2次呼吸，应在相应的栏目内上下交错记录，第1次呼吸应当记录在上方，使用呼吸机病人的呼吸以“Ⓡ”表示，在体温单相应时间内，呼吸30次横线下，顶格用黑色笔画Ⓡ；或在呼吸栏内写次数，在护理记录中注明为“辅助呼吸”（由于不同医院所用电子病历的软件不同，记录有所不同，但记录都应表明病人为“辅助呼吸”）。

5. 特殊项目栏　包括血压、入量、出量、大便、体重、身高等需观察和记录的内容，各栏已注明计量单位名称，只需填写阿拉伯数字。

（1）血压：以mmHg为单位填入。新入院病人当日应当测量并记录血压；以后根据病人病情及医嘱测量并记录；住院期间每周至少测量并记录一次，如为下肢血压应当标注。记录方式：收缩压/舒张压（如120/80）。

（2）入量：以ml为单位填入。将一日24小时总入量记录在相应日期栏内，每隔24小时填写1次。

（3）出量：以ml为单位填入。将前一日24小时总出量记录在相应日期栏内，每隔24小时填写1次。

（4）大便：以“次/日”为单位填入。将前一日24小时大便次数记录在相应日期栏内，每隔24小时填写1次。特殊情况：病人无大便，以“0”表示；灌肠缩写符号为“E”，灌肠后的大便次数以分数表示，如灌肠后排便1次，用1/E表示；灌肠后无大便，用0/E表示；自行排便1次，灌肠后又排便1次，用1^1/E表示；3/2E表示2次灌肠后排大便3次；“※”表示大便失禁，“☆”表示人工肛门。

（5）体重：以kg为单位填入。新入院病人入院时应测量体重并记录；以后根据病人病情及医嘱测量并记录；住院期间每周至少测量并记录一次。特殊情况者，如因病情重或特殊原因不能测量者，在体温栏内可填上“卧床”。

（6）身高：以cm为单位填入。新入院病人入院时应测量身高并记录。

（7）空格栏：作为机动用，根据病情需要可记录特殊用药、腹围、药物过敏等情况。

（三）体温单填写注意事项

1. 每页体温单都应在相应的地方用蓝墨水或碳素墨水笔填写页码。

2. 填写体温单各项时，应认真核对姓名、床号、日期、时间等。绘制体温、脉搏要求数据准确，符号大小一致，连线平直，达到准确、整洁、美观。

考点：体温单的填写内容和方法

二、医　嘱　单

医嘱是医生根据病人的病情需要拟定的治疗计划和护理措施的书面嘱咐。医嘱单是医护人员共同实施治疗和护理的重要依据，也是护士执行医嘱、完成治疗的核查依据，分为长期医嘱单和临时医嘱单。

（一）医嘱的内容

医嘱的内容包括：日期、时间、床号、姓名、护理常规、隔离种类、护理级别、饮食、卧位、药物治疗（名称、剂量、浓度、时间、用法），各种检查、治疗，术前准备和医生、护士签名。

（二）医嘱的种类

1. 长期医嘱　医嘱自开写之日起，有效时间在 24 小时以上，当医生注明停止时间后即失效。如二级护理、流质饮食、10% 葡萄糖+氨苄西林 3.0g ivgtt qd 等，见表 19-1。

2. 临时医嘱　有效时间在 24 小时以内，应在短时间内执行，一般只执行一次，有的需要立即执行，如阿托品 0.5mg H st；有的需要在限定时间内执行，如手术、会诊、X 线摄片及各种特殊检查等；此外，出院、转科、死亡等也列入临时医嘱，见表 19-2。

3. 备用医嘱　分长期备用医嘱和临时备用医嘱两种。

（1）长期备用医嘱（prn）：有效期在 24 小时以上，必要时使用，2 次执行之间有间隔时间，由医生注明停止时间方为失效，如哌替啶 50mg im q6h prn。

（2）临时备用医嘱（sos）：仅在 12 小时内有效，必要时使用，只执行一次，过期尚未执行则自动失效，如地西泮 5mg po sos。

表 19-1　长期医嘱单

姓名　田媛媛　科别　心内科　　床号 20　　住院病历号 30248　　　第 1 页

开始					停止			
日期	时间	医嘱	医生签名	护士签名	日期	时间	医生签名	护士签名
2014-06-10	12:30	冠心病常规护理	陈坤	宋芳				
2014-06-10	12:30	一级护理	陈坤	宋芳				
2014-06-10	12:30	低盐流质饮食	陈坤	宋芳				
2014-06-10	12:30	持续心电监护	陈坤	宋芳	06-14	10:10	陈坤	王楠
2014-06-10	12:30	低流量吸氧	陈坤	宋芳	06-20	10:00	陈坤	王楠
2014-06-10	12:30	地高辛 0.25mg qd	陈坤	宋芳				
2014-06-10	12:30	5% 葡萄糖 250ml+硝酸甘油 10mg ivgtt qd	陈坤	宋芳	06-18	10:00	陈坤	王楠

表 19-2　临时医嘱单

姓名　田媛媛　科别 心内科　　床号 20　　住院病历号 30248　　　第 1 页

日期	时间	医嘱	医生签名	执行护士签名	执行时间
2014-06-10	12:30	血常规	陈坤	宋芳	12:30
2014-06-10	12:30	尿常规	陈坤	宋芳	12:30
2014-06-10	12:30	大便常规	陈坤	宋芳	12:30
2014-06-10	12:30	X 线	陈坤	宋芳	12:30

续表

日期	时间	医嘱	医生签名	执行护士签名	执行时间
2014-06-10	12:30	青霉素皮试(-)	陈坤	宋芳	13:00
2014-06-10	14:00	哌替啶 50mg im st	陈坤	宋芳	14:00
2014-06-25	12:00	今日出院	陈坤	王楠	12:10

(三) 医嘱的处理

1. 医嘱的处理原则　先急后缓,先执行临时医嘱,再执行长期医嘱。

2. 医嘱的处理方法

(1) 长期医嘱:医生开写在长期医嘱单上,注明日期和时间并签全名。护士将长期医嘱栏内的医嘱分别转抄至各种长期治疗单或治疗卡上(如服药卡、注射卡、治疗单、输液单、膳食通知单等),注明执行时间并签全名。

(2) 临时医嘱:医生开写在临时医嘱单上,注明日期和时间并签全名。需要立即执行的医嘱,护士在执行后,写上执行时间并签全名。有限定执行时间的临时医嘱,护士应转抄到临时治疗本或交班记录本上做好交班;会诊、手术、各种检查申请单应及时转送到有关科室。

(3) 备用医嘱:

1) 长期备用医嘱(prn):医生开写在长期医嘱单上,按长期医嘱处理。每次执行后,在临时医嘱单上记录执行时间和签全名,供下一班次参考。每次执行前必须先了解上次执行的时间,如哌替啶 50mg im q6h prn。

2) 临时备用医嘱(sos):医生开写在临时医嘱单上,待病人需要时执行,执行后按临时医嘱处理。过时未执行,护士应用红笔在该项医嘱栏内写“未用”二字。

(4) 停止医嘱:医生在长期医嘱单相应医嘱的停止栏内注明日期、时间、签全名。护士在有关执行单或治疗卡上注销该医嘱,注明停止日期、时间、签全名。然后在医嘱单医嘱内容的停止栏内注明停止日期、时间和签全名。

(四) 重整医嘱

1. 当长期医嘱调整项目较多或长期医嘱单超过 3 页要重整医嘱。重整医嘱时,在最后一行医嘱下面用红笔画一横笔,在红线下面写上“重整医嘱”4 字,再将需要继续执行的长期医嘱按原来日期排列顺序,抄录在红线以下的医嘱单上,抄录完毕需 2 人核对无误后,抄录者、核对者签全名。

2. 凡转科、手术和分娩后也要重整医嘱,即在原医嘱最后一行的下面用红笔画一横线,以示前面医嘱一律作废,同时将和执行单或卡上的原医嘱注销。并在红线下面用红笔写上“转科医嘱”或“手术医嘱”或“分娩医嘱”,然后医生重新开写医嘱,护士处理医嘱。

(五) 注意事项

1. 医嘱须经医生签字后方为有效。一般情况下不执行口头医嘱,在抢救或手术过程中医生提出口头医嘱时,护士必须向医生复诵一遍,双方确认无误后方可执行,抢救结束后医生及时补写医嘱。

2. 抄写及处理医嘱时,注意力要集中,做到认真、细致、准确、及时,要求字迹清楚,护士不得任意涂改。

3. 严格查对制度,医嘱须每班、每日查对,每周总查对,查对后签全名。

4. 护士严格执行医嘱,但也不能机械、盲目执行,如发现疑问,必须核对清楚,无误后方可执行。

5. 凡需下一班执行的临时医嘱要交班,并在护士交班记录上注明。

考点:医嘱的处理方法及注意事项

护考链接

病儿,女性,4 岁,肺炎入院,体温 39.5℃,脉搏 110 次/分,呼吸 30 次/分。医嘱:小儿百服宁 1/4 片 q6h prn。请问 q6h prn 的含义是　A. 长期备用,每次间隔不少于 6 小时　B. 长期备用,每 6 小时 1 次　C. 临时备用,每次间隔不少于 6 小时　D. 临时备用,每 6 小时 1 次　E. 每次间隔不少于 6 小时

解析:prn 是长期备用医嘱的英文缩写,有效时间在 24 小时以上,必要时使用,2 次执行之间有间隔时间,q6h 是每 6 小时 1 次,两者合在一起的意思是长期备用,每次间隔时间不少于 6 小时。故答案选 A。

三、特别护理记录单

特别护理记录单是护士根据医嘱的病情需要,对危重、抢救、大手术后、特殊治疗或需严密观察病情变化的病人,所做的客观记录。目的是及时掌握病人的病情动态变化,观察治疗、抢救、护理后的效果(图 19-2)。

特 别 护 理 记 录 单

科别:呼吸内科　姓名:肖萍　性别:女　年龄:46　住院号:22576　入院日期:2014-02-06　诊断:1.肺炎　2.高血压

日期	时间	意识	体温	脉搏	呼吸	血压	吸氧	入量		出量			咳嗽	咳痰	皮肤情况	管道护理	病情观察及措施	护士签字
			℃	次/分	次/分	mmHg	L/min	名称	ml	名称	ml	颜色性状						
2014-02-06	18:00	神志清	38.6	98	24	150/100	2	10%GS+氨苄青霉素	500	小便	300	正常	有	量少	白色黏痰	无	病人平车推入,述发热、心慌、头晕。医嘱给予一级护理,卧床休息,间断低流量吸氧,监测血压、抗感染治疗。护理组长高静查房:嘱指导有效咳嗽排痰,监测血压,输液速度不易过快,宜低盐低脂饮食,心理护理,入院宣教和健康教育指导,已执行	王云
								入量	500	出量	300							王云
	19:00	神志清	38.6	98	24	150/100	2						有	量少	白色黏痰			王云
	20:00	神志清	38.4	96	23	145/95	2	饮食、水	500				有	量少	白色黏痰		输液完毕,低流量吸氧,嘱多饮水,予以清淡低盐低脂饮食	王云
	21:00	神志清	37.6	96	22	140/95				小便	400	正常	有	量少	白色黏痰		监测生命体征,多饮水,卧床休息、心理护理	张晓
	22:00	神志清	37.5	94	20	135/85	2	饮水	150				有	量少	白色黏痰		监测生命体征,低流量吸氧	张晓
	23:00	神志清	37.0	94	20	135/85	2						有	量少	白色黏痰		监测生命体征,低流量吸氧	张晓
	24:00	神志清	36.8	88	18	130/80											生命体征平稳,已入睡	张晓
2014-02-07	1:00	神志清	36.6	84	18	130/80											生命体征平稳,睡眠可	张晓
	2:00	神志清	36.6	84	18	130/80											生命体征平稳,睡眠可	张晓

图 19-2　特别护理记录单

(一) 记录内容

内容包括病人的生命体征、神志、瞳孔、出入液量、用药情况、病情动态变化、给予的各种检查、治疗和护理措施及其效果。

(二) 记录方法

1. 眉栏各项用蓝墨水笔填写。
2. 日间 7:00 到 19:00 用蓝墨水笔记录。夜间 19:00 到次晨 7:00 用红色水笔记录。
3. 首次书写特别护理记录单,须有疾病诊断、目前病情,手术者应记录手术名称、麻醉方式、手术部位及术中、术后、伤口、引流等情况。
4. 及时准确记录病人的病情变化、治疗、护理措施和效果,每次记录后应签全名。
5. 病人的出入液量每 12 小时一次小结,24 小时做一总结。用蓝墨水笔填写在体温单相应栏内。
6. 各班交班前,应将病人的出入液量和病情动态、治疗护理措施做简要的小结并签全名。

考点:特别护理记录单的记录方法

护考链接

特别护理记录单正确的记录方式是 A. 眉栏部分用铅笔填写 B. 白班用红钢笔书写 C. 夜班用蓝钢笔书写 D. 护理记录单不入病案 E. 总结 24 小时出入液量记录于体温单上

解析：特别护理记录单眉栏各项用蓝墨水笔填写；日间 7:00 到 19:00 用蓝墨水笔记录。夜间 19:00 到次晨 7:00 用红色水笔记录；出入液量应每 12 小时和 24 小时做一总结，并用蓝墨水笔把 24 小时总出入液量填写在体温单相应栏内。故答案选 E。

四、病室报告

病室报告（交班记录）是由值班护士针对值班期间病室的情况及病人的病情动态变化、治疗和护理情况等做出的书面交班记录（图 19-3）。通过阅读和交接班，可掌握和了解病室工作动态，病人的身心状况和工作重点，使治疗和护理工作能够有计划、连续地进行。

病 室 报 告

病区：二病区　科室：呼吸内科　　　　时间：2014 年 10 月 17 日　　第 1 页

病人总报告 病情 / 床号 姓名 诊断	上午八时至下午五时 病人总数 36 人	下午五时至午夜十二时 病人总数 36 人	午夜十二时至上午八时 病人总数 36 人
	总数：36 入院：1 转出：1	总数：36 入院：0 转出：0	总数：36 入院：0 转出：0
	出院：1 转入：0 死亡：0	出院：0 转入：0 死亡：0	出院：0 转入：0 死亡：0
	手术：0 分娩：0 病危：1	手术：0 分娩：0 病危：1	手术：0 分娩：0 病危：1
2 床 王晓 支气管炎	于 9:30 出院		
16 床 陈红 肺心病	于 10:00 转心内科		
10 床 刘晓雨 肺部感染 “新”	病人，女性，60 岁，因“咳嗽、气促 3 天”于 9:30 收住入院，平车推入。T 37.8℃，P98次/分，R 24次/分，BP 135/85mmHg。神志清，精神差，遵医嘱立即给予低流量氧气吸入，平喘、抗炎等对症支持治疗，输液已完毕，无不良反应。请加强病情观察，明晨空腹抽血。	20:30T37.8℃，P88次/分，BP 135/85mmHg。予以物理降温后测T 37.2℃，病人偶有咳嗽，无气促，呼吸平稳，嘱其多饮水。 23:00 暂停给氧，已入睡，病情稳定。	7:00 T 36.8℃，P 98次/分，R 26次/分，BP 130/80mmHg。病人偶有咳嗽，无气促，呼吸平稳，睡眠好，已采集血标本。
16 床 张帆 咯血原因待查 “※”	16:00 T36.8℃，P 88次/分，R20次/分，BP120/80mmHg。上午 10:00 遵医嘱送病人到介入室行支气管动脉栓塞术，于 12:00 安全返回病房，穿刺点无渗血，足背动脉搏动好，术后予右下肢制动6小时，本班未见咯血，现输液畅通，请加强病情观察。	20:00T36.6℃，P86次/分，R20次/分，BP120/80mmHg。病人病情稳定，右股动脉穿刺点无渗血，足背动脉搏动好，本班未见咯血，无不适主诉，输液完毕，请继续加强观察。	7:00 T36.5℃，P 82次/分，R 20次/分，BP 120/89mmHg。病人病情稳定，夜间睡眠良好，本班未见咯血，无不适主诉。

图 19-3 病室报告

（一）书写要求

1. 值班护士应在深入病室、全面了解病人情况和病情动态的基础上书写，于各班交班前完成。每班书写完毕，在表格下相应位置签全名。

2. 书写的内容应全面、正确、真实，使用医学术语，叙述简明扼要、重点突出，有连贯性，以利于系统地观察病情。字迹清楚，不得随意涂改。

3. 白班用蓝墨水笔，夜班用红色水笔书写，字迹清楚不得随意涂改，并签全名。

4. 对新入院、转入、手术、分娩及危重病人，在诊断栏目的下方分别用红色水笔注明“新”、“转入”、“手术”、“分娩”字样，危重病人做特殊红色标记“※”，或用红色水笔注明“危”以示醒目。

（二）书写顺序

1. 用蓝墨水笔填写眉栏项目　如病室、日期、时间、病人总数和入院、出院、转出、转入，危重、手术、分娩、死亡病人数，如无入院者写“0”，其他项目也类同。

2. 书写交班报告的顺序　按出院、转出、死亡、新入院、转入、手术、分娩、病危、病重及有异常情况等顺序逐项书写，每项按床号顺序书写。

（三）交班的内容

1. 出院、转出、死亡的病人　说明离开时间，转出病人注明转往何院、何科，死亡病人注明抢救过程及死亡原因和时间。

2. 新入院和转入的病人　应报告病人入科的时间、方式（步行、平车、轮椅等），生命体征，病人主诉、主要症状、体征，给予的治疗、护理措施及效果，下一班需要重点观察和注意的事项等。

3. 危重病人　应报告病人的生病体征、瞳孔、神志、病情动态，特殊的指标，特殊的抢救治疗、护理措施和效果及注意事项等，详细记录危重病人的病情变化。

4. 择期手术、预约检查和待行特殊治疗的病人　应报告将要进行的手术、治疗和检查项目，术前或检查前准备、用药和注意事项等。

5. 手术后病人　应报告实施何种麻醉、手术名称、手术过程、清醒时间，回病室后的情况，如生命体征，切口敷料有无渗血，是否已排尿、排气，各种引流管是否通畅及引流液情况，输液、输血及镇痛药的应用。

6. 产妇　产前应报告胎次、胎心、宫缩及破水情况；产后应报告产式、产程、分娩时间、新生儿性别及评分、出血量、会阴切口、恶露情况及自行排尿时间等。

7. 老年、小儿和生活不能自理的病人　应报告生活护理情况，如口腔护理、压疮护理及饮食护理等。

8. 病情突然有变化的病人　应详细报告病情变化情况，采取的治疗和护理措施，需要连续观察和处理的事项等。

考点：交班记录的书写顺序

五、护理病历

护理病历是护理人员在临床护理活动中，对病人病情的动态变化、医疗护理过程的记录，具有法律效力，并有保存价值，其组成包括病人入院首次护理记录单、护理记录单、各项专科护理记录单（如经外周穿刺中心静脉导管置入术护理单等）、出院护理记录单。

（一）首次护理记录单

首次护理记录单是责任护士通过观察、交谈、体格检查、查阅记录、诊断报告等方式，对新入院的病人进行首次全面评估和提出护理重点的护理记录（图19-4）。内容主要包括病人的个人资料、护理评估、住院报告、护理重点等，采取选项打“√”的方式填写。

（二）护理记录单

护理记录单是护士对住院病人在整个住院期间的病情观察、采取的护理措施及对护理效果的真实、客观的记录。其内容主要包括病情观察和评估、医嘱执行情况、护理措施执行情况及效果评价等。护理记录单包括文字式护理记录单和表格式护理记录单两种，各科室根据情况予以选用。

首次护理记录单（外科）

姓名：李明 性别：男 年龄：55 科室：外 床号：19 住院号/ID号 35416 入院日期时间：2014-03-15

职业： 教师 民族/宗教： 汉族 婚姻状况：☑已婚 □未婚 □离异

教育程度：□文盲 □小学 □中学 □中专 ☑ 大专以上 资料来源：☑患者 ☑家属 □朋友 □其他

日常照顾者：☑自我照顾 □夫/妻 □父母 □子女 □亲戚 □朋友 □保姆 □其他

入院诊断： 胆囊炎 入院方式：□步行 ☑扶行 □轮椅 □平车

过敏史：☑无 □有（过敏源：□食物，种类：______ □药物：_____□其他： ） □不明确

医疗费用支付方式：□自费 □公费医疗 ☑医保 □社保 □商业保险 □他人赔付 □其他：________

一、护理评估

意识状态：呼之 ☑能应 □不应； 对答 □切题 □不切题

饮食： ☑自行进食 □协助进食 □经鼻胃管 □经鼻肠管 □胃肠造瘘管；咀嚼困难：☑无 □有

口腔黏膜：☑ 完整 □溃疡 □白斑 □红肿 □其他：______________ ； 吞咽困难：□无 ☑有

睡眠：□正常 □难入睡 ☑易醒 □早醒 □多梦 □使用辅助药物：______ ；醒后疲劳感☑无 □有

排尿：☑未发现异常 □尿频 □尿急 □尿痛 □排尿困难 □血尿 □尿失禁 □尿潴留 □留置尿管 □其他：________

排便：次数 1 次/天（1次/___天）；□便秘 □腹泻 □失禁 □造瘘 □其他：________

四肢活动：☑自如 □无力 □偏瘫 （□左上肢 □左下肢 □右上肢 □右下肢）□截瘫 □全瘫

自理能力：☑完全自理 □完全不能自理 □部分自理：________

皮肤状况：☑完整 □苍白 □黄疸 □潮红 □发绀 □干燥 □出血点 □压疮 □破损 □水肿
详细描述：________________

语言沟通：最常用语言/语种 普通话 ；语言表达：☑清楚 □含糊 □失语

生活习惯：吸烟 □无 ☑有， 5 支/天； 嗜酒 ☑无 □有，________两/天

伤口：☑无 □有，部位：__________， 敷料：☑干燥 □渗血 □渗液

造瘘：☑无 □有，部位：___________， 类型：__________造瘘口周围皮肤情状况：

患者自我护理能否：☑能 □否

留置引流管：☑无 □有，部位：_________，类型：__________，引流通畅：□是 □否
引流物性状：__________，颜色：________

疼痛：□无 ☑有，部位：右上腹胆囊区 □间歇性 ☑持续性 程度：☑轻度 □中度 □重度
性质：□刺痛 □压榨性痛 □刀割样痛 □烧灼痛 ☑绞痛 □胀痛 □酸痛 □其他：______

其他症状和体征：自述感发热、无力、恶心、呕吐、食欲不振

二、住院告知

☑住院须知 ☑物品管理 ☑作息 ☑探陪 ☑订餐 ☑介绍主管医生 ☑介绍责任护士 ☑其他：____

三、护理重点

1. 基础护理：一般护理、饮食指导

2. 专科护理：非手术护理，解痉镇痛药药物的护理

3. 患者安全：嘱其勿擅自离院

4. 其他：

护理交接班重点：注意严密观察病情变化

提醒家属给予关爱：嘱家人多关心陪伴病人

记录时间： 2014年 3月 15日 15时 30分 责任护士签名：崔 茵

审核时间： 2014年 3月 15日 18时 10分 审核人签名：高 楠

图 19-4 首次护理记录单

（三）专科护理单

为了适应专科护理发展，增加了各种专科护理单，如糖尿病足护理单、经外周穿刺中心静脉导管置入术（PICC）护理单、协助翻身护理单、手术清点记录单等，专科护理单由护理评估和护理措施两部分组成，是护士对病人病情进行连续性的观察和整个护理过程的记录。

（四）出院护理记录单

出院护理记录单是对准备出院的病人进行健康状况的概括，并有针对性地提出病人出院后在饮食、服药、休息、功能锻炼及定期复查等方面的注意事项，以保证护理的连续性和完整性，更好地促进病人的身心健康。记录的主要内容为出院小结、出院指导。

小结

医疗护理文件记录了为病人进行治疗和护理的全过程，具有重要意义。因此，填写必须及时、准确、真实、完整，还要重视并按规定保管。体温单用于记录病人的生命体征及有关情况，体温、脉搏的绘制要求准确、清晰、线直、点等大等圆。医嘱分为长期医嘱、临时医嘱和备用医嘱，应正确处理各种医嘱。凡病情危重等需严密观察病情变化的病人，应做好特别护理记录单的填写。病室报告是由值班护士对病区内病人病情动态变化所做的书面交班记录。护理病历包括首次护理记录单、护理记录单、各项专科护理单及出院护理记录单等。

自 测 题

A_1 型题

1. 在体温单 40~42℃相应格间填写，哪项是不正确的
   A. 入院时间　B. 手术
   C. 患病时间　D. 转科时间
   E. 死亡时间
2. 体温单用于
   A. 绘制体温、脉搏、呼吸曲线
   B. 记录出入液量
   C. 记录大小便、体重
   D. 记录分娩、手术、出入院、死亡时间等
   E. 以上都是
3. 短"绌脉"在体温单上绘制的方法是
   A. 脉搏红点，心率红圈，两者之间红线相连
   B. 心率红点，脉搏红圈，两者之间红线相连
   C. 脉搏红点，心率红圈，两者之间红虚线相连
   D. 心率红点，脉搏红圈，两者之间红虚线相连
   E. 心率红点，脉搏红圈，两者之间蓝虚线相连
4. 物理降温 30 分钟后测得的体温绘制符号及连线是
   A. 红点红虚线　B. 蓝点蓝虚线
   C. 红圈红虚线　D. 蓝圈蓝虚线
   E. 红圈蓝虚线
5. 特别护理记录单适用于下列情况，哪项可除外
   A. 大手术后的病人　B. 大面积烧伤病人
   C. 瘫痪病人　D. 特殊治疗的病人
   E. 需严密观察病情者
6. 关于病室交班报告书写，哪项是错误的
   A. 眉栏填写完整，准确
   B. 应用医学术语，字迹清楚
   C."新""转入""手术"等用红笔写
   D. 内容简明扼要，重点记录
   E. 书写顺序：离开病人→重点交班病人→进入病人
7. 病人大便失禁，护士需将此内容用符号形式记录在体温单上，表示大便失禁的符号是
   A."○"　B."×"
   C."E"　D."※"
   E."●"
8. 下列属于临时备用医嘱的是
   A. 盐酸氨溴索片 30mg po tid
   B. 止咳糖浆 po tid
   C. X 线检查 st
   D. 青霉素 80 万 U im bid
   E. 地西泮 2 片 po sos

A_2 型题

9. 病人，女性，60 岁，肺癌晚期，诉疼痛难忍，医嘱予哌替啶 50mg im prn，该医嘱为
   A. 长期医嘱　B. 临时医嘱
   C. 临时备用医嘱　D. 长期备用医嘱
   E. 口头医嘱
10. 某病人术后需药物止痛，护士对医嘱"哌替啶 10mg im st"有疑问，护士应
    A. 凭自己的经验执行
    B. 询问护士长后执行
    C. 与另一位护士核对后执行
    D. 询问医生，核对无误后再执行
    E. 立即执行，及时询问病人药效
11. 病人，男性，50 岁，经常失眠，医生 8am 开医嘱"安定 5mg po sos"，此项医嘱的失效时间是
    A. 当日 5pm　B. 次日 8pm
    C. 当日 8pm　D. 次日 11am
    E. 至医生开停止时间为止
12. 病人，女性，52 岁，因患"冠心病"收住院，今日下午 17:00 好转出院。出院后其医疗护理文件整理后应保管于
    A. 住院处　B. 病案室
    C. 护理部　D. 收费室
    E. 医务处

A_3 型题

（13、14 题共用题干）

病人，男性，60 岁，以"高血压"收住院，医生为其开医嘱：地高辛 0.25mg+卡托普利 12.5mg po qd。

13. 此医嘱属于
    A. 临时医嘱　B. 长期备用医嘱

C. 临时备用医嘱 D. 长期医嘱
E. 指定时间的医嘱

14. 此医嘱有效时间为
A. 只执行一次后失效
B. 12 小时必要时使用
C. 12 小时内有效
D. 24 小时内有效
E. 24 小时以上,医生注明停止时间后方失效

A_3型题

(15~17 题共用题干)

病人,男性,60 岁,今晨因"突然剧烈压榨性胸痛,呕吐伴窒息感 1 小时"于 10:00 入院。体温 36.6℃,心率 110 次/分,呼吸 24 次/分,血压 85/60mmHg,心电图示 V_1 ~ V_4 导联 ST 段弓背抬高,心律不齐。

15. 记录特别护理记录单用
A. 蓝墨水笔 B. 碳素笔
C. 红色水笔 D. 铅笔
E. 圆珠笔

16. 记录内容哪项不妥
A. 生命特征 B. 体重
C. 病人主诉 D. 药物治疗
E. 出入液量

17. 书写交班报告时应该
A. 首项交班内容
B. 最后交班内容
C. 随时交班
D. 位于出院病人之后交班
E. 位于转入病人之后交班

(曹 红)

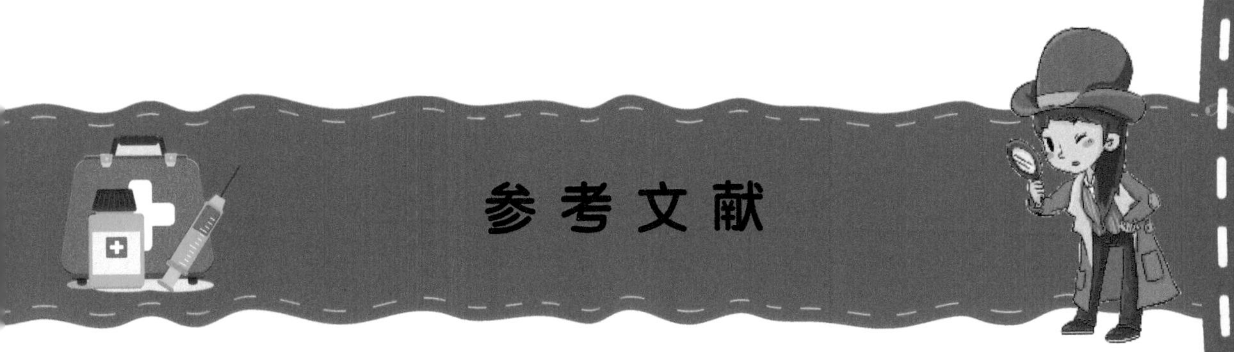

参考文献

陈照坤，付能荣．2012．护理技术．第3版．北京：科学出版社

付能荣．2013．护理技术(上册)．第3版．北京：科学出版社

耿莉华，宋雁宾，黄叶莉．2013．护理实训教材基础护理分册．第3版．北京：科学出版社

姜安丽．2012．新编护理学基础．第2版．北京：人民卫生出版社

兰华，陈炼红，刘玲贞．2013．护理学基础．北京：科学出版社

李小寒，尚少梅．2006．基础护理学．第4版．北京：人民卫生出版社

李小寒．2012．基础护理学．第5版．北京：人民卫生出版社

李小妹，代亚丽．2006．护理学导论．第2版．北京：人民卫生出版社

李小萍．2001．护理基础技术操作指导．北京：人民卫生出版社

李小萍．2012．基础护理学．第2版．北京：人民卫生出版社

李晓松，朱莉．2008．护理学基础．第2版．北京：人民卫生出版社

李晓松．2010．护理学基础．第2版．北京：人民卫生出版社

李晓松．2013．基础护理技术．北京：人民卫生出版社

刘美萍．2010．护理学基础．北京：科学出版社

彭小燕，宋博．2012．护理学基础学习指导及习题集．北京：北京大学医学出版社

全国护士执业资格考试用书编写专家委员会．2014．全国护士执业资格考试指导(学生版)．北京：人民卫生出版社

全国护士执业资格考试用书编写专家委员会．2014．全国护士执业资格考试指导同步练习题集(学生版)．北京：人民卫生出版社

尚少梅．2008．护理学基础．北京：北京大学医学出版社

尚少梅，李小寒．2012．基础护理学学习指导及习题集．北京：人民卫生出版社

王志红，刘燕燕．2004．护士临床思维实例解析．上海：上海军医大学出版社

吴姣鱼．2011．护理学基础．第3版．北京：科学出版社

姚蕴伍．2008．护理学基础．上海：同济大学出版社

张新平，杜国香，曹伟宁．2008．护理技术．第2版．北京：科学出版社

张新平，吴世芬．2008．护理技术．第2版．北京：科学出版社

周春美，张连辉．2014．基础护理学．第3版．北京：人民卫生出版社

周更苏，刘丽华，郭树英．2012．护理学基础．第2版．西安：第四军医大学出版社

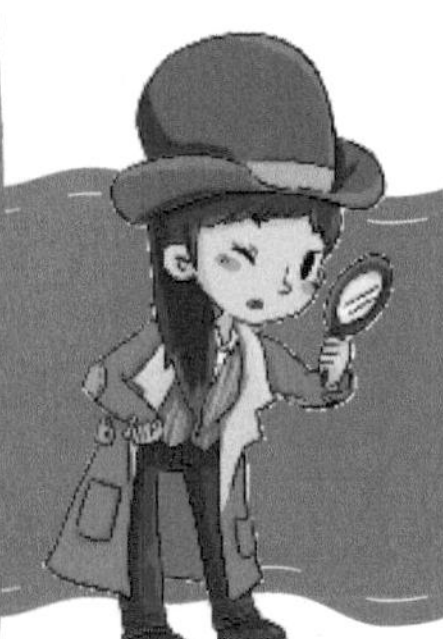

护理学基础教学大纲

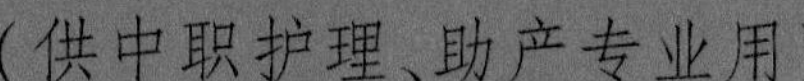

（供中职护理、助产专业用）

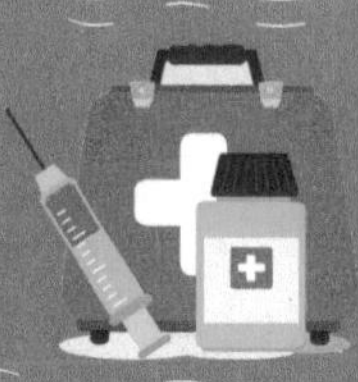

一、课程性质和任务

护理学基础是研究护理专业基本理论与技术的学科，是中职护理、助产专业的一门重要基础课程，是护理专业的核心课程，它包括必须掌握的基本理论、基本知识和基本技能，主要培养学生在临床护理、社区护理、家庭护理等岗位必需的护理能力。学生通过本课程的学习与训练，掌握护理基本理论、基本知识及实践操作技能，培养和形成良好的职业素质和职业操守，具备护理工作的基本职业能力，在“以人为本”的护理理念指导下，在护理程序的框架下，应用护理理论、护理知识、护理技能及沟通交流技巧等，满足病人的生理、心理和治疗的需要。

二、课程教学目标

（一）知识教学目标

1. 掌握护理基本知识，具备初步护理工作的职业能力。
2. 熟悉护理的基本概念，初步掌握护理的基本理论，确立“以护理对象为中心”的护理理念，并能应用护理程序理论指导实践。

（二）能力培养目标

1. 具有规范、熟练的基础护理操作技能。
2. 具有独立思考、分析和解决临床常见护理问题的能力。
3. 具有将护理基本知识与技术运用于各项护理实践中的能力。

（三）思想教育目标

1. 具有良好的护士职业素质、行为习惯和职业道德修养。
2. 具有严谨求实的工作作风，养成正确的护理行为意识。
3. 具有良好的人际沟通能力、团队合作精神和服务意识。

三、教学内容和要求

教学内容	教学要求			教学活动参考
	了解	熟悉	掌握	
第1章　绪论				理论讲授 多媒体演示
第1节　护理学的发展史				
一、护理学的形成与发展	√			
二、中国护理学发展历程			√	
三、中国护理的发展趋势		√		
第2节　护理学的性质、任务、范畴及工作方式				
一、护理学的性质			√	
二、护理学的范畴		√		
三、护理学的工作方式			√	

教学内容	教学要求			教学活动参考
	了解	熟悉	掌握	
第2章　护理学的基本概念				理论讲授 多媒体演示
第1节　关于人的概念				
一、人是统一的整体		√		
二、人的基本需求		√		
第2节　关于健康的概念				
一、健康的概念			√	
二、疾病的概念		√		
三、健康与疾病的关系			√	
第3节　关于环境的概念				
一、人的内环境		√		

续表

教学内容	教学要求			教学活动参考
	了解	熟悉	掌握	
二、人的外环境		√		
三、健康与环境的关系			√	
第4节　关于护理的概念				
一、护理的概念			√	
二、护理的内涵		√		
三、护理与健康的关系			√	
四、基本概念的相互关系			√	
第5节　关于整体护理的概念				
一、整体护理的概念			√	
二、整体护理的发展背景		√		
三、整体护理的实践特征			√	
第3章　护理程序				理论讲授 多媒体演示 案例分析 情景教学
第1节　护理程序的概述				
一、护理程序的概念			√	
二、护理程序的发展背景	√			
三、护理程序的意义		√		
第2节　护理程序的步骤				
一、护理评估			√	
二、护理诊断			√	
三、护理计划			√	
四、实施			√	
五、评价			√	
第3节　护理病案的书写		√		
一、病人入院护理评估单				
二、护理计划单				
三、住院病人护理评估单				
四、护理记录单				
五、病人出院护理评估单				
实践1:病例分析		学会		讨论
第4章　护理安全与防护				理论讲授 多媒体演示 案例分析
第1节　护理安全防范				
一、概述		√		
二、护理安全的影响因素			√	
三、护理安全防范的意义		√		
四、护理安全防范的原则			√	
第2节　护理职业防护				
一、概述		√		
二、职业损伤危险因素			√	
三、常见护理职业损伤的防护			√	
第5章　医院与住院环境				理论讲授 多媒体演示 角色扮演
第1节　医院				
一、医院的性质和任务			√	
二、医院的种类及分级	√			
三、医院的组织结构	√			
第2节　门诊部				
一、门诊		√		
二、急诊		√		
第3节　病区				
一、病区的设置和布局	√			
二、病区环境的管理			√	
三、病床单位及设备		√		
四、铺床法			√	
实践2:参观医院		学会		见习 示教 技能实践
实践3:铺备用床			熟练掌握	
实践4:铺暂空床			熟练掌握	
实践5:铺麻醉床			熟练掌握	
第6章　病人入院和出院的护理				理论讲授 多媒体演示 角色扮演 情景教学
第1节　病人入院的护理				
一、入院程序		√		
二、病人入病区后的初步护理工作			√	
三、分级护理			√	
第2节　病人出院的护理				
一、出院前护理工作			√	
二、出院时前护理工作			√	
三、出院后护理工作			√	
第3节　运送病人法				
一、轮椅运送法		√		
二、平车运送法		√		
三、担架运送法	√			
实践6:轮椅运送法			熟练掌握	示教 技能实践
实践7:平车运送法			熟练掌握	
实践8:担架运送法		学会		
第7章　卧位与安全的护理				理论讲授 多媒体演示 角色扮演 情景教学
第1节　病人的卧位				
一、卧位的性质			√	
二、常用卧位			√	
第2节　协助病人更换卧位法				

续表

教学内容	教学要求			教学活动参考
	了解	熟悉	掌握	
一、协助病人翻身法			√	
二、协助病人移向床头法			√	
第3节　保护具的应用				
一、保护具的种类		√		
二、保护具的注意事项		√		
实践9:安置各种卧位			熟练掌握	示教 技能实践
实践10:协助病人更换			熟练掌握	
实践11:保护具的使用法		学会		
第8章　医院感染的预防与控制				理论讲授 角色扮演 多媒体演示 情景教学
第1节　医院感染概述				
一、医院感染概念及分类		√		
二、医院感染的形成		√		
三、医院感染的主要因素			√	
四、医院感染的预防与控制			√	
第2节　清洁、消毒、灭菌				
一、清洁、消毒、灭菌的概念			√	
二、消毒灭菌方法				
(一)物理消毒灭菌法			√	
(二)化学消毒灭菌法			√	
第3节　无菌技术				
一、概念			√	
二、无菌技术操作原则			√	
三、无菌技术基本操作			√	
第4节　隔离技术				
一、隔离的概念			√	
二、隔离原则		√		
三、隔离病区的管理			√	
四、隔离技术的基本操作			√	
第5节　消毒供应中心				
一、消毒供应中心的建设布局		√		
二、消毒供应中心的设施及管理		√		
三、消毒供应中心的工作内容			√	
四、常用物品的保养			√	
实践12:物理、化学消毒灭菌法			熟练掌握	技能实践 见习
实践13:无菌技术基本操作法			熟练掌握	

教学内容	教学要求			教学活动参考
	了解	熟悉	掌握	
实践14:隔离技术基本操作法			熟练掌握	
实践15:参观消毒供应中心		学会		
第9章　病人的清洁护理				理论讲授 情景教学 多媒体演示
第1节　口腔护理				
一、口腔护理评估		√		
二、口腔清洁护理操作法			√	
第2节　头发护理				
一、床上梳发		√		
二、床上洗头			√	
三、头虱及虮灭除法		√		
第3节　皮肤护理				
一、淋浴、盆浴		√		
二、床上擦浴			√	
三、压疮的预防和护理			√	
第4节　卧有病人床整理及更换床单法			√	
第5节　晨晚间护理				
一、晨间护理		√		
二、晚间护理		√		
实践16:特殊口腔护理			熟练掌握	示教 技能实践
实践17:床上洗头法		学会		
实践18:床上擦浴法		学会		
实践19:卧有病人床整理法			熟练掌握	
实践20:卧有病人床更换床单法			熟练掌握	
第10章　生命体征的评				理论讲授 角色扮演 情景教学 多媒体演示
第1节　体温的评估及				
一、体温的产生与生理调节				
(一)体温的产生			√	
(二)体温的生理调节			√	
(三)散热方式			√	
二、正常体温及生理性变化				
(一)正常体温			√	
(二)生理性变化			√	
三、异常体温的评估及护理				
(一)体温过高			√	
(二)体温过低			√	
四、体温测量法				

续表

教学内容	教学要求			教学活动参考
	了解	熟悉	掌握	
(一)体温计的种类及构造			√	
(二)体温测量方法			√	
(三)体温计的消毒及检测			√	
第2节 脉搏的评估及护理				
一、正常脉搏及生理性变化				
(一)正常脉搏			√	
(二)生理性变化			√	
二、异常脉搏的评估及护理				
(一)异常脉搏			√	
(二)护理措施			√	
三、脉搏测量法				
(一)测量的部位			√	
(二)测量的方法			√	
第3节 呼吸的评估及护理				
一、正常呼吸及生理性变化				
(一)正常呼吸			√	
(二)生理性变化			√	
二、异常呼吸的评估及护理				
(一)异常呼吸			√	
(二)护理措施			√	
三、呼吸测量法			√	
第4节 血压的评估及护理				
一、正常血压及生理性变化				
(一)血压的概念			√	
(二)正常血压及生理性变化			√	
二、异常血压的评估及护理				
(一)异常血压			√	
(二)护理措施			√	
三、血压测量法				
(一)血压计的种类			√	
(二)血压计的构造			√	
(三)血压测量的方法			√	
实践21:生命体征测量法			熟练掌握	示教、技能实践
第11章 饮食与营养的护理				理论讲授 角色扮演 多媒体演示 情景教学
第1节 医院饮食				
一、基本饮食		√		
二、治疗饮食		√		
三、试验饮食		√		
第2节 营养评估与一般饮食的护理				
一、营养状况及影响因素的评估				
(一)营养状况的评估		√		
(二)影响营养状况因素的评估		√		
二、病人饮食的护理				
(一)进食前准备		√		
(二)进食时护理		√		
(三)进食后护理		√		
(四)健康指导		√		
第3节 特殊饮食护理				
一、管饲饮食		√		
二、鼻饲法			√	
第4节 出入液量记录				
一、记录内容与要求			√	
二、记录方法			√	
实践22:鼻饲法			熟练掌握	示教、技能实践
第12章 排泄护理				理论讲授 情景教学 多媒体演示
第1节 排尿护理				
一、尿液的评估				
(一)正常尿液			√	
(二)异常尿液			√	
二、影响排尿的因素		√		
三、排尿异常及护理				
(一)排尿活动的异常			√	
(二)尿失禁病人的护理			√	
(三)尿潴留病人的护理			√	
四、导尿术			√	

续表

教学内容	教学要求			教学活动参考
	了解	熟悉	掌握	
五、导尿管留置术			√	
六、膀胱冲洗术			√	
第2节　排便护理				
一、粪便的评估				
(一)正常粪便		√		
(二)异常粪便			√	
二、影响排便的因素			√	
三、排便异常及护理				
(一)排便活动的异常			√	
(二)便秘病人的护理			√	
(三)粪便嵌塞病人的护理		√		
(四)腹泻病人的护理			√	
(五)大便失禁病人的护理			√	
(六)肠胀气病人的护理		√		
四、与排便有关护理技术				
(一)灌肠法			√	
(二)简易通便法			√	
(三)肛管排气法		√		
实践23:女病人导尿术			熟练掌握	见习 技能实践
实践24:男病人导尿术			熟练掌握	
实践25:留置导尿管术			熟练掌握	
实践26:不保留灌肠术			熟练掌握	
实践27:保留灌肠术			熟练掌握	
实践28:肛管排气法		学会		
第13章　给药技术				理论讲授 多媒体演示 情景教学
第1节　给药的基本知识				
(一)药物的种类、领取和保管			√	
(二)给药原则			√	
(三)给药途径			√	
(四)给药的时间及时间间隔			√	
第2节　口服给药法			√	
第3节　雾化吸入疗法				
一、目的			√	
二、常用药物			√	
三、常用方法				
(一)超声波雾化吸入			√	
(二)氧气雾化吸入			√	
第4节　注射法				
一、注射原则			√	
二、注射用物			√	
三、药液抽吸法			√	
四、常用注射法			√	
第5节　药物过敏试验法				
一、药物过敏反应的特点			√	
二、常用药物过敏试验法			√	
实践29:口服给药法			熟练掌握	示教 技能实践
实践30:超声波雾化给药法			熟练掌握	
实践31:氧气雾化给药法			熟练掌握	
实践32:药液抽吸法			熟练掌握	
实践33:皮内注射法			熟练掌握	
实践34:皮下注射法			熟练掌握	
实践35:肌内注射法			熟练掌握	
实践36:静脉注射法			熟练掌握	
实践37:青霉素皮试液的配制及过敏实验法			熟练掌握	
第14章　静脉输液和输血技术				理论讲授 情景教学 多媒体演示 讨论
第1节　静脉输液法				
一、静脉输液目的		√		
二、常用溶液及其作用		√		
三、常用输液部位			√	
四、静脉输液法			√	
五、输液速度与时间的计算			√	
六、输液泵的使用			√	
七、常见输液故障排除法			√	
八、常见输液反应及其防治			√	
九、输液微粒污染及防护		√		
第2节　静脉输血法				
一、静脉输血目的		√		
二、血液制品的种类		√		
三、静脉输血法			√	
四、输血反应与护理			√	
实践38:密闭式周围静脉输液法			熟练掌握	示教 技能实践
实践39:头皮静脉输液法			熟练掌握	
实践40:间接静脉输血法		学会		
第15章　冷热疗法				理论讲授 多媒体演示 情景教学
第1节　冷疗法				
一、冷疗的作用		√		

续表

教学内容	教学要求			教学活动参考
	了解	熟悉	掌握	
二、影响冷疗效果的因素		√		
三、冷疗的禁忌证			√	
四、冷疗的方法			√	
第2节　热疗法				
一、热疗的作用		√		
二、影响热疗效果的因素		√		
三、热疗法的禁忌证			√	
四、热疗的方法			√	
实践41：冰袋、冰囊、冰帽使用法		学会		示教 技能实践
实践42：冷、热湿敷法		学会		
实践43：热水袋、烤灯使用法		学会		
实践44：温水（酒精）擦浴法			熟练掌握	
第16章　标本采集法				理论讲授 多媒体演示 情景教学
第1节　标本采集的意义及原则				
一、标本采集的意义		√		
二、标本采集的原则		√		
第2节　各种标本采集法				
一、血标本采集法			√	
二、尿标本采集法			√	
三、粪便标本采集法			√	
四、痰标本采集法			√	
五、咽拭子标本采集法		√	√	
六、呕吐物标本采集法		√		
实践45：动脉血标本采集法		学会		示教 技能实践
实践46：静脉血标本采集法			熟练掌握	
实践47：尿标本采集法			熟练掌握	
实践48：粪便标本采集法			熟练掌握	
实践49：痰标本采集法		学会		
实践50：咽拭子标本采集法		学会		
第17章　危重病人的护理及抢救技术				理论讲授 情景教学 多媒体演示
第1节　危重病人的支持性护理				
一、危重病人的病情评估			√	
二、危重病人支持性护理			√	
第2节　危重病人的抢救技术				
一、抢救工作管理			√	
二、常用抢救技术			√	
实践51：氧气吸入法			熟练掌握	示教 技能实践
实践52：吸痰法			熟练掌握	
实践53：洗胃法			熟练掌握	
第18章　临终病人的护理				理论讲授 多媒体演示 情景教学
第1节　临终病人的身心				
一、临终概述		√		
二、临终病人的心理反应及护理		√		
三、临终病人的生理变化及护理			√	
四、临终关怀		√		
第2节　死亡的概念及分期				
一、濒死及死亡的概念			√	
二、死亡过程的分期			√	
第3节　死亡后的护理				
一、尸体护理			√	
二、丧亲者的护理			√	
第19章　医疗护理文件的书写及保管				理论讲授 多媒体演示 角色扮演
第1节　医疗护理文件的重要性及书写和保管要求				
一、医疗护理文件的重要性	√			
二、医疗护理文件的书写要求		√		
三、医疗护理文件的保管要求			√	
四、病历排列顺序		√		
第2节　医疗护理文件的书写	√			
一、体温单			√	
二、医嘱单		√		
三、特别护理记录单		√		
四、病室报告	√			
五、护理病历	√			
实践47：体温单的绘制与填写			熟练掌握	多媒体演示 技能实践

四、教学大纲说明

（一）适用对象与参考学时

本教学大纲可供中职护理、助产专业使用，总学时为158学时，其中理论教学78学时，实践教学80学时。

（二）教学要求

1. 本大纲对理论教学部分要求有掌握、熟悉、了解三个层次。掌握是指对基本知识、基本理论具有较深刻的认识，并能综合地应用所学知识分析、解决临床常见的护理问题。熟悉是指能够解释、领会概念的基本含义，并能应用所学技能。了解是指对基本知识、基本理论具有一定的认识，能够简单理解、记忆所学知识。

2. 本大纲突出以培养能力为本位的教学理念，在实践技能方面分为熟练掌握、学会两个层次。熟练掌握指能够独立、准确、规范地完成护理常用技术操作。学会指教师指导下能独立进行护理操作。

（三）教学建议

1. 教师可采用灵活多样的教学方法，教学中应注重理论联系实际，可以文中的情景案例引入知识点，激发学生的学习兴趣，鼓励学生创新思维，培养学生综合运用所学知识分析、解决实际问题的能力。

2. 教师教学中可充分利用教材中护士执业资格考试的考点、护考链接及自测题，引导学生加强课后练习。通过自我检测，对所学知识查漏补缺，帮助学生提高执业资格考试的能力，提高考试通过率，利于学生就业。

3. 本课程的考核评价方式可采用理论考试和实践操作考核相结合，对学生进行学习能力、实践能力和应用知识能力的综合考核，同时评估教学效果，以采取矫正措施，达到教学目标。

学时分配建议（158学时）

序号	教学内容	学时数		
		理论	实践	合计
0	1. 绪论	2	0	2
1	2. 护理学的基本概念	2	0	2
2	3. 护理程序	4	2	6
3	4. 护理安全与防护	2	0	2
4	5. 医院和住院环境	4	6	10
5	6. 病人入院和出院的护理	2	2	4
6	7. 卧位与安全的护理	2	2	4
7	8. 医院感染的预防与控制	8	8	16
8	9. 病人的清洁护理	6	8	14
9	10. 生命体征的评估及护理	6	4	10
10	11. 饮食与营养的护理	4	4	8
11	12. 排泄护理	6	8	14
12	13. 给药技术	10	14	24
13	14. 静脉输液和输血技术	6	8	14
14	15. 冷热疗法	2	2	4
15	16. 标本采集法	2	2	4
16	17. 危重病人的护理及抢救技术	6	6	12
17	18. 临终病人的护理	2	2	4
18	19. 医疗护理文件的书写与保管	2	2	4
合计		78	80	158

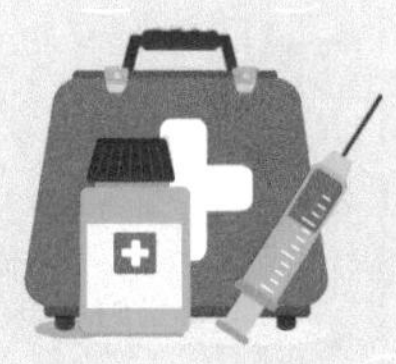

自测题参考答案

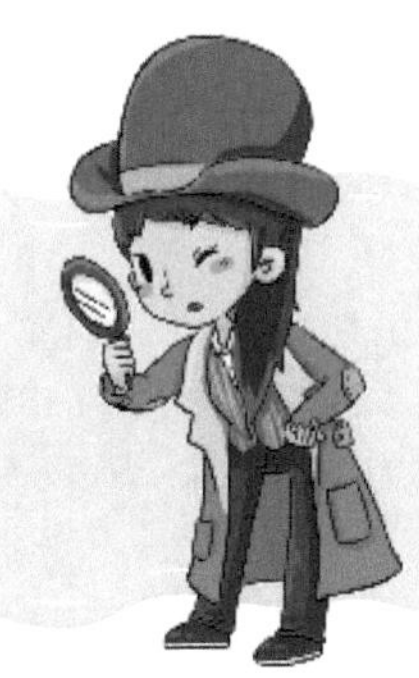

第1章　绪　　论

1. D　2. E　3. B　4. D　5. D　6. C　7. A　8. E　9. A　10. C　11. A　12. B　13. A　14. E　15. B

第2章　护理学的基本概念

1. C　2. E　3. B　4. C　5. A　6. E　7. B　8. D

第3章　护 理 程 序

1. C　2. A　3. E　4. B　5. C　6. B　7. E　8. B　9. A　10. E　11. B　12. D　13. C

第4章　护理安全与防护

1. A　2. D　3. E　4. A　5. A　6. B　7. E　8. B

第5章　医院和住院环境

1. D　2. C　3. D　4. D　5. C　6. E　7. E　8. E　9. E　10. C　11. C　12. B　13. A　14. D　15. C　16. E　17. E　18. B　19. E　20. C　21. C　22. D　23. D　24. C　25. B　26. C　27. D　28. C　29. B　30. C　31. B　32. B　33. E　34. D　35. C　36. B　37. B　38. A　39. C　40. C

第6章　病人入院和出院的护理

1. C　2. C　3. E　4. D　5. E　6. A　7. D　8. E　9. C　10. A　11. C　12. B　13. A　14. B　15. C　16. B　17. D　18. A

第7章　卧位与安全的护理

1. D　2. E　3. A　4. C　5. D　6. C　7. C　8. A　9. C　10. A　11. E　12. D　13. C　14. E　15. E　16. A　17. C

第8章　医院感染的预防与控制

1. A　2. C　3. C　4. D　5. E　6. C　7. C　8. C　9. D　10. D　11. C　12. E　13. E　14. C　15. D　16. B　17. C　18. C　19. B　20. B　21. C　22. E　23. D　24. A　25. C　26. C　27. C　28. E　29. B　30. A

第9章　病人的清洁护理

1. E　2. B　3. C　4. C　5. B　6. E　7. C　8. C　9. E　10. B　11. B　12. C　13. A　14. D　15. E　16. C　17. D　18. C　19. A　20. C　21. D　22. E　23. C　24. E　25. B　26. D　27. B　28. A　29. C　30. A　31. C　32. A　33. A　34. C　35. D　36. A　37. B　38. E　39. E　40. B　41. C　42. E

第10章　生命体征的评估与护理

1. A　2. E　3. A　4. C　5. B　6. E　7. D　8. B　9. B　10. B　11. B　12. B　13. B　14. C　15. C　16. D　17. D　18. D　19. D　20. B　21. C　22. B　23. B　24. E　25. E　26. B　27. C　28. E　29. D　30. A　31. D　32. D　33. C　34. A　35. A　36. E　37. D　38. D　39. C　40. A

第11章　饮食与营养的护理

1. A　2. D　3. B　4. B　5. E　6. D　7. E　8. C　9. E　10. B　11. B　12. E　13. D　14. E　15. D　16. E　17. C　18. D　19. C　20. D　21. B　22. A　23. D　24. D　25. D　26. D　27. D　28. C　29. E　30. D　31. E　32. E　33. A　34. C　35. B　36. E　37. D　38. B　39. C　40. E　41. C　42. D　43. D　44. C　45. B　46. D　47. B　48. C　49. D　50. D　51. C　52. C

第12章　排 泄 护 理

1. B　2. B　3. E　4. E　5. E　6. D　7. D　8. D　9. E　10. B　11. D　12. A　13. D　14. B　15. A　16. E　17. B　18. C　19. D　20. B　21. D　22. B　23. B　24. C　25. E　26. D　27. D　28. E　29. E　30. B　31. E　32. C　33. A　34. D　35. B　36. A　37. E　38. E　39. D　40. C　41. C　42. C　43. E　44. D　45. A　46. E　47. E　48. D　49. D

第13章　给 药 技 术

1. D　2. D　3. C　4. C　5. D　6. D　7. B　8. C　9. D　10. C　11. C　12. C　13. D　14. A　15. C　16. A　17. B　18. C　19. B

20. A 21. D 22. C 23. C 24. E 25. B 26. C 27. D 28. A 29. D 30. C 31. D 32. C 33. C 34. A 35. D 36. A 37. C 38. D 39. D 40. D 41. E 42. D 43. A 44. D 45. C 46. B 47. B 48. E 49. C

第 14 章 静脉输液和输血技术

1. D 2. E 3. E 4. E 5. B 6. C 7. C 8. C 9. C 10. C 11. B 12. D 13. E 14. A 15. B 16. D 17. C 18. A 19. D 20. D 21. E 22. D 23. A 24. C 25. C 26. B 27. E 28. E 29. D 30. B 31. B 32. C 33. E 34. C 35. A 36. E 37. E 38. B 39. A 40. D 41. C 42. E 43. A 44. E

第 15 章 冷 热 疗 法

1. B 2. C 3. D 4. C 5. B 6. B 7. B 8. E 9. E 10. D 11. E 12. B 13. C 14. C 15. E 16. B 17. A 18. B 19. C 20. B 21. B 22. E 23. E 24. B 25. B 26. A 27. A 28. C 29. C 30. C 31. D 32. B 33. B 34. A 35. D 36. E 37. D 3 8. B 39. D 40. C 41. C 42. C 43. D 44. B

第 16 章 标本采集法

1. D 2. D 3. D 4. C 5. B 6. D 7. A 8. B 9. A 10. D 11. E 12. C 13. A 14. D 15. D 16. B 17. C 18. C 19. B 20. B 21. D 22. D 23. C 24. B

第 17 章 危重病人的护理及抢救技术

1. E 2. E 3. A 4. E 5. E 6. E 7. B 8. D 9. C 10. B 11. B 12. B 13. E 14. D 15A 16. D 17. B 18. D 19. B 20. E 21. A 22. C 23. E 24. D 25. A 26. C 27. C 28. E 29. C 30. B

第 18 章 临终病人的护理

1. A 2. D 3. B 4. E 5. B 6. B 7. A 8. D 9. E 10. D 11. A 12. C 13. A 14. A 15. D

第 19 章 医疗护理文件的书写与保管

1. C 2. E 3. A 4. C 5. C 6. E 7. D 8. E 9. D 10. D 11. C 12. B 13. D 14. E 15. A 16. B 17. D